AF467672

TRAITÉ

DES

MANŒUVRES D'AMBULANCE

ET DES

CONNAISSANCES MILITAIRES PRATIQUES

A L'USAGE

DES MÉDECINS DE L'ARMÉE ACTIVE, DE LA RÉSERVE
ET DE L'ARMÉE TERRITORIALE

PAR

A. ROBERT

Médecin principal, Professeur agrégé au Val-de-Grâce,
Membre correspondant de la Société de chirurgie.

Avec 253 figures dans le texte

PARIS
OCTAVE DOIN, ÉDITEUR
8, PLACE DE L'ODÉON, 8

1887

TRAITÉ

DES

MANŒUVRES D'AMBULANCE

ET DES

CONNAISSANCES MILITAIRES PRATIQUES

ÉVREUX, IMPRIMERIE DE CHARLES HÉRISSEY.

TRAITÉ

DES

MANŒUVRES D'AMBULANCE

ET DES

CONNAISSANCES MILITAIRES PRATIQUES

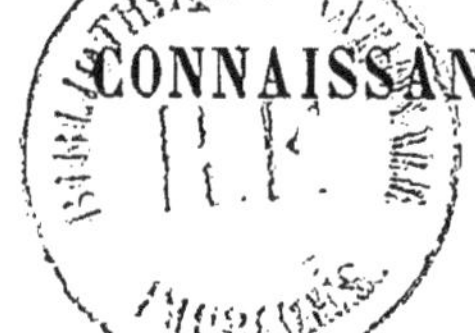

A L'USAGE

DES MÉDECINS DE L'ARMÉE ACTIVE, DE LA RÉSERVE
ET DE L'ARMÉE TERRITORIALE

PAR

A. ROBERT

Médecin principal, Professeur agrégé au Val-de-Grâce,
Membre correspondant de la Société de chirurgie.

Avec 253 figures dans le texte

PARIS
OCTAVE DOIN, ÉDITEUR
8, PLACE DE L'ODÉON, 8

1887

TRAITÉ

DES

MANŒUVRES D'AMBULANCE

INTRODUCTION

Le principal but de cet ouvrage est d'examiner en détail le matériel d'ambulance et d'exposer dans son ensemble le fonctionnement du service de santé en campagne.

Pour bien connaître les approvisionnements transportés en campagne, il faut étudier les nomenclatures spéciales à chaque approvisionnement, mais cette lecture est très aride et, à moins d'une grande expérience des choses administratives, il est bien difficile de comprendre l'ensemble des mesures prises pour fournir à chaque service les ressources proportionnées à ses besoins ; c'est donc pour éviter des recherches longues et laborieuses, que nous avons essayé de grouper, sous forme de tableaux méthodiques, les différents objets énumérés pêle-mêle et sans ordre pratique dans ces nomenclatures.

Le matériel qui suit l'armée en campagne est partiellement utilisé en temps de paix, et c'est par l'emploi journalier des objets contenus soit dans la voiture de chirurgie, soit dans les cantines médicales et dans le sac d'ambulance, que le médecin militaire peut apprécier les avantages et les inconvénients de chaque élément de ces approvisionnements, et surtout reconnaître les défectuosités et les omissions les plus importantes.

Nous basant sur une courte expérience, nous soumettrons quelques critiques, laissant au lecteur le soin de les contrôler et de les compléter.

Mais il ne suffit pas au médecin militaire de savoir quelle est la composition et l'agencement d'un matériel d'ambulance, il faut encore qu'il connaisse bien le rôle de chacune des branches du service médical, qu'il sache donner des ordres précis, que, par contre, il s'attache à exécuter ponctuellement les ordres reçus, à suivre scrupuleusement les instructions spéciales, et à occuper militairement la place qui lui est assignée dans les diverses circonstances où il est appelé à accompagner la troupe ou à suivre une armée en campagne.

Non seulement il est tenu de montrer une abnégation constante, mais il faut encore qu'il soit muni de toutes les connaissances techniques et militaires pratiques pour prendre, à un moment donné, une certaine part d'initiative, sans s'écarter toutefois de l'exécution des ordres et de l'observation des règlements.

Dans les circonstances difficiles de la guerre, la condition la plus importante du service médical est d'obtenir par la division du travail et par la prompte organisation des secours, la dissémination la plus rapide des blessés transportables et le traitement immédiat sur place de ceux qui sont plus grièvement atteints.

Si donc on veut assurer dans les différents échelons du service de santé (service régimentaire et formations sanitaires) la simultanéité des secours et leur administration bien ordonnée, en un mot, obtenir l'harmonie nécessaire pour l'accomplissement d'une mission si lourde, il importe absolument d'établir, pour chaque groupe du personnel, des principes et des règles bien définis, assignant à chaque unité son rôle et ses principales attributions.

Les instructions qui réglaient le service de santé en campagne étaient, jusqu'à ces derniers temps, bien vagues et bien incomplètes, mais aujourd'hui les prescriptions relatives au service de santé à l'intérieur et en campagne sont nettement formulées, et grâce à elles, le médecin militaire n'a plus à redouter ces incertitudes qui le rendaient si perplexe dans les situations difficiles.

Nous nous proposons d'examiner en premier lieu quelques parties du service de santé en temps de paix, ainsi qu'un certain nombre de prescriptions éparses dans le règlement sur le service intérieur des corps de troupe et dans les divers règlements concernant les manœuvres de l'infanterie, de l'artillerie et de la cavalerie, prescriptions qui touchent de près au fonctionnement du service de santé en campagne.

Pour faciliter l'intelligence de notre exposé, nous passerons du simple au composé, en traitant du service de garnison et en particulier de ce qui est relatif à la visite journalière et au service extérieur : manœuvres, revues, tir à la cible, routes, etc...; de plus. pour bien préciser le rôle de chacun des auxiliaires placés sous les ordres immédiats du médecin militaire, infirmiers et brancardiers régimentaires, nous déterminerons les moyens de donner, soit dans l'infirmerie régimentaire, soit à proximité d'une troupe en mouvement, l'instruction la plus pratique pour la préparation de ces aides, si utiles en temps de guerre. A ce propos, nous étudierons l'approvisionnement d'infirmerie régimentaire.

Nous examinerons ensuite l'exécution du service régimentaire en campagne : service en station, en marche, pendant le combat, fonctionnement du poste de secours; nous exposerons alors, aussi succinctement que possible, les principes les plus simples de tactique dont la connaissance est indispensable au médecin militaire appelé, à un moment donné, à choisir au milieu du tumulte d'une bataille, le point où son assistance sera la plus utile.

Après avoir traité du service régimentaire en garnison et en campagne, nous parlerons de l'ambulance n° 1, de son approvisionnement, de son personnel, de son fontionnement; puis de l'ambulance n° 2 et des hôpitaux de campagne; enfin nous terminerons par l'exposé des services de l'arrière : hôpitaux d'évacuation, dépôts de convalescents; service de santé des étapes, trains d'évacuation; hôpitaux temporaires, etc...

Deux chapitres spéciaux seront réservés à l'étude du service de santé dans la guerre de siége et dans les colonnes expéditionnaires.

Un appendice final comprendra les paragraphes suivants :

Convention de Genève;

Fonctionnement des sociétés de secours aux blessés militaires;

Renseignements généraux;

Notions pour la lecture des cartes topographiques.

Ce travail synthétique est l'expression des conférences que j'ai faites depuis quatre années aux médecins stagiaires de l'école du Val-de-Grâce, conférences qui avaient pour objet de leur faire connaître le matériel d'ambulance, de leur exposer sommairement le fonctionnement du service de santé en campagne et de leur donner les connaissances militaires pratiques les plus indispensables.

Sollicité de publier les notes que j'avais recueillies en vue de cet enseignement, j'ai attendu la mise en vigueur du règlement sur le service de santé en campagne, pour y puiser de nombreux documents, auxquels je n'ai fait qu'ajouter des considérations générales sur l'exécution du service dans les diverses formations sanitaires.

Ce livre, je l'espère, sera utile aux jeunes médecins militaires qui, avec ces premières notions, pourront mieux comprendre les modifications apportées aux approvisionnements de campagne et aux dispositions réglementaires; il leur permettra surtout de rattacher aux différentes questions traitées l'application des principes enseignés dans les leçons d'hygiène et d'administration militaires, de médecine et de chirurgie d'armée; enfin il servira à donner aux médecins civils, éventuellement appelés par une mobilisation, un aperçu de la nouvelle mission qu'ils auront à remplir.

Pour ne pas dépasser les limites de mon sujet, j'ai évité de commenter les dispositions admises à l'étranger; cette étude complémentaire m'aurait entraîné à colliger l'histoire médicale des guerres récentes, et ce travail très intéressant fera probablement l'objet d'un autre volume.

De même j'ai dû laisser de côté l'exposé des principales transformations qui se sont successivement effectuées, soit dans la composition du personnel et du matériel d'ambulance, soit dans le fonctionnement du service de santé; car l'étude des progrès faits depuis A. Paré jusqu'à ce jour, m'aurait amené à parcourir toute l'histoire de la médecine d'armée.

Ainsi, pour ne parler que de l'institution des ambulances, comment, sans commentaires, faire la part des améliorations proposées par Percy et réalisées ensuite avec de si brillants résultats par Larrey? Comment, maintenant surtout après tant de modifications opérées, distinguer ce qui est dû à chacun des médecins qui ont contribué à perfectionner l'organisation des secours, les uns en consacrant à cette œuvre leurs talents administratifs, les autres en y appliquant, soit leur expérience chirurgicale, soit leur connaissance approfondie de l'hygiène?

Et ce ne sont pas seulement les médecins militaires qui ont dirigé leurs efforts vers ce but philantropique, mais encore des médecins civils de grande valeur et même des hommes étrangers à l'art médical qui, par leurs travaux incessants, sont arrivés à améliorer le sort des blessés; si donc il eût fallu citer simplement les noms qui ont illustré de leur éclat cette œuvre si digne d'intérêt, l'énumération complète eût été déjà bien longue.

NOTIONS PRÉLIMINAIRES

ORGANISATION GÉNÉRALE

ET COMPOSITION DE L'ARMÉE

L'armée se divise en armée active et en armée territoriale; elle comprend, comme principal élément, des troupes classées par arme, dont les plus importantes sont : l'infanterie, l'artillerie et la cavalerie.

Pour l'organisation de l'armée active et de sa réserve, de l'armée territoriale et de sa réserve, la France continentale est divisée en 18 régions et chaque région est occupée par un corps d'armée qui y tient garnison ; un corps d'armée est en outre affecté à l'Algérie; de plus le territoire comprend les deux gouvernements militaires de Paris et de Lyon, dont les troupes sont détachées des corps voisins.

Le corps d'armée est la base de toute formation d'armée.

La réunion de plusieurs corps d'armée sous un seul chef forme une armée. Une armée compte au moins deux corps d'armée.

Les 18 corps d'armée de France ont une composition identique.

Chaque région possède les magasins généraux d'armes, de munitions et de matériel nécessaires au corps d'armée qui y stationne.

Chaque corps d'armée comprend : 1° l'état-major général, celui de l'artillerie, du génie, des services administratifs dont fait partie la direction du service de santé; 2° deux divisions d'infanterie à deux brigades de 2 régiments, soit 8 régiments d'infanterie, plus un bataillon de chasseurs; 3° une brigade de cavalerie à deux régiments; 4° une brigade d'artillerie à deux régiments; 5° un bataillon du genie affecté pour ordre au corps d'armée, dès le temps de paix ; 6° un escadron du train des équipages ; 7° une section de secrétaires d'état-major et de recrutement ; 8° une section de commis et ouvriers militaires d'administration ; 9° une section d'infirmiers.

A la tête de chaque corps d'armée, est placé un général de division qui a le titre de général commandant le corps d'armée, ayant sous son commandement : le territoire, les forces de l'armée active, de la réserve et de l'armée territoriale, ainsi que tous les services administratifs, affectés à ces troupes.

Le commandant du corps d'armée a sous ses ordres, pour le seconder, le service d'état-major placé sous la direction du chef de l'état-major et divisé en deux sections : 1° section active marchant avec les troupes, 2° section territoriale, attachée à la région d'une manière permanente et chargée, en tout temps, d'assurer le recrutement de tous les services.

Dès la déclaration de guerre, le général commandant le corps d'armée reçoit, du ministre, l'ordre de mobiliser tout ou partie des hommes des diverses classes de la disponibilité et de la réserve et de mettre en activité les diverses classes de l'armée territoriale.

A dater du jour où il a reçu l'ordre de mobilisation, le général commandant le corps d'armée est assisté par un officier général qui doit le remplacer et qui prend le commandement de la région, dès que le corps d'armée est parti, pour diriger désormais tout le service, avec un état-major et des services territoriaux (administration, service de santé, etc...) dont les emplois sont confiés à des officiers retraités ou démissionnaires, maintenus à la disposition du ministre de la guerre.

COMPOSITION DES CORPS DE TROUPE

ET DE L'ARMÉE ACTIVE PROPREMENT DITE

Le régiment ou corps de troupe est la réunion d'un certain nombre d'unités tactiques de même arme, sous une autorité et une administration communes ; deux régiments forment une brigade ; deux brigades composent une division, si ce n'est dans la cavalerie où la division est formée de trois brigades.

Infanterie. — Dans l'infanterie, le régiment se fractionne en 4 bataillons dont trois mobiles ; le bataillon (unité tactique) se compose de quatre compagnies (unités de combat). L'effectif de la compagnie est en moyenne de 250 hommes.

On compte ordinairement un médecin par bataillon en temps de paix, tandis qu'en campagne, le bataillon est suivi d'un médecin du cadre actif ou du cadre de réserve et d'un médecin auxiliaire.

L'infanterie comprend : 144 régiments de ligne; 30 bataillons de chasseurs, 18 de ces bataillons sont attachés aux 18 corps d'armée, 12 sont indépendants; 4 régiments de zouaves ; 3 régiments de tirailleurs algériens ; une légion étrangère; 3 bataillons d'infanterie légère d'Afrique; total : 645 bataillons.

Cavalerie. — Le régiment de cavalerie est composé, en France, de 5 escadrons dont 4 mobiles; ceux d'Afrique en ont 6; (19 escadrons d'éclaireurs peuvent être recrutés par des engagements spéciaux). L'escadron est formé de 4 pelotons et a pour effectif environ 150 hommes.

Un médecin-major est attaché aux 4 escadrons mobiles; on lui adjoint un médecin de réserve en campagne.

Il y a 77 régiments de cavalerie, dont 12 de réserve (cuirassiers), 26 de ligne (dragons), 39 de légère (20 de chasseurs, 12 de hussards, 4 de chasseurs d'Afrique, 3 de spahis.) La division se compose d'une brigade de chaque catégorie, chasseurs ou hussards, dragons et cuirassiers.

Artillerie. — Précédemment les régiments d'artillerie étaient uniformément de 13 batteries dont 10 montées; aujourd'hui les uns sont formés de 12 batteries montées, les autres de 8 batteries montées et de 3 à cheval. La batterie se compose de 6 pièces.

Le régiment d'artillerie, en temps de paix, possède un médecin-major de 1re classe et un aide-major ; en campagne, on compte par groupe de 4 batteries un médecin aide-major et un auxiliaire.

Il y a 38 régiments d'artillerie qui constituent 19 brigades correspondant aux 19 corps d'armée ; le 1er régiment de chaque brigade comprend 12 batteries montées, le 2e régiment se compose de 8 batteries montées et de 3 à cheval ; en outre, l'artillerie comprend : 16 bataillons de forteresse à pied, à 6 batteries chacun; 2 régiments de pontonniers, à 14 compagnies chacun; 10 compagnies d'ouvriers d'artillerie et 3 compagnies d'artificiers. Les batteries d'artillerie à cheval sont celles dont les servants sont montés, ce qui leur permet de suivre le déplacement des voitures aux allures rapides; dans les batteries montées, les servants n'ont pas de monture, ils suivent à pied la batterie et, au besoin pour les déplacements rapides, ils trouvent place sur les coffres des voitures.

Génie. — Dans le génie, on compte 20 bataillons dont 19 sont affectés aux corps d'armée ; ils forment en temps de paix 4 régiments à 5 bataillons de 4 compagnies, avec un médecin-major et un aide-major par régiment.

Train des équipages. — Le train des équipages est formé de 20 escadrons, dont 19 sont attachés aux corps d'armée et en portent les numéros; chaque escadron a trois compagnies se dédoublant en temps de guerre.

Gendarmerie. — La gendarmerie comprend : 30 légions départementales, subdivisées en 87 compagnies, dont une pour chaque département et deux pour la Corse; une légion de gendarmes d'Afrique à 4 compagnies; enfin la garde de Paris, formant une légion composée de 4 bataillons à 8 compagnies et de 6 escadrons.

Les services généraux et particuliers de l'armée comprennent : le service d'état-major; le corps du contrôle; les états-majors particuliers de l'artillerie et du génie; l'intendance militaire; le corps des officiers du service de santé; les aumôniers militaires; 20 sections de secrétaires; 25 sections de commis et d'ouvriers d'administration et 25 sections d'infirmiers; les vétérinaires; le personnel des bureaux de recrutement; les services militaires de la trésorerie, des postes, de la télégraphie, des chemins de fer; les écoles militaires; la justice militaire; les dépôts de remonte; le personnel des affaires indigènes en Algérie.

ARMÉE TERRITORIALE

L'armée territoritoriale comprend des troupes de toutes armes ayant la même composition que les troupes de l'armée active. Destinée à la garde des places fortes, des lignes et des postes d'étape, elle peut être mobilisée comme l'armée active et comme celle-ci être organisée en divisions et en brigades.

CORPS DES OFFICIERS DU SERVICE DE SANTÉ

ET DES OFFICIERS D'ADMINISTRATION DES HÔPITAUX MILITAIRES

Sections d'Infirmiers militaires

Pour suffire au service de santé de tous les régiments que nous venons d'énumérer, et pour assurer le traitement des malades dans les hôpitaux militaires, le corps de santé comprend les médecins et les pharmaciens ayant rang d'officiers ; en cas de mobilisation, le cadre du corps de santé militaire est complété par les médecins et les pharmaciens du cadre de réserve et de l'armée territoriale, enfin par les médecins auxiliaires qui ont rang d'adjudants élèves d'administration.

Le corps des officiers du service de santé a une hiérarchie propre avec des grades qui correspondent à ceux de la hiérarchie militaire.

DÉNOMINATIONS.	GRADES CORRESPONDANTS.	NOMBRE.
Médecin-aide-major de 2e classe.	Sous-lieutenant.	100
Médecin-aide-major de 1re classe.	Lieutenant.	300
Médecin-major de 2e classe.	Capitaine.	480
Médecin-major de 1re classe.	Chef de bataillon.	320
Principal de 2e classe.	Lieutenant-colonel.	45
Principal de 1re classe.	Colonel.	45
Inspecteur.	Général de brigade.	9
Inspecteur général.	Général de division.	1
	Total....	1,300

La répartition des médecins dans les corps de troupe et dans les établissements hospitaliers se fait indistinctement aujourd'hui, suivant les besoins du service, jusqu'au grade de principal de 2e classe ; à partir de ce grade, les médecins sont attachés aux hôpitaux, sont directeurs de corps d'armée ou membres du comité de santé.

Le cadre des pharmaciens militaires comprend :

Pharmacien-aide-major de 2e classe.	15
Pharmacien-aide-major de 1re classe.	43
Pharmacien major de 2e classe.	68
Pharmacien-major de 1re classe.	46
Principal de 2e classe.	6
Principal de 1re classe.	6
Inspecteur.	1
Total....	185

Les officiers d'administration du service des hôpitaux sont ainsi classés :

Officier d'administration adjoint de 2e classe.	112
Officier d'administration adjoint de 1re classe.	112
Officier d'administration de 2e classe.	56
Officier d'administration de 1re classe.	56
Officier d'administration principal.	14
Total....	350

Les officiers d'administration jouissent des bénéfices de la loi du 19 mai 1834 sur l'état des officiers.

Rappelons enfin que le personnel administratif des hôpitaux comprend 25 sections d'infirmiers militaires, l'effectif de chaque section s'élevant à 500 hommes.

Le corps des infirmiers militaires est formé des infirmiers commis aux écritures, des infirmiers de visite et des infirmiers d'exploitation du service général. Pour les commis aux écritures et les infirmiers de visite, il y a un sergent sur six hommes et un caporal sur trois.

Eventuellement, le personnel qui concourt à l'exécution du service comprend en outre les officiers d'administration du cadre de réserve et de l'armée territoriale, et enfin les détachements du train des équipages militaires, les aumôniers militaires, les sœurs hospitalières, etc.

A consulter : *Loi sur l'organisation générale de l'armée*, 23 juillet 1873, *J. M. Off*, 2e sem. 1873; — *Loi sur l'administration de l'armée*, 16 mars 1882; *J. M.* 1er sem. 1882, no 10; — *Aide-mémoire de l'officier d'état-major en campagne*, 1re partie; 1884 — BEAUGÉ : *Manuel de législation, d'administration et de comptabilité militaires*; titre Ier. (Dumaine, 1879.)

LIVRE I

DISPOSITIONS DIVERSES DU SERVICE RÉGIMENTAIRE A L'INTÉRIEUR

EN RAPPORT AVEC L'ORGANISATION DU SERVICE DE SANTÉ EN CAMPAGNE

CHAPITRE PREMIER

OBLIGATIONS ET DEVOIRS DES OFFICIERS DU CORPS DE SANTÉ

ET PARTICULIÈREMENT DU MÉDECIN DE RÉGIMENT

Au point de vue des droits et des devoirs, le corps des officiers du service de santé est un corps parallèle à celui des officiers de l'armée ; des dispositions analogues régissent les conditions de rang et de service ; les médecins militaires sont donc obligés de connaître les principes généraux de la subordination et de la discipline, et d'observer rigoureusement les articles du règlement concernant la tenue, les marques extérieures de respect, les appellations, les correspondances de service, les punitions, les réclamations, les permissions, les visites individuelles à l'arrivée, avant le départ, ou après une absence, etc.

Il nous serait trop long de mentionner toutes ces dispositions qui sont nettement exposées dans le règlement sur le service intérieur des corps de troupes, et nous renvoyons à la lecture de ce règlement, en signalant particulièrement les articles suivants :

Principes généraux de la subordination.		
Marques extérieures de respect.	Art.	218 à 224.
Appellations.	—	223.
Correspondances.	—	224.
Visites de corps et visites individuelles.	—	225 à 227.

Tenue.	Art. 278 à 281.
Revues, Inspections.	— 282 à 288.
Permissions.	— 290 et suivants.
Punitions.	— 301 et suivants.
Tables d'officiers.	— 398.

En dehors de ces dispositions communes à tous les membres de l'armée, il y a des obligations propres à chaque emploi.

Les devoirs spéciaux du personnel de santé consistent : à observer tout ce qui peut entretenir la santé des troupes, à détourner, autant que possible, les causes qui peuvent amener des maladies épidémiques, enfin à assurer le traitement et la guérison la plus rapide des malades et des blessés.

Des instructions spéciales, relatives à l'hygiène, règlent les premières de ces obligations ; nous n'avons pas à les rappeler, car nous avons surtout pour but d'étudier l'organisation des secours aux malades et aux blessés en campagne.

DEVOIRS DU MÉDECIN DE RÉGIMENT

Nous examinerons tout d'abord ce qui constitue le service régimentaire, en commençant par l'exposé des devoirs généraux du médecin de régiment.

Ils comprennent :

1° La visite journalière ;

2° La direction de l'infirmerie ;

3° La conservation et l'entretien du matériel du service courant et du matériel de mobilisation ;

4° La tenue des registres relatifs au mouvement des malades, à la justification des dépenses, etc. ;

5° La visite des recrues, des militaires proposés pour la réforme, etc. ;

6° Les soins aux officiers malades, parfois la direction d'un service hospitalier ;

7° La présence aux marches, aux manœuvres, au tir à la cible et à la baignade ;

8° Les rapports officiels ;

9° Les conférences réglementaires ;

10° L'instruction des infirmiers et des brancardiers régimentaires.

A ce sujet, nous croyons utile de citer quelques-uns des articles du règlement sur le service intérieur, nous réservant ensuite de développer ce qui concerne l'instruction des infirmiers et des brancardiers régimentaires, la visite journalière au quartier et le service extérieur en garnison.

Sur ces premières données, il nous sera plus facile d'établir l'ensemble des mesures destinées à préparer la parfaite organisation des secours en campagne.

Devoirs généraux. — « Le médecin-major chef de service est chargé d'assurer le service sanitaire du régiment; il est secondé, dans l'infanterie, par le médecin-major de 2e classe et par le médecin aide-major, dans la cavalerie et dans l'artillerie par le médecin aide-major de 1re classe. »

« Le médecin-major n'exerce son autorité qu'au point de vue technique, en ce qui concerne l'hygiène et la science médicale. »

« L'action administrative appartient au conseil d'administration. »

« L'autorité du médecin-major s'exerce, en ce qui concerne le service, sous le contrôle du colonel, et spécialement, en ce qui se rapporte à la partie technique, sous la surveillance et le contrôle du médecin inspecteur ou principal, directeur du service de santé du corps d'armée. »

« Le médecin-major règle le service de ses subordonnés. »

« Lorsque le régiment est réuni, le colonel affecte chaque médecin à un bataillon, pour la place à occuper dans les formations constitutives et pour la communication des ordres. »

Visite journalière. — « Tous les matins, avant le rapport, à l'heure fixée par le colonel, le médecin-major fait sa visite au quartier. »

« Les sergents ou brigadiers de semaine porteurs du cahier de visite conduisent à la salle de visite les hommes malades et ceux qui doivent être présentés au médecin. »

« Les hommes qui ne peuvent pas se lever sont visités dans leur chambre. »

« Le médecin inscrit de sa main sur le cahier de visite, en regard du nom des hommes, ceux qui doivent entrer à l'hôpital, à l'infirmerie ou à la salle des convalescents, ceux qui sont reconnus malades à la chambre et le nombre des jours d'exemption de service qui leur sont accordés, enfin ceux qui n'ont pas été reconnus malades. L'exemption ne peut être de plus de 4 jours, elle est renouvelée s'il y a lieu. »

« Quand il y a des malades aux salles de discipline, ceux qui peuvent marcher sont conduits à la visite par le caporal ou brigadier de garde, et ceux qui ne peuvent pas marcher sont visités dans les salles de discipline par le médecin, que le sous-officier de semaine et le caporal ou le brigadier de garde accompagnent. »

« Dans sa tournée, le médecin-major observe dans les diverses parties du quartier ce qui intéresse la salubrité et l'hygiène. »

« Il passe fréquemment dans les cuisines pour examiner la qualité des aliments. Il vérifie également la qualité des denrées et des liquides mis en vente dans les cantines. »

« Lorsque le régiment occupe plusieurs quartiers, le médecin-major se réserve habituellement la visite du quartier principal; dans les autres la visite est faite par les médecins qui lui sont subordonnés ; ceux-ci lui rendent compte. »

« Les billets d'hôpital sont signés par le médecin chef et, en son absence seulement, par le médecin le plus élevé en grade après lui. »

« Le médecin-major peut, avec l'autorisation du lieutenant-colonel, être exceptionnellement remplacé par un autre médecin du corps dans la visite journalière du quartier. »

« Lorsque les circonstances l'exigent, les médecins font alternativement, d'après l'ordre du colonel, un service de nuit. »

Infirmerie. Salle des convalescents. Matériel. — « Le médecin-major a la direction de l'infirmerie et de la salle des convalescents. Il a, en ce qui concerne la police et la discipline, les droits que lui confère le présent règlement; il surveille la conduite et la tenue des malades. »

« Dans l'infanterie un caporal, dans la cavalerie un brigadier est chargé des détails de l'infirmerie et de la salle des convalescents ; dans l'artillerie, ce service est confié à un maréchal-des-logis du peloton hors rang. »

« Le médecin-major est responsable de la conservation, de l'entretien et de l'emploi du matériel destiné à assurer le fonctionnement du service de santé dans l'intérieur du régiment, ainsi que de la conservation et de l'entretien du matériel d'ambulance mis en dépôt au corps. »

« Les substances vénéneuses doivent toujours être déposées dans une armoire dont il conserve lui-même la clef. »

« Il tient tous les registres prescrits par les instructions ministérielles. Ces registres sont cotés et parafés par le major. »

Service dans les hôpitaux. — « Quand ils en reçoivent l'ordre, les médecins font le service dans les hôpitaux militaires ou dans les hospices militarisés de la garnison. Ce service ne les dispense pas de leurs obligations envers le régiment. »

Brancardiers. Infirmiers régimentaires. — « Le médecin-major est chargé de l'instruction théorique et pratique des brancardiers et des infirmiers régimentaires. »

« Il y a un infirmier régimentaire par bataillon. Les infirmiers régimentaires sont désignés par le colonel sur la proposition du médecin-major, parmi les infirmiers auxiliaires appartenant à la 1re portion du contingent et ayant achevé leur instruction spéciale; ils roulent entre eux, par semaine, pour le service de l'infirmerie et de la salle des convalescents. »

« L'infirmier régimentaire de semaine est sous les ordres du caporal chargé des détails de l'infirmerie. »

« Le colonel détermine, sur la proposition du médecin-major, le service extérieur de l'infirmier régimentaire. »

« Les infirmiers régimentaires sont exempts du service de place et des corvées. »

« L'infirmier de semaine couche à l'infirmerie. »

Marches, manœuvres, tir à la cible, baignade. — « Un des médecins, pourvu des instruments et des objets de pansement contenus dans le sac d'ambulance, assiste aux marches, aux manœuvres d'ensemble, au tir à la cible et à la baignade. »

Logement. — Médecin de service. — « L'indication du logement des médecins est affichée au corps de garde de police et à l'infirmerie. »

« Un des médecins, dit médecin de service, dont le nom est porté sur le rapport journalier de l'infirmerie, ne doit s'éloigner ni du quartier, ni de son logement, sans faire connaître où il pourra être promptement retrouvé en cas d'accident, de jour ou de nuit. »

Cas de fractionnement du régiment. — « Lorsque la partie active du régiment et le dépôt sont séparés, le médecin-major, chef de service, est avec l'état-major ; le médecin le plus élevé en grade après lui, avec le dépôt, et le 3e médecin avec le médecin-major chef de service ; et, dans ce cas, si la portion principale avait à fournir un détachement comportant un médecin, c'est le médecin resté auprès du médecin-major de 1re classe qui serait détaché. »

« Quand le régiment est réuni et qu'il doit assurer le service de santé dans un détachement, les médecins, à l'exception du médecin-major de 1re classe, sont détachés à tour de rôle, en commençant par le moins élevé en grade ou le moins ancien dans le grade. »

« Dans tous les cas, tout médecin détaché rend compte au médecin-major chef de service, par l'intermédiaire du commandant de détachement, de tout ce qui intéresse le service de santé. »

Les dispositions précédentes trouvent pour la plupart leur application à l'exécution du service de santé en campagne, car le fonctionnement de l'infirmerie régimentaire au cantonnement, dans les stationnements prolongés, se rapproche beaucoup de ce qu'il est à l'intérieur.

A consulter : *Décret* du 28 décembre 1883, *portant règlement sur le service intérieur des troupes d'infanterie.* (Baudouin, 1884) ; — DIDIOT : *Code des officiers de santé de l'armée de terre*, 1re partie. (Rozier, 1863). — CH. GRANDJEAN : *Table alphabétique et analytique des lois, décrets, décisions et circulaires applicables au service de santé de l'armée de terre.* (Rozier, 1883.)

CHAPITRE II

DES INFIRMIERS RÉGIMENTAIRES

Les infirmiers régimentaires appartiennent à une catégorie absolument distincte de celle des infirmiers des hôpitaux ; ils ne forment pas corps, comme les sections d'infirmiers militaires, composées d'hommes désignés par le commandant du recrutement, au conseil de révision ; ils restent attachés au régiment dans lequel ils sont incorporés.

Après avoir reçu une instruction théorique et pratique appropriée à leurs fonctions, les hommes choisis comme infirmiers régimentaires sont employés, en temps ordinaire, au service de l'infirmerie, et en guerre ils concourent, sous la direction des médecins des corps, à donner des soins aux blessés.

La création des infirmiers régimentaires assure une assistance très utile en temps de paix, et constitue une ressource plus précieuse encore en campagne.

Depuis l'application du nouveau règlement sur le service de santé, le cadre des obligations du médecin-chef de service s'est notablement élargi ; or, pour satisfaire à des devoirs si multiples, ce médecin n'est secondé que par un ou deux aides ; parfois même, lorsque le régiment est fractionné, seul il doit supporter toutes les exigences du service dont il est responsable.

Alors, c'est en réglant bien le service des infirmiers dont il dispose, qu'il lui sera possible de suffire à tous les besoins ; ces infirmiers peuvent en effet l'aider, dans une large mesure, à assurer la tenue régulière des écritures, l'entretien et la conservation du matériel, l'ordre et la propreté de l'infirmerie, en un mot, accomplir tout ce qui concerne la bonne administration de cet établissement.

En conséquence, le médecin devra recourir aux moyens les plus pratiques d'instruction pour former des auxiliaires si utiles. Comment, en effet, dans un régiment de cavalerie séparé de son dépôt, un seul médecin pourra-t-il, sans le secours des infirmiers, assurer le service extérieur, à la manœuvre et au tir à la cible, soigner les malades à l'infirmerie, mettre à jour ses nombreux registres, établir tous les rapports exigés, traiter les malades à l'hôpital, et enfin trouver le temps nécessaire à ses études? C'est donc en sachant à propos disposer de ce personnel, qu'il pourra se faire suppléer là où sa participation sera le moins réclamée.

De plus, c'est en façonnant ainsi les infirmiers en temps de paix, qu'il les préparera utilement aux fonctions qu'il doivent exercer en cas de mobilisation.

DEVOIRS DES INFIRMIERS RÉGIMENTAIRES

Les devoirs des infirmiers régimentaires sont nettement déterminés par les articles suivants du nouveau règlement :

« Le sous-officier, caporal ou brigadier, chargé des détails de l'infirmerie est chargé de la surveillance du service, de la tenue des registres, et de toutes les écritures se rapportant au service médical et à l'administration de l'infirmerie. »

« Il exerce les fonctions attribuées au sous-officier de semaine pour tout ce qui concerne la propreté personnelle des hommes, la tenue et la propreté des ustensiles, des chambres, escaliers et corridors, l'entretien des effets, la discipline et le bon ordre ; il veille à l'exécution des ordres particuliers du chef de corps et de ceux du médecin chef du service. »

« Il remplit, quant aux distributions, les mêmes fonctions que le fourrier. »

« Il est employé à l'instruction des brancardiers et des infirmiers régimentaires, comme moniteur général. »

« Le sous-officier, caporal ou brigadier chargé des détails de l'infirmerie est toujours avec le médecin-major chef de service. »

« Dans tout détachement pourvu d'une infirmerie, le chef du détachement désigne un caporal, ou un brigadier, pour assurer le service de cette infirmerie conformément aux dispositions du présent règlement. »

« Les infirmiers régimentaires sont employés, suivant la répartition qui en est faite par le médecin chef de service, aux soins à donner aux malades, à la préparation des tisanes, des bains, à l'entretien et à la propreté des locaux et des ustensiles. »

« Il y a toujours un infirmier présent à l'infirmerie, de jour et de nuit ; il fait prendre dans la journée, aux heures prescrites, les médicaments qui n'ont pas été distribués à la visite du matin, il rend compte immédiatement au sous-officier (ou caporal, ou brigadier) de tout cas fortuit ou insolite. »

« Les infirmiers sont employés comme moniteurs à l'instruction des brancardiers régimentaires. »

RECRUTEMENT ET INSTRUCTION DES INFIRMIERS RÉGIMENTAIRES

Conformément à la circulaire du 3 octobre 1883, les corps d'infanterie, les régiments de cavalerie, les régiments et bataillons d'artillerie auront, sur le pied de guerre, un infirmier par compagnie, escadron ou batterie, et dans chaque bataillon ou groupe de batteries, un de ces infirmiers aura le grade de caporal ou de brigadier ; dans les régiments de cavalerie, ce brigadier sera le brigadier chargé en temps de paix de l'infirmerie des hommes.

Cette même circulaire dit plus loin : « Tout en restant essentiellement pratique, l'instruction se rapprochera de celle des infirmiers de visite des hôpitaux ; elle comprendra le service à l'infirmerie dont demeureront chargés les porte-sacs et sacoches, choisis eux-mêmes parmi les infirmiers régimentaires et comptant dans leur effectif. »

« Les infirmiers qui ne seront point attachés en temps de paix aux infirmeries régimentaires en qualité de porte-sacs ou sacoches, y feront à tour de rôle un stage de deux mois au moins et y remplaceront pendant ce temps un des porte-sacs.

« Autant que les circonstances le permettront, l'instruction pratique des infirmiers sera complétée par un stage de deux mois à l'hôpital militaire ou dans les salles militaires de l'hôpital mixte de la garnison. Pendant la durée de ce stage, les infirmiers régimentaires suivront les visites de l'hôpital, et continueront à y être exercés, comme dans les infirmeries, à l'application des appareils et des pansements et à la préparation des potions et des tisanes usuelles. »

« En outre de cette instruction pratique, les infirmiers recevront une instruction théorique qui comprendra les matières ci-dessus, la connaissance du matériel sanitaire affecté à l'infirmerie de campagne, le chargement et le déchargement des voitures médicales régimentaires et l'école du brancardier. »

Cette dernière partie sera développée plus loin, lorsque nous traiterons du service des brancardiers; nous la laisserons donc momentanément de côté, pour nous occuper de l'instruction spéciale aux infirmiers.

L'enseignement préparatoire des infirmiers régimentaires, s'il était aussi complet que celui des infirmiers de visite, devrait comprendre une longue série de leçons ; mais, le temps faisant défaut, on réduira cette préparation à quelques cours théoriques et à des exercices pratiques ; ce seront : 1° des dictées tirées du manuel de l'infirmier de visite et des tracés d'états ; 2° des exercices de calcul, la rédaction d'un relevé alimentaire ; 3° l'étude des registres réglementaires, la connaissance des abréviations alimentaires et pharmaceutiques usitées ; 4° la préparation des solutions, des potions et des tisanes journellement employées ; 5° l'exécution des pansements les plus élémentaires; 6° des leçons orales sur les devoirs de l'infirmier régimentaire ; 7° les soins urgents à donner aux malades et aux blessés; 8° des démonstrations concernant le matériel de mobilisation et l'approvisionnement de l'infirmerie régimentaire.

L'enseignement pratique portera surtout sur l'application des pansements et des bandages, enfin sur le relèvement et le transport des blessés, c'est-à-dire sur tout ce que comprend l'école du brancardier.

Le maréchal-des-logis, le caporal ou le brigadier d'infirmerie dirigera les exercices d'écriture et de calcul, et le médecin donnera aux soldats proposés pour infirmiers les notions les plus importantes sur les devoirs des infirmiers régimentaires; il complétera leur instruction en vérifiant chaque jour, à la visite des malades, les résultats de l'instruction donnée par le caporal d'infirmerie, et en mettant en pratique cette instruction toutes les fois qu'un accident ou un cas particulier pourra servir à l'application des préceptes enseignés.

RÔLE DE L'INFIRMIER RÉGIMENTAIRE EN GARNISON

Pour obtenir le fonctionnement régulier de l'infirmerie régimentaire, le médecin devra adopter une méthode qui lui permettra de contrôler le travail de chacun de ces auxiliaires, tout en dirigeant dans les moindres détails l'éxécution du service et les soins donnés aux malades. Voici en quelques mots comment il pourra procéder:

A l'heure fixée pour la visite, lorsque le médecin entre à l'infirmerie, l'infirmier de semaine lui rend compte des faits qui se sont produits, dans le courant de la journée précédente et pendant la nuit, soit concernant l'état des malades en traitement, soit intéressant l'ordre et la discipline.

Tout ce qui est nécessaire à la visite est préparé à l'avance : sur une table placée près d'une fenêtre sont déposés les cahiers des compagnies ou des escadrons, les instrumeuts du médecin, une cuillère pour l'examen de la gorge, une cuvette et une serviette; sur une autre table sont disposés les objets de pansement et les médicaments le plus habituellement prescrits, ainsi : des bandes, des compresses, une solution d'alcool camphré ou d'acide phénique, de la potion opiacée, du sulfate de soude en solution, des pilules d'opium, des paquets de bismuth, de rhubarbe, etc...

Le médecin ayant pris place près de la table sur laquelle sont déposés les cahiers de malades, le brigadier d'infirmerie s'assied en face de lui et transcrit sur un registre journal les prescriptions et les décisions telles que : exemptions, envoi à l'infirmerie ou à l'hôpital, etc...

Les deux autres infirmiers sont chargés, l'un spécialement des pansements, l'autre de la distribution des médicaments.

Les malades sont rangés autour de la salle de visite, et s'ils sont trop nombreux, ils entrent et sortent par compagnie.

A l'appel de son nom, chaque malade s'approche du médecin; un banc ou une chaise lui permet de s'asseoir à proximité et de présenter la région affectée ou le membre blessé ; ce malade ayant été examiné, le médecin porte l'exemption sur le cahier et indique la prescription qui est immédiatement suivie soit du pansement, soit de la prise du médicament, s'il n'y a pas lieu d'ajourner l'exécution de cette prescription. Pour la distribution des médicaments, il est bon d'obtenir des malades qu'ils viennent à l'infirmerie, munis de leur quart, afin qu'on puisse, séance tenante, y verser la solution ou la potion à prendre dans le courant de la journée.

Autant que possible et à moins de circonstances exceptionnelles, tous les hommes portés malades doivent se rendre à la salle de visite de l'infirmerie, y être transportés au besoin ; cette mesure est d'autant plus nécessaire qu'il faudra à tout prix, pendant les routes, obtenir des hommes qu'ils ne restent pas chez l'habitant, sous prétexte de maladie ; d'autres raisons justifient encore cette recommandation : en effet, s'il existe une indisposition assez grave, cette indisposition nécessitera tôt ou tard le transport à l'infirmerie, et le médecin aura plus de facilité pour diriger sur place les soins à donner, ainsi que pour surveiller le malade dont l'admission à l'hôpital serait jugée nécessaire.

Même mesure doit être prise à l'égard des prisonniers, car l'obscurité ou le froid des salles de police et des prisons ne permet pas d'examiner un homme malade aussi commodément que dans une salle bien éclairée et suffisamment chauffée.

Il est donc indispensable, pour l'ordre et le bon fonctionnement du service de santé dans les régiments, que tout homme ayant besoin des secours du médecin soit immédiatement amené ou transporté à l'infirmerie.

Lorsque la visite des malades à la chambre est terminée, ceux d'entre eux qui ont été désignés pour l'admission à l'infirmerie sont installés dans les lits qui leur sont destinés.

Le médecin passe alors la visite des malades en traitement ; ces malades sont inscrits sur un cahier de visite composé d'autant de feuilles qu'il y a de lits, et divisé en deux parties, l'une pour les jours pairs, l'autre pour les jours impairs.

La visite se passe comme dans un hôpital ; les prescriptions sont inscrites par le brigadier d'infirmerie et, autant que possible, les médicaments sont distribués et pris en présence du médecin.

Cette visite étant terminée, le médecin-major établit les billets d'hôpital pour les malades dont l'état exige l'hospitalisation ; il établit le rapport journalier conforme au modèle réglementaire, vérifie ensuite les registres et s'assure de la propreté des ustensiles et du bon entretien des objets contenus dans l'armoire à médicaments ; il ne quitte l'infirmerie, qu'après avoir assuré le service dans des conditions telles que sa présence au quartier ne sera plus nécessaire avant la visite suivante, à moins d'accident grave et imprévu.

Après la visite, le caporal ou brigadier d'infirmerie établit le relevé des prescriptions alimentaires, et le remet à la cantinière désignée spécialement par le chef de corps pour la préparation des aliments. Le régime comprend plusieurs degrés qui sont : la diète absolue, le bouillon, le bouillon avec pain, la demi-portion avec ou sans vin, la portion entière avec ou sans vin. Les heures de repas sont fixées par le médecin chef de service qui signe chaque matin le relevé des prescriptions alimentaires.

La distribution des tisanes et des médicaments qui n'ont pas été donnés pendant la visite, est faite aussi à des heures déterminées, inscrites sur la porte de l'infirmerie. C'est habituellement à 9 heures et à 3 heures que cette distribution a lieu.

Les infirmiers font alors l'échange des compresses et des bandes à blanchir et renouvellent certains pansements, tels que les cataplasmes ; ils tiennent, pour l'échange du linge à pansement, une comptabilité qui leur permet de faire rentrer à l'infirmerie tout le linge confié aux malades traités à la chambre.

Dans l'intervalle des visites, les infirmiers doivent de plus veiller au bon entretien du matériel et à la mise en ordre des substances qui composent l'approvisionnement de l'infirmerie.

Indépendamment de ces applications pratiques et de ces manipulations qui exigent encore la connaissance du matériel de mobilisation, l'enseignement des infirmiers devra comprendre l'application des bandages et des appareils les plus élémentaires ainsi que tous les modes de pansement à improviser sur le champ de bataille. De plus, l'instruction devra porter sur tous les points qui concernent les premiers secours à donner aux blessés, les moyens de transport, etc..., partie que nous étudierons spécialement au chapitre des brancardiers.

A consulter : *Manuel de l'infirmier de visite* (Victor Rozier, 1879). — *Circulaire du 3 octobre 1883, relative au recrutement et à l'instruction des infirmiers, des brancardiers régimentaires et des brancardiers d'ambulance.* (*J. M. off.*, p. suppl., 2e sem.; 1883, n° 82.) — *Règlement sur le service de santé de l'armée*, 1re partie, *service à l'intérieur* (28 décembre 1883). — Du Cazal et Martino : *Aide-mémoire administratif du médecin militaire* (Berger-Levrault, Paris, 1883). — *Manuel de l'infirmier militaire* (Victor Rozier 1883). — G. Salle : *Code-manuel des officiers du service de santé militaire* (Rozier, 1885).

CHAPITRE III

DE L'APPROVISIONNEMENT

DE L'INFIRMERIE RÉGIMENTAIRE

Cet approvisionnement comprend d'abord toutes les substances pharmaceutiques et les objets de pansement réservés au service courant des malades à la chambre et en traitement à l'infirmerie.

Cette partie de l'approvisionnement, dont les éléments sont déterminés par une nomenclature particulière, doit être renfermée dans une armoire qui contient un casier spécial, fermant à clef, pour isoler les médicaments dangereux. Les flacons et les boîtes à médicaments bien étiquetés sont rangés sur les étagères, de manière à ce que la désignation bien apparente rende les erreurs impossibles.

Un registre, dit des médicaments, destiné à l'inscription des entrées et des sorties des médicaments et objets de pansement reçus ou consommés pendant le trimestre, doit être exactement tenu par le caporal infirmier, sous la responsabilité du médecin chef de service.

En cas de mobilisation, il existe dans l'infirmerie régimentaire un autre approvisionnement spécial que nous allons examiner en détail et qui comprend :

1° Le sac ou les sacoches d'ambulance ;

2° Les cantines médicales régimentaires ;

3° Les paniers de réserve de pansement ;

4° Divers objets portés en vrac qui constituent, avec la paire de cantines médicales et les paniers de réserve, le chargement de la voiture médicale régimentaire.

Les objets et les substances qui composent cet approvisionnement sont fixés par la nomenclature spéciale du 20 juin 1881, qui doit être connue dans tous ses détails. Car, non seulement les médecins de régiment doivent maintenir au complet et en bon état d'entretien, en vue d'une mobilisation, ce matériel destiné à fournir tous les éléments des secours les plus urgents, soit en marche, soit pendant le combat, mais encore ils doivent démontrer la disposition de cet approvisionnement aux infirmiers qui, sans perte de temps, doivent y puiser à un moment donné les objets demandés pour un pansement.

C'est pourquoi nous analysons dans ce chapitre spécial l'approvisionnement d'infirmerie qui représente en quelque sorte, mais en proportions très restreintes, les éléments des divers approvisionnements des ambulances et des hôpitaux de campagne que nous aurons à examiner ultérieurement.

1° *a.* SAC D'AMBULANCE

Le sac d'ambulance, porté par un infirmier porte-sac qui suit le

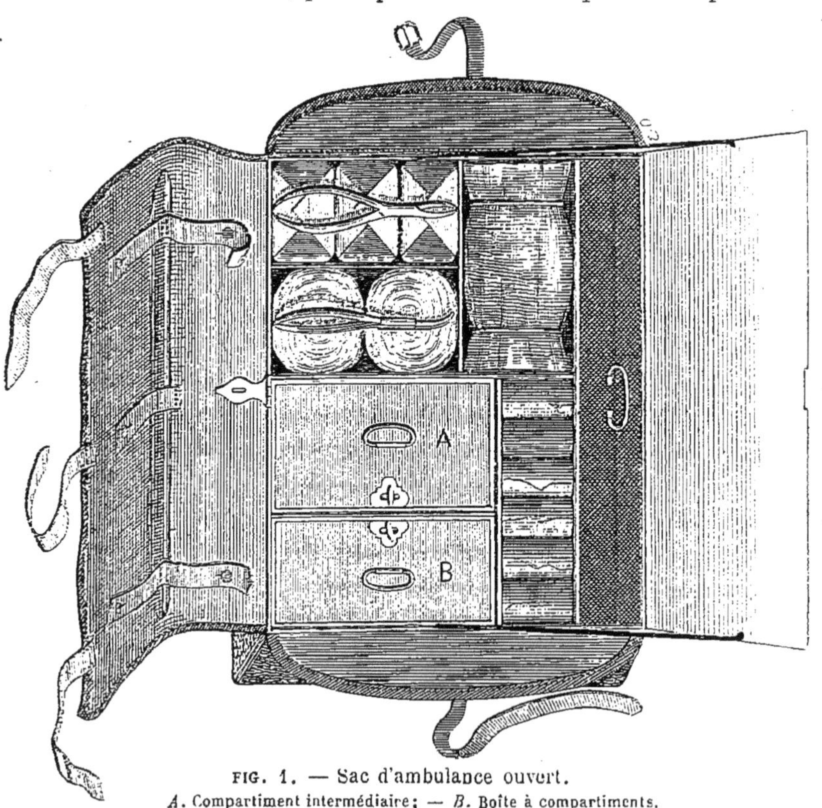

FIG. 1. — Sac d'ambulance ouvert.
A. Compartiment intermédiaire; — *B*. Boîte à compartiments.

médecin attaché à chaque bataillon, est utilisé en temps de paix pour les premiers secours ou pour les pansements les plus simples, soit sur le terrain de manœuvre, soit en marche, en un mot, dans toutes les circonstances où le médecin est appelé à suivre une troupe en mouvement.

Ce sac, dont les parois sont rigides, est fermé par un couvercle en tôle, à l'aide d'un touret mobile sur lequel est fixé un cadenas; il est de plus recouvert d'une patelette en cuir, doublée d'une poche de toile dans laquelle sont logées des attelles à fractures.

L'intérieur du sac est divisé en nombreux compartiments dont la disposition est représentée figure 1.

Les matières et objets contenus dans le sac d'ambulance sont disposés, d'après la nomenclature par cases ou compartiments, comme l'indique le tableau suivant :

DANS LA POCHE EN TOILE

Attelle en bois pour fractures du bras (fig. 2).	1	Attelles en bois articulées pour fractures de la jambe (fig. 4).	2
Attelle en bois pour fractures de l'avant-bras (fig. 3).	1	Attelles conjuguées en fil de fer, avec rubans (série de 4 attelles) (fig. 5).	1

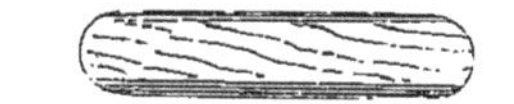

FIG. 2. — Attelle pour fractures du bras

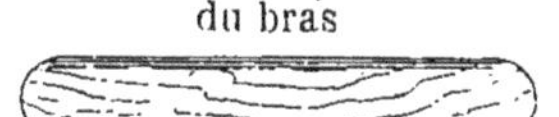

FIG. 3. — Attelle pour fractures de l'avant-bras.

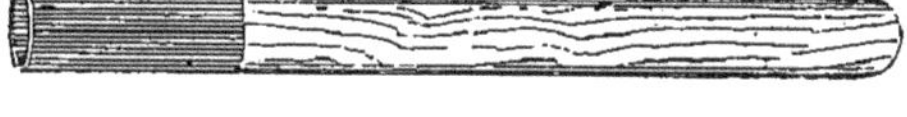

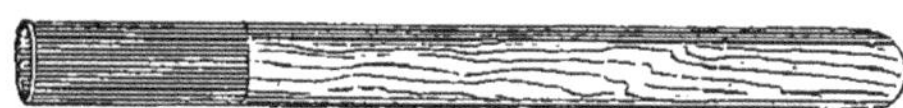

FIG. 4. — Attelles articulées pour fractures de la jambe.

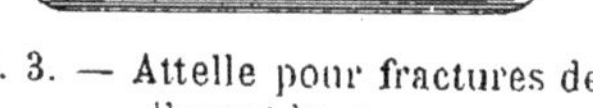

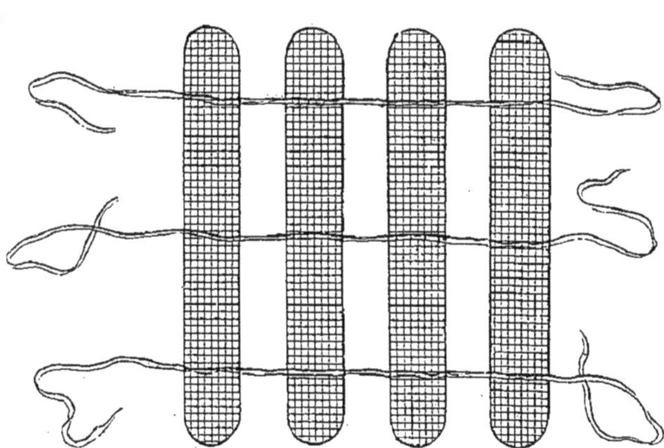

FIG. 5. — Attelles en fil de fer, avec rubans.

DANS LES CASES

Article	Poids / Nombre
Bandes roulées.	0k730
Grand linge à pansement (1 bandage de corps).	0.165
Petit linge à pansement ordinaire.	0.570
Charpie comprimée en paquets de 100 gr. (fig. 6).	0.300
Coton cardé n° 1 (fig. 7).	0k200
Boite d'instruments de chirurgie n° 23 (fig. 8).	1
Daviers pour l'avulsion des dents (V. fig. 1). 1 droit et 1 courbe.	2

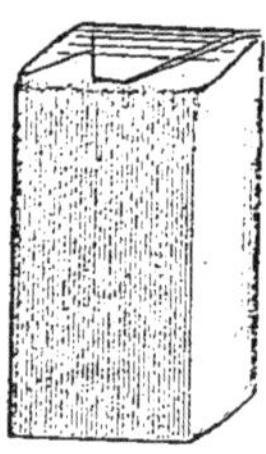

FIG. 6. — Paquet de charpie comprimée.

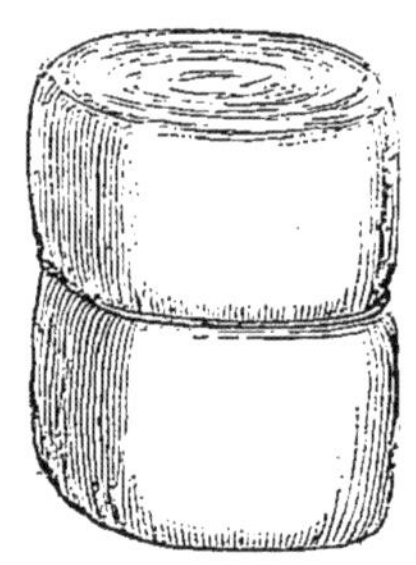

FIG. 7. — Paquet de coton cardé, n° 1.

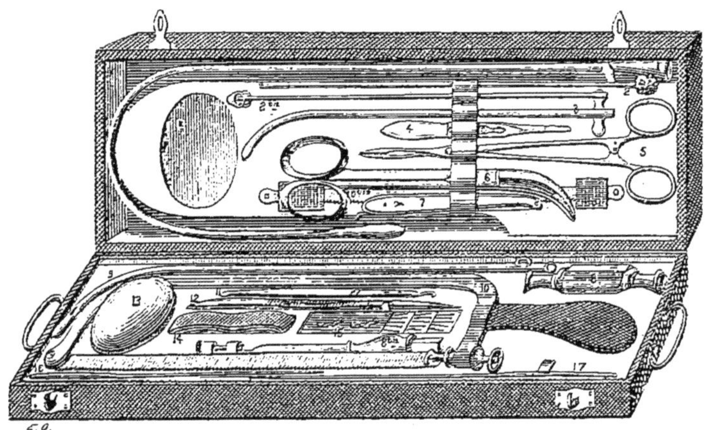

FIG. 8. — Boîte d'instruments de chirurgie, n° 23

1, Sonde œsophagienne; — 2 et 2 *bis*, crochet de Græfe articulé avec éponge, deux bouts; — 3, sonde exploratrice en étain; — 4, pince à torsion, à verrou démontant; — 5, pince tire-balle; — 6, ciseaux de Vézien; — 7, bistouri; — 8, manche de la clef de Garengeot; — 8 *bis*, clef de Garengeot: — 9, sonde d'homme en argent; — 10, scie; — 10 *bis*, lame de rechange; — 11, bistouri; — 12, pince à artères; — 13, pelote à tourniquet; — 14, lacs et pelote de Larrey; — 15, serre-fines, aiguilles et épingles à sutures, crochets de la clef de Garengeot; — 16, couteau à désarticulation de Larrey de 0 m 115; — 17, couteau de 0 m 175.

DANS LE COMPARTIMENT INTERMÉDIAIRE (fig. 9).

Article	Poids / Nombre
Agaric amadouvier.	0k025
Cire jaune	0.006
Eponges fines, ordinaires.	0.005
Tartrate d'antimoine et de potasse pulvérisé (émétique en paquets de 1 décig.)	0.010
Glycérolé d'amidon (dans le pot à onguent).	0k080
Bouchons de liège, petits (en réserve).	14
Pot à onguent, avec couvercle vissé (pour le glycérolé d'amidon) (fig. 10).	1

DANS LE COMPARTIMENT INTERMÉDIAIRE (*suite*).

Lampe à alcool (dans le gobelet, à patte mobile).	1
Gobelet à patte mobile et à couvercle formant bougeoir (fig. 11).	1
Aiguilles diverses (dans un étui).	6
Allumettes amorphes (boîte de 50 allumettes).	1
Fil à coudre.	0k010

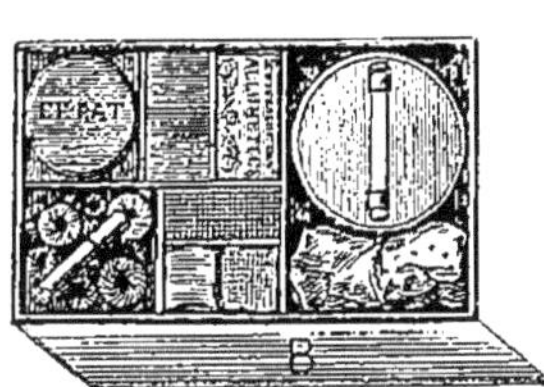

FIG. 9. — Compartiment intermédiaire fixe du sac d'ambulance.
B. Couvercle levé.

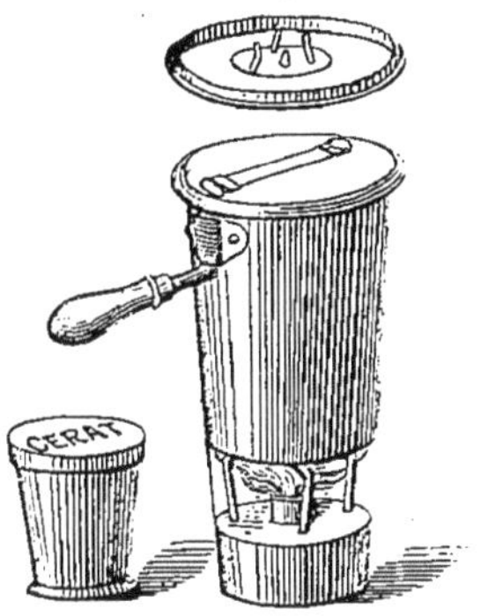

FIG. 10. FIG. 11.

DANS LA BOITE A COMPARTIMENTS FERMANT A TOURET (fig. 12).

Ammoniaque liquide à 22°.	0k030
Chloroforme.	0.040
Perchlorure de fer liquide à 30°.	0.050
Alcoolé de camphre concentré.	0.120
Ether sulfurique alcoolisé.	0.030
Vin d'opium composé (laudanum de Sydenham).	0k030
Flacon en verre blanc (vide en réserve).	1
Tire-bouchon articulé.	1
Bougies (deux).	0k050

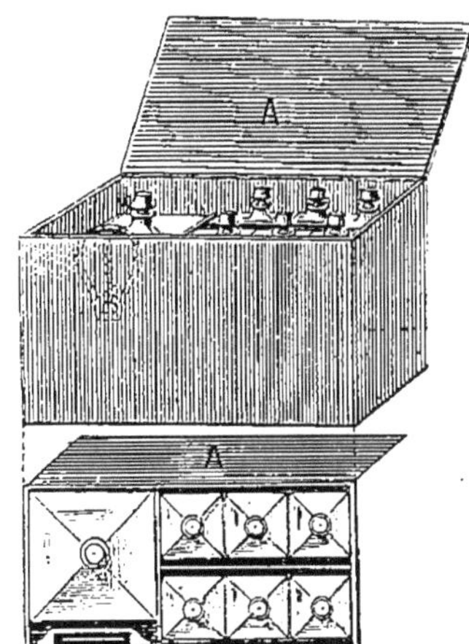

FIG. 12. — Boîte à compartiments du sac d'ambulance. — Disposition des flacons renfermés dans cette boîte.
A. Couvercle levé.

Le sac d'ambulance, dont la valeur est de 156 fr. et le poids de 9 kil. 85, renferme des médicaments, des instruments de chirurgie, des attelles, du linge à pansement et de la charpie pour 38 pansements environ[1], le tout ainsi disposé : dans la case supérieure se loge la boîte d'instruments n° 23 ; dans les autres cases sont rangés : 1° le grand linge, 2° le petit linge à pansement, 3° la charpie et le coton cardé, 4° la boîte à médicaments fermant à touret, divisée en compartiments destinés à recevoir les flacons de médicaments et quelques objets ; enfin le sac comprend un compartiment intermédiaire, fermant à touret et divisé en un certain nombre de cases qui contiennent l'agaric amadouvier, la cire jaune, les éponges et des objets divers.

Ces substances et objets de pansement peuvent être classés d'après l'emploi, dans l'ordre suivant :

1° MÉDICAMENTS POUR L'USAGE INTERNE

Emétique.	10 gr.	Chloroforme.	40 gr.
Ether sulfurique.	30 —	Laudanum.	40 —

2° MÉDICAMENTS POUR L'USAGE EXTERNE

Ammoniaque.	30 gr.	Glycérolé d'amidon.	80 gr.
Alcoolé de camphre.	120 —	Perchlorure de fer.	50 —

3° INSTRUMENTS

Daviers : 1 droit et 1 courbe.		Pince à artères	1
Boîte n° 23 renfermant :		Pince à torsion, à verrou démontant (fig. 13).	1
Bistouris (modèle Charrière).	2	Pince tire-balle, à tenon et à point d'arrêt (fig. 8^{5}).	1
Couteau à désarticulation de Larrey, de $0^{m}115$.	1	Pelotte à compression de Larrey (fig. 14^{1}).	1
Couteau à désarticulation, de $0^{m}175$.	1	Tourniquet à une pelotte (fig. 14^{2}).	1
Ciseaux forts, coudés de Vézien (fig. 8^{6}).	1 p.	Aiguilles à sutures.	6
Scie avec lame de rechange (fig. $8^{10 \text{ et } 10 \text{ bis}}$).	1	Serres-fines en argent (fig. 15).	6
		Epingles à sutures.	1
		Sonde exploratrice en étain (fig. 8^{3})	1

---

[1] La quantité de linge et de charpie nécessaire à un pansement simple a été calculée par le règlement du 1er avril 1831, sur les bases suivantes :

Bandes roulées, 15 au kilogr., soit par pansement.			$0^{k}066$	
Petit linge	id.	id.	0.040	$0^{k}138$
Charpie		id.	0.032	

D'un autre côté, la commission d'Alger a réduit les quantités aux proportions suivantes :

Bandes roulées	$0^{k}020$	
Petit linge.	0.040	$0^{k}075$
Charpie.	0.015	

Mais ces appréciations sont tout à fait hypothétiques, car la consommation du linge est en rapport avec l'étendue de la plaie et varie suivant les cas.

Sonde d'homme en argent.	1	Manche pour clef de Garengeot (fig. 8^{8}).	1
Sonde œsophagienne en gomme.	1	Clef de Garengeot avec quatre crochets (fig. $8^{8\ bis}$.)	2
Crochet de Graefe avec éponge (fig. $8^{2\ et\ 2\ bis}$).	1		

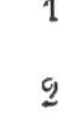

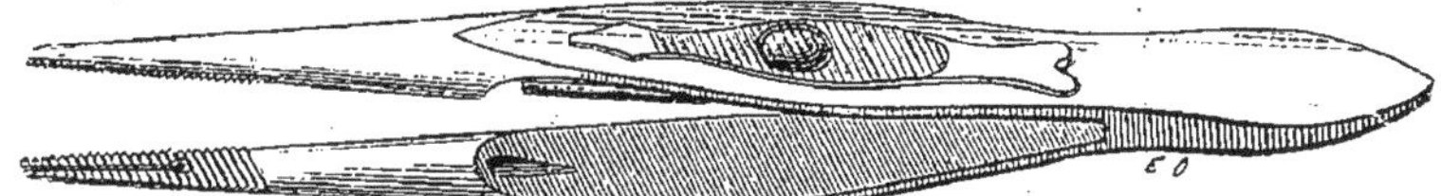

FIG. 13. — Pince à torsion, à verrou démontant.

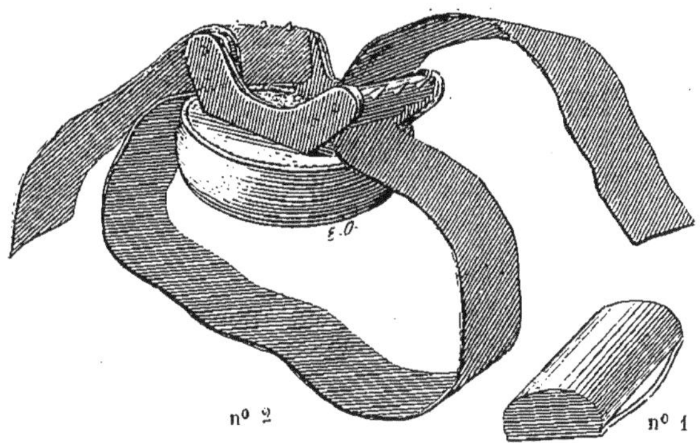

FIG. 14.

N° 1. Pelotte de Larrey non munie du lacs à boucle. — N° 2. Tourniquet à une pelotte munie de la bande.

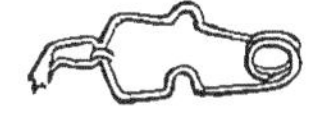

FIG. 15. — Serre-fine.

4° OBJETS DE PANSEMENT

Bandes roulées.	0k730	Agaric amadouvier.	0.025
Grand linge à pansement.	0.165	Éponges fines.	0.005
Petit linge à pansement.	0.570	Fil à coudre.	0 010
Charpie.	0.300	Cire jaune.	0.006
Coton cardé.	0.200		

5° OBJETS POUR APPAREILS

Attelles en bois, d'avant-bras (fig. 3).	1	Attelles en bois articulées (fig. 4).	2
Attelles en bois, de bras (fig. 2).	1	Série de 4 attelles en fil de fer, accouplées (fig. 5).	1

6° OBJETS DIVERS

Bouchons, flacons vides, tire-bouchon.	Bougies, allumettes.
Gobelet (fig. 11).	Lampe à alcool (fig. 11).
Aiguilles à coudre.	

En somme, le sac d'ambulance, tel qu'il est composé, renferme un très petit nombre de médicaments; il est surtout muni des objets de pansement les plus usités et des éléments les plus simples pour la confection d'un appareil à fractures; les attelles en bois, d'avant-bras et de bras, complètent les attelles articulées avec ajutage en fer-blanc, et elles peuvent ainsi servir à l'immobilisation d'une fracture de la jambe; les attelles accouplées en fil de fer, sont encore très utiles, comme appareil provisoire, à la condition de les matelasser avec compresses, charpie ou coton cardé.

Les instruments de la boîte n° 23, complétés par les instruments contenus dans la trousse, suffisent amplement aux rares opérations que le médecin de régiment devra pratiquer d'urgence.

Comme on peut le voir, d'après le tableau précédent, cette boîte renferme les instruments nécessaires aux grandes opérations de chirurgie, amputations, ligature des artères, réunion des plaies; elle contient en outre quelques instruments de recherche et d'exploration, et enfin quelques instruments pour opérations spéciales : extraction de dents, ablation de corps étrangers, etc.

Le médecin doit veiller en tout temps au bon entretien de ces instruments toujours coûteux, qui doivent être présentés en bon état aux inspecteurs du service de santé et aux généraux inspecteurs.

Desiderata. — L'approvisionnement de ce sac et sa disposition intérieure laissent beaucoup à désirer.

Comme le sac d'ambulance doit être pourvu dans des conditions telles, qu'à défaut des cantines médicales il puisse suffire aux secours urgents, on devrait ajouter : 1° de l'alcoolat de mélisse comme médicament stimulant, en cas de syncope ou de malaise; 2° des pilules d'extrait d'opium, dont la distribution est plus facile que celle du laudanum et le réapprovisionnement plus aisé; 3° des paquets de rhubarbe, de calomel et de bismuth, d'un emploi plus ordinaire que l'émétique; 4° deux écharpes; 5° de la baudruche gommée; 6° du diachylon; 7° enfin, de l'alcool et des mèches nécessaires à l'entretien de la lampe.

De plus, l'agencement des substances et des objets dans les diverses cases du sac est fait sans ordre pratique; il eût été préférable de réserver un casier pour les médicaments destinés à l'usage externe et pour les objets accessoires de pansement.

Le sac n'est pas assez grand, de sorte que le couvercle de tôle se détache ou se force, et ne s'adapte plus au touret qui sert à le fixer.

Le fond plat, en bois, blesse les épaules du porte-sac; aussi, le plus souvent, en marche, les sacs d'ambulance sont-ils déposés sur les voitures par les infirmiers qui devraient les porter et qui préfèrent conserver leur havre-sac.

Enfin la disposition intérieure de ce sac est défectueuse; le compartiment intermédiaire est divisé, sans utilité, en un trop grand nombre de cases secondaires.

Les compartiments de la boîte à médicaments étant trop profonds, les cloisons enveloppent complètement les flacons, et empêchent la lecture des étiquettes, de sorte qu'il faut tirer plusieurs flacons pour trouver celui que l'on cherche ; la lecture serait plus commode, si les étiquettes étaient fixées près du collet du flacon, et la désignation du médicament imprimée ou écrite sur la partie supérieure de l'étiquette et sur le bouchon.

Modifications proposées. — Les modifications suivantes dans la construction du sac seraient avantageuses :

Pour éviter le panneau en bois, le sac d'ambulance serait établi, comme le havre-sac de troupe, sur un simple cadre de bois, avec case supérieure pour la boîte n° 23 ; cette case pourrait même être supprimée, car la boîte d'instruments serait bien mieux placée dans la cantine médicale n° 1.

Une gaîne de cuir analogue à celle des sacoches d'ambulance, et destinée à la longue boîte à double compartiment pour médicaments, serait fixée à la partie supérieure du sac.

Le couvercle souple de ce sac, autrement dit la patelette, présenterait la disposition actuelle, c'est-à-dire une double poche pour les attelles ; le couvercle rigide de fer battu serait remplacé par le gousset en cuir du havre-sac d'infanterie ; une simple courroie en assurerait suffisamment la fermeture. Le fond serait divisé, comme le fond des saccoches d'ambulance, par une cloison de cuir. Dans une de ces cases serait placé le linge à pansement, dans l'autre les bandes, l'ouate, l'étoupe et la charpie, etc.

1° *b*. SACOCHES D'AMBULANCE

Dans la cavalerie, les objets de pansement et les substances nécessaires aux premiers secours sont logés dans une paire de sacoches de cuir, qui, attachées en arrière de la selle reposent sur les flancs du cheval de l'infirmier et représentent le sac d'ambulance ; ces sacoches sont fermées par un couvercle en cuir, doublé d'une poche renfermant les attelles (fig. 16).

La sacoche de droite est surmontée d'une gaîne en cuir, dans laquelle glisse une boîte à compartiments, formée d'un double coffret, fermant à touret, et contenant les objets qui se trouvent dans la boîte à compartiments et dans le compartiment intermédiaire du sac d'ambulance. Le fond de la sacoche est divisé par une cloison de cuir, en deux cases qui renferment des bandes roulées et du linge à pansement.

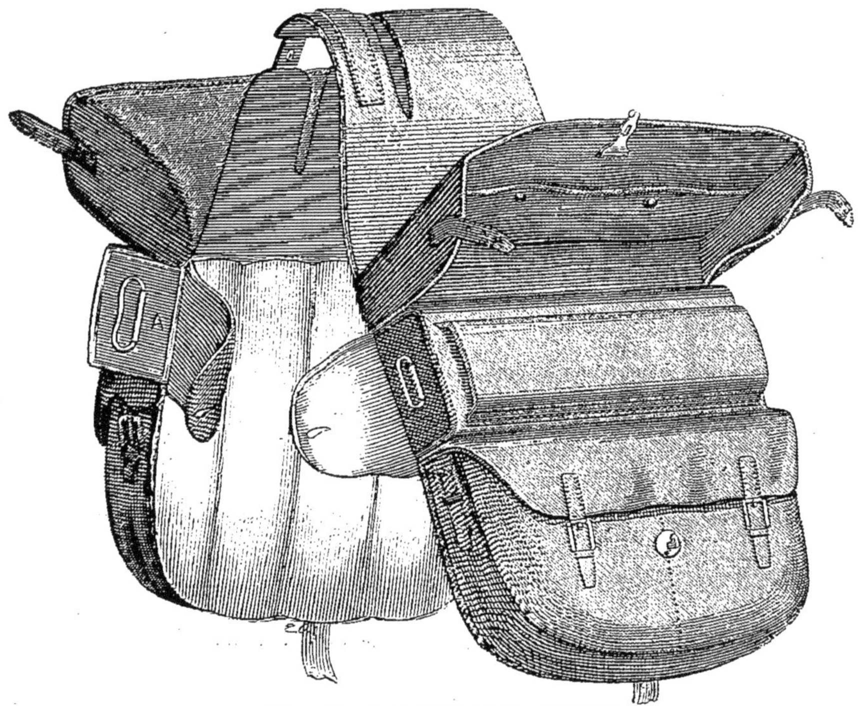

FIG. 16. — Sacoches d'ambulance ouvertes.

A. Boîte à compartiments dans la gaîne de la sacoche droite.

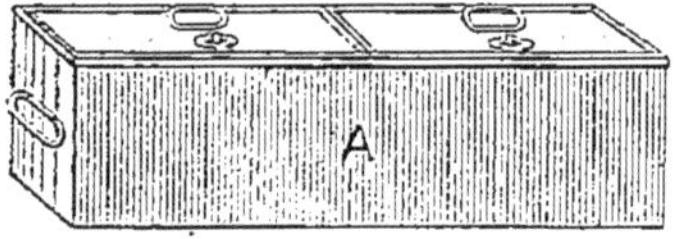

FIG. 17.

A. Boîte à compartiments tirée de la gaîne.

La sacoche de gauche, surmontée d'une double gaîne, l'une pour la boîte d'instruments n° 23, l'autre pour les attelles en fil de fer accouplées, est également divisée en deux cases qui renferment la charpie, le coton cardé et deux daviers pour l'avulsion des dents.

Dans les régiments de cavalerie, on compte une paire de sacoches pour deux escadrons. Ces sacoches contiennent les mêmes objets que le sac d'ambulance; la distribution intérieure seule diffère, comme on peut le voir, en lisant la nomenclature.

SACOCHE DE DROITE

DANS LA GAINE

Boîte à compartiments.

Agaric amadouvier. 0k025
Cire jaune. 0.006
Eponges fines, ordinaires. 0.005
Ammoniaque liquide à 22°. 0.030
Tartrate d'antimoine et de potasse pulvérisé (émétique en paquets de 1 décig.). 0.010
Chloroforme. 0.040
Perchlorure de fer liquide à 30°. 0.050
Alcoolé de camphre concentré. 0.120
Ether sulfurique alcoolisé. 0.030
Glycérolé d'amidon (dans le pot à onguent). 0.080
Vin d'opium composé (laudanum de Sydenham). 0.030
Bouchons de liège (en réserve). 14
Flacon en verre blanc (vide en réserve). 1
Pot à onguent, avec couvercle vissé (pour le glycérolé d'amidon). 1
Lampe à alcool (dans le gobelet à patte mobile). 1
Gobelet à patte mobile et couvercle formant bougeoir. 1
Tire-bouchon articulé. 1
Aiguilles diverses. 6
Allumettes amorphes (boîte de 50 allumettes). 1
Bougies (deux). 0k050
Fil à coudre. 0.010

DANS LES CASES

Bandes roulées. 0k730
Grand linge à pansement (1 bandage de corps). 0k165
Petit linge à pansement, ordinaire. 0.570

DANS LA POCHE EN CUIR

Attelles en bois articulées, pour fractures de la jambe. 2

SACOCHE DE GAUCHE

DANS LA GAINE

Boîte d'instruments de chirurgie n° 23. 1
Attelles en fil de fer, avec rubans (série de 4 attelles). 1

DANS LES CASES

Charpie (comprimée en paquets de 100 gr.) 0k300
Coton cardé n° 1. 0.200
Daviers pour l'avulsion des dents (1 droit et 1 courbe). 2

DANS LA POCHE EN CUIR

Attelle en bois pour fractures du bras. 1
Attelle en bois pour fractures de l'avant-bras. 1

Les sacoches d'ambulance, mieux organisées que le sac, ont pour inconvénient d'occuper trop de volume sur les côtés du cheval, et de ne pas pouvoir être ouvertes commodément lorsqu'elles sont en place sur le dos de l'animal.

2° ROULEAU DE SECOURS.

Chaque bataillon d'infanterie et chaque demi-régiment de cavalerie disposent en outre d'un rouleau pour secours aux asphyxiés.

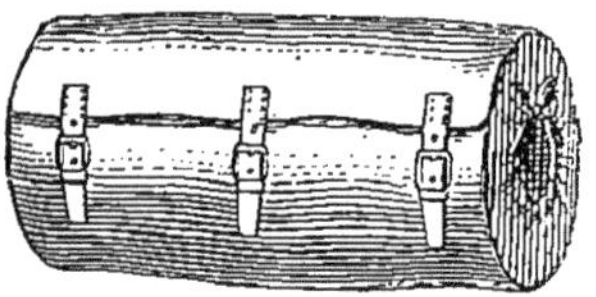

FIG. 18. — Rouleau de secours.

Ce rouleau (fig. 18), qui contient une chemise de flanelle, deux moufles de crin et un frottoir en serge, serait mieux garanti s'il était enveloppé d'une toile imperméable, remplaçant le fourreau de coutil.

Ces objets sont utiles en campagne et en garnison, surtout à l'époque des bains froids.

CHARGEMENT DE LA VOITURE MÉDICALE RÉGIMENTAIRE

Le chargement de la voiture médicale régimentaire comprend : une paire de cantines médicales, une paire de paniers de réserve de pansement et divers objets portés en vrac, parmi lesquels : un récipient à huile, un bidon de 10 litres, un tonnelet de 30 litres, un certain nombre de bidons d'un litre et de musettes à pansement, deux caisses pour lanternes marines, 8 brancards et des fanions d'ambulance.

La voiture médicale (fig. 19) est une voiture suspendue sur deux roues, analogue à la voiture régimentaire à bagages ; la partie supérieure de la caisse est cintrée et recouverte d'une toile imperméable ; les parties latérales sont pleines à mi-hauteur ; l'arrière est fermé par une paire de rideaux et par un panneau mobile, derrière lequel s'élève une fourragère à double palette qui bascule et se rabat en formant deux marches d'escalier, pour faciliter l'accès de l'intérieur ; l'avant, qui présente un siége pour le conducteur, est également fermé par un double rideau ; l'arc de fer qui le surmonte porte la lanterne ; deux douilles fixées aux côtés reçoivent les fanions.

Disposition intérieure. — L'intérieur de la voiture présente, le long de la paroi gauche, une tablette étagère pour les caisses de lanternes marines, les musettes à pansement et le tonnelet qui repose sur chantier; à la même hauteur, le long de la paroi droite, deux longs crochets forment appui pour les bâches qui

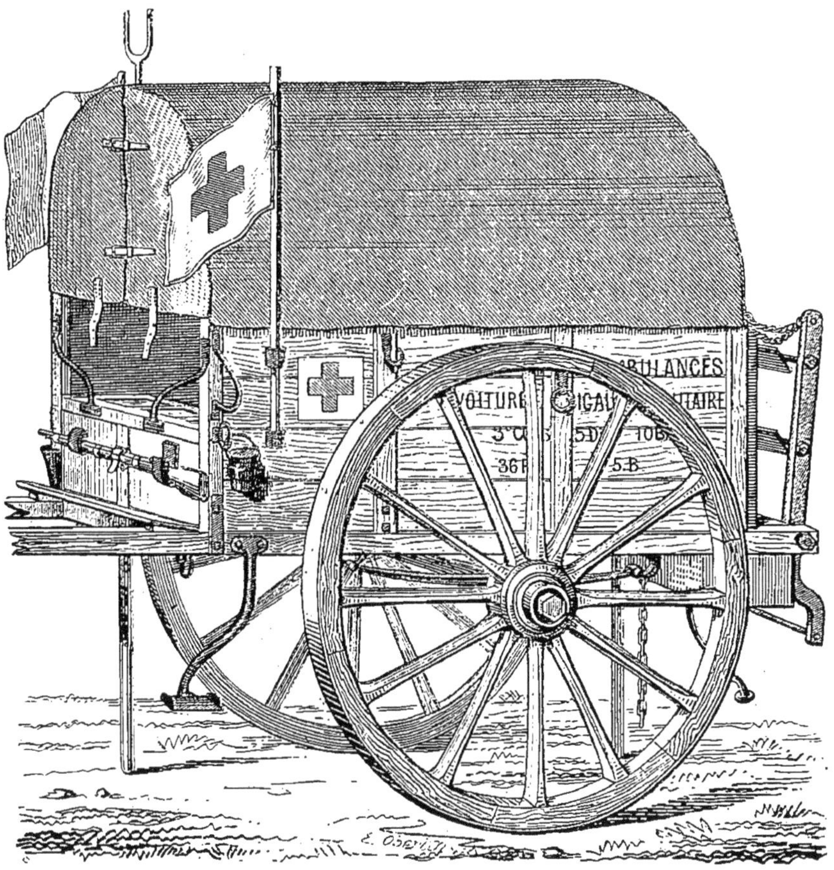

FIG. 19. — Voiture médicale régimentaire.

contiennent les brancards et les hampes des fanions; ces crochets sont reliés à l'étagère opposée par une forte tige de fer articulée.

Sur le plancher de la voiture sont cloués dans la longueur des tasseaux qui servent à maintenir les cantines médicales et les paniers de réserve de pansement.

Un coffre à l'arrière sert à loger les outils. — Un coffre placé sous le siége s'ouvre à l'intérieur; divisé en trois compartiments, il contient le récipient à huile, les brassards, le bidon de dix litres et les petits bidons.

Cette voiture vide pèse 460 k.; chargée de l'approvisionnement, son poids dépasse 1,000 k.; elle est donc beaucoup trop lourde pour un seul collier; de plus, la longueur de la caisse n'est pas en rapport avec les dimensions des brancards qu'elle doit contenir.

3° CANTINES MÉDICALES

Les cantines médicales primitivement construites pour être transportées à dos de mulet, sont des caisses composées de divers

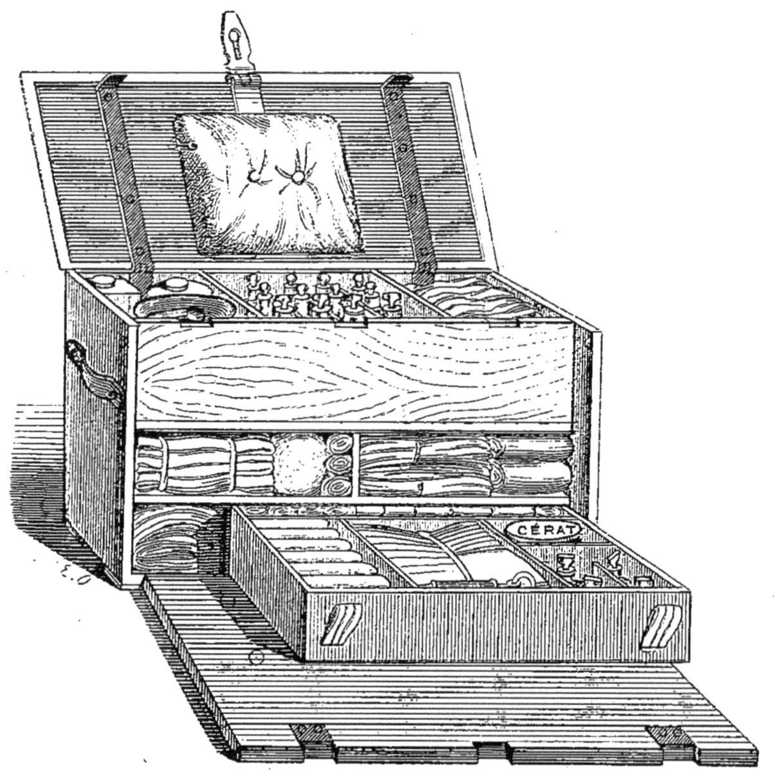

FIG. 20. — Cantine médicale n° 1, ouverte.

compartiments qui s'ouvrent sur deux parois; le panneau supérieur forme couvercle, et le panneau antérieur mobile peut se rabattre, en donnant ainsi la facilité de puiser dans les cases inférieures.

L'intérieur de la cantine n° 1 (fig. 20) est divisée en trois plans : l'un, supérieur, comprend trois casiers principaux; l'autre, intermédiaire ou moyen, est formé de deux cases s'ouvrant en avant; le troisième, inférieur, beaucoup moins haut, est séparé en deux cases inégales et libres en avant, comme les précédentes, lorsque le panneau antérieur de la cantine est rabattu; une de ces dernières cases donne place à la boîte formant appareil de chirurgie ou autrement dit de pansement.

La cantine n° 2 (fig. 26), semblable extérieurement à la cantine n° 1, en diffère par sa disposition intérieure; elle n'offre que deux étages : un plan supérieur, mis à découvert par le soulèvement du couvercle de la cantine ; et un plan inférieur formé de deux cases analogues aux cases intermédiaires de la cantine n° 1.

Des anneaux et des chaînes fixés au panneau postérieur de ces cantines, permettent de les suspendre à un bât.

Des poignées de cuir clouées aux parois latérales servent à les transporter à bras. Deux tasseaux vissés au fond et disposés dans la longueur renforcent ce fond et facilitent le chargement de ces cantines dans la voiture médicale.

La cantine n° 1, divisée en trois étages, comme le montre la figure 20, contient les matières et les objets de la nomenclature, disposés comme il suit :

CANTINE N° 1.

PLAN SUPÉRIEUR

CASE DE DROITE

Papier sinapisé (feuilles).	50	Trousses d'infirmiers de visite (fig. 21).	2
Sparadrap de diachylon gommé, 0 m. 20 de largeur (dans 2 étuis en carton.	4m.	Aiguilles diverses	20
Percaline agglutinative, 0 m. 10 de large.	6m.	Bougies, 8 au paquet.	0k500
Gaze à pansement.	10m.	Etui à aiguilles.	1
		Fil à coudre.	0k075
		Ruban de fil (fig. 22).	0.125

CASE DU MILIEU

Acide phénique cristallisé.	0k100	Perchlorure de fer à 30°.	0k200
Sulfate d'alumine et de potasse (alun pulvérisé).	0.200	Protochlorure de mercure à la vapeur (calomel en paquets de 1 gramme).	0.025
Ammoniaque liquide à 22°.	0.100	Acétate de plomb cristallisé.	0.100
Tartrate d'antimoine et de potasse pulvérisé (émétique en paquets de 1 décigramme).	0.010	Alcool de camphre concentré.	0.400
Sous-azotate de bismuth.	0.200	Collodion.	0.100
Chloroforme.	0.150	Ether sulfurique alcoolisé.	0.100
		Extrait d'opium purifié (en pilules	

de 5 centigrammes) (dans 1 étui cylindrique en fer-blanc). 0k012
Glyzine (glycyrrhizine ammoniacale de Roussin). 0.100
Pilules de sulfate de quinine à 1 décigramme (dans 5 étuis cylindriques en fer-blanc). 0.050
Poudre d'ipécacuanha (en paquets de 1 gramme). 0k050
Flacon en verre blanc vide (en réserve). 1
Vin cordial (mélange pour). 0k156
Etoupes d'emballage (dans le coussin.) 0.300

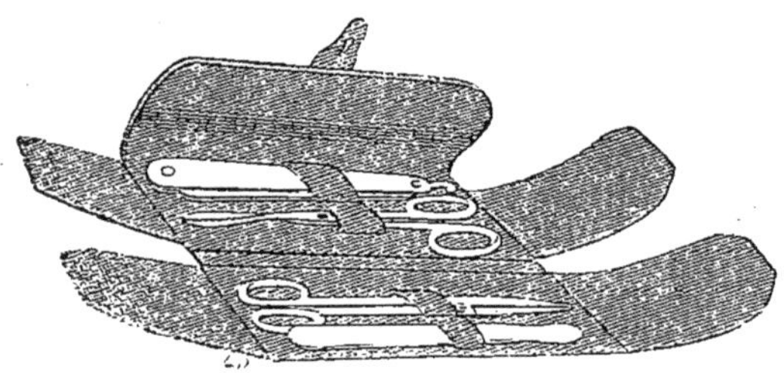

FIG. 21. — Trousse d'infirmier de visite.

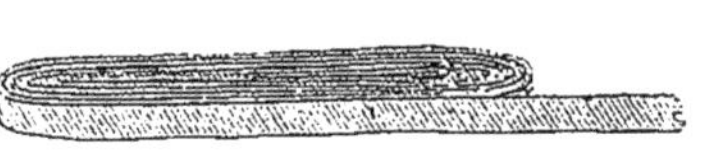

FIG. 22. — Ruban de fil.

CASE DE GAUCHE

Feuilles de thé hyswen. (dans 2 boîtes d'appareil carrées, avec couvercle.) 0k200
Agaric amadouvier. 0.050
Cire jaune. 0.050
Sulfate de magnésie. 0.500
Cataplasme Lelièvre. 60
Bouchons de liège, grands (en réserve). 12
Cuvette à pansement, en fer battu étamé, petite (fig. 23). 1
Gobelets de 30 centilitres, en fer battu étamé. 2
Pots à tisane, à queue mobile, en fer battu étamé (fig. 24). 2
Spatule à grain d'émétique (fig. 25). 1
Ficelle fine. 0k100

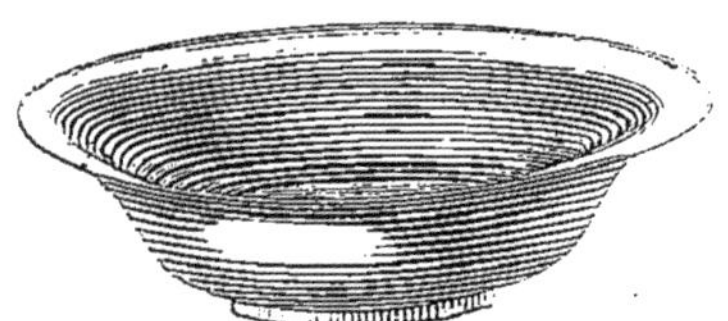

FIG. 23. — Cuvette à pansement.

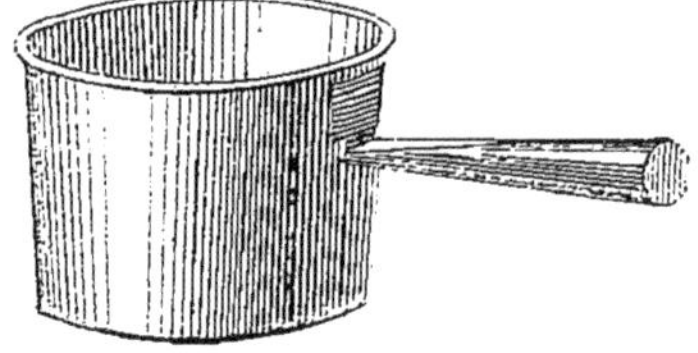

FIG. 24. — Pot à tisane, à queue mobile

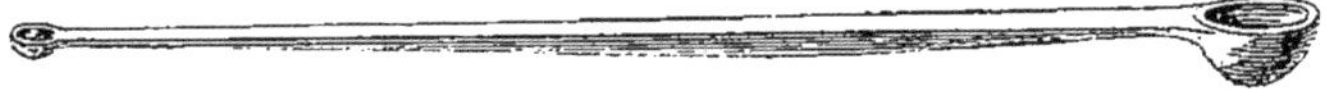

FIG. 25. — Spatule à grain d'émétique.

PLAN INTERMÉDIAIRE

CASE DE DROITE

Grand linge à pansement { Bandages de corps. 10; id. triang. 3; Echarpes. 6; Suspensoirs. 2 } 2k700
Petit linge à pansement ordinaire. 1.300

CASE DE GAUCHE

Bandes roulées. 1k100
Petit linge à pansement fenêtré. 0.600
Coton cardé nº 1 (comprimé) 1k500

PLAN INFÉRIEUR

CASE DE GAUCHE

Eponges fines, ordinaires.	0k008	Petit linge à pansement fenêtré.	0k100
Acide acétique, concentré à 9°, 5.	0.030	Charpie.	0.400
Perchlorure de fer liquide à 30°.	0.030	Seringue à piston en étain à double parachute de 0°. 10.	1
Alcoolé d'extrait d'opium.	0.030	Seringue à piston, en étain, à double parachute, petite, pr injections.	1
Nitrate d'argent fondu.	0.005	Epingles.	500
Glycérolé d'amidon.	0.250	Ventouses en verre.	3
Bandes roulées.	0.100		
Petit linge à pansement ordinaire.	0.900		

CASE DE DROITE

Petit linge à pansement, ordinaire.	0k600	Charpie (comprimée en paquets de 100 gr.).	0k600

CANTINE MÉDICALE N° 2

La Cantine n° 2, séparée en deux étages, comme l'indique la figure 26, renferme les objets suivants :

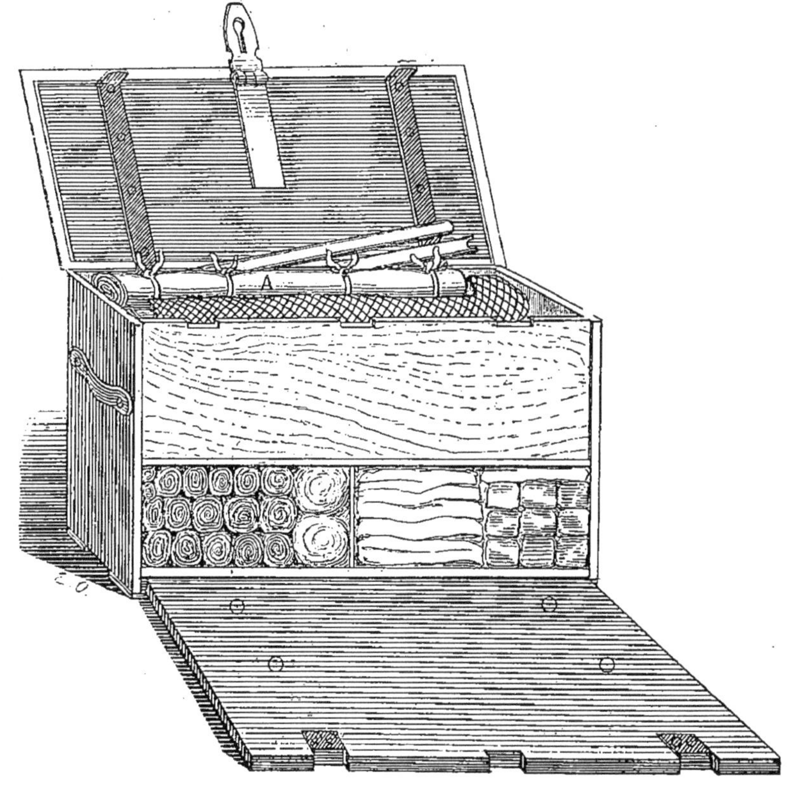

FIG. 26. — Cantine médicale n° 2, ouverte.
A. Bandage à fractures (Scultet).

PLAN SUPÉRIEUR

Bandes roulées.		0k800
Grand linge à pansement	ordinaire 1k.150 / écharpes. 0. 650	1.800
Petit linge à pansement ordinaire.		3.000
Coton cardé n° 1 (comprimé).		0.500
Bandage à fractures pour la jambe fig. 26 (A).		1
Attelles en bois articulées, pour fractures de la cuisse (fig. 27).		2
Attelles palettes (palmaires).		2

Attelles conjuguées en fil de fer	pr fract. du bras	4
	id. de l'avant-bras.	4
	id. de la jambe.	4
Gouttières en fil de fer	pour la jambe.	2
	pour la cuisse.	2
Lanterne avec réflecteur et souche (fig. 28).		1
Ruban de fil.		0k125

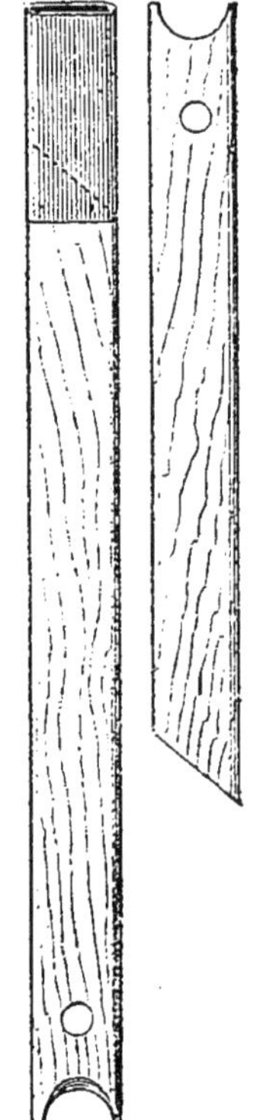
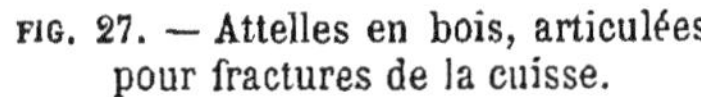

FIG. 27. — Attelles en bois, articulées pour fractures de la cuisse.

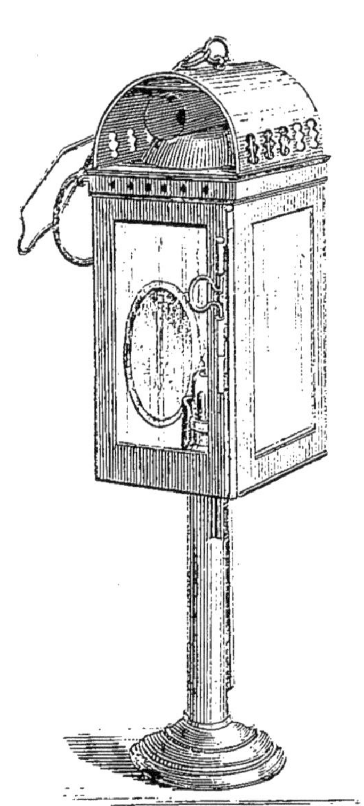

FIG. 28. — Lanterne avec réflecteur et souche.

PLAN INFÉRIEUR

CASE DE DROITE

Petit linge à pansement ordinaire.	2k500
Charpie (comprimée en paquets de 100 gr).	3k000

CASE DE GAUCHE

Bandes roulées. 7k.

En somme, les cantines médicales renferment quelques instruments, des médicaments, des appareils à fractures et environ 371 pansements.

4° PANIERS DE RÉSERVE DE PANSEMENT

Les paniers de réserve de pansement (fig. 29) sont destinés à compléter l'approvisionnement de l'infirmerie régimentaire en campagne. Cependant la désignation n'en est pas très exacte, puisque l'un d'eux renferme aussi des médicaments et bien des objets qui ne sont pas de réserve, ainsi par exemple, les lacs, les pelottes de Larrey, les fiches de diagnostic, etc...

Ces deux paniers d'osier, à couvercle recouvert d'une enveloppe de cuir, se ferment à l'aide d'une double courroie à boucle, fermeture insuffisante qui les expose au pillage.

Ils pèsent ensemble 77 k., et peuvent fournir 428 pansements, ce qui porte à 800 pansements environ l'approvisionnement de la voiture médicale régimentaire.

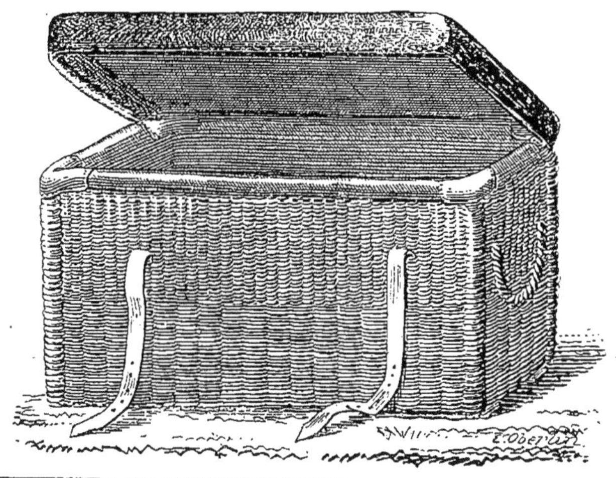

FIG. 29. — Panier de réserve de pansement, vide.

En voici le contenu, d'après la nomenclature :

PANIER N° 1

1 boîte n° 9 :

Eponges fines ordinaires.	0k010
Sulfate d'alumine et de potasse (alun).	0.200
Sous-azotate de bismuth.	0.200
Glycérine de 29 à 30°.	0.250
Sulfate de magnésie.	1. »
Alcoolé de camphre concentré.	0.400
Collodion.	0.100
Glyzine (Glycyrrhizine ammoniacale de Roussin).	0.200
Cataplasme Lelièvre 60 (fll^es).	
Papier sinapisé 50 (fll^es).	
Poudre d'ipécacuanha.	0.250
Sparadrap de diachylon, 0m,20 de largeur, dans 4 étuis en carton.	8 m.

Bandes roulées, dont 15 bandes dites spica.	8k »
Grand linge à pansement. (Bandages carrés 10 ; id. triangulaires 20 ; Echarpes 10 ; Draps 1k900)	5. »
Petit linge à pansement ordinaire. (Compresses : grandes 1/6 ; moyennes 2/6 ; petites 3/6)	10. »
Charpie (comprimée en paquets de 100 grammes).	2. »
Coton cardé n° 1 (comprimé).	2. »
Epingles.	500
Étoupes d'emballage.	0k000
Fil à coudre.	0.075
Ruban de fil.	0.250

FIG. 30. — Gouttière en fil de fer pour la jambe, garnie des coussins matelassés.

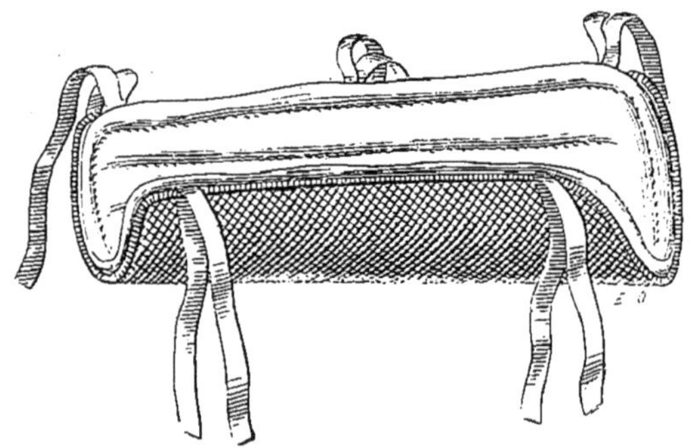

FIG. 31. — Gouttière en fil de fer pour la cuisse droite, garnie du coussin matelassé.

PANIER N° 2

Coussins matelassés pour gouttières diverses (fig. 30-31). (6 pour gouttières de la jamb. ; 6 id. de la cuisse.)	12
Serviettes de toile pour la toilette.	2

Torchons.	2
Pelottes compressives de Larrey.	4
Attelles en bois p^r fractures du bras.	15
id. id. de la jambe.	6

Attelles en bois articulées pour fractures de la cuisse. 6
Gouttières en fil de fer pour la jambe (fig. 30). 6
Gouttières en fil de fer pour la cuisse (fig. 31). 6
Lacs en treillis, avec boucles, pour appareils à fractures, dont 4 pour pelottes compressives de Larrey. (fig. 32). 24
Lanterne p^r brancardiers (fig. 33). 1
Musettes à pansement, vides (fig. 34) 4
Carnet de diagnostic. 1
Fiches de diagnostic, avec cordon. 250
Eau-de-vie (bouteilles en verre noir, de 1 litre). 2

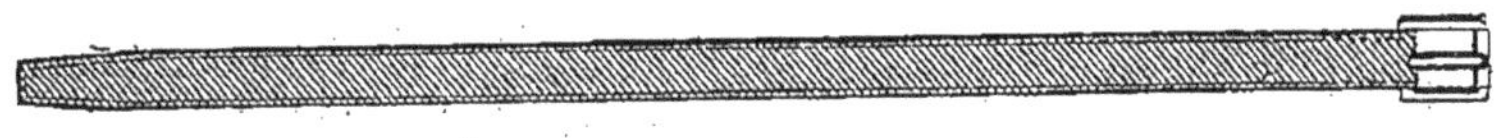

FIG. 32. — Lacs en treillis, avec boucle.

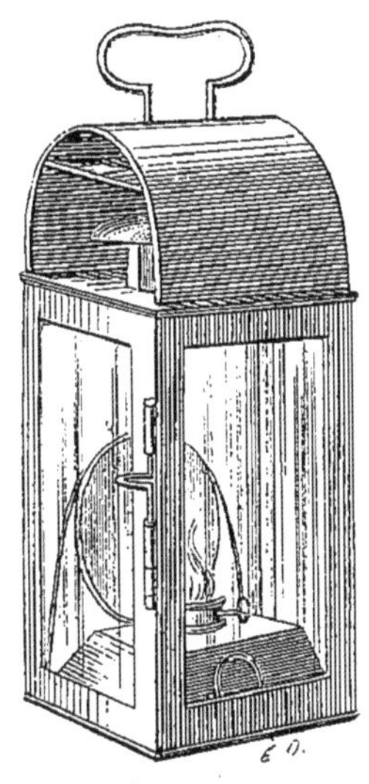

FIG. 33. — Lanterne pour brancardiers.

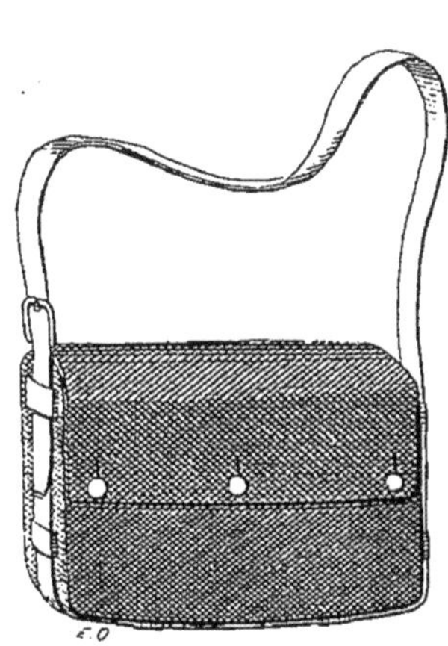

FIG. 34. — Musette à pansement garnie.

Modifications proposées pour les cantines médicales. — Les modifications récemment apportées à la construction des cantines médicales et à la composition de leur chargement constituent déjà un progrès; néanmoins, nous croyons qu'il serait nécessaire de disposer autrement les objets dans l'intérieur de ces cantines.

La cantine n° 1, destinée à contenir les médicaments, les instruments, les objets accessoires et de pansement, serait agencée de la manière suivante :

Dans l'étage supérieur, les trois casiers seraient, l'un destiné aux médicaments pour l'usage interne, l'autre aux médicaments pour l'usage externe, enfin le troisième serait réservé aux objets accessoires et aux instruments.

Les compartiments à médicaments, dont la hauteur masque complètement les étiquettes des flacons, seraient moins élevés;

enfin les quantités des substances que doivent renfermer ces flacons seraient facilement appréciées *de visu*, si l'on obtenait que les flacons pleins correspondissent à un approvisionnement complet; au lieu de cela on a multiplié les chiffres sur une échelle qui n'est pas toujours en proportion avec les besoins du service régimentaire.

Les deux cases intermédiaires seraient destinées comme à présent, l'une au linge à pansement, l'autre aux bandes.

Ces compresses et ces bandes, réunies en paquets faciles à compter pour la vérification, seraient remplacées en grand nombre soit par de la gaze en pièce et découpée en bandes, soit par des pansements antiseptiques tout préparés.

L'étage inférieur recevrait dans la case de gauche les fiches et les carnets de diagnostic, actuellement placés dans un des paniers de réserve.

Quant à la boîte formant appareil de chirurgie, elle devrait être mieux organisée, et son approvisionnement devrait être modifié d'après les indications des pansements modernes; ainsi à côté du linge des bandes et des objets nécessaires à un premier pansement, on placerait une solution ou une substance antiseptique d'utilité reconnue.

Il y manque encore une ou deux cuvettes à fond plat, en forme de rein, ou rectangulaires, semblables aux cuvettes de photographe; ces vases de métal ou de caoutchouc durci seraient très utiles pour répondre aux diverses exigences du pansement propre et pour recevoir, immergés dans l'eau phéniquée, les instruments destinés à une opération; ils seraient bien plus avantageux que la cuvette réglementaire qui, trop profonde et trop étroite, est incommode pour certains pansements.

La cantine n° 2, avec la disposition actuelle en deux étages, contiendrait les pansements et les appareils : étoupe, bandes, compresses, attelles, lacs et coussins matelassés pour les gouttières correspondantes; les coussins et les lacs sont actuellement placés dans le panier de réserve de pansement, de sorte que pour soigner une fracture il faut recourir aux deux cantines, et même ouvrir les paniers de réserve.

Le chargement de ces cantines demande à être modifié, mais surtout complété par les objets suivants :

1° Une seringue de Pravaz, avec une solution dosée de chlorhydrate de morphine, et des paquets de cette substance;

2° Un thermomètre médical à maxima, instrument indispensable pour le diagnostic;

3° Un tube à réactif, pour l'analyse de l'urine;

4° Deux cuvettes rectangulaires, à bords peu élevés, en métal ou en caoutchouc durci, pour les pansements antiseptiques;

5° Des paquets d'étoupe de Weber ou de ramie antiseptique, à substituer à la charpie; du cordonnet de soie et du catgut;

6° De la solution titrée d'acide phénique, pour remplacer une partie de l'acide phénique cristallisé;

7° De l'iodoforme;

8° De l'alcool à 90°, dont le mélange à l'alcool camphré concentré est recommandé dans la colonne d'observations de la nomenclature.

Enfin, il faudrait supprimer le linge fenêtré, aujourd'hui sans usage depuis la suppression du cérat, et le remplacer par une grande quantité de gaze à pansement; cette gaze étant d'un emploi courant, non seulement pour la confection de bandes qui fixent beaucoup mieux les pansements que les bandes de toile, mais encore comme excipient des liquides antiseptiques et substratum des appareils plâtrés.

Modifications proposées pour les paniers de réserve de pansement. — Ces paniers, très avantageux comme solidité et légèreté, ne sont pas très bien organisés; ils sont d'une contenance insuffisante pour tous les objets qu'ils doivent renfermer; de plus, ils ne sont pas disposés pour le transport des objets fragiles; les bouteilles d'eau-de-vie et les flacons à médicaments se briseront s'ils ne sont pas maintenus par un remplissage exact du panier; cette condition disparaîtra dès que l'on aura puisé dans cet approvisionnement de réserve. Aussi, pour éviter les avaries, est-il nécessaire de reporter dans la cantine n° 1, l'eau-de-vie, et les divers médicaments contenus dans le panier de réserve n° 1. Il en sera de même des fiches de diagnostic, des pelottes de Larrey et des lacs nécessaires à ces pelottes; ces objets, actuellement placés dans le panier n° 2, sont exposés au désordre quand on retire les gouttières ou les attelles.

Le panier n° 1 ne contiendrait plus alors que les pansements de réserve, l'ouate et l'étoupe ; le panier n° 2, les attelles, les gouttières supplémentaires, les coussins matelassés et les lacs correspondants. Le premier panier serait donc la réserve des pansements, le second celle des appareils.

En conséquence, sous réserve de modifications plus importantes, soit comme éléments, soit comme quantités, le chargement des cantines médicales pourrait être réglé de la manière suivante :

CANTINE N° 1

ÉTAGE SUPÉRIEUR. CASIER DE GAUCHE

MÉDICAMENTS POUR L'USAGE INTERNE

Emétique.	10 gr.	Ether sulfurique alcoolisé.	60 gr.
Poudre d'ipéca.	300	Chloroforme.	150
Sulfate de magnésie.	1,500	Glyzine.	300
Calomel.	20	Feuilles de thé.	200
Sous-nitrate de bismuth.	400	Alcoolé de cannelle.	120
Alcoolé d'extrait d'opium.	30	Alcoolat de mélisse composé.	60
Extrait d'opium (200 pil.).	10	Eau-de-vie.	2 lit.
Sulfate de quinine (500 pil.).	50		

ÉTAGE SUPÉRIEUR. CASIER DU MILIEU

MÉDICAMENTS POUR L'USAGE EXTERNE, SUBSTANCES ACCESSOIRES DE PANSEMENT

Ammoniaque liquide.	60 gr.	Alun.	200 gr.
Acide acétique.	30	Glycérolé d'amidon.	250
Alcoolé de camphre. (Avec l'alcool à 99°, nécessaire pour la préparation de l'alcoolé de camphre étendu.)	500	Collodion.	100
		Cire jaune.	50
		Agaric amadouvier.	50
		Eponges fines.	10
Acide phénique, en solution au 1/10.	120	Percaline agglutinative.	6 m.
		Sparadrap de diachylon.	12 —
Acide phénique cristallisé.	100	Cataplasmes Lelièvre.	120 f^{les}
Iodoforme.	100	Papier sinapisé.	100 —
Perchlorure de fer liquide.	50	Catgut (dans un flacon).	50 gr.
Nitrate d'argent fondu.	50		

ÉTAGE SUPÉRIEUR. CASIER DE DROITE

INSTRUMENTS, OBJETS DIVERS

Trousses d'infirmiers de visite.	2	Aiguilles et épingles.	500
Thermomètre médical (dans un étui).	1	Ruban de fil.	250 gr.
Tubes à réactif.	2	Cordonnet de soie à ligatures.	75 —
Lanterne à souche.	1	Pelotes de Larrey.	4
Lanterne pour brancardiers.	1	Lacs à boucles.	4
Cuvettes à pansement.	2	Musettes pour brancardiers (vides).	4
Gobelets et pots à tisane.	2	Serviettes de toile.	2
Bougies.	1 p^t.	Torchons.	2

ÉTAGE MOYEN. CASES INTERMÉDIAIRES

OBJETS DE PANSEMENT

Bandes de toile et de gaze.		1k000	Petit linge :		
Grand linge :			Compresses grandes.	1/6	1k000
Bandages de corps.	6	2.000	— moyennes.	2/6	
— triangul.	3		— petites.	3/6	
Echarpes.	6		Gaze à pansement.		20 m.
Suspensoirs.	2		Etoupe de Weber ou ramie antiseptique (10 paquets).		1k000
			Coton cardé (3 paquets).		1,500

ÉTAGE INFÉRIEUR. CASE DE DROITE

BOITE FORMANT APPAREIL DE PANSEMENT

Objets et substances nécessaires à un premier pansement.

ÉTAGE INFÉRIEUR. CASE DE GAUCHE

Fiches de diagnostic. | Carnet médical.

CANTINE N° 2

ÉTAGE SUPÉRIEUR

OBJETS POUR APPAREILS A FRACTURES

Bandage à fractures pour la jambe.	1	Gouttières en fil de fer :	
Attelles en bois articulées pour la cuisse.	2	Pour la jambe.	2
Attelles palmaires.	2	— la cuisse.	1
Attelles conjuguées en fil de fer :		Coussins matelassés :	
Pour le bras.	4	Pour gouttières de jambe.	2
— l'avant-bras.	4	— gouttières de cuisse.	2
— la jambe.	4	Lacs à boucles.	16

ÉTAGE INFÉRIEUR. CASE DE DROITE ET CASE DE GAUCHE

OBJETS DE PANSEMENT

Grand linge à pansement :			Bandes de toile et de gaze.	5k000
Ordinaire.	»	1k000	Coton cardé (1 paquet).	0,500
Echarpes.	6		Etoupe de Weber ou ramie.	3,000
Compresses :				
Grandes.	1/6	2k000		
Moyennes.	2/6			
Petites.	3/6			

Le chargement des paniers de réserve de pansement serait alors le suivant :

PANIER N° 1.

PANSEMENTS DE RÉSERVE

Grand linge :			Gaze à pansement.	20 m.
Bandages carrés.	10	5k000	Bandes de toile et de gaze.	5k 000
— triangulaires.	20		Etoupe de Weber ou ramie.	2,000
Echarpes.	10		Coton cardé.	2,000
Ordinaire.	»		Epingles.	500
Petit linge :			Fil à coudre.	0k100
Compresses grandes.	1/6	5k000	Ruban de fil.	0,250
— moyennes.	2/6		Etoupe d'emballage.	1,000
— petites.	3/6			

PANIER N° 2.

APPAREILS DE RÉSERVE

Attelles en bois :		Gouttières en fil de fer, pour la cuisse.	6
Pr le bras.	15	Coussins matelassés.	12
Pr la jambe.	6	Lacs en treillis.	20
Attelles articuls pr la cuisse.	6	Gaze à pansement.	20 m.
Gouttières en fil de fer, pour la jambe.	6		

A la fin de ce chapitre, en présentant quelques observations sur le matériel d'ambulance en général, nous proposerons certaines modifications à la disposition intérieure de ces paniers.

5° OBJETS ACCESSOIRES

Les objets portés en vrac qui complètent le chargement de la voiture régimentaire comprennent :

1° Une bâche n° 1 (fig. 35), pour brancards renfermant :

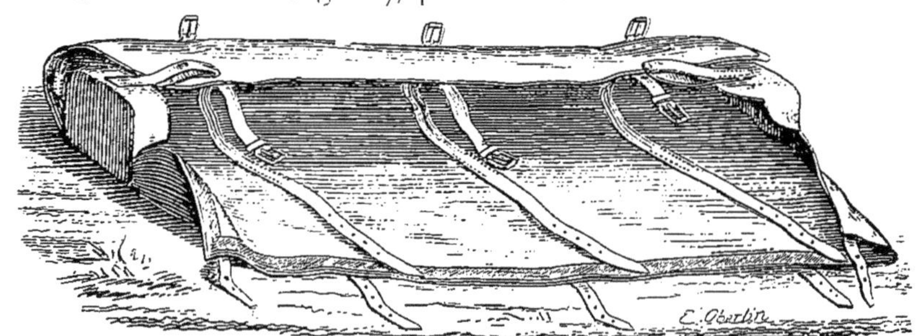

FIG. 35. — Bâche pour brancards d'ambulance, ouverte et vide.

Brancards avec bretelles.	4	Fanions d'ambulance : 1 tricolore, 1 portant la croix de la Convention de Genève.	2
Hampes pour fanions d'ambulance.	2		

2° Bâche n° 2, pour brancards renfermant :

Brancards avec bretelles. 4

3° Caisse pour lanterne marine d'ambulance n° 1 (fig. 36), renfermant :

Lanterne marine pour ambulance (verre blanc).	1	Ciseaux à lampes (petits) paire de	1
Burettes pour l'huile à brûler, contenance 500 grammes. (fig. 37).	2	Huile à brûler (litre).	1
		Mèches plates n° 6.	0k030

4° Caisse pour lanterne marine d'ambulance n° 2, renfermant :

Une lanterne marine à verre rouge, et les objets énumérés ci-dessus dans la caisse précédente.

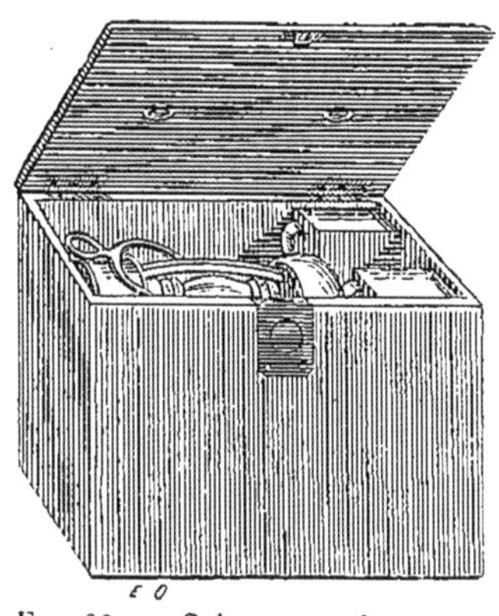
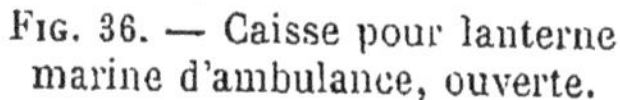

Fig. 36. — Caisse pour lanterne marine d'ambulance, ouverte.

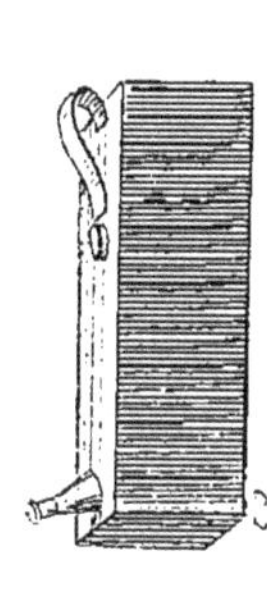

Fig. 37. — Burette pour l'huile à brûler.

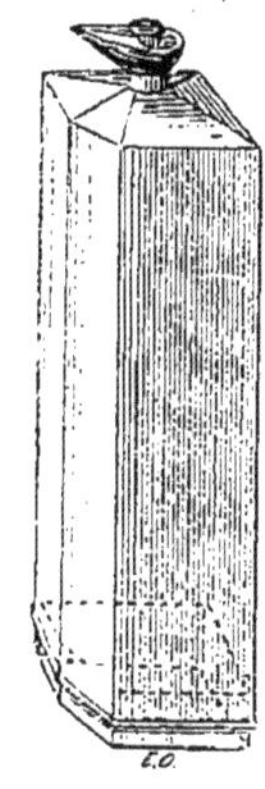

Fig. 38. — Récipient à huile, à double fond.

5° Récipient à double fond et à bec bouché au liège (fig. 38) renfermant :

Ciseaux à lampes, petits.	1 p.	Mèches plates n° 6.	0k040
Huile à brûler.	2 l.		

6° Objets en vrac :

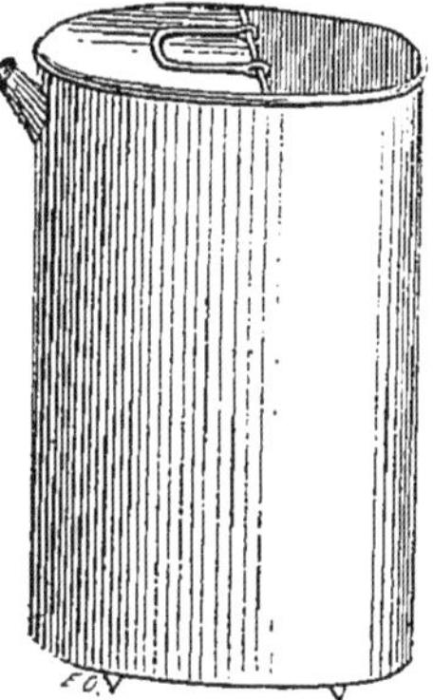

Fig. 39. — Bidon de campement.

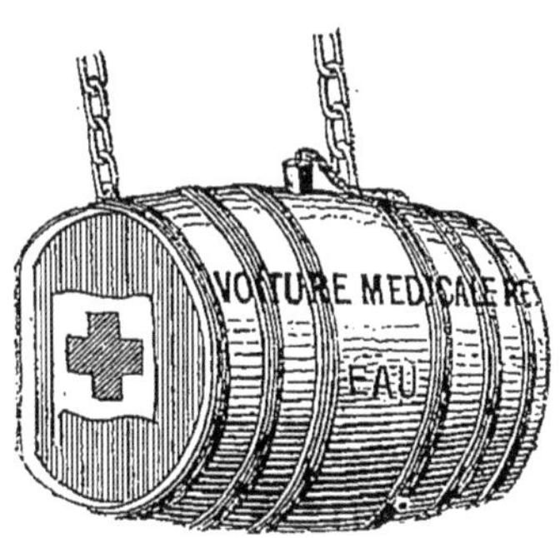

Fig. 40. — Tonneau de 30 litres.

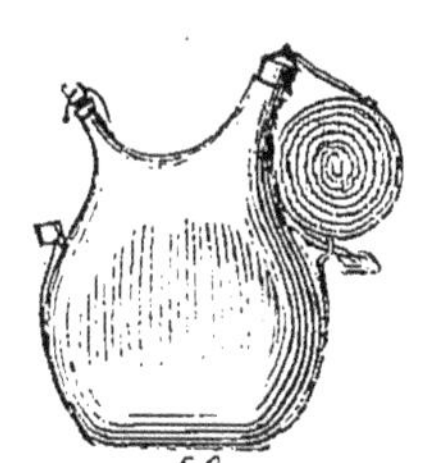

Fig. 41. — Bidon de troupe.

Bidon de 20 litres en fer battu étamé (fig. 39).	1	Tonneau cerclé en fer, de 30 litres, avec chaînettes (fig. 40).	2

7° Enfin comme matériel accessoire transporté sur cette voiture :

Bidons de 1 litre avec courroies pour brancardiers (fig. 41).

Brassards (fig. 42 et 43).

Musettes à pansement complètes, (pour les brancardiers et les infirmiers régimentaires, en quantité variable suivant l'arme et le corps auquel le chargement de la voiture médicale est affecté.

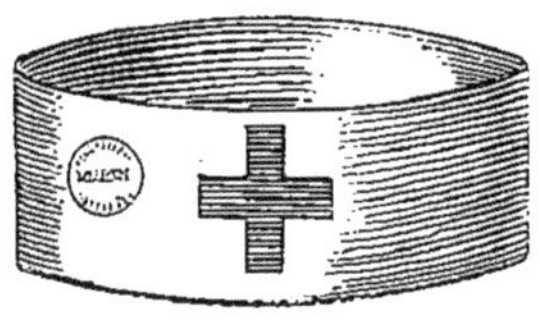

FIG. 42. — Brassard à la croix rouge de la convention de Genève.

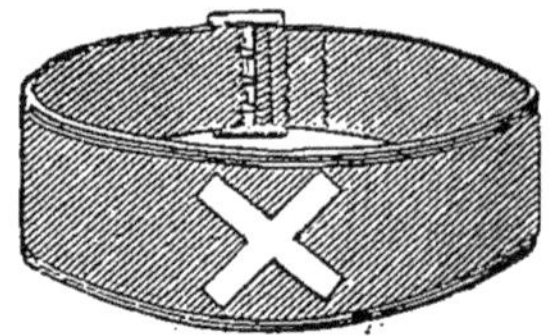

FIG. 43. — Brassard pour brancardiers.

Une description détaillée de ces différents objets va nous permettre d'en indiquer l'emploi et d'en signaler les inconvénients.

BRANCARD D'AMBULANCE

Le brancard réglementaire (fig. 44 et 45) se compose d'une toile fixée sur deux hampes et tendue par deux traverses d'écartement ;

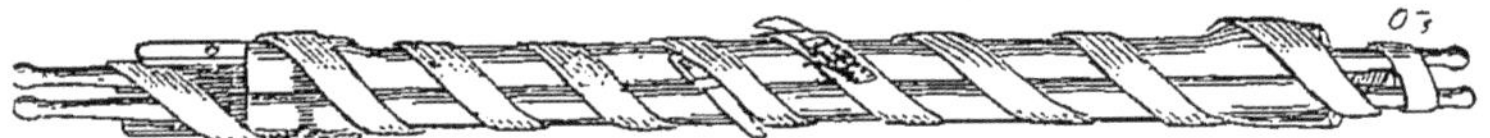

FIG. 44. — Brancard d'ambulance démonté.

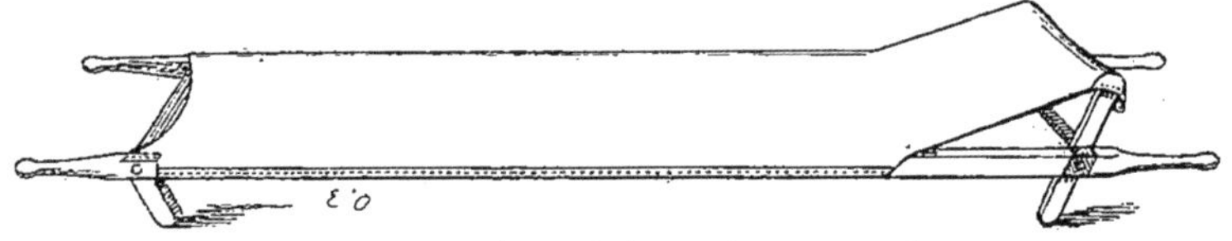

FIG. 45. — Brancard d'ambulance monté.

ce cadre repose sur quatre pieds; les hampes en bois de frêne, longues de $2^{m}25$, sont équarries sur une grande longueur et arrondies à leurs extrémités; les traverses sont fixées sur la hampe gauche à l'aide d'un boulon en fer forgé autour duquel elles pivotent; elles présentent à leur extrémité libre une échancrure dans laquelle s'engage un boulon à tête plate, rivé sur l'autre hampe (fig. 46).

Dans le brancard nouveau modèle, l'extrémité libre de la traverse est percée de deux trous et d'une mortaise destinée à laisser passer un tourniquet en cuivre qui remplace le boulon primitif.

Chaque hampe a deux pieds en bois qui s'abaissent et se relèvent à volonté, et que fixent les traverses du brancard lorsqu'elles sont articulées, les mouvements étant limités par des arrêts à crochets.

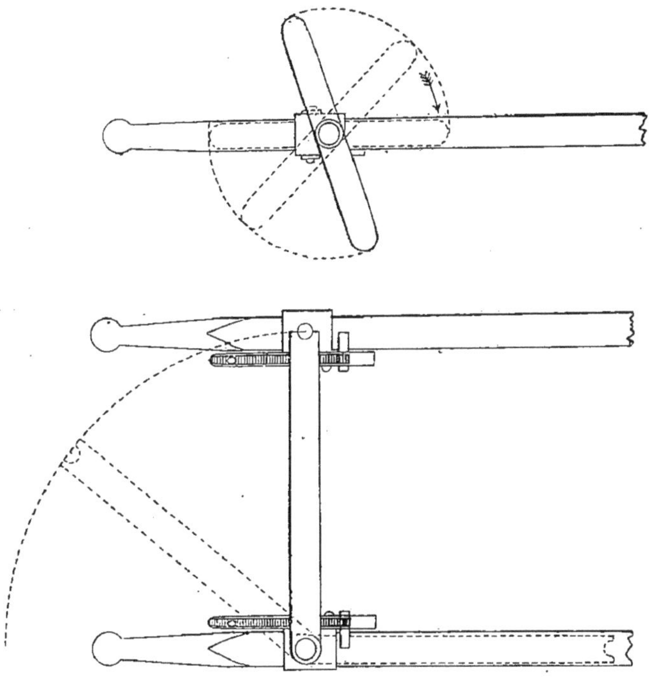

FIG. 46. — Hampes et traverse de tête du brancard d'ambulance, ancien modèle. Disposition des pieds de tête.

Les pieds situés à l'extrémité têtière du brancard se prolongent de 0m 12 au dessus des hampes (fig. 45).

La toile, longue de 1m 80, est clouée au bord externe des hampes dans les trois quarts de sa longueur ; elle se relève à l'une de ses extrémités, et forme un plan incliné qui est destiné à soutenir la tête du malade ; cette extrémité de la toile est fixée aux prolongements des pieds, à l'aide d'œillets qui s'accrochent à des boutons ; la toile est habituellement renforcée par une double sangle cousue au niveau du siège.

Des bretelles en tissu de chanvre servent au transport du brancard ; elles sont terminées d'un côté par une anse, de l'autre par une patte en cuir qui, à l'aide d'une boucle, forme une anse que l'on peut raccourcir ou allonger à volonté.

Ce brancard pèse 10 kil. ; il est léger, solide, facile à tranporter, peu encombrant, et se démonte rapidement ; le montage et le démontage s'exécutent méthodiquement, c'est la première manœuvre enseignée aux brancardiers.

Les dimensions de ce brancard ont été calculées pour qu'il puisse se placer dans les voitures d'ambulance.

Le brancard ancien modèle dont la traverse d'écartement s'articulait sur la hampe droite, à l'aide d'une échancrure taillée à son extrémité libre, avait pour inconvénient de ne pas pouvoir se monter facilement lorsque la toile était mouillée et par suite rétrécie. La nouvelle modification qui consiste à percer dans cette traverse deux ouvertures qui permettent de tendre plus ou moins la toile, suivant l'ouverture articulée avec le tourniquet mobile, rend beau-

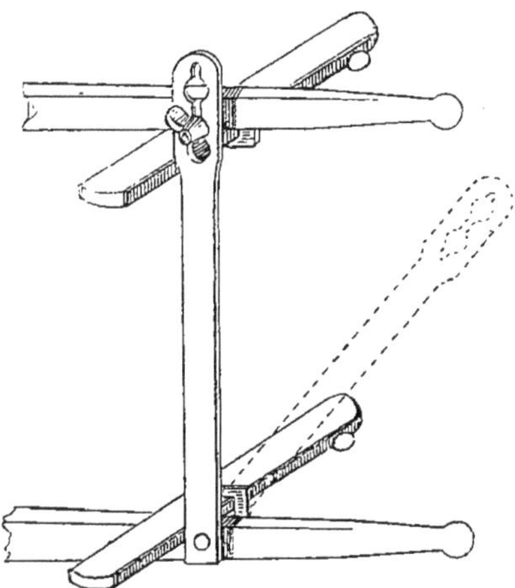

Fig. 47. — Disposition de la traverse du brancard d'ambulance, nouveau modèle.

coup plus facile le montage du brancard (fig. 47) ; les deux sangles qui renforcent la toile dans son milieu semblent aussi très avantageuses pour éviter la distension exagérée de cette partie; enfin les pieds sont plus solides.

Néanmoins le brancard nouveau modèle, tel qu'il est constitué présente encore quelques inconvénients : la longueur n'est pas toujours suffisante pour les hommes de grande taille, et la têtière n'est pas suffisamment relevée; la fixité de la toile en rend le nettoyage difficile ; enfin les arrêts qui fixent les pieds se cassent souvent.

Les brancards fournis par les magasins doivent être vérifiés dès leur livraison, car il arrive souvent que les boulons qui fixent les traverses sont trop serrés et s'opposent à l'articulation de ces traverses sur la hampe du brancard, opposée à leur pivot.

La longueur des bretelles est généralement démesurée.

BACHES.

Les deux bâches qui renferment les brancards peuvent être utilisées pour protéger contre l'humidité du sol les blessés couchés à terre.

FANIONS D'AMBULANCE ET HAMPES.

Rien à dire des fanions d'ambulance qui sont analogues aux fanions d'état-major, et n'en diffèrent que par les couleurs conventionnelles.

Les hampes portent près de la lance un crochet destiné à supporter les lanternes qui remplacent les fanions pendant la nuit (fig. 48).

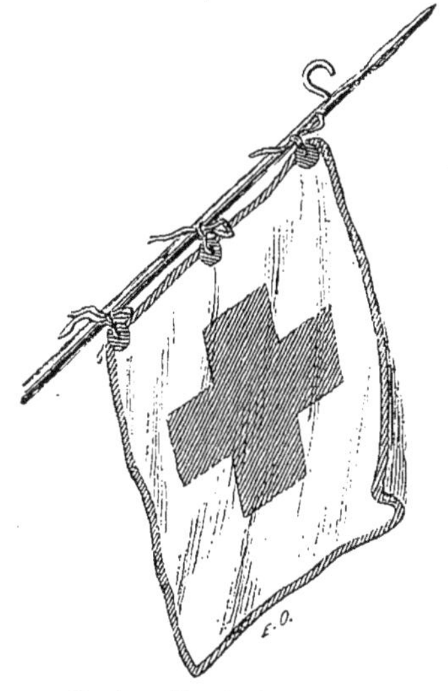

Fig. 48. — Fanion d'ambulance, portant la croix de la convention de Genève, fixé à la partie supérieure de la hampe.

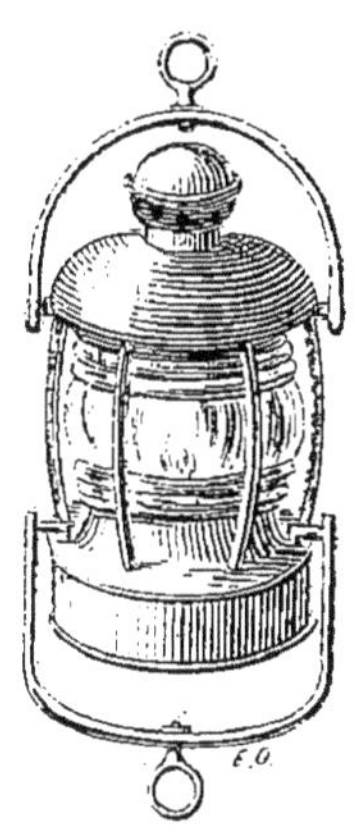

Fig. 49. — Lanterne marine d'ambulance

LANTERNES MARINES.

Ces lanternes, très solidement construites, ont la forme des falots employés à bord des navires (fig. 49); un des arcs métalliques sert à les suspendre ; l'autre permet d'accrocher au dessous une corde qui empêche le balancement; il est inutile d'insister sur l'outillage nécessaire à l'entretien de ces lampes.

TONNEAU ET BIDONS.

Un tonneau de bois cerclé, avec chaînettes permettant de l'accrocher à un bât, sert à emporter une certaine quantité d'eau (fig. 40).

Le bidon de 10 litres, en fer battu étamé, placé dans le coffre de la voiture, est analogue au bidon de campement; il sert à transporter de l'eau ou du vin, il peut également servir à puiser l'eau. (fig. 39)

Les bidons de 1 litre, destinés aux brancardiers, ne diffèrent pas de ceux de la troupe (Fig. 41). Ils sont recouverts d'une chemise de drap lacée et marquée d'une croix de Génève.

BRASSARDS.

Les brassards sont des bandes de toile sur lesquelles sont apposés le signe de la Convention de Génève (la croix rouge), un numéro spécial et le cachet d'estampille du directeur de santé du corps d'armée (fig. 42). Ce brassard en toile est très salissant, et trop flasque ; en basane, il serait plus propre et plus solide.

Les brassards pour brancardiers portent sur fond bleu une croix de Malte en drap blanc, renversée et reposant sur ses deux branches. (fig. 43)

MUSETTES A PANSEMENT. TROUSSE D'INFIRMIERS.

La musette à pansement (fig. 34), en coutil bleu, de forme analogne à celle que les hommes de troupe emploient pour le transport des cartouches, renferme les objets suivants :

Bandes roulées.	450 gr.	Pelote compressive de Larrey.	1
Grand linge à pansement.	230 »	Lacs en treillis, avec boucle.	1
Petit linge à pansement ordinaire.	500 »	Epingles.	25
Charpie comprimée.	100 »	Ruban de fil.	40 gr.

La musette contient ainsi de la charpie et des bandes pour 12 pansements. Quatre brancadiers disposent d'une seule musette.

Chaque infirmier muni d'une musette peut être en outre détenteur de la trousse n° 26 (fig. 21), déposée en temps ordinaire dans la cantine régimentaire n° 1. Cette trousse renferme :

Ciseaux droits.	1 pre	Rasoir.	1
Pince à pansement, simple, à vis.	1 —	Spatule.	1

La musette à pansement renferme la plupart des objets nécessaires à un premier pansement; il faudrait encore y ajouter une paire de forts ciseaux; il serait même nécessaire de pourvoir aux premiers secours à l'aide de médicaments stimulants, tels que l'acide acétique et l'alcoolat de mélisse.

DU MODE DE CHARGEMENT DE LA VOITURE MÉDICALE RÉGIMENTAIRE [1]

D'après les résultats des expériences faites dans divers corps

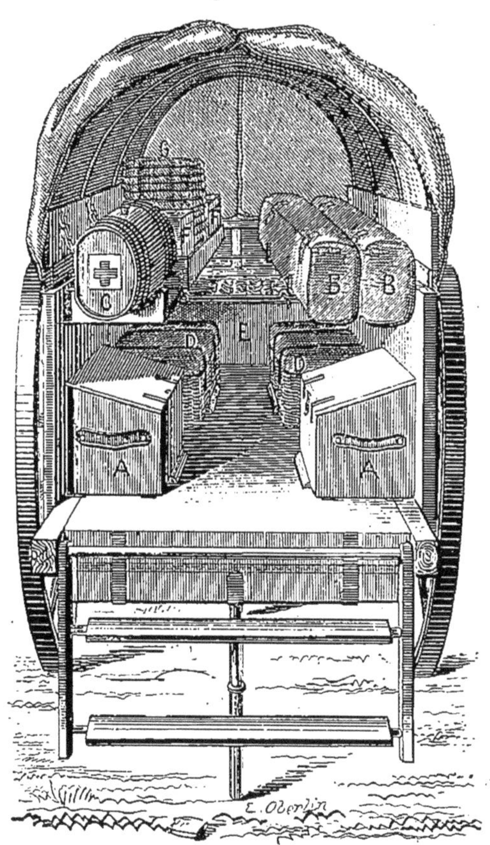

FIG. 50. — Voiture médicale régimentaire, ouverte.

A. Cantines médicales; — *B*. Bâches pour brancards; — *C*. Tonneau; — *D*. Panier de réserve de pansement; — *E*. Coffre de l'avant, ouvert; — *F*. Caisses pour lanternes marines; — *G*. Musettes à pansement.

de troupe, et conformément à l'avis émis par la commission de

[1] *Note ministérielle, relative au chargement de la voiture médicale régimentaire*. J. M. Supp. 1er sem. 1885.

révision des modèles types du matériel du service de santé, le Ministre a décidé que le chargement de la voiture médicale régimentaire sera effectué ainsi qu'il suit :

Chargement par l'arrière dans le coffre de l'avant (fig. 51).

A gauche :

Dans le compartiment à fond divisé :

Le récipient à double fond et à bec, tourné dans l'angle postéro-externe ;

Le bidon de 10 litres, goulot engagé dans l'encoche de la cloison ;

Les brassards dans l'espace laissé libre par les deux casiers.

A droite :

Sur le fond :

Bidons accolés, bouchons et courroies en haut.

Au besoin, au-dessus, transversalement et entre les goulots,

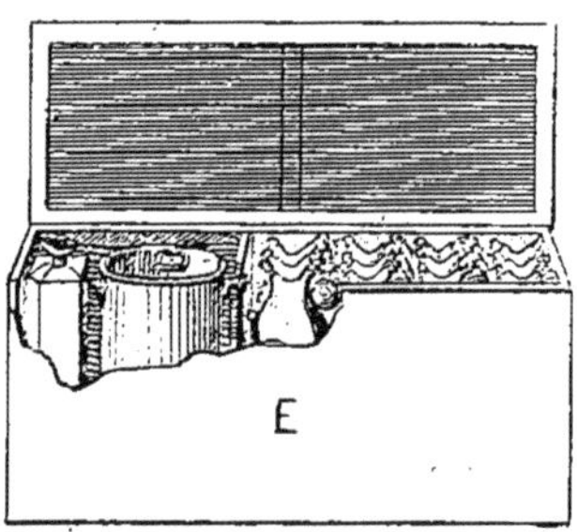

FIG. 51. — Coffre de la voiture médicale, ouverte.

E. Paroi intérieure échancrée pour laisser voir les objets contenus.

disposés dans les mêmes conditions, les bidons qui n'ont pu trouver place dans le fond.

Le long des parois de la voiture dans leur partie supérieure.

A gauche :

Sur la table :

A l'avant, une caisse pour lanternes marines; au milieu, 10 musettes; à la suite, pour les maintenir, la 2ᵉ caisse pour lanternes marines ;

A l'arrière, reposant sur des chantiers, le tonneau cerclé.

A droite :

Sur les supports :

Les brancards renfermés dans leurs bâches.

En arrière du coffre, sur le plancher, et contre les côtés de la voiture.

Les deux paniers de réserve (ouverture en dedans).

En arrière des paniers.

Les deux cantines médicales (cadenas en dedans).

Nota. — *Les voitures médicales régimentaires n'ayant pas toutes le même chargement, et ne transportant pas toutes les mêmes quantités de bidons, de musettes, de brassards, etc..., les objets qui ne pourront être casés dans les emplacements indiqués d'autre part, seront transportés soit dans les emplacements disponibles du coffre, soit sur le plancher de la voiture, entre les deux paniers de réserve.*

Le tableau ci-dessous récapitule le chargement de la voiture affectée aux corps d'infanterie.

TABLEAU RÉCAPITULATIF INDIQUANT LE MODE DE CHARGEMENT DE LA VOITURE MÉDICALE RÉGIMENTAIRE ATTRIBUÉE AUX CORPS D'INFANTERIE (Fig. 50)

DÉSIGNATION DES OBJETS	EMPLACEMENTS
Récipient à double fond et à bec. . .	Dans un casier spécial, ménagé dans le compartiment de gauche du coffre.
Bidon de 10 litres, en fer battu. . . .	Dans un casier spécial, ménagé dans le compartiment de gauche du coffre.
Brassards	Dans l'espace laissé libre par les deux casiers du compartiment de gauche du coffre.
Bidons de 1 litre avec courroies . . .	Dans le compartiment de droite du coffre, le bouchon en dessus.
Caisses pr lanternes marines d'ambulce.	Sur la table placée contre le côté gauche de la voiture.
Musettes	Sur la table de gauche, entre les deux caisses pour lanternes marines, ou sur le fond de la voiture, entre les deux paniers de réserve
Tonneau cerclé en fer, de 30 litres . .	Sur les deux chantiers placés contre le côté gauche de la voiture.
Brancards avec bretelles	Sur les supports de droite, maintenus par une courroie.
Paniers de réserve.	Sur le plancher de la voiture, entre les tasseaux et les côtés, l'ouverture en dedans, l'un des bouts contre le derrière du coffre.
Cantines médicales	Sur le plancher de la voiture, entre les tasseaux et les côtés, l'ouverture en dedans, l'un des bouts contre les paniers de réserve.

VOITURE LÉGÈRE D'AMBULANCE.

Dans la cavalerie, l'approvisionnement d'infirmerie régimentaire comprend en outre une voiture à deux roues pour le transport des blessés et son chargement. Cette voiture, construite dans le genre de l'ancienne voiture Masson est assez bien suspendue ; elle présente une caisse dont la paroi postérieure se rabat et dont les parois extérieures sont fermées, comme dans une tapissière, par des rideaux de toile que l'on peut tenir relevés à l'aide de courroies. La caisse est surmontée d'une plate-forme impériale sur laquelle doivent être déposés les brancards, les sacs et les armes des blessés ; en avant, sous le cabriolet couvert, une banquette donne place au conducteur et à deux personnes, infirmiers ou malades ; dans le coffre situé à l'arrière sont renfermés les objets qui complètent le chargement de cette voiture.

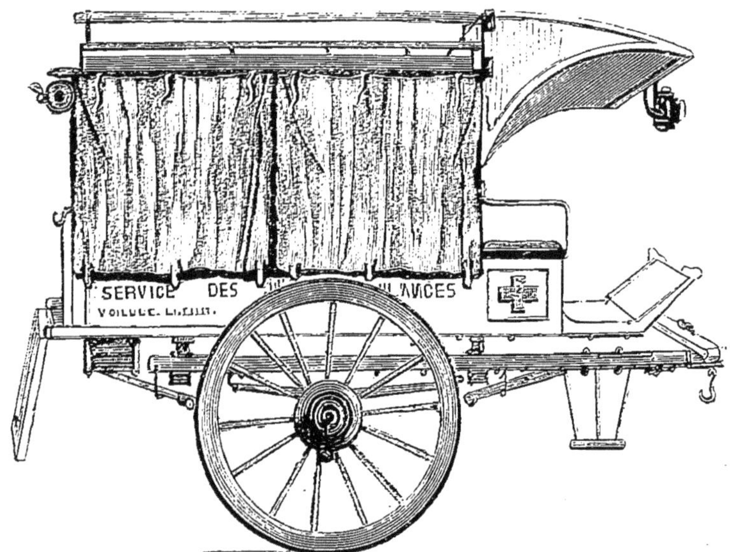

Fig. 52. — Voiture légère d'ambulance pour le transport des blessés.

Cette voiture, dite voiture légère d'ambulance, ne contient que deux brancards qui sont juxtaposés et suspendus, comme dans la voiture omnibus, sur des crampons adaptés aux parois latérales de la voiture et à deux montants en fer disposés dans l'axe.

Le montant situé à l'arrière est mobile et se fixe, à l'aide d'un tenon à ressort, dans une douille scellée sur le plancher; il se relève et s'attache au plafond quand l'intérieur est libre.

Deux rails sur lesquels glisse une paire de chariots maintenus par une chaînette, sont fixés au plancher ; ce systême, imaginé par le comte de Beaufort, sert à engager les brancards dans l'intérieur de la voiture (fig. 53).

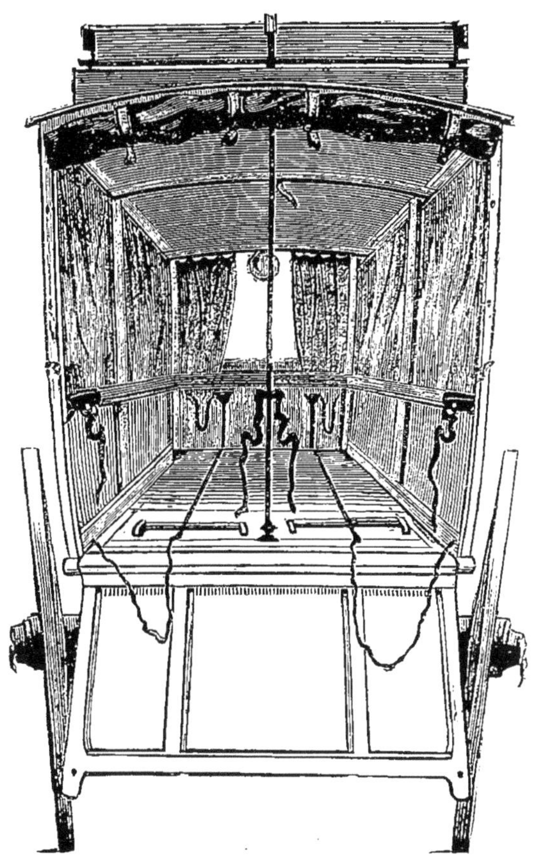

FIG. 53. — Voiture légère d'ambulance ouverte et disposée pour le chargement.

Pour maintenir la stabilité de la caisse on a placé, à l'avant et à l'arrière, deux chambrières qui doivent êtres rabattues au moment de la manœuvre des brancards. Une échelle pliante attachée à l'arrière de la voiture permet d'atteindre l'impériale.

Le chargement de cette voiture légère, se compose des objets suivants ainsi placés :

1° Dans l'intérieur :

Brancards avec bretelles	2

Lorsque les brancards sont montés dans la voiture, les bretelles sont rangées dans le coffre de l'arrière.

2° Dans le coffre situé à l'arrière :

Urinoir en étain	1
Torchons	2
Récipient à double fond et à bec, bouché au liége contenant :	1

Ciseaux à lampe.	1	Mèches plates n° 6.	0k032
Allumettes.	50	Fanions d'ambulance.	2
Huile à brûler.	2 l.		

La voiture à deux roues expose les blessés à des secousses très pénibles lorsqu'elle doit traverser un terrain inégal; elle est relativement beaucoup trop lourde pour un seul collier: vide, elle pèse déjà 485 kil.; avec son chargement, 500 kil. Quel cheval pourra la traîner sur une route accidentée, lorsqu'elle transportera quatre ou cinq personnes ?

Tel est le matériel de mobilisation que les médecins de régiment doivent connaître à fond: 1° pour en démontrer les éléments à leurs infirmiers; 2° pour avoir une idée exacte des ressources dont ils disposent; 3° enfin pour maintenir au complet ces objets et ces substances, si utiles en campagne et qu'ils ont en temps ordinaire, tout intérêt à préserver des pertes et des avaries, puisqu'ils sont pécunièrement et moralement responsables de leur conservation.

Nous verrons plus loin l'utilisation de cet approvisionnement de l'infirmerie régimentaire, lorsqu'il sera question du fonctionnement du poste de secours et du service dans les périodes de marche ou de stationnement prolongé.

Considérations générales sur le matériel d'ambulance

Avant de passer outre, il nous reste à examiner les moyens de faciliter la connaissance du matériel d'ambulance en général, et de donner la notion exacte de la situation dans les contenants des différents objets qui composent chaque approvisionnement. Ces dispositions doivent permettre de vérifier un chargement quelconque et de découvrir un objet déterminé avec toute la promptitude désirable.

A cet effet, le moyen le plus simple consisterait à adopter pour toutes les formations sanitaires de première ligne, un matériel d'un modèle uniforme. Si dans tous les approvisionnements, la pharmacie par exemple possédait des cantines identiques comme construction et comme distribution intérieure, et si dans la série de ces cantines n° 1, n° 2, n° 3, etc..., les médicaments étaient rangés suivant le même ordre, on conçoit parfaitement qu'il serait très facile de trouver un flacon ou une boîte déterminée, que l'on ait affaire à l'approvisionnement d'un hôpital de campagne ou d'une ambulance n° 1, n° 2, n° 3, etc.

En outre, pour assurer l'arrimage des cantines et la remise en ordre des flacons déplacés, il suffirait d'un croquis collé sur le couvercle de la cantine et représentant les compartiments avec la désignation des médicaments que l'on doit y trouver régulièrement.

Ce classement exact et rigoureusement observé éviterait des erreurs graves auxquelles on est actuellement exposé; ainsi par exemple, dans la cantine n° 1 de l'ambulance n° 2, tout à côté du flacon d'alcoolé de digitale, est placé le flacon d'alcoolé de cannelle. On conçoit donc dans un moment de presse la possibilité d'une fâcheuse méprise; d'où la nécessité de distinguer les médicaments dangereux par une étiquette rouge et par une coloration du flacon, car cette étiquette peut se décoller.

L'unification complète du matériel d'ambulance, semble aujourd'hui irréalisable, parce que la voiture de chirurgie, telle qu'elle est, ne peut pas figurer dans toutes les formations sanitaires; elle ne saurait évidemment pas être affectée à l'ambulance n° 3 dont le matériel est transporté à dos de mulet. Tout en reconnaissant les avantages qui ont pu déterminer l'adoption de cette voiture, nous sommes, croyons-nous, autorisé à dire qu'elle offre un inconvénient capital : c'est d'immobiliser complètement un matériel important, lorsqu'il arrive un accident à l'une des roues ou lorsque la voiture est dans l'impossibilité de suivre. Si au lieu de casiers fixes, elle renfermait des cantines ou des paniers indépendants, il suffirait, en cas d'accident, de transborder ces paniers et ces cantines sur la première voiture venue, ou au besoin, de les charger sur les mulets.

Cette disposition offrirait bien d'autres avantages encore, mais il est inutile d'insister ici, nous y reviendrons plus tard.

Bref. la voiture de chirurgie est un obstacle sérieux à l'unification des moyens de transport du matériel d'ambulance ; mais laissant de côté cette voiture, rien n'empêcherait de construire sur un même type les cantines de pharmacie des diverses formations sanitaires de première ligne et d'agir de même pour toutes les cantines de chirurgie.

Dans la série des cantines de pharmacie, les unes seraient construites sur le modèle actuel des cantines de pharmacie de l'ambulance n° 2, c'est-à-dire avec double tiroir divisé en compartiments ; d'autres seraient de simples caisses à compartiments pour recevoir les flacons de plus grande contenance.

Les cantines de chirurgie seraient surtout réservées au transport des menus objets et des instruments divers ; les matières de pansement et les appareils seraient renfermés dans les paniers.

Certains de ces paniers, dits paniers de pansements, seraient garnis de tout l'assortiment des éléments ordinaires de pansement, solution phéniquée forte, alcool, iodoforme, compresses, bandes, ouate, étoupe de Weber, gaze, taffetas gommé, etc. ; l'ensemble des objets contenus représentant par exemple une moyenne de cent pansements complets par panier. Ces éléments de pansement, calculés d'après cette donnée, seraient classés dans les compartiments du panier qui serait divisé par un simple clayonnage, ce qui éviterait ainsi le désordre et rendrait la vérification facile.

Lorsque l'ambulance serait sur le point d'entrer en action, on n'aurait qu'à sortir suivant les circonstances un ou plusieurs de ces paniers ; on remplacerait ceux-ci par d'autres, lorsqu'ils seraient épuisés ; et pour les regarnir, on aurait recours à une série de paniers dits de réserve, qui renfermeraient, par exemple : le n° 1, les flacons de solution phéniquée forte et d'alcool ; le n° 2, les paquets de ouate, le n° 3 des paquets de compresses et de bandes assorties ; le n° 4, de la gaze et du taffetas gommé en pièces de 10 mètres, etc... ; il y aurait ainsi une série de paniers qui représenterait tout l'assortiment des éléments de pansement, formés en paquets faciles à décompter.

Dans l'approvisionnement de l'ambulance n° 3, les paniers seraient remplacés par des cantines composées de même, mais mieux appropriées au transport à dos de mulet.

Aux paniers de pansement se joindraient des paniers d'appareils, composés de tous les éléments nécessaires à l'immobilisation des diverses fractures ; à ces paniers correspondrait aussi un certain nombre d'appareils en réserve.

Ce principe étant établi, il resterait encore à résoudre un autre problème : c'est de constituer sur une base unique les divers approvisionnements des formations de campagne de première ligne.

En général, les groupes de ces approvisionnements, autrement dit les unités collectives, doivent répondre aux mêmes besoins; en conséquence, l'ambulance n° 1, l'ambulance n° 2, et même l'hôpital de campagne doivent être dotés des mêmes médicaments, des mêmes objets et appareils de pansement, et il faut simplement proportionner les quantités à l'importance de la formation.

Ce calcul est facile, il s'agit d'abord de tenir compte des effectifs de la division d'infanterie, de la brigade de cavalerie et du corps d'armée; ensuite, il reste à examiner quelles sont les indications en rapport avec les conditions particulières de fonctionnement de chaque formation.

Pour répondre à ces indications spéciales, il suffirait d'ajouter à l'approvisionnement adopté comme base, un approvisionnement supplémentaire composé d'après les besoins prévus.

Cette idée a déjà été appliquée à l'ambulance n° 3, qui, lorsqu'elle est affectée aux colonnes opérant dans la montagne, offre un approvisionnement identique à celui de l'ambulance n° 2, tandis qu'elle possède un approvisionnement supplémentaire lorsqu'elle est destinée aux colonnes opérant en Algérie; on a procédé de même, paraît-il, pour les approvisionnements des ambulances des colonnes expéditionnaires du Tonkin.

En résumé, pour obtenir une grande simplification dans la composition des approvisionnements de première ligne, il faut partir d'une unité collective fondamentale, déterminer à cet effet la série des médicaments, des objets de pansement, des appareils et des objets divers à adopter, proportionner les quantités aux effectifs, et en dernier lieu, constituer des approvisionnements complémentaires.

Le choix des médicaments en particulier doit se baser sur les conditions générales de fonctionnement des établissements de première ligne, afin d'admettre toutes les substances qui sont indispensables au traitement des maladies prédominantes en campagne, et des affections vénériennes en particulier. Pour assurer le traitement de ces dernières affections il n'existe, dans les approvisionnements actuels, ni préparation mercurielle, ni préparation balsamique, et cependant les ambulances auront évidemment à soigner cette catégorie de maladies dans les périodes de stationnement prolongé.

Il reste enfin une condition essentielle à remplir, c'est d'alléger le matériel des formations sanitaires de première ligne; à cet égard, on reconnaîtra sans peine que le matériel est trop lourd et trop encombrant, et qu'on peut supprimer bien des objets inutiles.

Le mode défectueux d'emballage des approvisionnements de réserve les expose à être bien rarement utilisés, car l'agencement des caisses est tellement compliqué qu'il est impossible de remettre en place les différentes boîtes à compartiments et les boîtes d'emballage qui entrent avec peine dans les caisses de ces approvisionnements de réserve.

Cette remarque s'applique également à l'arrimage des caisses qui servent au transport du matériel de l'hôpital de campagne.

Nous donnerons plus loin, lorsque nous étudierons chacune des unités collectives, de nombreux exemples qui viennent à l'appui des assertions précédentes.

CHAPITRE IV

DES BRANCARDIERS RÉGIMENTAIRES

Les considérations générales qui sont exposées dans le premier chapitre du *Manuel réglementaire du brancardier*, énumèrent les qualités nécessaires aux brancardiers, et précisent bien les connaissances dont ils doivent être pourvus.

« Les brancardiers sont chargés, en temps de guerre, de relever les blessés, de les enlever du champ de bataille, et de leur donner les premiers soins, »

« Ils doivent être robustes et habitués à la fatigue, énergiques et dévoués. Exposés, en enlevant les blessés, aux dangers du champ de bataille, et n'ayant ni l'excitation ni l'entraînement de la lutte, il leur faut, plus qu'à tout autre, du sang-froid et le sentiment du devoir. »

« Ils doivent être en même temps, adroits, patients et doux. Il est indispensable qu'ils soient exercés au service du transport des blessés, et capables de leur donner les premiers secours. Il faut qu'ils sachent non seulement se servir des objets de pansement mis à leur disposition, et des moyens de transport affectés aux ambulances, mais qu'ils puissent les remplacer lorsqu'ils viennnent à manquer, et utiliser les ressources qu'ils ont sous la main : improviser des brancards, organiser des voitures pour les blessés, confectionner des attelles, préparer des garrots et des bandages, etc. »

RECRUTEMENT DES BRANCARDIERS

Le choix des brancardiers n'est pas laissé à la disposition du médecin de régiment; le recrutement des brancardiers est réglé par la circulaire du 3 octobre 1883.

Cette circulaire dit : « Chaque compagnie d'infanterie, chaque batterie auront, en campagne, 4 brancardiers; chaque bataillon, chaque groupe de batteries montées auront de plus un caporal ou brigadier; la portion mobile du régiment d'infanterie aura, en outre, un sergent brancardier.

« Les brancardiers de l'infanterie seront fournis par les musiciens et ouvriers réservistes; ceux de l'artillerie, par les musiciens des écoles d'artillerie, leur nombre sera complété, selon les besoins, par les réservistes musiciens de l'artillerie.

« Les brancardiers d'ambulance seront recrutés parmi les réservistes musiciens et ouvriers d'infanterie en excédant, et parmi les réservistes, hommes à la disposition des sections d'infirmiers et des régiments d'infanterie. »

INSTRUCTION DES BRANCARDIERS

« Dans chaque régiment d'infanterie ou d'artillerie, le médecin-major est, sous l'autorité du chef de corps, responsable de l'instruction des brancardiers régimentaires. Il est secondé par les médecins sous ses ordres, par le caporal d'infirmerie et par le porte-sac. »

Cette instruction doit être divisée en deux périodes, l'une pour l'enseignement théorique, l'autre réservée aux exercices pratiques.

L'enseignement théorique doit être donné par les médecins; les exercices pratiques peuvent être dirigés, sous leur surveillance, par les infirmiers.

Les hommes désignés comme brancardiers ne remplissent pas toujours les conditions signalées plus haut; les musiciens, habituellement moins rompus aux exercices du corps, ne présentent pas toujours les aptitudes physiques voulues et, d'un autre côté, ils sont moins disciplinés que les soldats continuellement exercés au maniement des armes. Ces points faibles étant connus, le médecin doit être bien pénétré de son rôle d'instructeur; il exigera la plus grande attention, il cherchera la plus grande régularité dans les mouvements, et il façonnera progressivement les brancardiers à toutes les exigences de leur service.

L'enseignement théorique comprendra les notions générales sur la structure du corps humain (squelette, muscles, organes contenus dans les cavités splanchniques; siège et trajet des principales

principales artères etc.). Des démonstrations sur un homme nu fixeront plus nettement ces notions dans l'esprit des brancardiers.

Les leçons suivantes exposeront sommairement les principales lésions observées sur le champ de bataille, les accidents les plus fréquents et les plus dangereux qui les accompagnent et exigent des secours immédiats (hémorrhagie, syncope, etc.); enfin, les moyens de reconnaître une fracture.

Les dernières leçons auront pour but d'enseigner aux brancardiers les précautions à prendre pour relever un blessé, les premiers soins à lui donner, les moyens les plus pratiques d'arrêter une hémorrhagie, d'immobiliser un membre blessé; en outre, elles leur feront connaître la construction du brancard, la disposition des voitures d'ambulance et de tous les moyens de transport improvisés.

En campagne, chaque équipe de 4 hommes est pourvue d'une musette à pansement, renfermant deux écharpes, une pelote de Larrey, un lacs à boucle, quelques bandes, de la charpie, des épingles et du ruban de fil. Ce linge et ces bandes sont à peine suffisants pour sept ou huit pansements; aussi faudra-t-il montrer aux brancardiers les moyens de remplacer ces ressources à l'aide de certains objets de l'équipement, tels que la cravate, le mouchoir, les différentes courroies du sac, la bretelle du fusil, le ceinturon, la couverture de campement; bref, cette partie importante de l'instruction théorique consistera à faire connaître aux brancardiers l'utilisation de tous les objets d'habillement, d'équipement et d'armement qui pourront servir, à un moment donné, à l'immobilisation d'un membre fracturé.

En dernier lieu, comme instruction pratique, le brancardier sera exercé à la manœuvre du brancard et à l'application des différents préceptes qui lui auront été enseignés relativement aux premiers secours; il fera des pansements et emploiera les procédés recommandés pour l'immobilisation des membres et destinés à permettre le transport du champ de bataille au poste de secours.

Tel est le plan général de l'instruction des brancardiers dont nous allons reprendre le détail en commençant par la partie théorique.

CONNAISSANCES GÉNÉRALES

Tout ce qui est relatif à la structure du corps humain doit être exposé très clairement et très succinctement, c'est là la difficulté de cette première partie de l'enseignement. Le médecin devra donc se borner à faire comprendre aux brancardiers la disposition des différentes régions du corps, en leur donnant d'abord de simples notions sur le squelette, sur le système musculaire, sur le système nerveux; puis, il leur indiquera les principaux organes contenus dans les cavités splanchniques : cœur, poumon, intestins, etc...

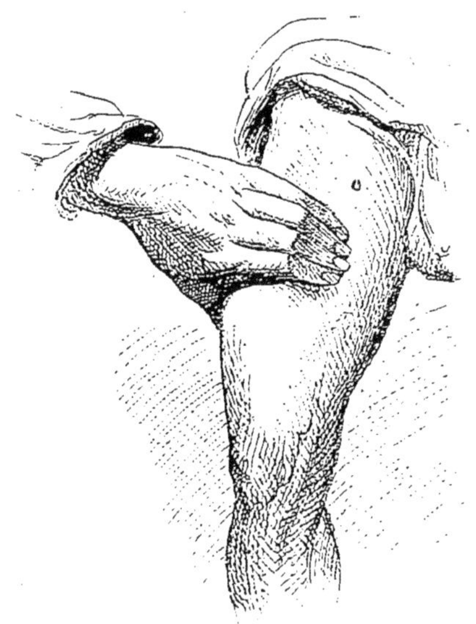

FIG. 54. — Compression de l'artère fémorale.

Enfin, il leur fera connaître très exactement le trajet des principales artères et, surtout, les points précis qui sont les lieux d'élection pour la compression de ces artères (fig. 54 et 55).

Quant aux indications relatives aux principales lésions observées sur le champ de bataille, elles doivent être très sommaires; il est cependant nécessaire que les brancardiers aient une idée du genre et du degré de gravité des blessures de guerre.

En quelques mots, on leur fera comprendre ce que sont les contusions, les plaies contuses, les mutilations étendues; mais il sera moins facile de leur apprendre les caractères distinctifs des divers accidents tels que la commotion, la stupeur, la syncope, l'asphyxie, la congestion, etc. Néanmoins, le médecin s'efforcera de leur donner les explications suffisantes qui leur permettront de

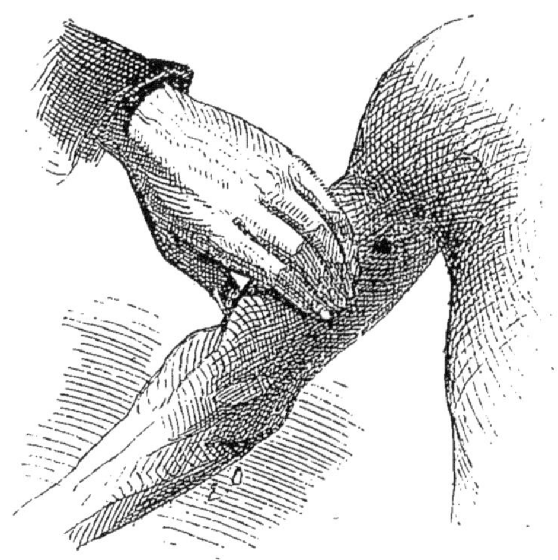

FIG. 55. — Compression de l'artère humérale.

combattre efficacement quelques-uns de ces accidents; il s'attachera enfin à leur faire connaître les signes certains d'une fracture, surtout la mobilité anormale et la déformation du membre.

PREMIERS SOINS A DONNER AUX BLESSÉS

Comme premiers soins à donner aux blessés, il faut entendre les secours les plus urgents avant d'assurer le transport :

1° Relever le blessé, le ranimer, le désaltérer;

2° Constater le siège de la blessure;

3° Soigner les accidents qui peuvent être suivis d'une mort rapide : hémorrhagie, syncope, mort apparente; commotion, stupeur générale; asphyxie, congestion, asphyxie par le froid, insolation;

4° Préparer les blessés au transport; immobiliser le membre atteint de fracture. Dans ce but :

Employer les divers objets contenus dans la musette à pansement : écharpe, compresses, bandes, charpie, épingles, ruban de fil, lacs à boucles, pelote de Larrey.

Utiliser les diverses parties du vêtement, de l'équipement et de l'armement :

Mouchoirs, cravate, capote, manteau, etc. ;

Grande courroie de charge et sanglons du havre-sac, bretelle du fusil (infanterie) ; courroies de harnachement, rènes de bride, etc. (cavalerie) ; fusil, baïonnette, fourreau de sabre ;

Couverture de campement, toile de tente, planchettes du havre-sac, bâtons de tente ;

Objets divers, paille, caisses à biscuit, etc.

5° Placer le blessé dans les meilleures conditions pour le transport sur le brancard.

Ce sont là les différentes indications d'un programme bien étendu et bien complexe qu'il s'agit de suivre pour former les brancardiers afin qu'ils puissent, en quelque sorte, suppléer à l'absence du médecin sur la ligne de combat, mais indications qu'il est absolument impossible et parfois inopportun de remplir complètement, ainsi que nous le démontrerons plus loin.

En fait de premiers soins, le médecin montrera aux brancardiers comment on doit aborder un blessé et le mettre dans une bonne position, après l'avoir relevé ou dégagé des objets qui peuvent l'embarrasser. Par exemple, qu'un homme soit tombé sous son cheval ou qu'il soit recouvert d'un pan de mur écroulé, d'un éboulis quelconque, la première opération consistera à soulever et à détourner ces obstacles avec les plus grandes précautions soit pour rendre la liberté à la respiration, soit pour dégager les membres contusionnés.

Cela fait, les premiers soins doivent être donnés, ils s'appliquent à ranimer le blessé, à étancher sa soif, à le débarrasser de toute constriction occasionnée, soit par le ceinturon et les objets d'équipement, soit par les vêtements mêmes.

CONSTATATION DE LA BLESSURE

Tout d'abord le brancardier devra s'inquiéter de la blessure ; il reconnaîtra la région atteinte, soit en examinant le vêtement qui présentera une déchirure ou des taches de sang, soit en tenant compte des souffrances accusées par le blessé. Le sang peut parfois n'apparaître que dans un point éloigné de la plaie; aussi, le plus souvent, la douleur éprouvée fixera mieux sur l'endroit précis de la blessure.

Cette constatation est nécessaire pour éviter toute aggravation de la lésion, au moment où il s'agira de soulever le blessé pour le porter sur le brancard; elle sera aussi très utile cemme indication du pansement ou de l'appareil à employer provisoirement.

Pour faire cette recherche et pour appliquer le pansement, il faudra éviter, autant que possible, de retirer les vêtements car le transport exigera un temps assez prolongé pendant lequel le blessé serait très fâcheusement impressionné par le froid surtout en hiver et d'autant plus que la blessure elle-même dispose à du frisson.

Il sera donc très utile de faire comprendre aux brancardiers qu'ils ne doivent découvrir la région blessée qu'au cas où une hémorrhagie abondante nécessiterait le tamponnement de la plaie ou l'application immédiate de la pelote de Larrey sur le trajet de l'artère, sans interposition du vêtement.

Mesure de l'intervention. — Les brancardiers étant appelés à combattre les accidents qui peuvent amener une mort rapide, il est important, comme nous l'avons déjà dit, de leur donner des explications précises sur les symptômes principaux des accidents, tels que l'hémorrhagie, la syncope, la mort apparente, la commotion, la stupeur générale, l'asphyxie, l'insolation, l'asphyxie par le froid, etc.; enfin, il faudra leur montrer à appliquer à chacun de ces cas les soins appropriés.

Dans cet enseignement spécial rentrent non seulement les procédés d'hémostase, tels que la position et la compression, mais encore les moyens employés pour soutenir les forces d'un blessé ou pour ranimer la respiration lorsqu'il y a tendance à la syncope; malheureusement la commotion, la stupeur, la syncope et la mort apparente offrent des manifestations dont ne se rendront pas exactement compte les brancardiers. Aussi aura-t-on peu de garantie, quant à l'administration opportune des soins indiqués.

Le rôle le plus important des brancardiers étant de transporter au plus vite les blessés vers le poste de secours, il y aura tout avantage à leur recommander d'éviter de perdre un temps précieux, en cherchant à rappeler à la vie un moribond, tandis qu'il serait beaucoup plus profitable de consacrer leurs soins à des blessés moins gravement atteints.

Le but principal de cette partie de l'instruction, qui touche de près les soins médicaux, sera surtout de donner aux brancardiers les indications nécessaires pour qu'ils sachent arrêter une hémorrhagie et immobiliser un membre fracturé.

MOYENS A EMPLOYER POUR ARRÊTER UNE HÉMORRHAGIE

Pour la compression des artères, les ressources contenues dans la musette à pansement étant très restreintes, il faudra enseigner aux brancardiers l'emploi de la position et des moyens improvisés, tels que le garrot et le tourniquet à baguettes. On leur montrera comment on peut utiliser, à cet effet, le mouchoir, la cravate ou une des courroies du sac, au cas où la pelote et le lacs à boucle, qui font partie de l'approvisionnement de la musette à pansement, feraient défaut.

Les hémorrhagies sur le champ de bataille étant moins fréquentes qu'on ne l'a supposé, si ce n'est dans les blessures mortelles n'offrant aucun recours à la chirurgie, nous pensons que les brancardiers auront bien rarement à intervenir contre cet accident.

D'un autre côté, l'application inopportune d'un lien constricteur peut amener de l'étranglement et occasionner des accidents inflammatoires et gangréneux beaucoup plus redoutables que l'écoulement sanguin, et c'est pour ce motif que la bretelle élastique d'Esmarch est aujourd'hui délaissée comme moyen préventif à mettre à la disposition des combattants. Il faudra donc recommander aux brancardiers de n'appliquer qu'avec la plus grande circonspection, le garrot ou les appareils analogues.

RÈGLES A SUIVRE EN PRÉSENCE D'UNE FRACTURE

L'immobilisation des fractures est beaucoup plus souvent réclamée, et on ne saurait trop y exercer les brancardiers.

Sachant que la musette à pansement ne renferme ni attelles, ni objets propres à la construction d'un appareil, il faudra leur indiquer toutes les parties de l'équipement qui pourront être employées à la confection des appareils improvisés.

Les préceptes contenus dans le *Manuel du brancardier* sont très explicites à cet égard, et le chapitre III sur les soins à donner dans les cas de fractures mérite d'être cité textuellement :

Nécessité d'immobiliser les fractures des membres. — « Lorsqu'un blessé est atteint de fracture d'un membre, il ne devra être transporté qu'après que la fracture aura été immobilisée. Cela est moins nécessaire pour les fractures des autres régions dont les fragments offrent moins de mobilité et de tendance au déplacement. Toutefois, il faudra en tenir compte en relevant les blessés et en les plaçant sur les brancards ou dans les voitures. »

Signes auxquels on reconnaît une fracture. — « Les signes principaux auxquels on reconnaît une fracture sont : 1° la déformation du membre brisé, qui est plus ou moins dévié au niveau de la fracture ; 2° une mobilité anormale dans sa continuité, d'où résultent l'impuissance du membre, l'impossibilité pour le blessé de le soulever et de s'en servir ; 3° la crépitation ou craquement produit par le frottement des fragments, lorsqu'on imprime des mouvements au membre. »

« Un seul de ses signes, s'il est bien évident, suffit pour affirmer la rupture du membre. »

« Le brancardier doit être très réservé dans l'examen qu'il fera pour s'assurer s'il y a une fracture. »

« Il évitera des recherches prolongées qui ne peuvent qu'être préjudiciables aux blessés. Il vaut mieux rester dans le doute et se conduire comme si l'existence de la fracture était démontrée. »

Indications à remplir quand il y a une fracture. — « La première indication, lorsqu'une fracture a été reconnue, est de redresser le membre s'il est déformé ; la seconde consiste à appliquer un bandage ou appareil contentif pour empêcher le déplacement des fragments. »

« Pour opérer le redressement du membre, un des brancardiers en saisira avec les deux mains la partie inférieure, au-dessous de la fracture, et la ramènera lentement et avec précaution dans sa direction normale. »

« Il est inutile de chercher à réduire les fragments et à obtenir une coaptation exacte : ces tentatives demandent des connaissances chirurgicales et seraient plus nuisibles qu'utiles, si elles étaient faites par des mains inexpérimentées. »

« Cette première indication remplie, on immobilise la fracture à l'aide d'un bandage ou d'un appareil qui, placé provisoirement, doit être aussi simple que possible. Il sera remplacé au poste de secours ou à l'ambulance par un appareil plus complet et plus régulier. »

Immobilisation des membres supérieurs. — « Dans les fractures du membre supérieur, il suffit de soutenir l'avant-bras avec une écharpe (cravate ou mouchoir), qui prend son point d'appui sur le cou. »

« L'avant-bras, fléchi à angle droit, est maintenu horizontalement, le poignet étant un peu plus élevé que le coude. Il est utile, dans les fractures de l'avant-bras, que tout l'avant-bras et la main soient embrassés et soutenus par l'écharpe. »

« Dans les fractures du bras, le bras doit être fixé à la poitrine par quelques tours de bande ou avec un mouchoir, en même temps

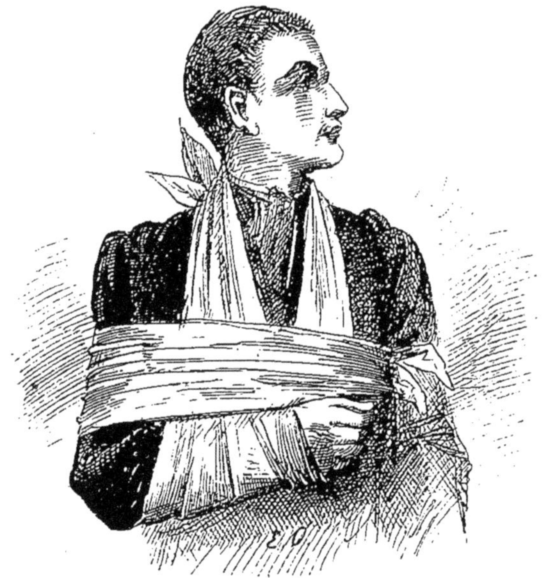

FIG. 56. — Immobilisation d'une fracture du bras.

que l'avant-bras est maintenu par une écharpe (fig. 56). Dans les fractures de la main et du poignet, les parties seront maintenues par une écharpe pliée en cravate ou une compresse dont les extrémités seront fixées à la capote. »

« Le membre peut encore être soutenu en passant la main dans la capote en partie déboutonnée ou avec la manche du même vêtement qui, disposée à la manière d'une écharpe, embrasse l'avant-bras d'arrière en avant, ou bien encore avec le pan de la capote qui, relevé et porté en avant, contourne l'avant-bras et passe derrière le cou pour revenir à la partie antérieure de la poitrine, où il est fixé à l'un des boutons de la capote. »

« On n'aura recours à ces derniers modes de suspension, assez défectueux, que si l'on manque de mouchoir et de cravate. On choisira celui qui soutiendra le mieux le membre et sera le moins douloureux pour le blessé. »

« Mais si la fracture est accompagnée de graves désordres, on immobilisera le membre plus complètement. »

Immobilisation des membres inférieurs. — « Les fractures du membre inférieur peuvent être maintenues en fixant le membre fracturé au membre sain, qui fait office d'attelle, à l'aide de mouchoirs, de cravates ou autres liens. Ce mode de contention est le plus simple de tous et d'une exécution rapide, mais il est défectueux et ne doit être employé que quand le temps manque et qu'on n'a pas les moyens de faire autrement. »

« On emploiera de préférence l'appareil suivant : le membre étant ramené dans une bonne direction et maintenu à chaque

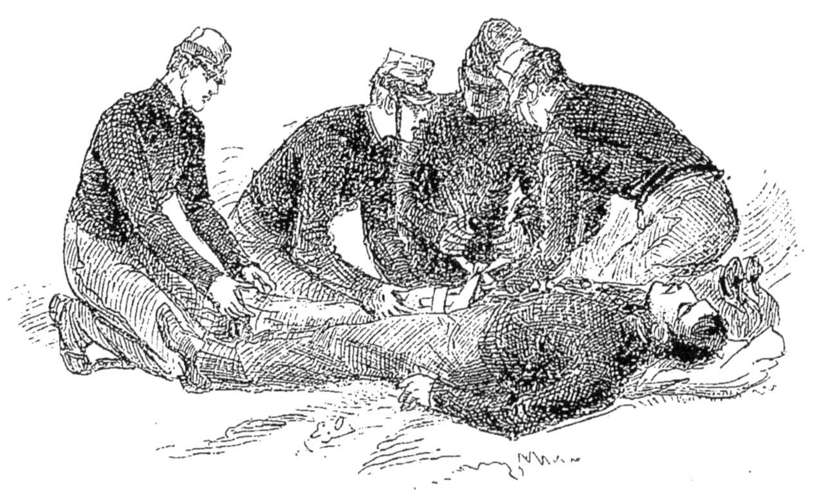

FIG. 57. — Immobilisation d'une fracture de la cuisse.

extrémité par deux brancardiers, deux autres placés de chaque côté du blessé mettront en dedans et en dehors du membre des tuteurs ou attelles qui seront fixés avec des liens (rubans de fil, mouchoirs, cravates, courroies de sac, etc.) également espacés et modérément serrés » (fig. 57).

« Pour rendre la pression moins pénible, on interposera entre le membre et les attelles des coussins remplis de balles d'avoine, de son ou des coussins qu'on improvisera avec de la paille, du foin, des étoupes, des vêtements ou des couvertures. »

« Les attelles doivent avoir une longueur proportionnée à celle du membre fracturé. Pour les fractures de la jambe, les deux attelles, d'égale longueur, iront du genou au pied. »

« Pour celles de la cuisse, le membre ayant une grande tendance à se renverser en dehors, sera maintenu par des attelles qui partant, l'interne de la partie supérieure de la cuisse, l'externe de la hanche, s'étendront au delà de l'extrémité inférieure du membre. On soutiendra le pied avec une compresse, un bout de bande, une cravate dont le milieu sera placé sous la plante du pied, et les extrémités, croisées sur le cou-de-pied, seront ramenées et fixées sur les côtés de l'appareil. »

« Si les attelles viennent à manquer, on en fabriquera avec des planches ; on les remplacera par des branches d'arbres, des fanons qu'on confectionnera en entourant des baguettes de bois avec de la paille disposée en faisceaux et serrée au moyen d'une ficelle roulée en spirale. »

« Avec des baguettes de bois, des roseaux divisés suivant leur longueur s'ils sont volumineux, on peut faire des appareils à fractures simples et d'une exécution facile. »

« Placées parallèlement, ces baguettes sont réunies les unes aux autres par trois ou quatre ficelles ou cordelettes, de manière à être espacées d'environ un demi-centimètre ; chacune d'elles est solidement fixée par un ou deux nœuds. On peut, si on en a le temps, pour empêcher les baguettes de glisser, les traverser avec la ficelle. »

« Le mieux, dans ce cas, est d'avoir une ficelle double dont on fait passer les extrémités dans le même trou, en les introduisant en sens opposé. Quatre ou cinq baguettes ainsi réunies forment une attelle, si on en augmente le nombre, on a un appareil qui, enroulé autour de la partie fracturée, fait office de gouttière. »

« Les armes et les effets d'équipement pourront également être utilisés. S'il y a fracture de cuisse, on immobilisera le membre inférieur en plaçant en dedans, en guise d'attelles, un fourreau de sabre et en dehors un fusil dont la crosse sera dirigée en haut et appuiera sur la hanche (fig. 58). On maintiendra de la même façon

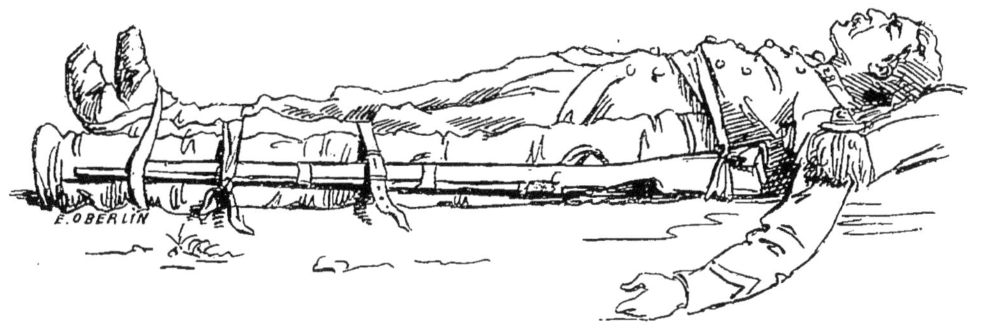

FIG. 58. — Immobilisation du membre inférieur.

une fracture de jambe en utilisant le fourreau et la lame d'un sabre. »

« Si on ne peut disposer que d'une attelle, le membre sain, rapproché du membre fracturé, sera lié avec lui et remplacera l'attelle interne. »

« On se servira encore, pour soutenir le membre, de la couverture de campement, de la capote, du manteau du blessé, qui seront roulés ou pliés et mis sur les côtés du membre fracturé. »

« On pliera la couverture suivant sa longueur, on roulera en dehors ses extrémités et on formera ainsi une sorte de gouttière

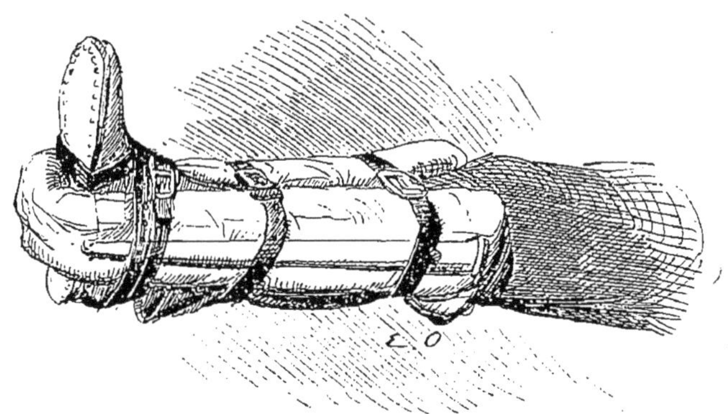

FIG. 59. — Couverture enroulée et appliquée latéralement pour l'immobilisation d'une fracture de la jambe.

qu'on glissera sous le membre brisé, de telle sorte que son bord inférieur déborde le pied. L'appareil sera complété avec des attelles et des liens; ces derniers servant à lier le tout ensemble, le pied

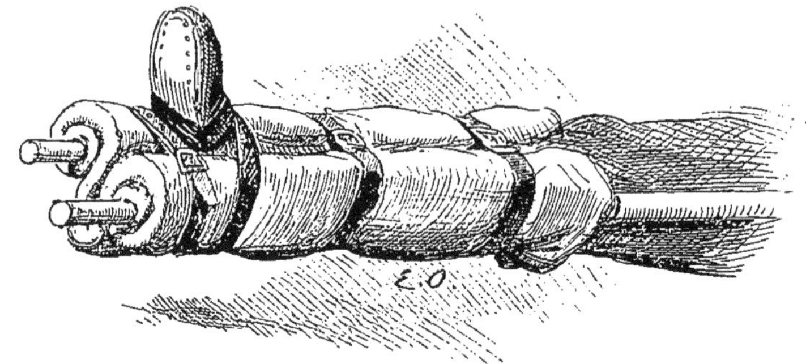

FIG. 60. — Couverture disposée en gouttière, suivant le procédé de Touraine.

sera soutenu par l'extrémité de la couverture qu'on fixera circulairement avec un lacs au-dessous de la plante du pied[1]. »

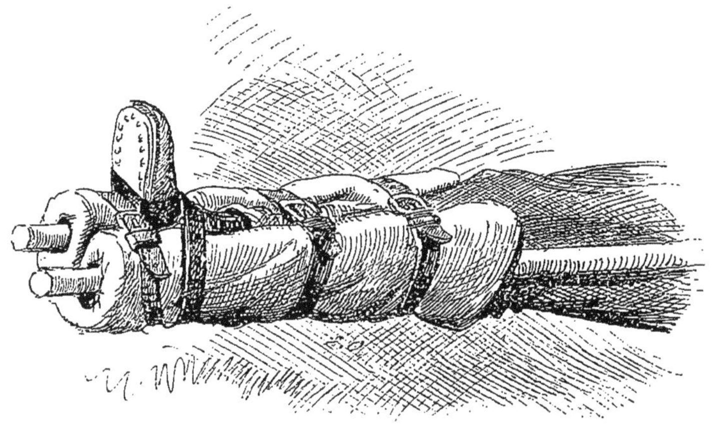

FIG. 61. — Couverture disposée en gouttière, suivant le procédé de Heyfelder.

« Les attelles peuvent être enveloppées dans les bords de la

---

1 Il y a trois façons de procéder pour immobiliser le membre inférieur à l'aide d'une couverture de campement ou d'une toile de tente :

1° Enrouler sur toute sa longueur la couverture, de manière à former un long coussin qui, longeant la face externe du membre, passe ensuite sous la plante du pied, puis remonte sur la face interne de la jambe, et se dispose comme les coussins de balles d'avoine de l'appareil de Scultet (fig. 59);

2° Enrouler séparément les deux bords de la couverture pour composer la gouttière de Touraine : bords roulés en dehors de la gouttière (fig. 60);

3° Enrouler séparément les deux bords de la couverture pour faire la gouttière de Heyfelder : bords roulés en dedans (fig. 61).

Dans les deux derniers procédés, il faut soulever le membre inférieur pour appliquer l'appareil, ce qui expose la fracture aux maladresses des brancardiers. Dans le premier il est inutile de soulever le membre, ce qui simplifie beaucoup la besogne.

couverture, et cela est même nécessaire, si on emploie pour attelles des baguettes, des branches d'arbres qui, en raison de leur petit volume et de leur forme arrondie, s'appliquent mal sur le membre et se déplacent facilement. »

« Pour mieux assujettir le membre fracturé et l'empêcher de se renverser en dehors, on peut, après avoir mis un appareil à fractures, réunir les deux membres ensemble avec deux ou trois courroies ou autres lacs placés à différentes hauteurs, et dont un, embrassant la partie inférieure des jambes au niveau des malléoles, est croisé en avant des deux pieds et fixé à leur face plantaire. »

« Les gouttières en fil de fer constituent de bons appareils à fractures, mais il est difficile de les transporter sur le champ de bataille, et les brancardiers ont rarement occasion de les employer. »

« Une botte de paille, disposée en forme de gouttière, un paillasson, peuvent les remplacer. »

Précautions à prendre en appliquant un appareil ou bandage à fractures. — « On doit éviter, pendant l'application d'un bandage ou d'un appareil à fractures, d'imprimer au membre brisé des mouvements inutiles. Si on a besoin de placer un lacs ou une autre pièce d'appareil qui nécessite le soulèvement du membre, un brancardier glisse doucement les deux mains sous le membre, au-dessus et au-dessous de la fracture, et aidé des brancardiers, qui en soutiennent les extrémités, il le soulève légèrement, en ayant soin de lui conserver sa rectitude. »

« Les vêtements ne sont pas un obstacle à l'application des moyens contentifs de la fracture. »

« A moins d'indications spéciales, la nécessité d'arrêter une hémorrhagie, par exemple, on ne déshabillera pas les blessés. On leur épargnera ainsi des douleurs, et on gagnera du temps. »

« Dans le cas où il serait indispensable d'enlever les vêtements, on commencera par découvrir le membre sain. On procèdera avec lenteur et prudence; on découdra, on coupera les parties des vêtements qui ne pourraient être enlevées qu'en occasionnant de vives douleurs au blessé. »

On admet généralement aujourd'hui qu'il est inutile de pousser aussi loin l'instruction théorique des brancardiers, et qu'il faut surtout diriger leur éducation vers le rôle qui leur est plus particulièrement dévolu, le transport des blessés. En effet, le traitement des hémorrhagies et des fractures n'est guère réalisable sur la ligne de combat; le blessé désire avant tout être soustrait aux chances d'une nouvelle blessure, et il y aura, dans la plupart des cas, tout avantage à ne pas laisser les brancardiers perdre un temps précieux, en voulant donner des soins trop minutieux.

Dans des circonstances particulières, loin de tout secours médical, l'intervention d'un brancardier instruit trouvera peut-être une application utile, mais pendant une bataille cette condition n'existe plus, il faut à tout prix activer le relèvement des blessés.

Si donc nous avons tant insisté sur les soins à donner en cas d'hémorrhagie ou de fracture, c'est parce que nous avions encore à traiter ce sujet, en vue de l'instruction des infirmiers qui, on le sait, doit être plus complète.

Nous allons donc aborder la partie réellement technique de l'instruction des brancardiers qui comprend les manœuvres suivantes :

1° Manœuvre de transport à bras;

2° Manœuvre du brancard;

3° Chargement des blessés dans les voitures de transport réglementaires ;

4° Chargement des blessés à dos de mulet;

5° Embarquement des blessés en chemin de fer;

6° Aménagement des voitures improvisées; organisation d'un convoi ;

7° Utilisation des moyens appropriés au transport des blessés. Confection des brancards et des appareils improvisés.

MANŒUVRES DES BRANCARDIERS

I. — MANŒUVRE A BRAS

RELÈVEMENT DES BLESSÉS

Le principal rôle des brancardiers, sur le champ de bataille est de relever le plus promptement possible les blessés et de les mettre en lieu sûr ou de les transporter au poste de secours;

l'exécution diligente de ce service nécessite des exercices préparatoires nombreux et variés.

En premier lieu, c'est la manière de soutenir et de conduire un blessé en état de marcher, mais dont les forces affaiblies par une cause quelconque réclament un appui; ce sont ensuite les manœuvres pour soulever et transporter à bras un homme atteint aux membres inférieurs ou grièvement blessé à la tête, à la poitrine, à l'abdomen, etc.

Les précautions qui permettent le mieux d'épargner souffrance ou dommage au blessé, lorsqu'il s'agit de le saisir pour le soutenir ou le soulever, consistent à l'aborder dans des conditions différentes suivant la nature, le siège ou la gravité de la lésion ; en règle générale, les brancardiers doivent éviter tout froissement de la région blessée et dans ce but ils se disposeront de façon à aborder ou à saisir le blessé par le coté sain.

Les recommandations ne peuvent être soigneusement observées, qu'à la condition d'avoir été souvent répétées dans des exercices pratiques, car on ne saurait trop démontrer les dispositions destinées à éviter toute aggravation de la blessure.

Cette partie de l'instruction comprendra:

1° La conduite des blessés qui ne peuvent marcher sans être soutenus;

2° Le relèvement des blessés qui doivent être portés.

A. Conduite des blessés.

Parmi les blessés en état de marcher, doivent être conduits et soutenus ceux dont les forces sont affaiblies par une perte de sang ou pour toute autre raison.

Un brancardier seul peut soutenir le blessé et le conduire de plusieurs manières :

1° En lui donnant le bras ;

2° En offrant un appui sur son avant-bras engagé d'arrière en avant dans l'aisselle, tandis qu'il saisit de l'autre main la main correspondante du blessé (fig. 62) ;

3° En donnant sur son cou un point d'appui au bras du blessé, et le prenant à bras le corps (fig. 63).

Deux brancardiers, pour conduire un blessé :

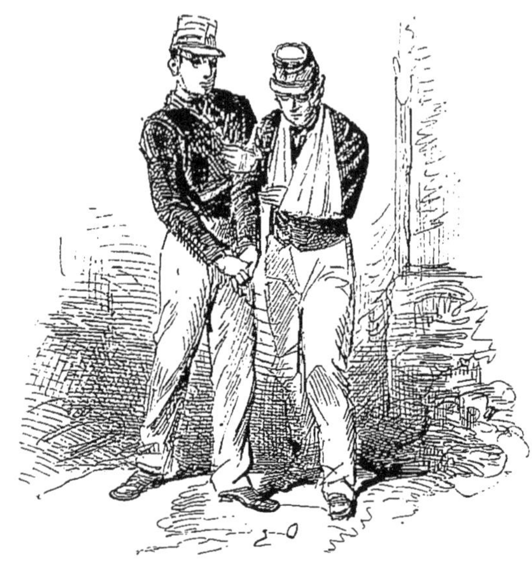

FIG. 62. — Conduite d'un blessé (2e mode de soutien).

1° Le prennent de chaque côté par le bras ;

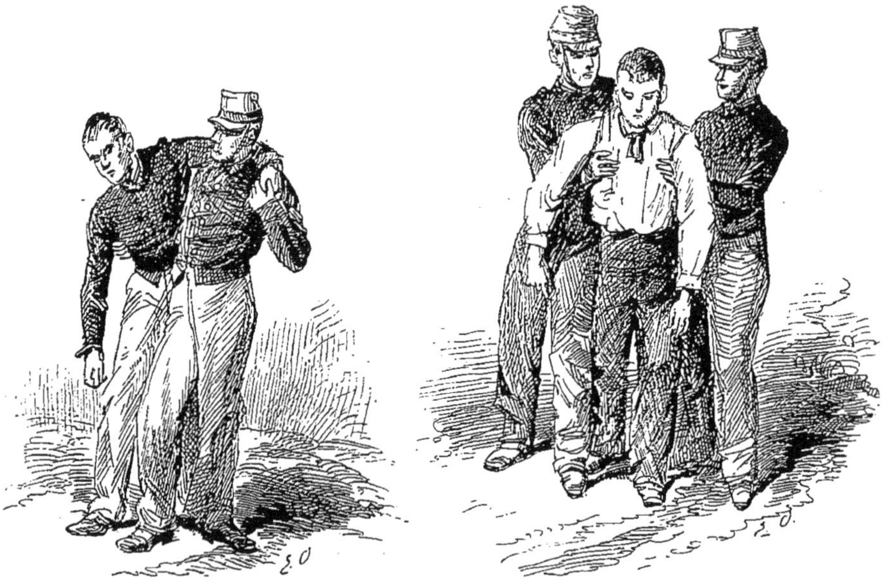

FIG. 63. — Conduite d'un blessé (3e mode de soutien).

FIG. 64. — Conduite d'un blessé par deux brancardiers.

2° Lui donnent un point d'appui sur les épaules de chaque côté ;

3° Le soutiennent entre leurs mains disposées en avant et sur les côtés de la poitrine (fig. 64).

B. Transport a bras.

Les hommes atteints de fractures des membres inférieurs ou de blessures graves doivent être portés, même pour parcourir une courte distance.

Le relèvement des blessés se fait, suivant les besoins, à deux, à trois ou à quatre brancardiers, conditions qui sont exposées très clairement dans le manuel réglementaire.

« L'enlèvement des blessés du champ de bataille exige des hommes exercés, habitués à manier les malades. Pour enlever un blessé, le placer sur un brancard, une voiture, il faut une certaine adresse qui ne s'acquiert qu'avec la pratique. »

« Les brancardiers doivent agir sans précipitation, avec douceur, et éviter les mouvements brusques qui peuvent aggraver les blessures des malades et leur causer des souffrances. »

« Ils saisiront les blessés solidement, mais sans rudesse, en ayant soin de ne pas porter les mains au niveau de leurs blessures. Ils les soulèveront lentement, sans secousse, soutiendront les membres pour empêcher que les mouvements et le poids du membre n'amènent des tiraillements douloureux. »

« Ils veilleront à se placer commodément pour enlever les blessés et choisiront une attitude qu'ils puissent conserver quelque temps. Ils opèreront avec ensemble et règleront leurs mouvements sur ceux du chef brancardier qui commandera. »

« Les brancardiers, en abordant un blessé, déposeront le brancard à terre, le long du malade, et à un pas de distance, la tête du brancard dirigée du même côté que celle du blessé. »

« Ils examineront rapidement le blessé, lui donneront les secours qui sont urgents et se rendront compte de la manière dont il doit être soulevé. »

« Il faut au moins deux brancardiers pour relever un blessé. Un plus grand nombre est nécessaire pour l'enlèvement de ceux qui sont atteints de blessures graves. »

« Le relèvement par deux hommes se fait de deux façons : les brancardiers se mettent de chaque côté du blessé ou du même côté. »

« 1° *Le blessé est saisi des deux côtés.* Les brancardiers se placent, l'un à droite, l'autre à gauche du blessé, et mettent un genou à terre; ils passent les mains au-dessous du tronc et des membres

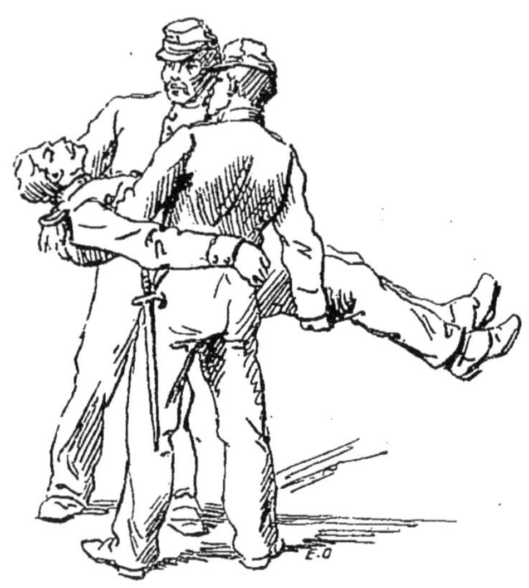

FIG. 65. — Relèvement d'un blessé par deux brancardiers (1er mode).

inférieurs du patient, et les entre-croisent mutuellement afin de bien soutenir le blessé qui, s'il le peut, s'aide en saisissant les brancardiers au niveau de la ceinture ou par le cou. » (fig 65).

« Au commandement : « *Attention! — Debout* », les brancardiers se lèvent. »

Au commandement : « *Marche* », le porteur de droite part du pied droit, le porteur de gauche du pied gauche; et, marchant latéralement, ils se dirigent vers l'extrémité du brancard. »

« Ils se placent dans son prolongement, puis s'écartant légèrement, ils avancent de chaque côté du brancard qu'ils mettent entre eux. »

« Ils s'arrêtent au commandement : « *Halte* », qui est prononcé par le brancardier n° 1, lorsque le blessé est au-dessus du brancard. Au commandement : « *Posez* », ils déposent doucement le blessé sur le brancard. »

« La dernière partie de cette manœuvre peut être modifiée. Après avoir soulevé le blessé, les brancardiers ne bougent pas de place. Un troisième brancardier saisit le brancard et le glisse au-dessous du malade. »

« 2° *Le blessé est saisi d'un seul côté.* Les deux brancardiers, faisant face au brancard, se placent du même côté du blessé, l'un au niveau de la poitrine, l'autre près des membres inférieurs. Mettant un genou à terre, le premier glisse une main sous les épaules du malade et l'autre sous les reins. Le second brancardier place les mains sous le bassin et les jarrets. Le blessé s'aide en passant un bras autour du cou du porteur qui soutient la poitrine. »

« Au commandement : « *Attention! — Debout,* » les brancardiers se lèvent (fig. 66).

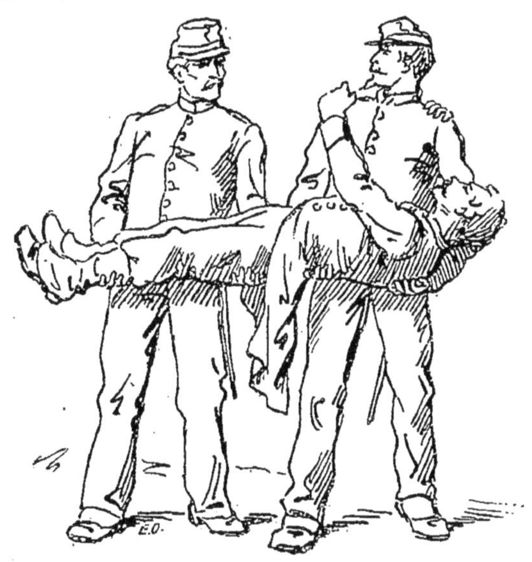

FIG. 66. — Relèvement d'un blessé par deux brancardiers (2e mode).

« Au commandement : « *Marche* », ils avancent, en marchant lentement vers le brancard qui est placé de l'autre côté du malade et parallèlement à lui.

Les porteurs arrivés près du brancard, le blessé est couché avec précaution au commandement : « *Posez* ».

« Ce mode d'enlèvement est moins facile que le précédent, surtout si le blessé est lourd et ne s'aide pas ; il nécessite des brancardiers adroits et vigoureux. »

« Un troisième brancardier est nécessaire si le blessé est atteint de fracture d'un membre inférieur, d'une blessure grave à la tête, à la poitrine, etc... »

« Dans le premier cas, placé en dehors des extrémités inférieures et du côté de la fracture, il soutiendra le membre brisé » (fig. 67).

« Dans le second cas, il se portera derrière le blessé et soutiendra la tête avec les mains en l'appuyant contre sa poitrine. »

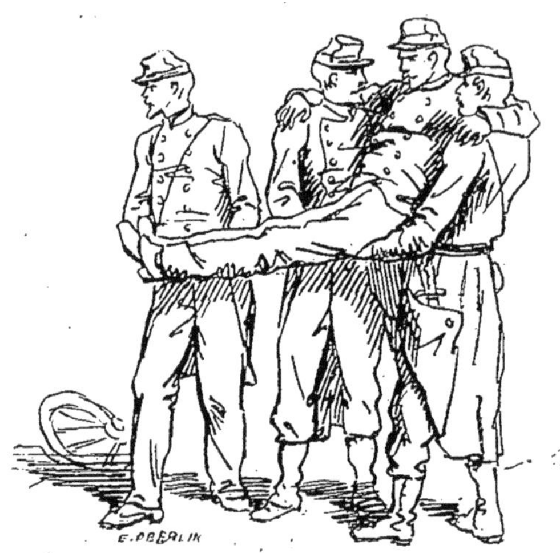

FIG. 67. — Relèvement d'un blessé par trois brancardiers.

« Lorsque le blessé est incapable de s'aider, s'il a une fracture des deux membres inférieurs, un quatrième et même un cinquième brancardier doivent se joindre aux précédents. »

« Deux brancardiers se placent alors de chaque côté du blessé, à la hauteur de la poitrine et des membres, ils mettent un genou en terre. »

« Les deux brancardiers, placés près de la poitrine, engagent les mains sous les fesses et sous les épaules du blessé. Les deux autres saisissent chacun un des membres inférieurs. »

« Au commandement : « *Attention! — Debout* », ils se redressent en même temps ; si c'est nécessaire, un cinquième brancardier soutient la tête. »

II. — MANŒUVRE DU BRANCARD

La manœuvre du brancard est analogue à tous les genres d'exercices auxquels sont soumis les militaires. Il est donc indispensable que le médecin instructeur ait une connaissance exacte des principaux mouvements élémentaires des soldats sous les armes et qu'il obtienne la même précision dans l'exécution des différents temps de la manœuvre du brancard ; il lui est surtout utile de connaître la signification de certaines expressions : file ; rang ; front ; à gauche ; à droite ; en avant, etc. Rappelons rapidement quelques-unes de ces définitions.

DÉFINITIONS

Le rang se compose des brancardiers alignés les uns à côté des autres ; la file se compose de deux brancardiers l'un derrière l'autre, le chef de file étant le brancardier du premier rang ; l'équipe est formée de 4 hommes ; la section est composée de 4 équipes, 1re, 2e, 3e et 4e équipe.

Le front est le devant d'une troupe, soit en bataille, soit en colonne ; le flanc est le côté droit, ou le côté gauche d'une troupe ; l'alignement est la disposition de plusieurs hommes sur une même ligne.

L'intervalle est l'espace vide entre deux hommes, entre deux troupes, ou entre deux fractions d'une troupe, compté dans le sens du front.

La formation est le placement régulier de toutes les fractions d'une troupe, soit dans l'ordre en bataille, soit dans l'ordre en colonne ; par colonne, on entend la disposition d'une troupe dont les fractions sont placées les unes derrière les autres.

La distance est l'espace vide entre deux troupes ou fractions de troupe en colonne, ou entre les rangs d'une troupe.

La manœuvre est l'application des mouvements réguliers, suivant les circonstances, le terrain, etc...

Il y a trois sortes de commandements : 1° d'avertissement, qui sert de signal pour attirer l'attention ; 2° préparatoire, qui indique le mouvement à exécuter ; 3° d'exécution, qui détermine l'action.

L'école du brancardier doit être réglée sur les principes de l'instruction du soldat ; l'instructeur doit donc employer des commandements analogues : garde à vous ; fixe ; repos ; à droite ; à gauche ; demi à droite; en avant; marche; etc.

Ces derniers mouvements peuvent être facilement compris

d'après les schéma de la figure 68 : A B représentant la ligne des épaules du soldat qui doit exécuter le mouvement.

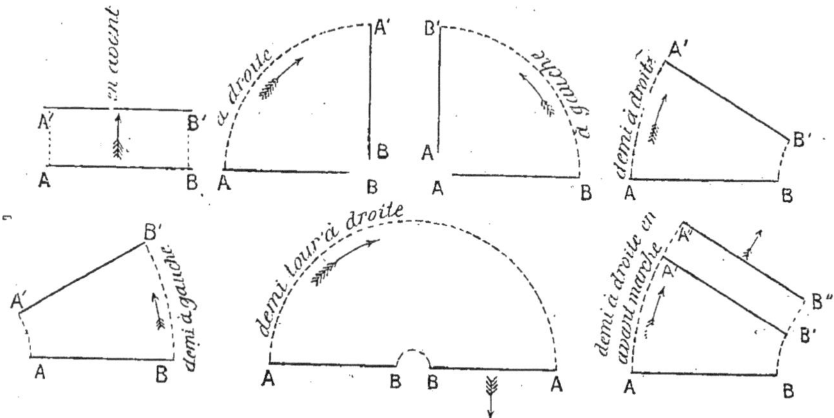

FIG. 68. — Dessins schématiques, représentant la position du soldat dans les mouvements en avant, à droite, à gauche, etc.

Le brancard monté peut être considéré comme une voiture qui ne peut pas tourner sur place, sans être exposée à verser ; il faudra donc obtenir que les porteurs, dans les mouvements tournants, suivent un arc de cercle ayant au moins deux mètres de rayon. De plus, étant admis qu'il faut quatre hommes pour transporter un blessé à longue distance, 4 brancardiers seront exercés à manœuvrer autour d'un brancard.

Equipement des brancardiers. — Les brancardiers, pour la manœuvre, doivent être munis d'un bidon porté à droite, les chefs d'équipe ayant en bandoulière la musette à pansement placée à gauche ; le brassard est fixé au bras gauche de tous les brancardiers pendant les grandes manœuvres et en campagne.

RASSEMBLEMENT

Les brancardiers étant dispersés, l'instructeur commande : « *A vos rangs* ».

Les hommes se placent sur deux rangs ; les chefs d'équipe (qui portent la musette à pansement) se mettent sur le premier rang de deux en deux files ; à la 1re, à la 3e, à la 5e, à la 7e, etc.

Appel. — L'instructeur commande : « *Alignement,* — *Fixe* », puis il fait l'appel.

Revue. — L'instructeur commande : « *Ouvrez vos rangs, Marche* », le deuxième rang recule de 6 pas : « *Halte* », lorsque le mouvement est effectué.

Il passe alors dans les rangs pour s'assurer que tous les brancardiers sont munis d'un bidon et d'un brassard et pour voir si les musettes renferment le linge, les bandes, etc...

La revue étant terminée, l'instructeur commande : « *Serrez vos rangs, Marche* ».

Si l'instructeur veut alors renvoyer tous les hommes, il commande : « *Rompez vos rangs, Marche* ».

S'il veut faire manœuvrer, il fait former les équipes et les sections.

FORMATION DES ÉQUIPES

Pour former les équipes, l'instructeur commande : « *Comptez-vous quatre* ».

A ce commandement, de la droite à la gauche, le chef d'équipe qui est chef de la 1re file, compte *un*, le 1er brancardier

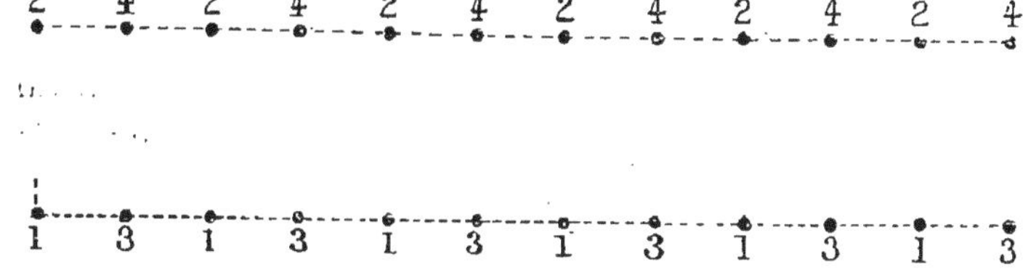

FIG. 69. — Dessin schématique, représentant la disposition des brancardiers désignés par les chiffres 1, 2, 3 et 4.

du 2e rang compte *deux*, le 2e chef de file compte *trois*, le 2e brancardier du 2e rang compte *quatre* (fig. 69).

Le chef de la 2e équipe compte *un*, le brancardier placé derrière

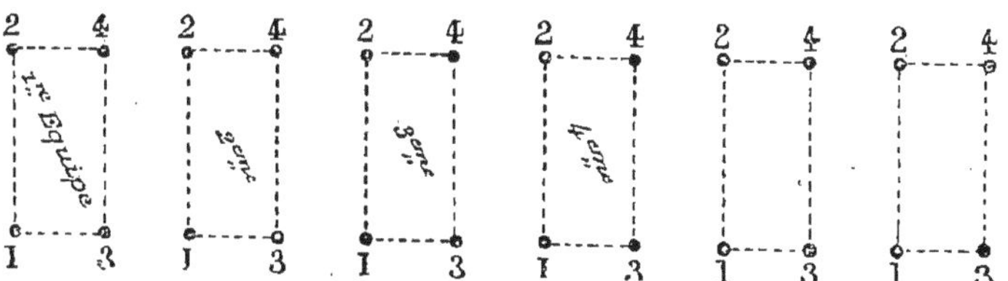

FIG. 70. — Dessin schématique, représentant les brancardiers pour la formation des équipes.

lui compte *deux*, le brancardier à la gauche du chef d'équipe compte *trois*, le 4e brancardier du 2e rang compte *quatre*, et ainsi de suite ; de sorte que, sur le premier rang sont les numéros impairs et sur le 2e rang, les numéros pairs.

Les équipes étant ainsi constituées, 4 équipes forment une section avec 1re, 2e, 3e et 4e équipes (fig. 70).

Si l'instructeur veut faire manœuvrer la 1re équipe seulement et renvoyer les trois autres, il commande : « 2e, 3e *et 4e équipes, par le flanc gauche, Marche* ».

S'il veut faire manœuvrer la 1re équipe, tout en conservant les trois autres en rang serré, il commande : « *Attention!* 1re *équipe* » ; puis prononce le commandement d'exécuter.

MANIEMENT DU BRANCARD

Pour aller chercher le brancard sur les voitures, l'instructeur commande : « *Au brancard* ».

A ce commandement, chaque chef d'équipe va à la voiture où l'infirmier lui donne un brancard, puis il revient à son rang ; il tient le brancard de la main gauche, le long du corps, la têtière en haut.

Pour prendre les intervalles, l'instructeur commande : « *Prenez vos distances* ».

Sur chaque rang, de la droite à la gauche, les brancardiers s'écartent de leur voisin d'une longueur de bras ; pour déterminer cet intervalle, chaque brancardier étend le bras droit et touche l'épaule gauche de son voisin.

MONTAGE DU BRANCARD. — *Pour monter le brancard*, l'instructeur commande : « *Préparez-vous à monter le brancard* ». A ce commandement, les hommes du 1er rang font face en arrière par un demi-tour à droite. Les hommes du 2e rang font trois pas en arrière.

L'instructeur commande alors : « *En position* ».

A ce commandement, les numéros 1 et 4 font un petit pas de côté à droite et se placent en face l'un de l'autre, les numéros 2 et 3 font un pas en avant, puis un à gauche, de sorte que tous les brancardiers de l'équipe font face sur la place que le brancard occupe lorsqu'il est monté. (Cette disposition est la formation naturelle de l'équipe en repos, lorsque le brancard monté est déposé à terre.)

Pour monter le brancard, l'instructeur commande : « *Montez le brancard* » (4 temps).

Les brancardiers numéros 2 et 3 restent en place.

1er Temps. (Pour dérouler les bretelles et les placer sur le cou.) L'instructeur commande : « *Un* ». Le n° 1 présente l'extrémité têtière du brancard au brancardier n° 4 qui la saisit de la main gauche. Ils glissent les hampes sous le bras gauche et se penchent en portant le pied droit en avant, ils débouclent et déroulent les bretelles, puis se redressent et chacun met en travers sur son cou la bretelle qu'il a déroulée (fig. 71).

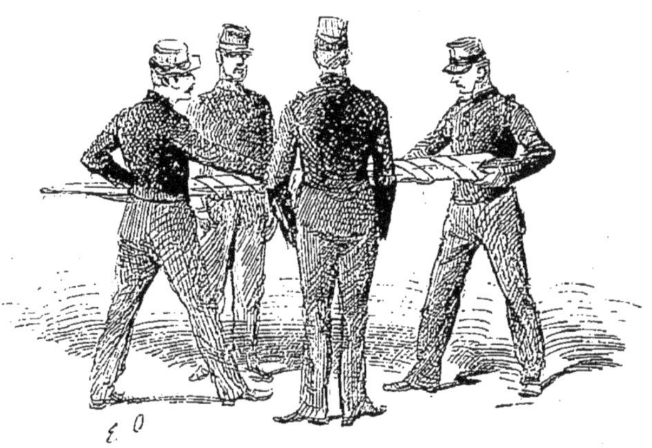

FIG. 71. — Montage du brancard, 1er temps.

2e Temps. (Pour développer le brancard en le renversant.) Le

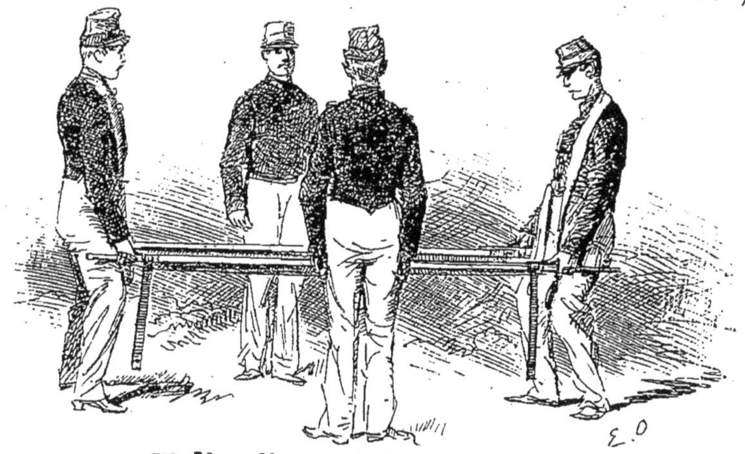

FIG. 72. — Montage du brancard, 2e temps.

premier temps étant exécuté, l'instructeur commande : « *Deux* ».

— Chacun de ces brancardiers prend ensuite une hampe de chaque main, déploie le brancard et le renverse de manière à placer l'envers de la toile en haut. Fléchissant en même temps sur les deux jambes, et chassant les genoux en dehors, ils appuient l'extrémité des hampes sur les cuisses (fig. 72).

3e Temps. (Pour redresser les pieds et fixer les traverses.) Le deuxième temps étant exécuté, l'instructeur commande : « *Trois* ». — Ils redressent les pieds du brancard.

Le brancardier n° 4 engage, pour maintenir la têtière, la partie supérieure des pieds de tête dans les angles de la toile garnie de

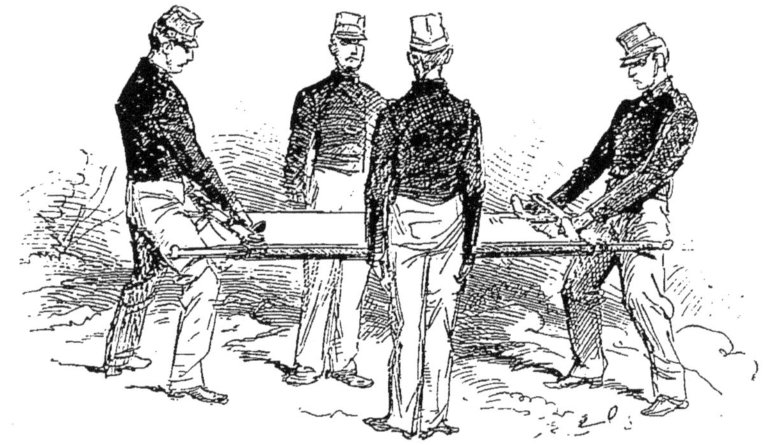

FIG. 73. — Montage du brancard, 3e temps.

cuir et fixe les boutons dans les œillets. Les brancardiers font

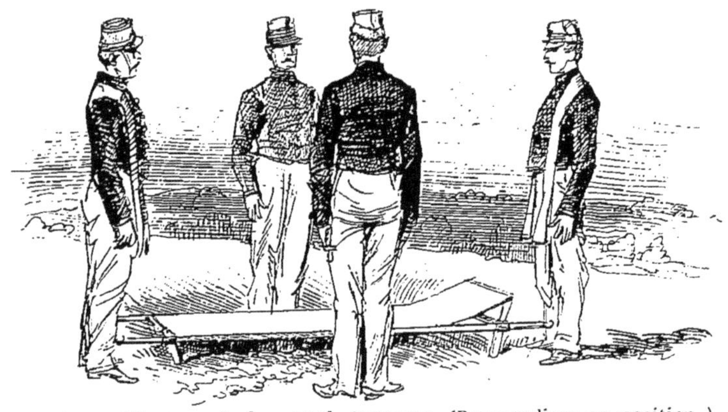

FIG. 74. — Montage du brancard, 4e temps. (Brancardiers en position.)

pivoter ensuite les traverses, en les faisant tourner vers la poignée des hampes, puis en travers, jusqu'à ce que cette traverse soit perpendiculaire à la hampe ; à ce moment les deux brancardiers qui manœuvrent doivent s'assurer qu'ils sont arrivés au même résultat, il ne leur reste plus alors qu'à fixer l'extrémité libre de la traverse, en introduisant dans son échancrure, le tenon ou le tourniquet que porte la hampe opposée (fig. 73).

4e Temps. (Pour retourner le brancard, le monter et le poser à terre.) L'instructeur commande : « *Quatre* ». — Le brancard étant monté est retourné dans sa position naturelle, puis posé à terre; les brancardiers restent en position (fig. 74).

Si l'équipe ne doit pas marcher, l'instructeur commande : « *Repos* ».

POUR METTRE EN MARCHE UNE ÉQUIPE

Si l'instructeur veut faire marcher une équipe, il commande : « *Attention ! 1re équipe*, ou telle *équipe*, *Préparez-vous à marcher* ».

Alors les brancardiers font face en avant ; le n° 1 engage, ainsi que le brancardier 4, les hampes dans les anses de la bretelle, ils assujettissent la bretelle en lui donnant une longueur en rapport avec leur taille ; les deux porteurs se relèvent simultanément.

Cela fait, le brancard étant vide, l'instructeur commande : « *En avant, Marche* », ou « *Oblique à droite, Marche. En avant* »,

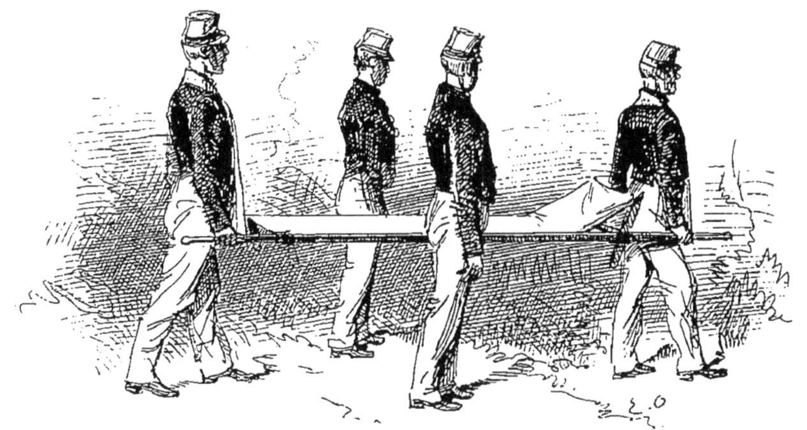

FIG. 75. — Équipe en marche.

ou « *Tournez à droite, Marche. En avant* », ou « *Demi tour à droite, Marche. En avant* », ou « *Tournez à gauche, Marche. En avant* ».

Le brancardier n° 1 a soin de partir du pied gauche, le n° 4 du pied droit, les brancardiers 2 et 3 marchent de chaque côté du brancard (fig. 75).

Les schéma ci-joints (fig. 76) feront mieux comprendre l'exécution de ces mouvements ; le brancard est représenté par un rectangle dont les grands côtés prolongés figurent les hampes, et

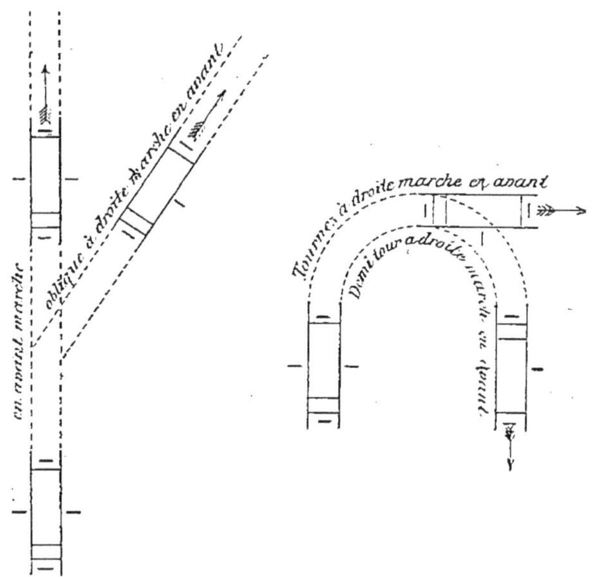

FIG. 76. — Dessins schématiques représentant la position du brancard dans les mouvements en avant, oblique à droite, tournez à droite, etc.

dont la surface est traversée par une ligne qui indique l'extrémité têtière, les petits traits disposés sur les quatre côtés représentant les quatre brancardiers.

POUR CHANGER LES PORTEURS

Lorsque l'équipe est en position, l'instructeur commande : « *Brancardiers, changez* ».

Le n° 1 prend la place du n° 2, le n° 2 du n° 4 et le n° 4 du n° 3; les brancardiers tournent ainsi de gauche à droite et font face sur le brancard, lorsqu'ils sont arrivés à leur nouvelle place.

MISE EN MARCHE DE LA SECTION

Si l'instructeur veut mettre les 4 équipes simultanément en mouvement, il commande :

Pour la marche directe en bataille : « *Section en avant, Marche* ».

Pour la marche oblique : « *Section, oblique à droite, Marche. En avant* ».

Pour la conversion : « *Section, demi tour à droite, Marche. En avant* ».

Enfin : « *Section, Halte* ».

Pour rompre la section. (La section étant en bataille pour former la section en colonne sur le flanc droit ou sur le flanc gauche.) — Le commandement : « *Section, à droite, en colonne, Marche* », permet de former la section en colonne sur le flanc droit.

Celui de : « *Section, à gauche en colonne, Marche* », sur le flanc gauche.

La formation en colonne est encore obtenue par le commandement : « *En avant, en colonne, Marche* », ou mieux : « *Par la droite, Rompez la section* ».

Dans la formation à gauche ou à droite en colonne, la direction de la colonne est parallèle au front de bataille ; dans la formation en avant en colonne, la colonne se forme en avant dans le prolongement du premier brancard (fig. 77).

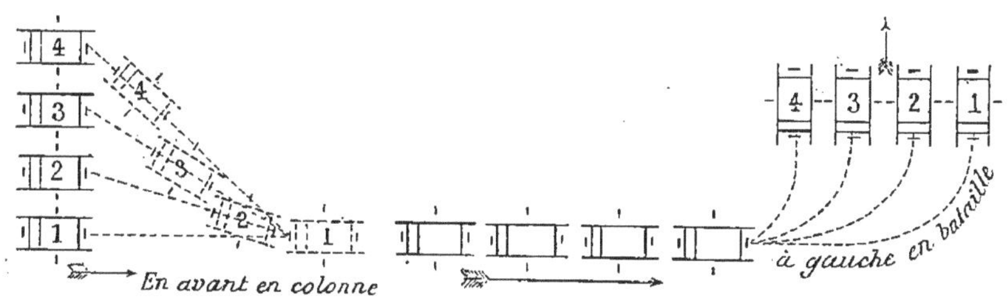

FIG. 77. — Dessin schématique, représentant la disposition des brancards dans les mouvements en avant en colonne, et à gauche en bataille.

Pour exécuter ce dernier mouvement, au commandement : « *En avant en colonne, Marche* », ou « *Par la droite, Rompez la section* ».

L'équipe de droite se porte droit devant elle, elle est suivie par celle qui est immédiatement à sa gauche, laquelle ne se met en mouvement que lorsque le brancardier du côté têtière l'a dépassée d'une longueur; celle-ci oblique alors à droite, et marche dans la nouvelle direction jusqu'à ce qu'elle rencontre la colonne où elle prend rang en se redressant; le mouvement est exécuté successivement par chacune des équipes qui oblique, d'autant plus qu'elle est plus éloignée de la première équipe dans la formation en bataille.

Pour former les équipes en bataille (fig. 78), la section étant en colonne, l'instructeur commande : « *En avant en bataille* », ou « *A gauche en bataille* », ou bien : « *Front; Halte; Alignement* ».

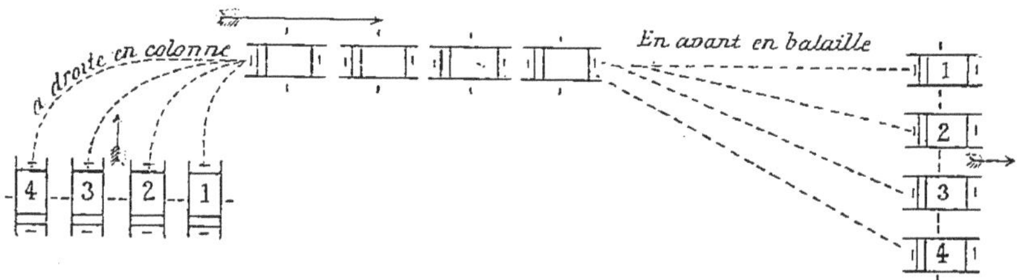

FIG. 78. — Dessin schématique représentant la disposition des brancards dans les mouvements à droite en colonne et en avant en bataille.

Au commandement de « *Front* », le brancard qui est en tête de la colonne, tourne à gauche et se porte droit devant lui ; au commandement de « *Halte* », il s'arrête ; les autres brancards exécutent successivement un à-gauche lorsqu'ils sont près d'arriver vis-à-vis de la place qu'ils doivent occuper dans la formation en bataille ; ils s'arrêtent à la hauteur du rang en ayant soin de conserver entre chaque équipe 1 mètre d'intervalle.

Lorsque la section est en ligne de bataille, tous les brancards sont perpendiculaires au front (fig. 77).

DÉMONTAGE DU BRANCARD

Pour démonter le brancard. — Le brancard étant à terre entre les brancardiers en position, l'instructeur commande : « *Démontez brancard* » (4 temps).

1er Temps. — Commandement : « *Un* ». Les brancardiers numéros 1 et 4 supposés porteurs, saisissent les hampes et renversent le brancard en le tournant de droite à gauche ; puis, fléchissant sur les jambes, ils appuient les hampes sur les cuisses.

2e Temps. — Commandement : « *Deux* ». Ils dégagent les traverses ; le brancardier n° 4 ayant défait la têtière, ils ramènent les traverses le long des hampes, ainsi que les pieds du brancard.

3e Temps. — Commandement : « *Trois* ». Ils enroulent chaque hampe dans la toile du brancard en la tournant en dedans ; la têtière, maintenue par le brancardier n° 4, est enroulée également de chaque côté sur les hampes.

4e Temps. — Commandement : « *Quatre* ». Les hampes étant rapprochées, chacun des brancardiers en action engage la poignée de la hampe, placée à droite, dans la boucle de la bretelle ; puis, se fendant en avant, il roule la bretelle autour du brancard replié, en la tournant de droite à gauche, de manière à envelopper le brancard dans toute sa longueur ; ils finissent en bouclant ensemble les deux bretelles.

Les brancardiers nos 2 et 3, en position de chaque côté du brancard n'interviennent pas dans cette manœuvre, si ce n'est en cas de difficulté imprévue.

POUR FORMER LES RANGS

Pour reformer les rangs et serrer les intervalles, l'instructeur commande : « *Front; A vos rangs* ».

Les brancardiers se replacent sur deux files, le n° 1 ayant le brancard dressé le long du corps et soutenu par la main gauche : « *Serrez les rangs ; Remettez brancards* ».

Chaque chef d'équipe (ou n° 1) va reporter le brancard à la voiture et revient à son rang.

Pour quitter la manœuvre ou faire rompre. — « *Rompez vos rangs* », ou « *Par le flanc gauche* » ou « *Droit, En avant, Marche* ».

MANŒUVRE DU BRANCARD CHARGÉ

Pour relever un blessé : « *Attention! première équipe, En avant, Marche* ».

Arrivé près du blessé, le chef d'équipe commande : « *Halte* ».

Il fait poser le brancard à terre le long du blessé, la têtière du brancard placée près de la tête de ce blessé. Celui-ci, après avoir reçu les premiers soins, est enlevé suivant les précautions recommandées, puis déposé sur le brancard. (Voir *manœuvre à bras*, page 86 et *Chargement du brancard*, page 104.)

Pour rapporter le blessé. — Le brancard étant chargé, le chef d'équipe commande : « *Attention! Enlevez* ».

Les deux porteurs se relèvent simultanément : « *En avant, Marche* ».

Le brancardier n° 1 a soin de partir du pied gauche, et le n° 4 du pied droit; ils se dirigent vers la voiture; ils s'appliquent à faire des pas égaux et à conserver la cadence. Les n°s 2 et 3 restent de chaque côté du brancard pour maintenir le blessé s'il était agité ou s'il menaçait de tomber (fig. 75). Arrivé à deux pas de l'arrière de la voiture sur laquelle le blessé doit être chargé, le brancardier n° 1 commande : « *Attention ! Halte ; Posez* ».

Le 1er commandement « *Attention* » n'étant qu'un commandement d'avertissement, les porteurs continueront à marcher, ils ne s'arrêteront qu'au deuxième commandement : « *Halte* ».

A celui de « *Posez* », ils fléchiront ensemble sur les jambes, poseront doucement et sans secousse le brancard à terre en suivant, pour ce placement, les instructions du sergent ou du caporal chef de section.

MANŒUVRE A QUATRE PORTEURS

Pour le transport à quatre, il faut choisir des hommes de même taille, obtenir une grande régularité dans les mouvements, afin de maintenir le brancard horizontal, et d'éviter toute secousse. L'instructeur ou le chef d'équipe commande : « *Pour porter à quatre* ».

Les brancardiers se placent à chaque extrémité du brancard, en dehors des hampes; ils se font face de chaque côté; le chef brancardier est en seconde ligne.

Au commandement : « *Attention!* », ils saisissent des deux mains, en se baissant, les poignées du brancard.

Au commandement : « *Enlevez* », ils se relèvent et soulèvent le brancard à la hauteur des épaules, puis faisant un quart de tour, ils se mettent la hampe sur l'épaule correspondante et l'assujettissent en l'embrassant avec la main du même côté.

Au commandement : « *En avant, Marche* », les porteurs partent, les deux premiers du pied gauche, les deux derniers du pied droit.

Pour arrêter : « *Halte* ».

Pour poser le brancard à terre : « *Attention ! Posez* ».

Les brancardiers prennent la poignée des hampes des deux mains, soulèvent légèrement le brancard afin de dégager l'épaule; en même temps ils exécutent un quart de tour et font face au brancard qu'ils abaissent ensuite avec ensemble en lui conservant son horizontalité.

MARCHE DANS UN ESCALIER. — A l'arrivée au pied de l'escalier, le chef d'équipe commande : « *Attention ! Demi-tour ; — Halte* ».

Les brancardiers qui portent à quatre le brancard sur l'épaule s'arrêtent au commandement : « *Halte* » ; les deux porteurs placés près de la tête sont alors en avant, par suite du demi tour qui a été exécuté préalablement.

Ils saisissent la hampe des deux mains, la dégagent de l'épaule et font face au brancard. Si l'escalier était trop étroit, les brancardiers se mettraient entre les hampes qu'ils soutiendraient de chaque main.

Au commandement : « *Marche* », les quatre brancardiers montent

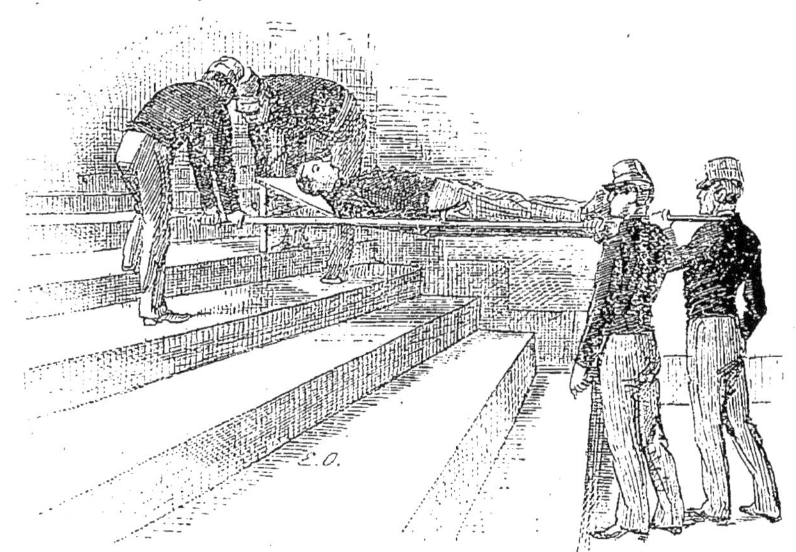

FIG. 79. — Marche de l'équipe dans un escalier.

l'escalier; les deux brancardiers de tête abaissent à mesure les hampes de façon que le brancard soit toujours à peu près horizontal, en maintenant cependant la tête plus élevée que les pieds (fig. 79).

Au moment d'atteindre les dernières marches, les brancardiers s'arrêtent de nouveau au commandement : « *Halte* ». Les deux porteurs de l'arrière dégagent les hampes de l'épaule et les prennent des deux mains, en se faisant face.

Au commandement : « *Marche* », ils montent les derniers échelons de l'escalier et, arrivés sur le palier, ils déposent le brancard au commandement : « *Posez* ».

S'il n'y a pas d'autres étages à monter, ils transportent directement le blessé dans la salle où il doit être placé.

Marche en terrain coupé. — En marche sur un terrain incliné, les porteurs doivent s'efforcer de maintenir le brancard dans un plan horizontal, les uns en fléchissant, les autres en allongeant les avant-bras, selon l'inclinaison du sol.

Quand ils gravissent un terrain fortement incliné, cette précaution est insuffisante. Alors, pour remédier à l'inclinaison du brancard, ils doivent porter le blessé la tête en avant et la maintenir un peu plus élevée que les autres parties du corps ; si, au contraire, ils descendent une pente, les pieds doivent être en avant.

Si l'on rencontre des obstacles saillants, tels qu'une haie ou un mur, ou bien un fossé, qu'on puisse franchir, et qu'on ne puisse pas tourner sans perdre un temps considérable, le chef d'équipe commande : « *Halte ; Attention ! Posez* ».

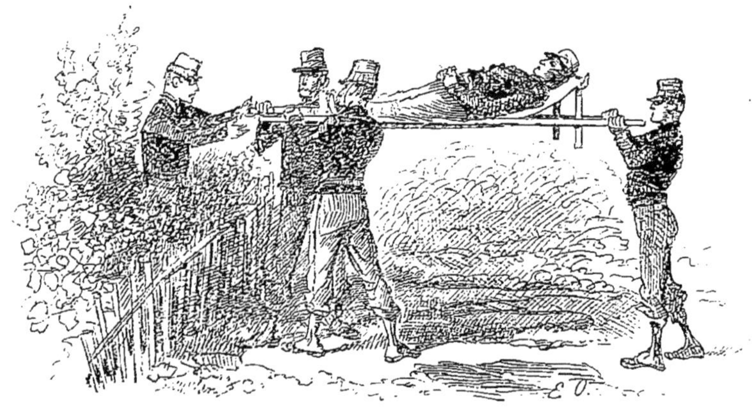

FIG. 80. — Passage d'une haie.

Si c'est un mur ou une haie, il franchit la clôture, les trois autres brancardiers placés, l'un en arrière entre les hampes, les deux autres de chaque côté du brancard près de la tête (fig. 80 et 81).

Le chef d'équipe commande : « *Enlevez* ». Alors, ces trois brancardiers soulèvent le brancard un peu plus haut que l'obstacle.

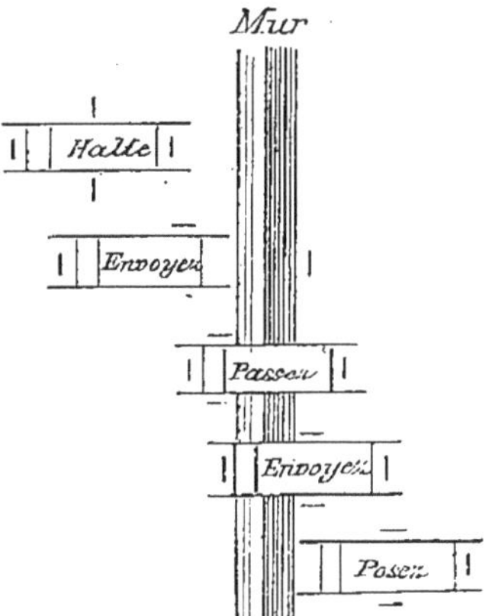

FIG. 81. — Dessin schématique, représentant les positions des brancardiers pour le passage d'un mur.

Cela fait, le chef d'équipe commande : « *Envoyez* », ils lui passent l'extrémité des hampes de l'autre côté de l'obstacle.

Lorsque le chef d'équipe a les hampes en mains, il commande : « *Passez* ». Les deux brancardiers de côté abandonnent le brancard, franchissent le mur, prennent les hampes de l'arrière et lorsqu'ils les tiennent, le chef d'équipe commande : « *Envoyez* ».

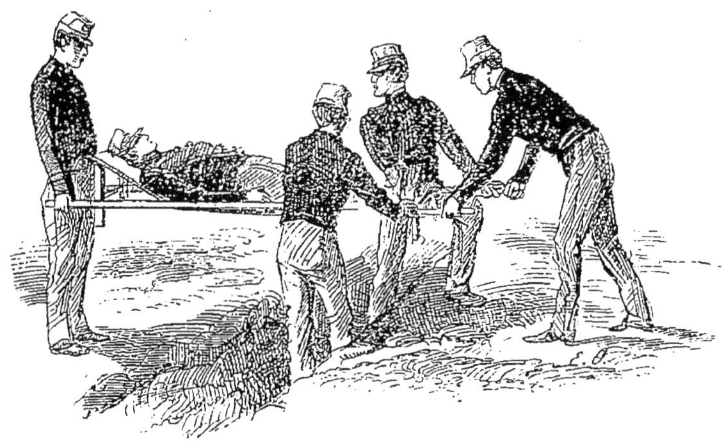

FIG. 82. — Passage d'un fossé.

Alors, le brancard est porté par un mouvement en avant au delà du mur. Le quatrième brancardier qui est resté derrière l'obstacle franchit le mur à son tour, pour reprendre sa place entre les hampes du brancard placé à terre par les trois brancardiers de l'avant; et la marche continue.

Pour franchir un fossé, même genre de manœuvre; ou bien les brancardiers de côté descendent dans le fossé (fig. 82), ou s'il y a

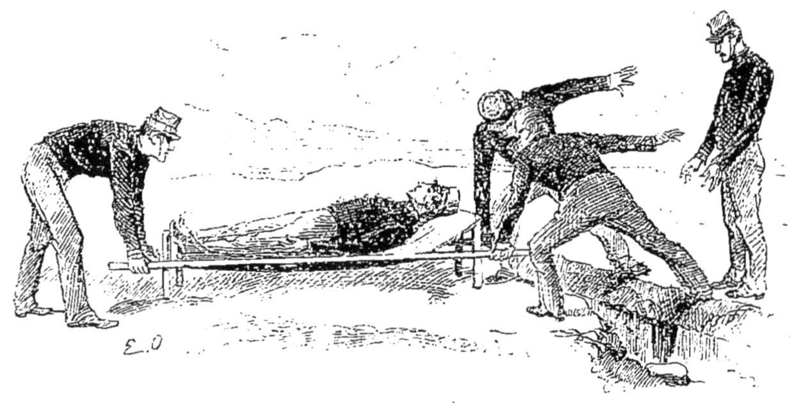

FIG. 83. — Passage d'un ruisseau.

de l'eau, ils se placent à cheval en travers du fossé (fig. 83), en appuyant un pied sur chaque bord et se faisant face; dans l'une ou

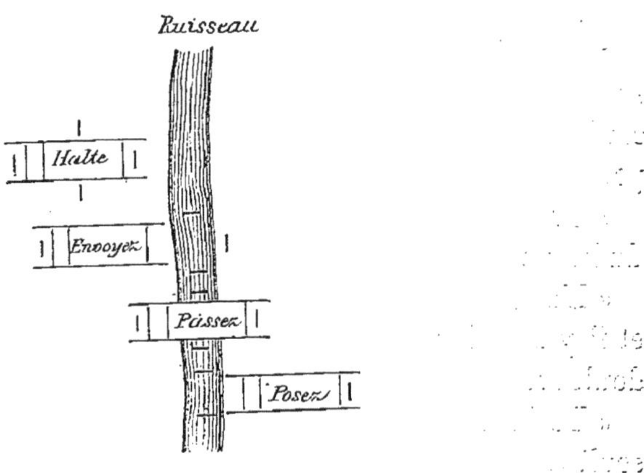

FIG. 84. — Schéma représentant la position des brancardiers pour le passage d'un ruisseau.

l'autre de ces positions, ces brancardiers aidés de celui qui est en deçà du fossé, saisissent d'abord les hampes antérieures qu'ils transmettent au brancardier qui a franchi l'obstacle, et prenant ensuite les hampes postérieures des mains du brancardier qui est en arrière, ils font passer le brancard de l'autre côté du fossé et le déposent à terre. Le quatrième brancardier devenu libre, passe à son tour le fossé. L'obstacle franchi, le brancard est transporté par deux brancardiers suivant les règles ordinaires (fig. 84).

Les autres obstacles sont franchis en exécutant une manœuvre analogue.

CHARGEMENT DU BRANCARD

Cette manœuvre a été décrite avec le transport à bras ; elle comprend le chargement du brancard :

1° A l'aide de deux brancardiers, un de chaque côté du blessé ou tous deux du même côté ;

2° Avec trois brancardiers, dont deux placés de chaque côté au niveau du tronc, le troisième aux membres inférieurs ;

3° Par quatre brancardiers, deux au tronc, deux aux membres inférieurs.

DÉCHARGEMENT DU BRANCARD

« Pour enlever un blessé de dessus son brancard, on procède avec la même douceur et les mêmes précautions que pour l'y placer. Autant que possible, un blessé ne doit être déplacé de son brancard que pour être couché dans un lit ou sur une litière, et jamais pour être mis sur un autre brancard. »

« Un seul brancardier, s'il est vigoureux, peut enlever le blessé du brancard. »

« Mais, avec deux brancardiers, la manœuvre est plus facile, et il y a moins à craindre d'imprimer au malade des mouvements douloureux. »

« Le brancard étant déposé au pied du lit, deux brancardiers soulèvent le blessé, après l'avoir saisi par les côtés, et, marchant latéralement, le transportent sur le lit, qu'ils abordent par l'extrémité inférieure et le placent entre eux. »

On peut aussi procéder de la manière suivante :

« Le brancard étant disposé parallèlement au lit, la tête du malade dirigée vers son extrémité supérieure, les deux porteurs se placent du côté du brancard opposé au lit, glissent les mains sous le malade et le soulèvent. Alors le brancard est enlevé rapidement par un aide, et les brancardiers, avançant de quelques pas, déposent le malade sur le lit. »

« Si le blessé est enlevé par un seul brancardier, il est utile que le malade s'aide en embrassant le cou du brancardier avec un ou deux bras. »

III. — MANŒUVRE DES VOITURES D'AMBULANCE

Les voitures d'ambulance affectées au transport des malades et blessés sont de deux sortes : 1° la voiture à quatre roues, dite omnibus (fig. 85); 2° la voiture à deux roues, dite légère d'ambulance,

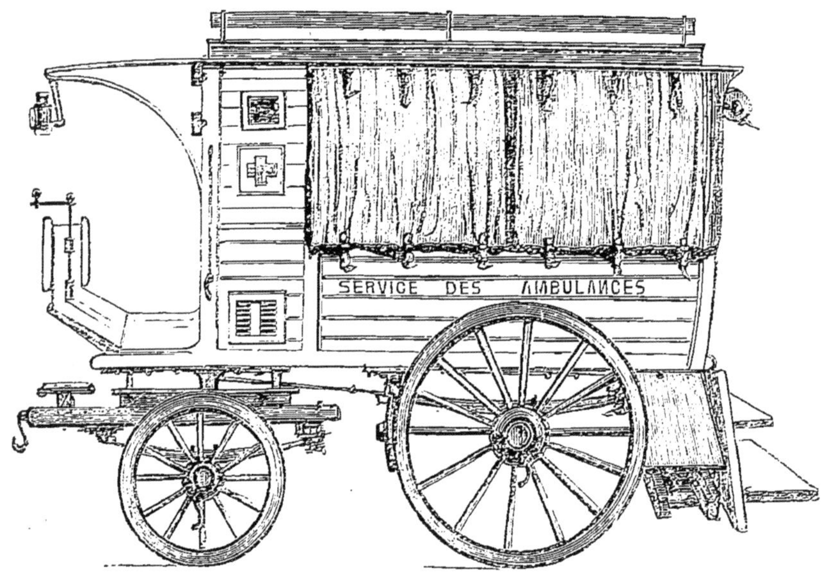

FIG. 85. — Voiture d'ambulance à 4 roues, dite omnibus.

(fig. 52 et 53). Les dispositions intérieures de la première de ces voitures permettent de transporter des malades assis sur des banquettes dressées le long des parois latérales (fig. 86), ou étendus sur des brancards suspendus.

Le nombre des malades à transporter assis dans l'intérieur est de 10 ; il ne peut être supérieur à 4, lorsque les blessés sont étendus sur les brancards, soit deux sur le plan inférieur et deux sur le plan supérieur.

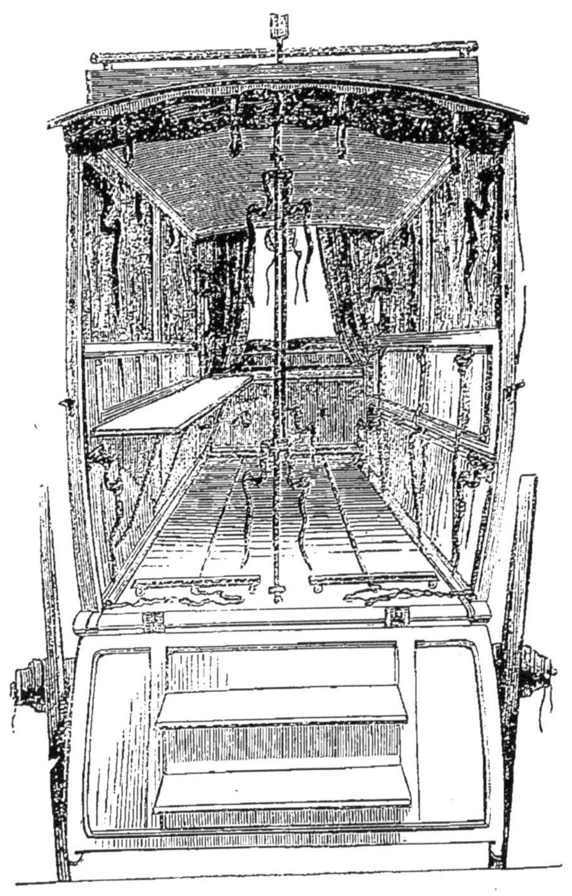

FIG. 86. — Disposition intérieure de la voiture d'ambulance à 4 roues; la banquette gauche est rabattue.

Lorsque le nombre des malades couchés n'excède pas 2, le chargement de la voiture peut être de 7 malades, dont 2 couchés et 5 assis.

L'aménagement de la voiture légère d'ambulance ne permet de transporter que deux malades couchés sur des brancards suspendus.

Dans l'axe longitudinal et médian de ces voitures, sont deux montants en fer, qui supportent, à droite et à gauche, des crampons qui correspondent à des crampons semblables suspendus aux parois latérales de la voiture et destinés à recevoir les poignées des hampes du brancard. Ces montants sont mobiles et ont un point d'appui sur le plancher de la voiture ; ils se relèvent et s'attachent au plafond quand on ne s'en sert pas.

Deux rails sur lesquels glisse un double chariot, maintenu par une chaînette (système Beaufort), sont fixés au plancher de la voiture.

CHARGEMENT DE LA VOITURE A 4 ROUES

Personnel préposé à cette manœuvre. — En temps ordinaire, pour aider au chargement des blessés dans la voiture à quatre roues, on peut compter sur les trois hommes qui trouvent place sur le siège de la voiture, c'est-à-dire deux infirmiers et le conducteur.

Lorsque les quatre brancards de la voiture omnibus devront être mis en service, à moins d'insuffisance de personnel, un caporal sera préposé spécialement à la direction des brancardiers ; il les surveillera, et, afin d'éviter la confusion et l'encombrement, il leur fera tout d'abord déposer les quatre brancards en bataille, à 3 mètres en arrière de la voiture, lorsqu'elle sera convenablement placée ; quatre brancardiers pourront alors procéder au chargement de chacun des brancards.

Parfois, les blessés sont apportés successivement, et dans ce cas, on n'aura que deux brancardiers pour aider les deux infirmiers au chargement.

S'il y a un nombre suffisant de brancardiers, le caporal brancardier, tout en surveillant ses hommes, prendra le soin de disposer sur le sommet de la voiture les sacs et les armes des blessés, au moment du chargement ; ces objets doivent être placés immédiatement au-dessus et dans l'ordre d'installation des malades dans la voiture.

L'infirmier chef est chargé de surveiller et de diriger toutes les opérations pour l'enlèvement des blessés et leur placement dans la voiture. Il fait tous les commandements nécessaires à cet effet.

Le chargement des brancards s'effectue par les soins de cet infirmier chef ou n° 1 et de l'infirmier aide ou n° 2, avec le concours des brancardiers qui ont apporté le blessé.

Pour charger un blessé, 4 hommes sont nécessaires ; on ne perdra pas de vue que le blessé doit toujours rester sur le brancard qui a servi à le relever sur le terrain. Nous supposerons d'abord qu'il ne se trouve que quatre hommes disponibles, deux infirmiers et deux brancardiers.

Soins préliminaires. — La voiture étant placée le plus avantageusement possible pour permettre le chargement par l'arrière, et les infirmiers rangés à 2 mètres environ sur le côté droit, l'instructeur commande : « *En action* ».

A ce commandement, l'infirmier chef cale les roues de droite et l'infirmier aide celles de gauche, en passant derrière la voiture.

Le conducteur se porte à la tête de ses chevaux, les maintient au besoin. Ce militaire ne devra prêter la main pour le chargement des blessés, que lorsque l'insuffisance du personnel rendra son concours absolument indispensable.

Ensuite, l'infirmier chef décroche vivement l'échelle placée à l'arrière de la voiture, la place entre les panneaux de droite, et prend sur le sommet de la voiture les brancards pour les remettre aux brancardiers, en remplacement de ceux sur lesquels ils ont apporté les blessés.

L'infirmier n° 2 déboucle les rideaux de l'arrière, en fait basculer le panneau, après l'avoir dégagé de ses deux tenons d'arrêt, et ouvre le marche-pied. Il monte sur ce marche-pied, achève de déboucler les rideaux de l'arrière, les relève en les roulant et les fixe au sommet de la voiture, au moyen des courroies disposées à cet effet. Les rideaux en toile imperméable qui ferment les parois latérales de l'omnibus ne seront relevés, que lorsque le temps le permettra, ou sur les indications du médecin. Montant alors dans l'intérieur de la voiture, il fait glisser sur les tringles, les rideaux de l'avant de la voiture, et sort de ses tenons la barre qui forme dossier au siège du conducteur. Puis seul, ou aidé de son camarade, il abaisse les deux montants en fer de l'avant et de l'arrière, et les fixe au plancher de la voiture, en abaissant les ressorts des tenons d'arrêt dans les douilles du plancher. Il s'assure que les crampons sont solides et bien assujettis; il place enfin le chariot sur le rail, le ramène vers l'arrière de la voiture, en ayant soin que la chaîne d'attache en soit libre.

Ces dispositions prises, l'infirmier chef et son aide se placent, le premier à droite, le second à gauche de la voiture.

POUR CHARGER LES BRANCARDS. — Dès l'arrivée des blessés, les brancards ayant été déposés à terre, s'il n'y a que deux brancardiers par brancard, l'infirmier chef se porte vis-à-vis et à droite du brancardier n° 1 et l'infirmier n° 2 vis-à-vis et à gauche du brancardier n° 2. Les quatre hommes se font face deux à deux, chacun étant placé en dehors des hampes du brancard, comme pour la manœuvre à quatre porteurs (fig. 87).

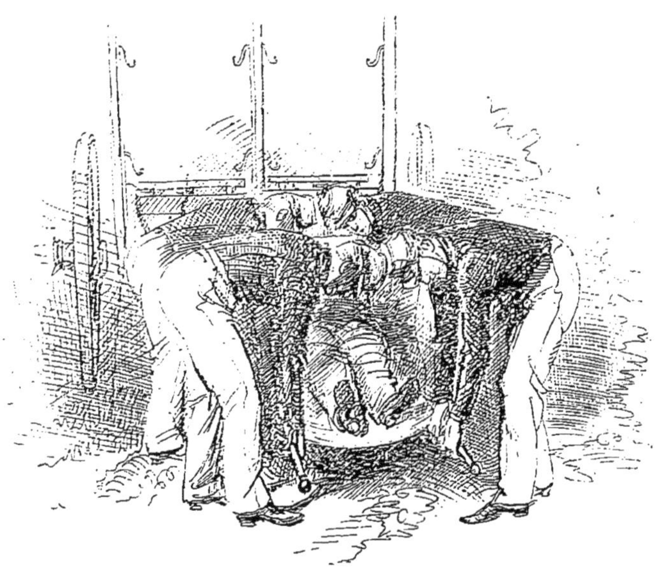

FIG. 87. — Chargement de la voiture d'ambulance, 1er temps.

L'instructeur commande : « *Chargez brancard* ».

1er temps. (Pour élever le brancard à la hauteur du plancher de la voiture et pour placer les pieds de tête sur le chariot-rail.) Commandement : « *Un* ».

L'infirmier chef commande alors : « *Attention! Enlevez* ».

A ce commandement, chacun des porteurs prenant des deux mains l'extrémité de la hampe placée devant lui, soulève le brancard, en ayant soin de le maintenir dans une position horizontale, et l'amène à hauteur du plancher de la voiture (fig. 88).

L'infirmier chef, aidé du brancardier n° 1, engage les pieds de devant du brancard dans le chariot roulant.

Le brancardier n° 2 et l'infirmier n° 2 soulèvent en même temps l'arrière du brancard, pour le maintenir à la même hauteur.

2e temps. (Pour engager toute l'étendue du brancard dans la

voiture.) Commandement : « *Deux* ». — L'infirmier chef commande : « *Poussez* ».

A ce commandement, le brancardier n° 1 et le brancardier n° 2 dirigent doucement le brancard jusqu'à l'extrémité du rail. Pendant ce temps, les infirmiers passant, l'un par la droite de la voiture, l'autre par la gauche, se portent rapidement sur le

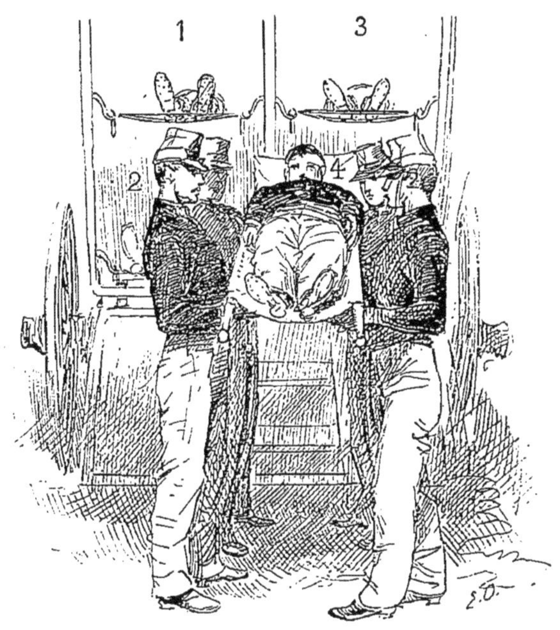

FIG. 88. — Chargement de la voiture d'ambulance ; placement du 4e brancard.

siège de la voiture et saisissent chacun la hampe du brancard en face de laquelle ils se trouvent.

Les brancardiers nos 1 et 2, placés à l'arrière, montent sur le marche-pied, et saisissent de même les hampes du brancard, le premier la hampe de gauche, le second la hampe de droite.

3e temps. (Pour élever le brancard à la hauteur des crampons). Commandement : « *Trois* ». — L'infirmier chef commande : « *Enlevez* ».

A ce commandement, les quatre hommes soulèvent à la fois et doucement le blessé à la hauteur des crampons supports du plan supérieur. Ils ont soin d'éviter avec la main libre, les courroies et crampons inférieurs qui gêneraient l'opération.

4e temps. (Pour placer les poignées dans les crampons et les assujettir.) Commandement: « *Quatre* ». — L'infirmier chef commande : « *Placez* », — « *Bouclez* ».

Au premier commandement, les poignées des hampes sont engagées dans les quatre crampons.

Au second commandement, qui ne sera fait que lorsque l'infirmier chef se sera assuré que le brancard est solidement suspendu, les quatre hommes assujettissent le brancard dans les supports et bouclent les courroies de fermeture.

L'opération terminée, l'instructeur commande : « *Rompez* ».

A ce commandement, chacun retourne à son poste, c'est-à-dire les brancardiers sur le terrain du combat, et les infirmiers à l'arrière de la voiture.

La même manœuvre se répète pour le 2e blessé, qui sera placé sur le plan inférieur et au-dessous du 1er brancard. Les mêmes commandements seront renouvelés et le brancard sera suspendu aux crampons du plan inférieur.

La manœuvre est beaucoup plus simple lorsqu'il y a quatre brancardiers par brancard; dans ce cas, dès le commencement du chargement, les deux infirmiers restent sur le siège de la voiture, et n'ont plus à venir à l'arrière pour placer chaque brancard sur le chariot-rail.

Si la voiture ne doit transporter que des blessés couchés, on procédera pour l'autre côté comme il a été indiqué ci-dessus. Les brancards sont alors chargés dans l'ordre indiqué par les chiffres 1, 2, 3 et 4 de la figure 88.

Si, au contraire, les deux blessés couchés, étant installés, il n'y a plus à transporter que des malades qui peuvent faire le trajet assis, l'infirmier chef abat la banquette du côté libre. Les blessés montent un à un, le plus malade en premier; on ne placera le deuxième que lorsque le premier sera convenablement installé.

La banquette peut recevoir cinq hommes assis, mais ce chiffre ne sera atteint que lorsque les hommes à transporter ne seront pas gravement blessés. Dans le cas où la voiture n'aurait à transporter que des malades pouvant supporter le trajet assis, les deux montants en fer seront relevés au plafond et bouclés. Les deux banquettes seront rabattues.

Le chargement de la 2e banquette est identique à celui de la 1re. Le chargement étant complété de l'une ou de l'autre façon, le marche-pied sera relevé à l'arrière et la voiture fermée.

Départ. — Avant de se mettre en route ou pendant la manœuvre, on charge sur l'impériale de la voiture les effets et armes de chaque malade, ainsi qu'il a été prescrit précédemment.

Les brancards, qui appartiennent à la voiture et qui n'auront pas été utilisés, seront également placés sur l'impériale et fixés par les sangles de la galerie ; les bretelles des brancards chargés sont enfermées dans le coffre.

L'infirmier chef s'assure que la lanterne à l'avant de la voiture, est pourvue d'une quantité d'huile et de mèche suffisante. Le conducteur monte sur le siège : « *En avant, Marche* ».

DÉCHARGEMENT DE LA VOITURE D'AMBULANCE

Pour procéder au déchargement des blessés couchés, on prend les mêmes dispositions que pour le chargement. La voiture étant placée le plus avantageusement possible, l'instructeur commande : « *En action* ».

Les roues étant calées, l'infirmier chef, passant par la droite va rabattre l'arrière de la voiture, ouvre le marche-pied et relève les rideaux s'ils ont été fermés. L'infirmier n° 2, resté sur l'avant, ouvre les rideaux derrière le siége, les fixe et dégage de ses coulisses la barre d'appui.

Pour décharger les brancards. — Ces dispositions prises, « *Déchargez brancard* », l'infirmier chef remonte à droite, sur le siége de la voiture, tandis que les deux brancardiers se tiennent à l'arrière de la voiture ; le brancardier n° 1 à gauche, le brancardier n° 2 à droite.

1er temps. (Pour déboucler les courroies qui assujettissent les poignées sur les crampons.) Commandement : « *Un* ». — L'infirmier chef commande : « *Débouclez* ».

A ce commandement, les 4 hommes débouclent les courroies de fermeture des crampons qui supportent le brancard du plan inférieur.

2e temps. — (Pour dégager les hampes des crampons et pour poser le brancard sur le plancher de la voiture et sur le chariot-rail.) Commandement : « *Deux* ». — Après que l'infirmier chef s'est assuré que le chariot, roulant sur le rail, est bien placé, et la chaînette libre, il commande : « *Enlevez* ».

A ce commandement, le brancard inférieur est enlevé à la

hauteur nécessaire pour dégager les hampes des crampons, puis posé doucement sur le fond de la voiture, les deux pieds de devant dans le chariot roulant.

3e Temps. (Pour tirer le brancard en dehors de la voiture.) Commandement : « *Trois* ». — L'infirmier chef commande alors : « *Tirez* ».

A ce commandement, les brancardiers n° 1 et n° 2 amènent le brancard hors de la voiture jusqu'à l'extrémité du rail. Ils doivent avoir soin de procéder sans brusquerie, en maintenant le brancard dans une position horizontale. Pendant ce temps, l'infirmier chef et l'infirmier n° 2 descendent du siège, se portent vivement à l'arrière de la voiture, le premier passant par la droite, le second par la gauche, et viennent saisir chacun la poignée de la hampe, du côté têtière, en face de laquelle ils se trouvent.

4e Temps. (Pour enlever le brancard et le poser à terre.) Commandement : « *Quatre* ». — L'infirmier chef commande : « *Soulevez. — Posez* ».

Au premier commandement, les quatre hommes enlèvent le brancard de la voiture. Au second commandement, ils le placent sans secousse à terre, à 3 mètres en arrière, et dans le prolongement de la voiture.

Les porteurs se placent alors entre les hampes, le brancardier n° 1 à la tête du blessé ; ils assujettissent les bretelles, saisissent les poignées et, au commandement de : « *Enlevez* », fait par le brancardier n° 1, se redressent simultanément et transportent le blessé à son lit, en se conformant aux prescriptions de la présente instruction sur la manière de rompre le pas et d'éviter les secousses.

Le déchargement du 2e blessé du plan supérieur, s'opère par les mêmes moyens et sur les mêmes commandements.

La présence de quatre brancardiers autour de chaque brancard simplifie beaucoup la manœuvre et permet aux infirmiers de rester à l'avant de la voiture.

Lorsque le chargement de la voiture comprendra des malades assis, on ne commencera à les faire sortir de la voiture qu'après l'enlèvement des blessés couchés.

Les infirmiers se placent à cet effet, de chaque côté du marchepied pour les aider à descendre. Les malades descendent un à un ;

celui assis à l'arrière de la voiture descend le premier; on ne déplacera le 2e que lorsque le 1er aura été mis entre les mains des infirmiers désignés pour le soutenir et le conduire à son lit.

Lorsque le déchargement aura été opéré et l'impériale débarrassée des armes et effets des blessés, l'infirmier chef veillera à ce que les brancards affectés à la voiture y soient replacés, afin d'être prêt à retourner sur le lieu de l'action, si l'ordre lui en est donné.

CHARGEMENT DE LA VOITURE LÉGÈRE D'AMBULANCE

Ainsi qu'il a été dit, l'aménagement de cette voiture ne permet de transporter que deux malades couchés.

Il n'est affecté au service de cette voiture que deux hommes, un infirmier et un conducteur.

Le placement des brancards dans la voiture et le déchargement, s'opèrent conformément aux indications relatives aux manœuvres du chargement des blessés dans la voiture d'ambulance, dite omnibus, et par les mêmes moyens.

Après avoir fait placer convenablement la voiture et caler les roues, l'infirmier a soin de rabattre les chambrières fixées à l'avant et à l'arrière.

La manœuvre s'exécute sur les mêmes commandements qui sont faits par l'infirmier.

IV. — MANŒUVRE DES CACOLETS ET DES LITIÈRES

(TRANSPORT A DOS DE MULET)

TRANSPORT AVEC LES CACOLETS

Les cacolets sont des fauteuils destinés à être accrochés de chaque côté du bât d'un mulet. Ils sont formés de montants en fer, articulés et à charnières, réunis en arrière par un dossier auquel est fixée une ceinture. Ils présentent en dehors un accotoir qui sert d'appui au bras du malade (fig. 89).

Deux courroies, partant du siège, soutiennent une planchette sur laquelle doivent reposer ses pieds.

Toutes ces parties se replient les unes sur les autres, lorsqu'on ne se sert pas des cacolets.

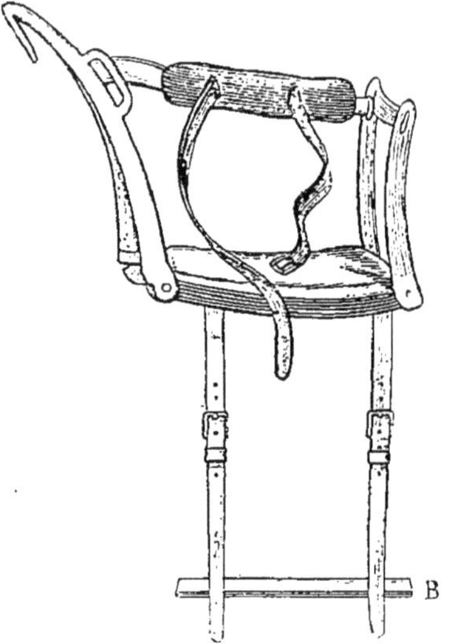

FIG. 89. — Cacolet du côté gauche.
B, planchette marchepied.

Les malades sont assis parallèlement au mulet et regardent dans la même direction que lui (fig. 90).

CHARGEMENT DES CACOLETS

« Pour charger les cacolets, le conducteur tient son mulet par les rênes et appuie, pour faire contre-poids, sur le cacolet de gauche afin de l'empêcher de tourner. »

« Le malade aidé par un brancardier, monte à droite. Il met le pied gauche sur le marche-pied, saisit le bât de la main droite, l'accotoir de la main gauche, et monte en se tournant pour s'asseoir. »

« Le blessé qui monte à gauche s'y prend de la même manière, mais met d'abord le pied droit sur le marchepied, et place les mains en sens inverse. »

« Lorsque le malade n'est pas assez fort pour monter seul, deux brancardiers le prennent sur leurs bras et le déposent sur le siège. Il est maintenu avec la ceinture de cuir qui est attachée au dossier. »

« S'il n'y a qu'un malade à transporter, le conducteur monte sur le second cacolet. »

« Les deux cacolets doivent se faire équilibre. Si les malades présentent une inégalité de poids, on rétablit l'équilibre en ajou-

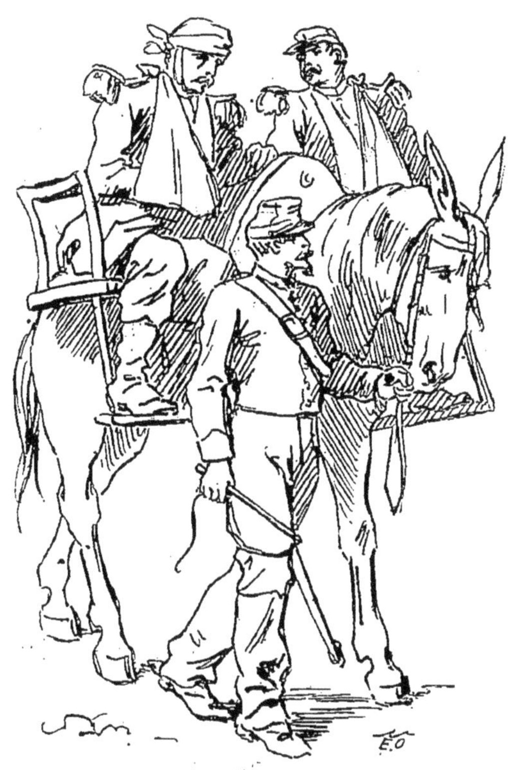

FIG. 90. — Cacolets chargés.

tant du côté le moins lourd un sac, des vêtements, ou tout autre objet qu'on suspend au cacolet. »

DÉCHARGEMENT DES CACOLETS

« Les malades doivent descendre ensemble ; ils sont aidés, s'il y a nécessité. Dans le cas où ils ne peuvent descendre que l'un après l'autre, le conducteur appuie sur le cacolet devenu vide. »

TRANSPORT EN LITIÈRES

« Les litières sont des couchettes en fer, que l'on suspend, par paire, au bât d'un mulet. La partie qui correspond à la tête est légèrement relevée ; elle est surmontée d'un châssis mobile, recouvert d'un rideau qui sert à protéger le blessé contre le soleil ou la pluie » (fig. 91).

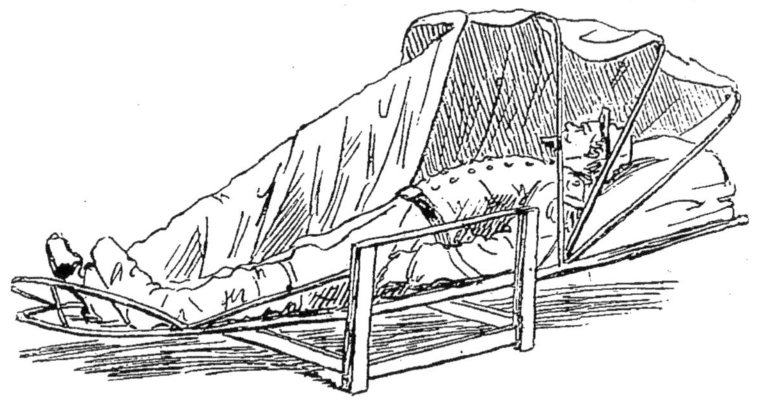

FIG. 91. — Litière gauche.

« On les distingue en litière de droite, et litière de gauche. Les litières vides se replient et s'appliquent contre le bât. Les litières sont affectées aux hommes atteints de fractures des membres inférieurs ou de blessures graves et qui ne peuvent pas être transportés assis. »

CHARGEMENT DES LITIÈRES

« Les litières étant posées à terre parallèlement, à 3 mètres l'une de l'autre, et recouvertes d'une couverture de campement, les brancardiers prennent le malade par les côtés et le déposent sur la litière, d'après les règles établies pour le chargement des brancards. »

« Le mulet est ensuite amené par le conducteur et placé entre les litières, la croupe tournée du côté opposé au châssis de tête. Le conducteur le maintient pour l'empêcher d'avancer ou de reculer, pendant le chargement des litières. »

« La litière de gauche est d'abord chargée sur le mulet. Au commandement : « *Attention* », quatre brancardiers la saisissent par les angles du châssis. Au commandement : « *Enlevez* », ils l'élèvent horizontalement et l'appuient au bât ; au commandement : « *Placez* », les deux hommes les plus rapprochés du mulet saisissent en même temps, l'un de la main droite, l'autre de la main gauche, les chaînes des montants qu'ils engagent par l'un des derniers chaînons, dans les crochets du bât. »

« Dès que la litière est accrochée, une cinquième personne la soutient, en appuyant l'épaule droite sous la dernière traverse en fer pour empêcher le bât de tourner. »

« Les quatre brancardiers se portent alors rapidement et immédiatement à la litière de droite, en passant, deux devant le mulet et deux derrière, et la chargent comme celle de gauche. »

« Il faut que les litières soient bien équilibrées et horizontales. »

« Les malades couchés sur les litières ont la tête dirigée du côté de l'avant-main. Avec le mode de chargement opposé, les mulets sont plus solides, fatiguent moins, mais les malades éprouveront des réactions plus dures. »

DÉCHARGEMENT DES LITIÈRES

« Le conducteur détache un certain nombre de courroies, roule le rideau, abaisse le châssis de tête et tient son mulet par les rênes. »

« Un brancardier soutient la litière de droite avec l'épaule, pour empêcher le bât de tourner. »

« Quatre autres, au commandement : « *Attention* », saisissent la litière de gauche aux quatre angles. Au commandement : « *Enlevez* », ils la soulèvent avec précaution. »

« Les deux hommes les plus rapprochés du mulet décrochent les chaînes, et au commandement : « *Posez* », la litière est déposée à terre sans secousse. »

« Les quatre brancardiers se portent ensuite à la litière de droite, et la déchargent de la même manière. »

« Le transport avec les cacolets et les litières est avantageux dans les terrains accidentés où les voitures ne peuvent pas arriver. Mais il est pénible, surtout en cacolet; les blessés sont soumis à des secousses violentes et exposés à des chutes. »

V. — MANŒUVRE D'EMBARQUEMENT EN WAGON

AMÉNAGEMENT DES WAGONS DE MALADES ET DE BLESSÉS

S'il est superflu de faire connaître aux brancardiers et aux infirmiers les mesures adoptées pour assurer la dissémination des malades et des blessés, et leur évacuation rapide sur les hôpitaux éloignés du champ de bataille, il est cependant très opportun de leur donner une idée de l'aménagement des wagons destinés au transport des malades, et de leur signaler les règles suivies pour le classement des blessés dans les différentes catégories de véhicules ; il est surtout indispensable de leur montrer les précautions à prendre pour charger avec célérité et sans accident les blessés graves dans l'intérieur de ces wagons.

Comme il est nécessaire d'exercer les troupes de toutes armes aux manœuvres d'embarquement, en vue d'une mobilisation, il nous semble aussi important de compléter l'instruction des brancardiers par des exercices préparatoires d'embarquement.

On pourra procéder à ces exercices en suivant les instructions réglementaires qui concernent les manœuvres ordinaires d'embarquement et en s'appuyant sur le Règlement général pour les transports militaires par chemin de fer.

Au sujet de l'organisation des trains d'évacuation pour le transport des blessés, ce règlement porte trois articles qui doivent nous intéresser tout d'abord :

1° Art. 157. — *Emploi du matériel roulant des compagnies.* — « Les voitures à voyageurs de 1re, 2e et 3e classes sont réservées aux militaires atteints de blessures légères et pouvant être transportés assis. »

« Les wagons de 1re et de 2e classes, sont affectés aux officiers, ainsi qu'aux malades qui ont le plus besoin de ménagements ; ceux de 3e seront pour les moins souffrants. »

« Les voitures à voyageurs ne reçoivent pas d'aménagements spéciaux. Les wagons à marchandises, aménagés pour les transports de troupes, ne sont utilisés pour le transport des militaires malades ou blessés pouvant voyager assis, que dans les cas d'absolue nécessité. »

« Les wagons à marchandises couverts servent au transport des militaires blessés ou gravement malades qui doivent être transportés couchés. »

« Les wagons reçoiventdes aménagements spéciaux (lits de camp, lits ou brancards suspendus, moyens d'éclairage, etc.). »

2° Appendice V, art. 6. — *Aménagement des wagons de malades et de blessés.* — « On emploie à cet effet les brancards ordinaires munis de paillasses ou de matelas disposés sur les appareils de suspension actuellement adoptés pour les trains sanitaires improvisés[1]. »

« En cas d'urgence, des aménagements de fortune peuvent être employés en observant les précautions suivantes :

Afin d'éviter les inconvénients inhérents à l'emploi de la paille de couchage répandue sur les planches des wagons, on peut faire usage de paillasses. »

« Les coins des paillasses, laissés vides, sont ficelés de manière à servir de poignées. »

« Les brancards ordinaires, placés directement sur le plancher des wagons, constituent un mode de couchage qui ne doit être employé qu'en cas de nécessité. Pour éviter la transmission des trépidations de la voiture, il faut, autant que possible, interposer entre le brancard et le plancher un objet élastique. A cet effet, les extrémités des hampes peuvent être appuyées soit sur deux bottillons de paille, soit même sur deux fagots de bois. »

« Les paillasses ou brancards sont toujours disposés suivant l'axe du wagon, trois de chaque côté. Chaque wagon peut ainsi recevoir six hommes couchés; en cas de besoin, on transportera un septième malade en plaçant une couchette perpendiculairement à l'axe du wagon, la tête appuyée contre l'une des portes latérales. Cette septième place est réservée pour l'homme le moins gravement atteint. »

« Chaque wagon porte une inscription à la craie indiquant son numéro d'ordre dans le train et son affectation. »

3° Appendice V, art. 13. — (*Embarquement et débarquement des malades et des blessés*). — « L'embarquement des malades et des blessés se fait, autant que possible, sur un quai abrité, en utilisant, au besoin, les salles d'attente des voyageurs comme dépôt provisoire. »

« Les malades qui peuvent marcher sont conduits par les infirmiers, qui les aident à monter en wagon et les font coucher immédiatement aux places assignées. »

« Quant aux malades et blessés couchés, chacun d'eux est embar-

---

[1] Ce système, qui est celui du colonel d'artillerie Bry, permet de placer six brancards dans un wagon; il consiste à attacher aux parois du wagon et à une hauteur déterminée au-dessus du plancher, deux traverses munies de ressorts élastiques et sur les échancrures desquelles reposent les brancards.

qué sur un brancard qu'il conserve pendant tout le trajet. Trois infirmiers suffisent pour la manœuvre de chaque brancard. »

« Les médecins ont soin de faire placer dans les wagons du milieu du train les hommes dont l'état exige l'assistance médicale pendant la route. »

En règle générale, les infirmiers sont répartis dans les wagons de malades et de blessés à raison d'un par wagon.

Dès que le train est arrivé à destination, les wagons sont déchargés avec la plus grande célérité possible, et les malades ou blessés sont transportés à l'hôpital, sans le moindre délai, dans des voitures ou sur des brancards.

Pendant l'exécution des manœuvres d'embarquement, le médecin fera comprendre aux brancardiers et aux infirmiers combien il est utile de procéder avec ordre, et comment on doit classer les blessés suivant la gravité et le siège de leurs blessures, soit pour les véhicules à occuper, soit pour la place qui devra être réservée dans chaque wagon aux blessés les plus grièvement atteints; il fera ressortir toute l'importance d'un embarquement rapide au moment où il est absolument urgent de rendre libres les voies ferrées, à proximité d'une armée, et il insistera sur la nécessité d'éviter toute maladresse pendant le maniement des brancards chargés, maniement surtout difficile dans un espace aussi limité que celui d'un wagon.

Dispositions à prendre pour l'exécution de la manœuvre. — Les exercices préparatoires consisteront : 1° à ranger les blessés en face des wagons respectifs qu'ils doivent occuper; 2° à embarquer successivement les malades couchés; 3° à déposer les brancards dans l'intérieur des wagons, d'après les règles prescrites et suivant le mode adopté réglementairement.

On procédera avec la même méthode au déchargement des malades couchés, et on suivra pour ces exercices les dispositions énoncées dans l'instruction spéciale d'embarquement des troupes en chemin de fer.

On utilisera à cet effet les caisses de wagons construites par le génie dans les casernes de cavalerie ou d'artillerie, en vue de faciliter les exercices préparatoires à l'embarquement et au débarquement des chevaux.

Ces constructions sont établies ordinairement dans les conditions suivantes :

Un plancher de cinq mètres 60 de longueur sur 2 m. 50 est établi sur le sol, à l'aide de madriers posés sur des poutrelles; autour de ce plancher, est élevée une cloison de 1 m. 30 de hauteur, interrompue au milieu de chaque long côté, sur une longueur de 1 m. 50, pour représenter l'entrée du wagon. De chaque côté, sont creusés des fossés destinés à figurer deux quais.

On pourra compléter la figuration d'un train, en dessinant sur le sol au cordeau et à la pelle des cadres rectangulaires d'égale dimension et tracés à un mètre de distance les uns des autres.

On désignera ceux des compartiments qui doivent être réservés aux malades assis, et ceux qui seront destinés aux blessés couchés; et dans ces conditions, on pourra, sur toute la longueur de ce train d'évacuation simulé, faire passer les brancardiers par toute la série des exercices préparatoires à l'embarquement et au débarquement des malades.

En répétant ces exercices, on verra combien sont rendues difficiles les manœuvres du brancard, par les dimensions si restreintes

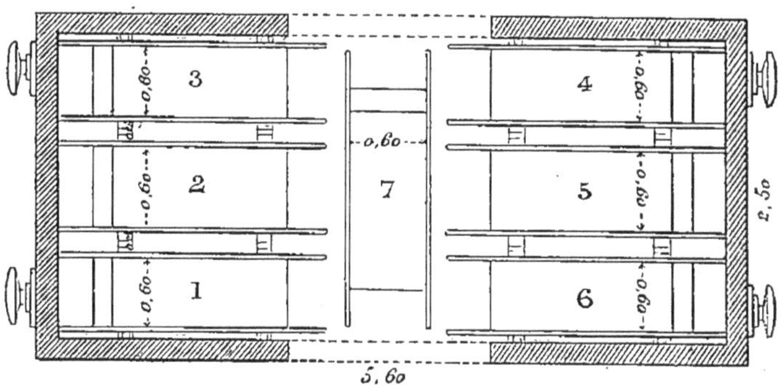

FIG. 92. — Disposition des brancards dans l'intérieur d'un wagon à bagages.

du wagon à bagages; ainsi, sachant que le brancard réglementaire a 2 m. 25 de longueur et 0 m. 60 de large, il est facile de comprendre que ces brancards, disposés comme l'indique le croquis explicatif du règlement, ne laissent entre eux qu'un espace très limité et trop insuffisant pour que les infirmiers puissent s'y mouvoir à l'aise et donner les soins aux malades. Dans ces conditions, notre règlement reconnaît que chaque wagon ne doit recevoir que six blessés couchés; mais il ajoute qu'en cas de besoin on peut faire occuper la 7e place par un blessé moins gravement atteint.

Ainsi que le démontre la figure 92, qui représente la coupe d'un wagon, il semble cependant bien nécessaire de réduire à 6 le nombre des malades couchés et de supprimer le 7e brancard.

MANŒUVRE D'EMBARQUEMENT DANS LES TRAINS SANITAIRES IMPROVISÉS

Pour introduire les brancards dans les wagons et pour les disposer successivement sur chaque paire de traverses Bry, de manière à ce que la têtière des brancards se trouve placée vers le fond du wagon, on doit procéder dans l'ordre suivant :

Le premier brancard à placer dans l'une des rangées, occupera l'angle le plus éloigné de la porte d'entrée;

Le deuxième brancard, l'angle le plus voisin de cette porte;

Le troisième brancard, l'espace entre les deux premiers (fig. 93);

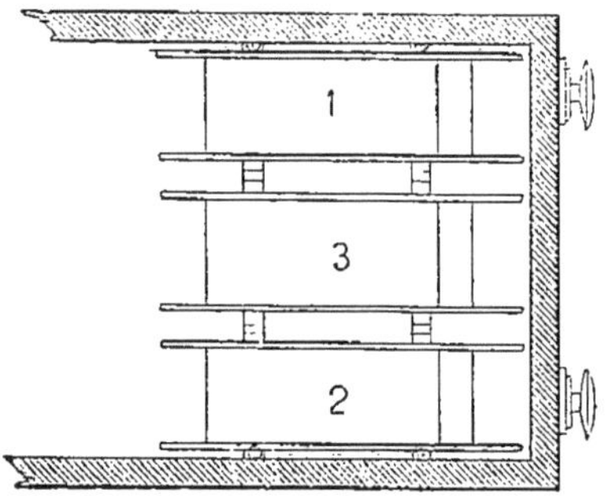

FIG. 93.—Disposition des brancards sur les traverses Bry, suivant l'ordre de chargement.

De même pour l'autre rangée. (*Règlement sur le service de santé en campagne*, notice de l'appendice V.)

CHARGEMENT DU WAGON

La manœuvre nécessite trois infirmiers et quatre brancardiers.

Les infirmiers 1, 2, et 3 restent dans l'intérieur du wagon pendant toute la durée de la manœuvre. Les quatre brancardiers transportent les brancards du quai à l'entrée du wagon et aident à les introduire, tout en restant sur le quai.

« *En action* ». Les trois infirmiers disposent les traverses Bry dans l'intérieur du wagon. Les brancardiers apportent les brancards sur le quai et les placent en bataille à trois mètres le long du wagon, la têtière dirigée vers le wagon.

« *Chargez brancards* [1]». (Trois temps pour chaque brancard.)

1er temps. (Pour apporter le brancard à l'entrée du wagon.) Commandement : « *Un* [2]». — Les infirmiers se placent, les numéros 1 et 2 à l'entrée du wagon, le numéro 3 dans l'espace situé entre la traverse de tête et le fond du wagon où il reste jusqu'à la fin de la manœuvre de placement des trois premiers brancards.

Les brancardiers se placent à chaque poignée du premier brancard, comme pour porter à quatre. « *Attention! Enlevez* [3]», ils l'apportent à l'entrée du wagon en l'élevant à la hauteur du plancher; les brancardiers de tête présentent les poignées à l'infirmier 1 (fig. 94).

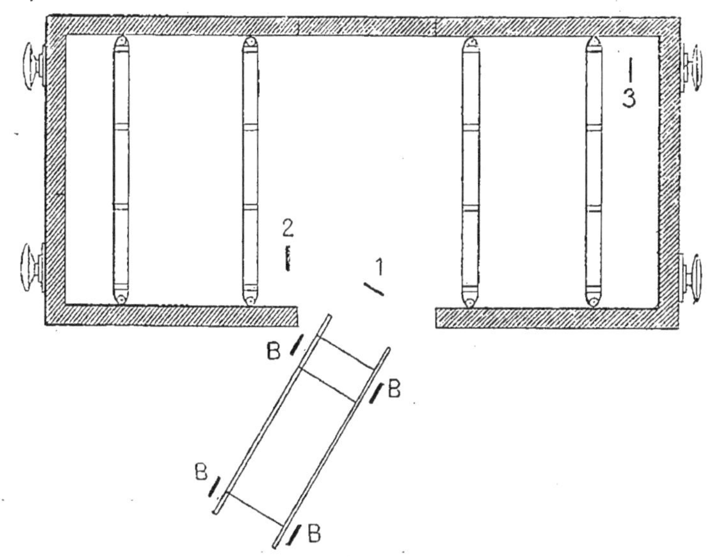

FIG. 94. — Chargement du 1er brancard sur les traverses Bry (1er temps).
1, 2, 3, infirmiers. — B, brancardiers.

2e temps. (Pour introduire le brancard dans le wagon.) Commandement : « *Deux* [1]». — L'infirmier 1, se place entre les poignées comme pour le transport à deux, les saisit et soulève légèrement le brancard qu'il attire dans l'intérieur du wagon. « *Envoyez* [2]. » Les brancardiers aident à ce mouvement en faisant avancer l'extrémité du brancard qui est ainsi introduit dans le wagon.

3e temps. (Pour mettre le brancard en place.) Commandement : « *Trois* ». L'infirmier 2 se plaçant, entre les hampes à cette extré-

[1] Commandement prononcé par l'instructeur.
[2] Commandement fait par l'infirmier 1.
[3] Commandement du chef d'équipe.

mité, le brancard est transporté dans l'angle le plus éloigné de la porte d'entrée où se trouve l'infirmier 3 (fig. 95). Cet infirmier doit

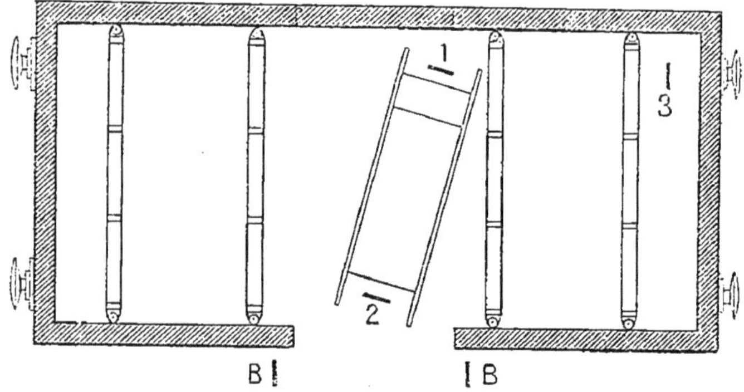

FIG. 95. — Chargement du 1er brancard sur les traverses Bry (2e temps).
1, 2, 3, infirmiers ;— B, brancardiers.

saisir la poignée extrême, poignée la plus rapprochée de l'angle, au moment où l'infirmier 1, qui vient de franchir la première traverse, atteint la deuxième.

Cet infirmier 1, maintenant l'autre poignée, se dégage des hampes en faisant demi-tour et se trouve placé le long du brancard (fig. 96).

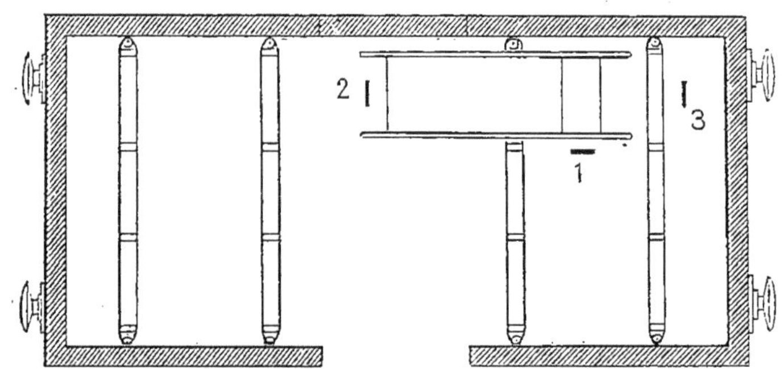

FIG. 96. — Chargement du 1er brancard sur les traverses Bry (3e temps).

Dans ces conditions le brancard est déposé sur les entailles correspondantes des deux traverses.

CHARGEMENT DU 2e BRANCARD. — Même manœuvre pour introduire le deuxième brancard ;

Pour le placer dans l'angle le plus voisin de la porte, l'infirmier 3 occupant cet angle saisit la poignée la plus rapprochée, l'infirmier 1 se dégage des hampes en faisant demi-tour et se trouve placé le long du brancard dans l'espace qui reste libre entre les traverses et les deux brancards.

Chargement du 3e brancard. — Même manœuvre pour introduire le 3e brancard. Mêmes dispositions pour le placement sur les traverses, mais gêne beaucoup plus grande dans la manœuvre. L'infirmier 3 resté au delà de la traverse de tête saisit la poignée gauche, l'infirmier 1 se dégage en maintenant la poignée droite et se place comme précédemment le long du brancard, mais il se trouve très à l'étroit, de sorte que l'infirmier 3, bien que très gêné de son côté, doit, s'il le peut, saisir une poignée de chaque main pour placer le brancard sur les entailles du milieu des traverses sans que le brancardier 1 ait à intervenir dans ce dernier mouvement.

Chargement des 3 derniers brancards. — Même série d'opérations pour disposer les trois autres brancards sur la deuxième paire de traverses.

L'embarquement terminé, les infirmiers assurent les dispositions réglementaires relatives à l'aménagement du wagon, puis ils descendent. « *Rompez* ».

DÉCHARGEMENT DU WAGON

« *En action* ». Les infirmiers montent dans le wagon, les brancardiers se disposent à recevoir les brancards et préparent sur le quai en face du wagon un espace libre, suffisant pour les six brancards.

« *Déchargez brancards.* » (Pour décharger les brancards, on commence par le brancard le plus éloigné de la porte d'entrée du wagon, puis on enlève le brancard voisin, c'est-à-dire celui qui repose sur le milieu de la traverse et en dernier lieu le brancard le plus rapproché de la porte, on fait de même pour les trois autres brancards.)

Les brancardiers se placent sur le quai, près de l'entrée du wagon, deux de chaque côté.

(1er temps.) Commandement : « *Un*[1] ». L'infirmier 1 passe entre

[1] Commandement fait par l'instructeur.

les brancards et va se placer entre les poignées de tête du brancard le plus éloigné de la porte; il saisit ces poignées. Les infirmiers 2 et 3 se placent de chaque côté des poignées opposées, qu'ils saisissent comme pour porter à quatre. (*Attention! Enlevez* [1]).

(2e temps.) Commandement : « *Deux* [2] ». « *En avant* [1] ». Ces infirmiers transportent le brancard vers l'entrée du wagon, l'infirmier 1 ayant seul à franchir les deux traverses, les infirmiers 2 et 3 présentent aux brancardiers les poignées qu'ils tiennent.

(3e temps.) Commandement : « *Trois* [2] ». « *Envoyez* [1] ». Les deux premiers brancardiers attirent le brancard en dehors et les deux autres brancardiers restés de chaque côté de l'entrée prennent des mains de l'infirmier 1 les poignées de tête ; le brancard est alors transporté à quatre sur le quai et déposé à la place préparée.

POUR DÉCHARGER LE 2e BRANCARD. — Brancard du milieu, même manœuvre.

DÉCHARGEMENT DU 3e BRANCARD. — Brancard le plus rapproché de la porte, même manœuvre.

De même pour les trois autres brancards.

Le débarquement étant terminé, les infirmiers quittent le wagon après avoir démonté les appareils de suspension. Les brancardiers restent en position auprès des brancards jusqu'au moment où ils reçoivent l'ordre de les transporter à un endroit déterminé.

Nous renvoyons au chapitre *Train d'évacuations* la partie complémentaire de la manœuvre d'embarquement dans les trains sanitaires permanents. Nous laissons également de côté l'organisation des convois d'évacuations par les voies navigables et la manière d'aménager les bateaux et d'y installer les malades et les blessés.

VI. — ORGANISATION D'UN CONVOI DE MALADES

AMÉNAGEMENT DES VOITURES AUXILIAIRES POUR LE TRANSPORT DES BLESSÉS

L'organisation d'un convoi doit aussi faire partie de l'instruction des infirmiers et des brancardiers régimentaires.

---

[1] Commandement fait par l'infirmier 1.

[2] Commandement prononcé par l'instructeur.

En campagne, les circonstances exigent journellement l'évacuation des blessés et des malades par les routes ordinaires soit avec les voitures d'ambulance, soit avec les voitures des différentes services de l'armée, ou bien, à défaut de ces équipages, à l'aide des voitures de toutes sortes fournies par la réquisition. Il faut donc exercer les infirmiers et les brancardiers à préparer les voitures quelles qu'elles soient, à les charger et à les organiser rapidement en convoi, pour éviter toute perte de temps et surtout l'encombrement de la route à suivre, aux abords de l'ambulance.

Les voitures auxiliaires qui peuvent êtres utilisées convenablement pour le transport des blessés sont les suivantes :

Voitures à 4 roues :

Suspendues...	Voitures d'ambulance de tous genres. Voitures de luxe. Voitures omnibus ; tapissières. Breacks, chars-à-bancs. Fourgons. Camions à plateau des comp. de chemins de fer.
Non suspendues	Fond plein : chariots, voitures de roulage, camions. Fond à claire-voie : voitures fourragères, voitures à échelles.

Voitures à 2 roues :

Suspendues...	Voitures Masson, voitures régimentaires, charrettes.
Non suspendues	Tombereaux, charrettes, haquets.

Traîneaux.

AMÉNAGEMENT DES VOITURES AUXILIAIRES

L'aménagement des voitures communes, obtenues par réquisition, varie suivant qu'il s'agit d'y installer des blessés assis ou couchés ; les dispositions pour préparer ces voitures à recevoir des blessés diffèrent aussi suivant la forme, le mode de construction et de suspension de ces voitures.

Les différents modes de suspension des brancards dans les voitures auxiliaires peuvent être groupés de la manière suivante :

1° Suspension sur des anses formées avec : cordes, courroies, harts d'osier ou de bois vert, tresses de paille ou de foin ;

2° Suspension avec les crochets à ressort : de Beaufort, de Le Fort, de Redard, de Desprez ;

3° Suspension sur des appuis élastiques : montant des ridelles garni de tresses de paille; filet de cordes ; hamacs ; chaînes de fer transversales ; planches ou cadres mobiles ; barres transversales; sacs de paille, botillons de paille ; matelas formés de couches de paille superposées, les unes à brins transversaux, les autres à brins en long ; fagots de ramilles ; supports élastiques de Beaufort ; perches système norwégien ; perches système Smith modifié; hampes des brancards prolongées (système Port), etc.

Le but principal consistera à enseigner aux brancardiers les moyens de disposer le mieux possible chacune des voitures réquisitionnées, pour que les blessés y soient placés commodément et pour qu'ils aient le moins possible à souffrir des cahots de la route.

Les malades capables de voyager assis seront installés dans les voitures pourvues de sièges; ces sièges pourront être organisés avec des planches, avec des bottes de paille placées en travers de

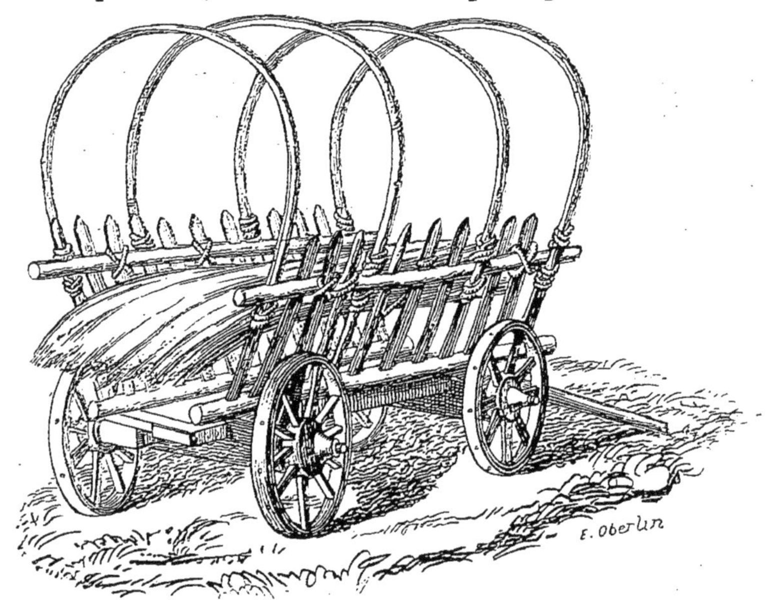

FIG. 97. — Arrangement d'une voiture à claire-voie (d'après Fischer).

la voiture, avec des cordes à fourrage et même au besoin avec des chaînes tendues transversalement.

Autant que possible, on établira des dossiers et on donnera aux sièges une largeur double, afin que les blessés puissent s'appuyer dos à dos.

Pour les malades couchés, on choisira les voitures les mieux suspendues que l'on garnira de matelas, de paillasses ou d'une couche de paille. Lorsque le fond de la voiture sera trop étroit ou à claire-voie, on disposera des planches, des fagots de ramilles, que l'on recouvrira de paille et on obtiendra ainsi une surface large et plane, sur laquelle on pourra déposer plusieurs brancards ou coucher plusieurs blessés (fig. 97).

On peut aussi, à l'aide de cordes entre-croisées, obtenir au-dessus du fond de la voiture, un filet sur lequel on place une ou plusieurs planches garnies de foin, de paille ou d'un matelas ou tout simplement les brancards (fig. 98).

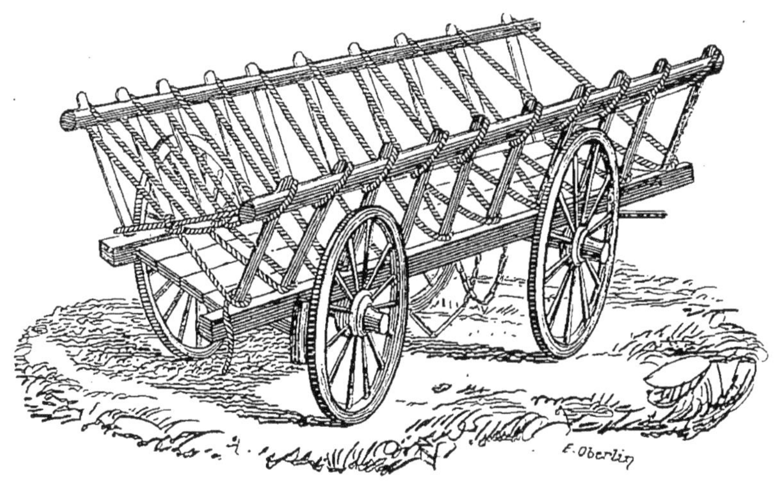

FIG. 98. — Arrangement d'une voiture à échelles, à l'aide d'un filet de cordes.

Pour éviter les secousses, on pourrait aussi suspendre les brancards aux parois ou aux ridelles de la voiture, soit avec des cordes, des courroies, des harts d'osier, etc., soit avec des crochets à ressorts tels que ceux de Beaufort, de Le Fort, de Redard, de Desprez.

Ces différents crochets, que nous étudierons plus particulièrement lorsque nous examinerons les moyens d'aménager les wagons à marchandises pour l'organisation des trains improvisés, offrent des dispositions différentes.

Le ressort à crochet de Le Fort ou de Beaufort est un ressort dit à pompe qui agit par affaissement (fig. 99).

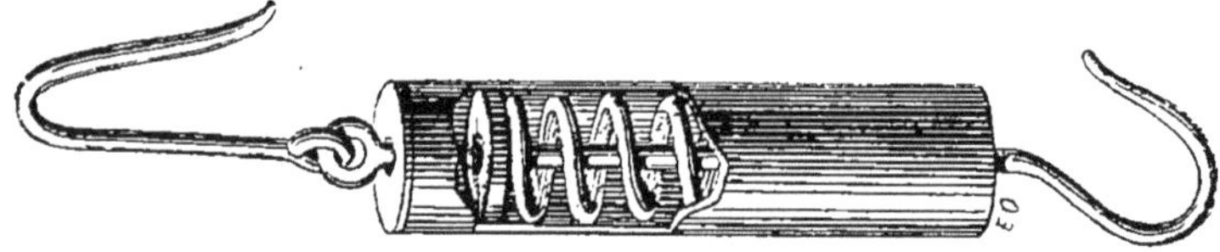

FIG. 99. — Crochet à ressort de Le Fort.

Le ressort du crochet de Redard est un ressort double qui agit par étirement, il est beaucoup plus solide et se fausse moins facilement que les crochets précédents (fig. 100).

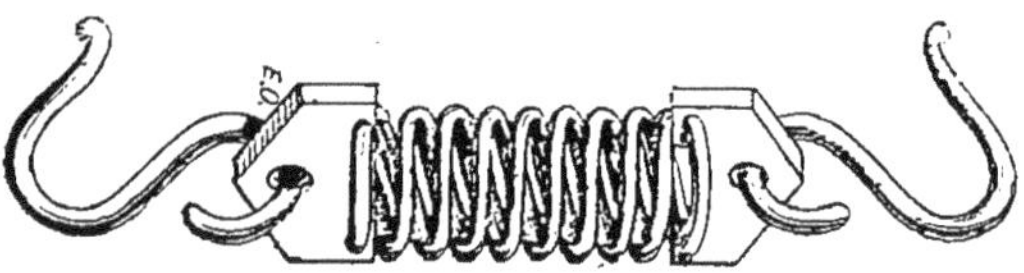

FIG. 100. — Crochet à ressort de Redard.

Le ressort du crochet de Desprez (fig. 101) est un ressort dit compensateur; il y a dans l'intérieur du cylindre qui réunit les crochets,

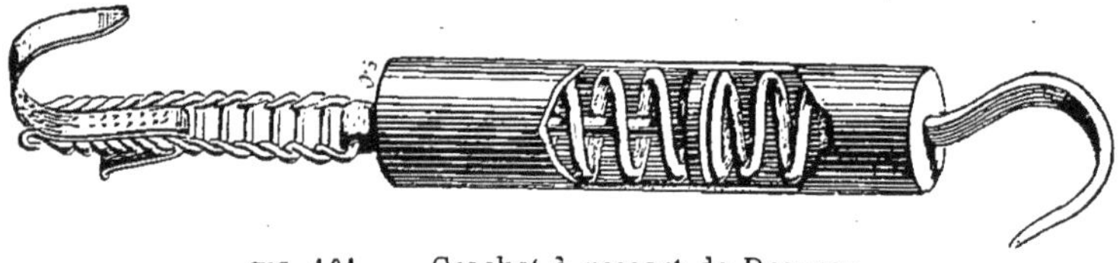

FIG. 101. — Crochet à ressort de Desprez.

deux ressorts à boudin, l'un qui s'affaisse comme le ressort de Le Fort, l'autre qui limite la réascension du premier ressort au moment d'une secousse brusque. Ces crochets, adoptés par le ministère de la guerre, peuvent être plus ou moins allongés à l'aide d'une chaîne de Vaucanson, sur les maillons de laquelle on peut fixer l'un des crampons mobiles.

Les crochets de tête du brancard sont calculés pour un poids de 60 kilos, ceux des pieds du brancard pour un poids de 40 kilos; ils doivent être fortement bridés pour bien maintenir le brancard et éviter tous les cahots, de sorte qu'ils restent presque horizontaux lorsqu'ils sont adaptés à un brancard chargé. Il en faut naturellement quatre par brancard, ce qui coûte 25 fr.; ils sont alors appliqués comme l'indique la figure 102.

En général, on aura plus d'avantage à déposer simplement le brancard sur un lit de paille, de foin ou de ramilles, en couches suffisamment épaisses pour obtenir une certaine élasticité.

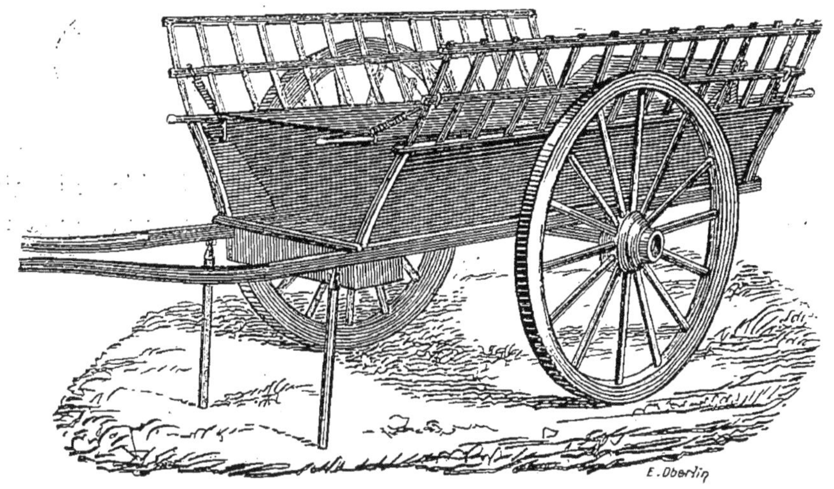

FIG. 102. — Suspension d'un brancard à l'aide de quatre crochets à ressorts.

Le règlement recommande, pour l'aménagement des voitures à ridelles, le système norwégien surtout préconisé en Allemagne par

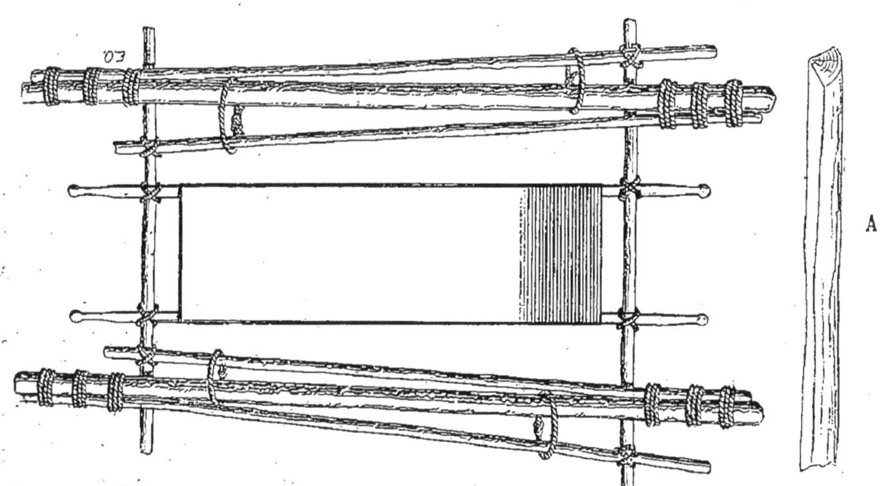

FIG. 103. — Disposition des perches assemblées pour former le cadre à suspension (système norwégien).

A, extrémité de la perche taillée en A.

Fischer et récemment encore par Port (fig. 103); mais il ne sera pas toujours facile de se procurer le nombre de perches nécessaires pour un tel agencement, du reste beaucoup trop complexe.

« On choisit des perches (orme, bouleau, hêtre, etc.) de 2m,50 de long et de 5 à 6 centimètres d'épaisseur au sommet, et l'on taille à la hache leur partie inférieure en Λ (fig. 103 A). On place les perches ainsi préparées, de façon à loger le saillant du coin dans l'angle supérieur externe de la ridelle, le plus loin possible en avant. On les fixe au moyen de cordes, de liens d'osier ou mieux de courroies de peau fraîche. »

« Deux autres perches sont préparées et fixées de la même façon aux ridelles, mais à la partie interne et postérieure de la voiture. Les ridelles sont maintenues, au moyen d'une chaîne, aussi écartées qu'il est possible, sans qu'elles touchent aux roues. Les extrémités libres des deux paires de perches sont réunies au moyen de traverses qui passent dans l'intervalle des ridelles. Les brancards, au nombre de deux généralement, sont fixés au cadre élastique formé par ces traverses » (fig. 104).

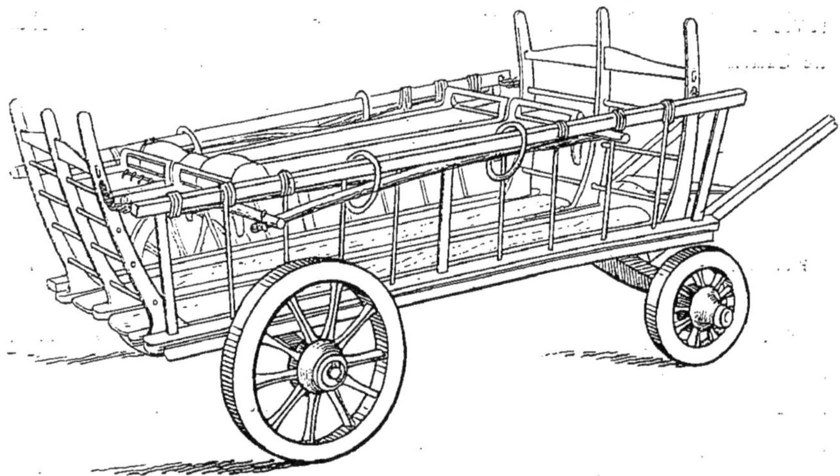

FIG. 104. — Disposition des brancards reposant sur le cadre à suspension (d'après Fischer).

Les voitures à quatre roues bien suspendues, telles que les tapissières, qui sont le mieux disposées pour le transport, seront réservées aux grands blessés ; mais ces voitures étant relativement rares, on n'aura le plus souvent comme ressource que les voitures à quatre roues non suspendues, si usuelles dans les campagnes pour l'exploitation agricole. C'est à celles-ci surtout que s'applique avantageusement l'appareil de Smith.

Des perches semblables à celles qui forment le cadre à suspension précédemment décrit, peuvent être disposées d'une manière très simple, lorsque le fond de la voiture est à claire-voie. Chaque paire de perches est engagée par un bout sous une traverse du fond de la voiture, et repose sur une barre d'appui qui la transforme en

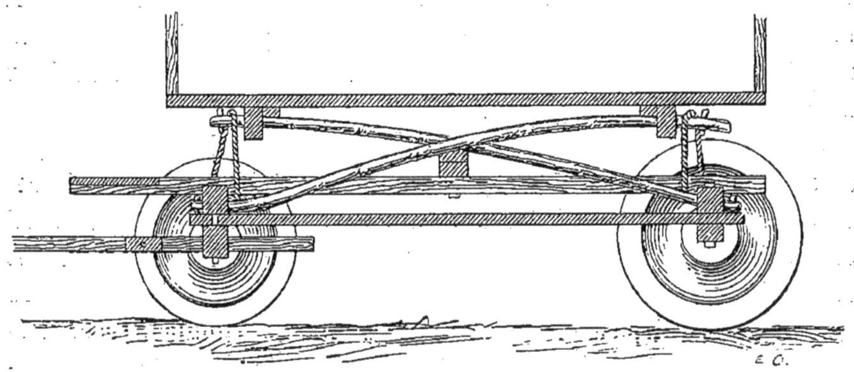

FIG. 105. — Mode de suspension d'après le système de Smith (Fischer).

levier. L'assemblage constitue alors un système analogue à celui de Smith, et beaucoup plus solide (fig. 105 et 106).

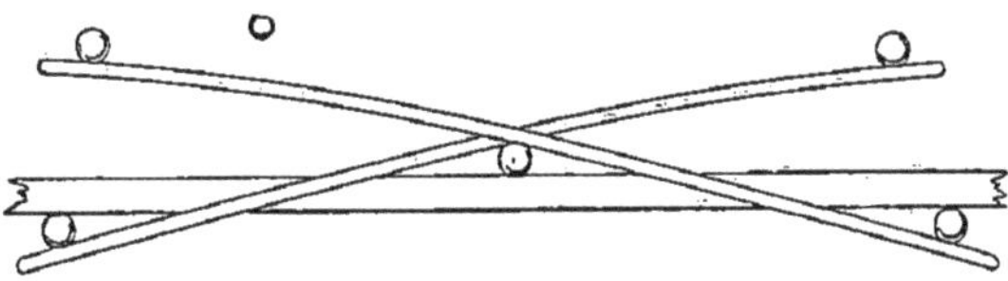

FIG. 106. — Disposition des perches du système Smith modifié (d'après Fischer).

A défaut de perches, lorsqu'on placera en travers des voitures les brancards reposant sur les ridelles, il sera nécessaire de garnir les hampes et les montants des ridelles d'une épaisse couche de paille, pour amortir les chocs.

En résumé, la plus élémentaire et la plus pratique de ces diverses dispositions consiste à garnir le fond des voitures d'une abondante couche de paille formée de lits superposés et entrecroisés, ou à remplir le fond d'un rang de fagots de ramilles recouvert d'une couche de paille, de manière à constituer une véritable litière sur laquelle seront déposés les brancards ; des planches ou des traverses convenablement placées maintiendront horizontalement ces brancards.

Les voitures à deux roues se prêtent moins bien au transport des malades couchés en raison du balancement qu'elles occasionnent; on y installera deux blessés au plus; ceux-ci seront couchés dans le milieu de la voiture, au-dessus de l'essieu où les oscillations sont moins sensibles; de plus la tête sera placée du côté le plus élevé de la voiture, qui est ordinairement le plus rapproché du cheval.

Pour préserver les blessés du soleil, de la poussière ou de la pluie, il faut recouvrir les voitures. Le procédé le plus simple est de lier des branchages flexibles aux ridelles et aux côtés de la voiture et d'en réunir les extrémités libres, de façon à former une sorte d'ogive; on recouvre le tout d'une toile ou d'une couverture.

CHARGEMENT DES BLESSÉS SUR LES VOITURES

Après avoir préparé les différentes voitures qui auront été amenées à proximité de l'ambulance, il s'agira de charger les blessés, qui auront été préalablement classés suivant la gravité de leurs blessures et le mode de transport approprié. On fera avancer successivement ces voitures; les malades assis y prendront place, aidés par les infirmiers; le conducteur restera à la tête de ses chevaux pendant cette opération.

Pour charger les malades à transporter couchés, sur les voitures préparées en conséquence, deux brancardiers ou deux infirmiers monteront sur la voiture et recevront à l'arrière les brancards présentés par quatre brancardiers, suivant les règles prescrites pour la manœuvre de chargement dans les voitures d'ambulance; c'est dans ces conditions surtout que le conducteur devra demeurer à la tête de ses chevaux, pour éviter tout mouvement brusque de la voiture pendant le chargement qui est beaucoup plus difficile.

A défaut de brancard, il sera bon d'opérer le chargement au moyen d'une planche sur laquelle le blessé sera attaché momentanément, à l'aide de sangles.

Les blessés à transporter couchés doivent être installés sur les voitures avec les plus grandes précautions. Les parties lésées seront soutenues et maintenues dans l'immobilité. La tête sera suffisamment élevée.

Chaque voiture occupée se portera en avant et s'arrêtera sur le côté droit de la route, derrière les précédentes rangées en colonne, de manière à constituer le convoi sans encombrer la route.

VII. — IMPROVISATION DES MOYENS DE TRANSPORT

Utilisation des objets qui peuvent être ou sont appropriés au transport des blessés.

CONFECTION DES APPAREILS IMPROVISÉS

Dressement de la tente de campement. Construction des abris.

Le programme réglementaire d'instruction des brancardiers comprend la confection des appareils improvisés, soit pour le transport des blessés, soit pour l'immobilisation des membres atteints de fracture ; cette partie de l'instruction offre un intérêt tout particulier, car, à défaut de brancard d'ambulance, lorsque la distance à parcourir sera trop grande ou la blessure trop grave pour permettre le transport à bras, les brancardiers seront obligés de recourir aux brancards improvisés ; de plus, quel que soit le mode de transport adopté, ils devront appliquer le procédé le plus avantageux pour immobiliser les parties blessées ou les soutenir dans les conditions les plus favorables, afin d'éviter tout déplacement et, par suite, toute souffrance pendant le transport.

A ces connaissances indispensables, on peut ajouter un aperçu des différents moyens appropriés d'avance au transport des blessés et qui peuvent être utilisés avec avantage dans des circonstances particulières, telles que guerre de siège, guerre de montagne, expéditions lointaines.

Cette dernière étude, dont l'application se présentera à vrai dire exceptionnellement, importe surtout au médecin militaire désireux de connaître les différents types imaginés pour faciliter ou améliorer le transport des blessés ; bien que cette branche ne rentre pas tout à fait dans le programme de l'école des brancardiers, nous croyons intéressant de la rattacher à ce chapitre de l'improvisation et nous donnerons tout d'abord, par un tableau d'ensemble, une idée générale des nombreuses ressources qui, dans le même but et en vue des circonstances diverses du combat, peuvent être mises en œuvre pour aider au transport des blessés.

Transport par un homme	à dos	avec sellette de Fischer, de Michaëlis, de Port.
		avec chaise des chevaliers de Malte.
	dans les bras	avec une grande écharpe (procédé de Heyfelder).

- **Transport à bras par 2 hommes**
  - blessé en position assise.
    - sur deux mains.
    - sur quatre mains.
    - sur sellette de cuir, de toile, de paille tressée en couronne.
    - sur anneau de cordes, sangle de toile, de cuir, etc.
    - sur traverse rigide, bâton, fourreau de sabre, etc.
    - sur portoir en sangle ou portoir composé à dossière.
    - sur chaise à porteurs, fauteuil à bras des chevaliers de Malte, palanquin, portoirs des différents systèmes.
    - sur sellette de Servier.
  - blessé en position couchée
    - transporté dans les bras
      - saisi des deux côtés.
      - saisi par les extrémités.
    - étendu
      - sur brancard ou litière de modèles divers.
      - sur claie, planche, porte, échelle, civière.
      - sur hamac simple ou composé.
    - accroupi sur 2 fusils reliés
      - par les bretelles entre-croisées (Hennequin).
      - par la veste ou la capote (Port).
    - étendu sur 2 longs bâtons ou 4 fusils assemblés et reliés par. . . . .
      - Couverture, toile de tente, sac ordinaire à distribution, sac à paille, courroies, sangles, filet de cordes, natte de paille, etc.
- **Transport sur brancards à roues**
  - Voitures à bras.
    - Brouettes, voitures à bras, civières à roues de tous genres.
  - Brancards-voitures.
    - de Gablenz, de Neudorfer, de Neus, de Pirogoff, de Russell.
  - Brancards sur roues.
    - de Longmore, de Le Fort, de Gauvin, de Beaufort, etc.
- **Transport à dos de mulet, de cheval ou de chameau**
  - Cacolets, litières simples ou doubles.
  - Chaise de Port.
  - Paniers à porteurs, bennes, etc.
- **Transport en traîneau**
  - Perches et claies disposées en traîneau (système d'Otis), etc.
  - Triclinum de Roser.
  - Lit-traîneau ; brancard-traîneau de Port.
- **Transport en voiture**
  - Voitures auxiliaires d'ambulance.
  - Véhicules de toutes sortes.

A. — TRANSPORT PAR UN SEUL BRANCARDIER.

Le transport par un seul homme peut se faire de deux manières : à dos ou dans les bras :

1° Pour le transport à dos, le brancardier se place devant le blessé de manière à lui tourner le dos, met un genou en terre, se penche légèrement en avant et le saisit sous les fesses et sous les cuisses. Il hausse alors sur son dos ce blessé qui lui entoure le cou des deux bras, et il se fait aider au besoin ou prend, pour se relever, un point d'appui en avant soit sur un bâton, soit sur un fusil (fig. 107).

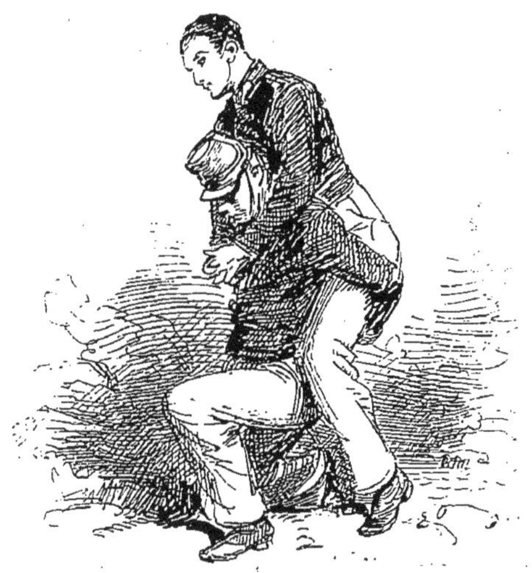

FIG. 107. — Blessé transporté à dos d'homme.

Pour faciliter le transport à dos, on peut employer les sellettes de Fischer, de Michaëlis, de Port, la chaise des chevaliers de Malte, etc.

La sellette de Fischer, présentée comme type, se compose d'une plate-forme suspendue à la hauteur des lombes du brancardier, par une double bretelle qui passe sur les épaules et s'entre-croise sur la poitrine (fig. 108). Le blessé, assis à califourchon sur ce siège, entoure de ses deux bras le cou du brancardier (fig. 109) qui, de son côté, le soutient à l'aide d'une longue sangle disposée en travers du dos (fig. 110).

Pour soutenir les membres inférieurs blessés, on a imaginé une gouttière double en bois, à gousset de toile, que l'on peut disposer de chaque côté de la sellette ou de la traverse qui remplace celle-ci (fig. 111).

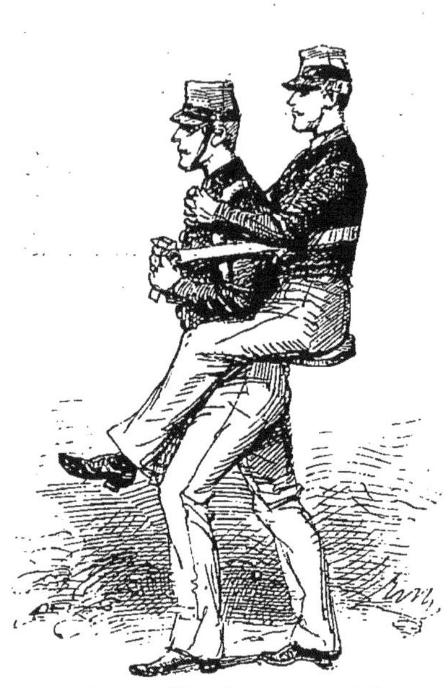

FIG. 109. — Blessé transporté à dos d'homme, sur la sellette de Fischer.

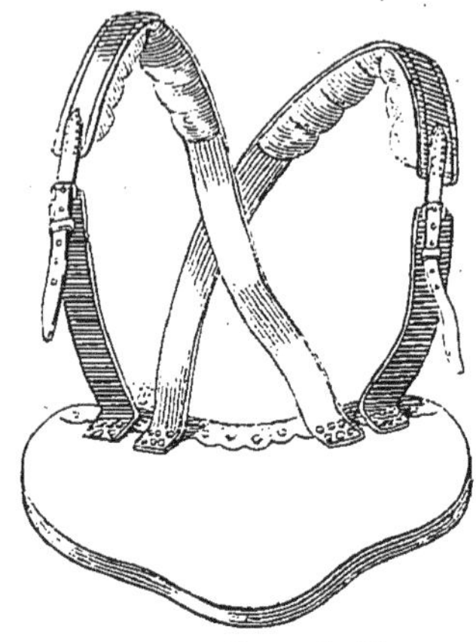

FIG. 108. — Sellette de Fischer.

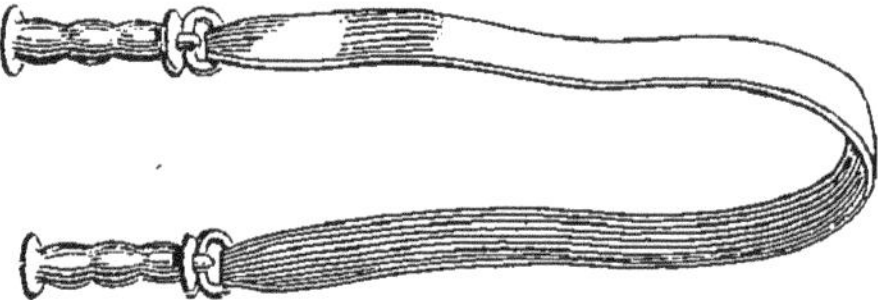

FIG. 110. — Sangle de la sellette de Fischer.

Comme simplification de ces appareils, Port recommande de

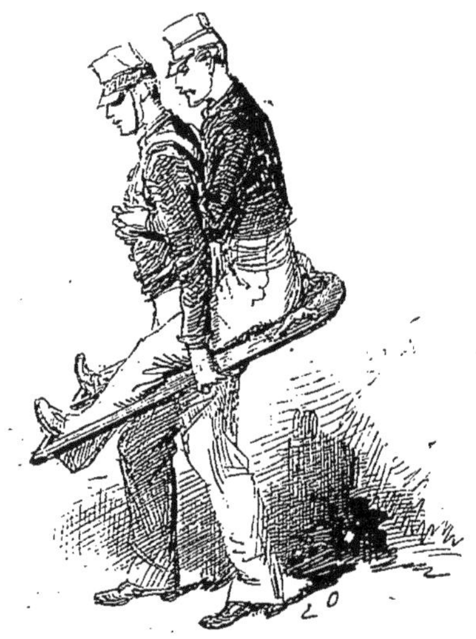

FIG. 111. — Blessé transporté à dos d'homme, sur une sellette dite chaise de montagne.

substituer à la sellette un gros rouleau de paille, qui, suspendu sur les épaules du brancardier, à l'aide de deux bretelles analogues à celles de la sellette de Fischer, rend le même office.

La chaise des chevaliers de Malte, ou chaise de montagne, est un fauteuil étroit porté comme une hotte par le brancardier. Une demi coupole recouverte de toile cirée et un rideau protègent le blessé de la pluie; une planchette sert d'appui à ses pieds.

Ce mode de transport est peu pratique, car, pour maintenir l'équilibre et pour ramener en avant le centre de gravité du blessé, le brancardier doit opposer de grands efforts et prendre une attitude très courbée (fig. 112).

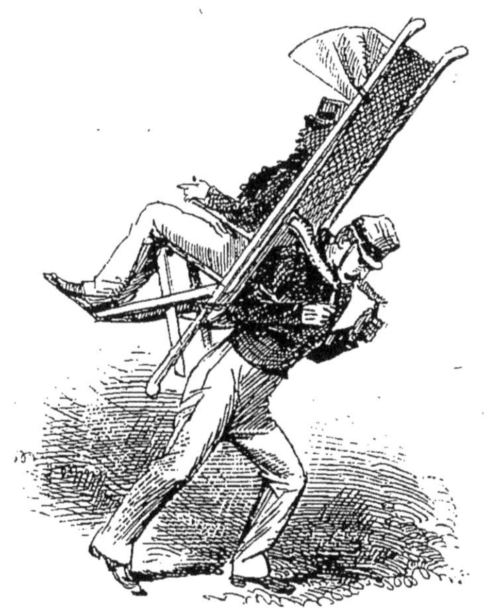

FIG. 112. — Blessé transporté à dos d'homme, sur la chaise des chevaliers de Malte.

L'appareil utilisé par les guides, pour le transport des touristes dans les montagnes du Tyrol, est beaucoup plus avantageux; néanmoins, ce procédé est dangereux, car un simple faux pas peut entraîner la chute du porteur et du blessé.

B. — TRANSPORT DANS LES BRAS.

Le brancardier placé du côté droit du blessé met un genou en terre et passe ses bras sous les reins et sous les fesses; le blessé, de son côté, enlace le cou du brancardier qui se relève en dégageant d'abord le pied le moins engagé.

Le brancardier peut maintenir le corps du blessé au moyen

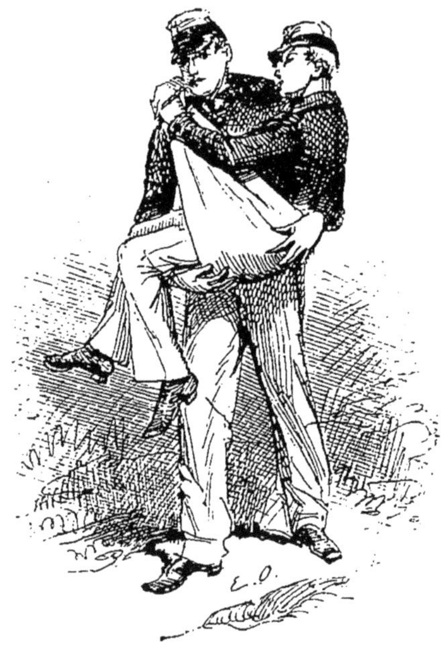

FIG. 113. — Blessé transporté dans les bras. (Procédé de Heyfelder.)

d'un drap, d'une couverture ou d'une toile de tente disposée comme une grande écharpe, suivant le procédé de Heyfelder (fig. 113).

C. — TRANSPORT PAR DEUX BRANCARDIERS.

Le blessé est porté dans la position assise, ou dans la position couchée.

Pour transporter le blessé dans la position assise on peut procéder de plusieurs façons :

a. *Transport sur deux mains.* — Les brancardiers, placés de chaque côté du blessé accroupi, mettent un genou en terre, unissent la main qui est dirigée vers les pieds du blessé et la passent sous les fesses; ils joignent ensuite les deux autres mains, qu'ils placent derrière son dos. Le blessé enlace le cou de chaque brancardier avec les bras ; les brancardiers se relèvent avec ensemble et marchent latéralement (fig. 114).

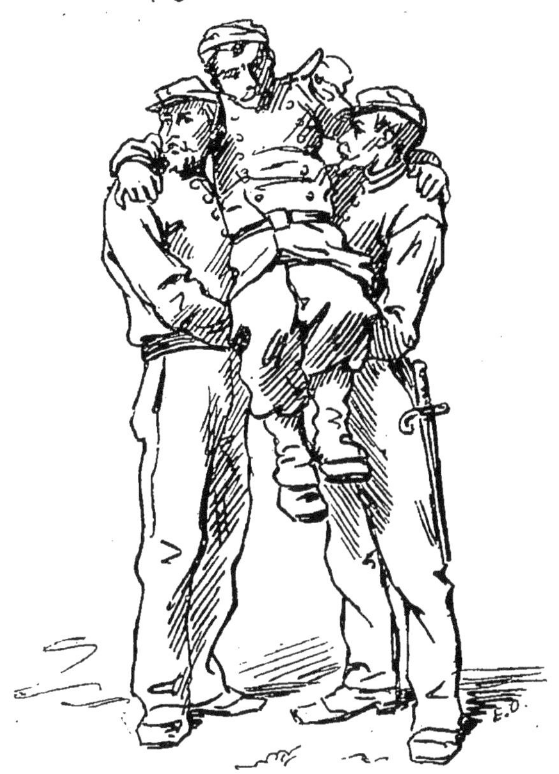

FIG. 114. — Blessé transporté sur deux mains par deux brancardiers.

b. *Transport sur quatre mains.* — Les brancardiers peuvent disposer un siège au blessé à l'aide de leurs mains enlacées, comme l'indique la figure 115, procédé du reste peu digne d'attention.

c. *Transport sur sellette.* — On remplace avantageusement les mains par une sellette que l'on forme avec un anneau de cordes, une couronne de paille tressée (fig. 116), une pièce d'étoffe rectangulaire ou une bande de cuir dont les extrémités sont cousues sur deux cylindres de bois (fig. 117).

Un bâton ou un fourreau de baïonnette peut également servir de siège.

Dans ces conditions, les brancardiers ayant une main libre s'en servent pour soutenir le dos du blessé ; une sangle adaptée à la sellette et formant un portoir à dossière soutiendra mieux encore le blessé.

A côté de ces moyens en quelque sorte improvisés, et ne permettant le transport qu'à une courte distance, prennent place tous

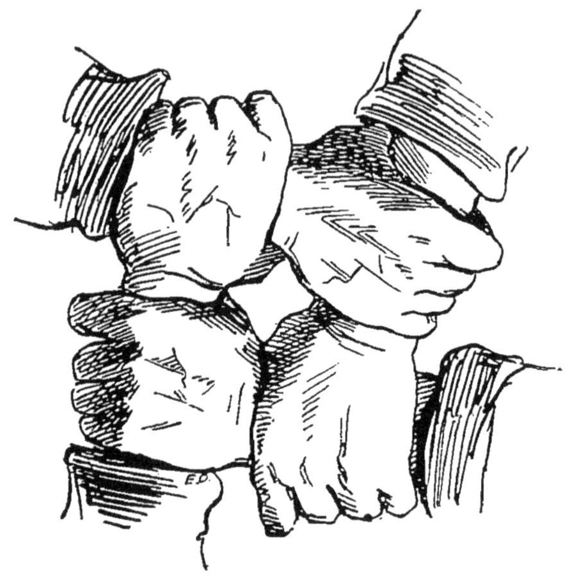

FIG. 115. — Disposition des poignets pour le transport sur quatre mains, par deux brancardiers.

les systèmes de transport à bras plus ou moins perfectionnés : chaises à porteurs, fauteuils à bras, chaises à bras des chevaliers de

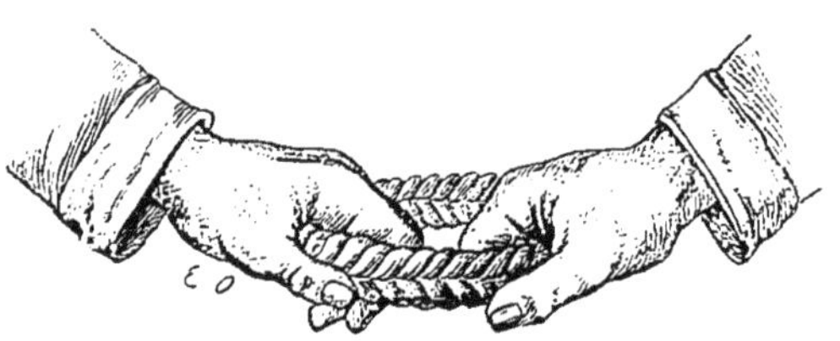

FIG. 116. — Couronne de paille tressée, utilisée comme sellette.

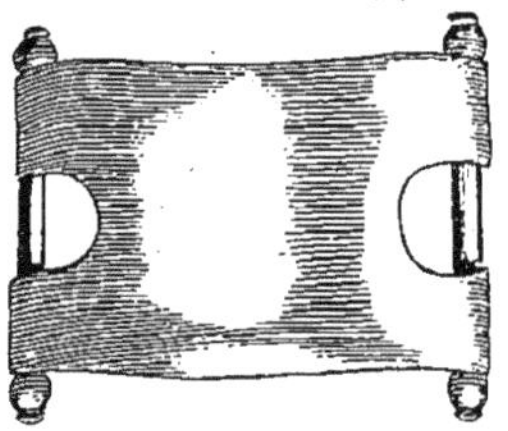

FIG. 117. — Sellette de Heyfelder.

Malte (fig. 118), sangles à porteurs, etc., sièges qui à l'aide de deux hampes glissées dans les anses latérales permettent à deux hommes de transporter une personne commodément assise.

Au nombre de ces appareils, nous pouvons encore citer la sellette de M. le professeur Servier qui rend très facile le transbordement d'un lit à l'autre.

Cette sellette se compose d'une longue et large sangle de Heyfelder que l'on glisse sous le bassin du blessé couché et dans les embrasses de laquelle s'engage une forte hampe qui, passant en avant

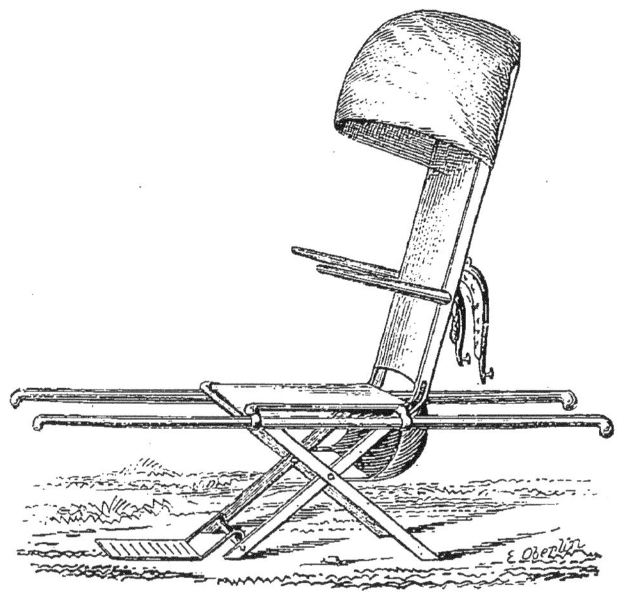

FIG. 118. — Chaise à porteurs des chevaliers de Malte, disposée pour le transport à bras.

du blessé, permet à deux hommes de le soulever et de le transporter vers le lit voisin (fig. 119). Un infirmier placé à la tête, un autre aux extrémités inférieures, assurent le transport dans les meilleures conditions.

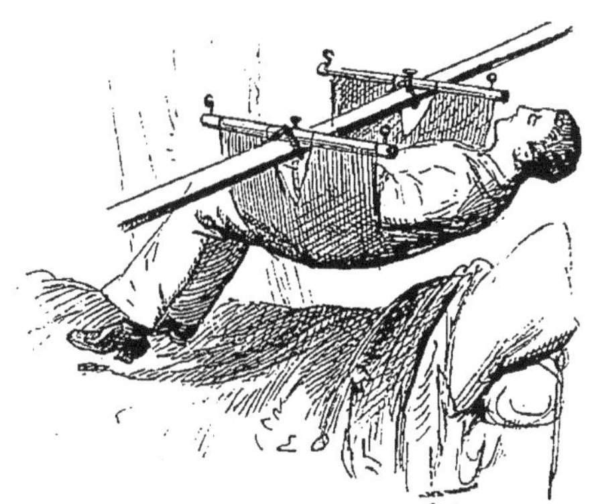

FIG. 119. — Blessé transporté sur la sellette de Servier.

Pour transporter les blessés ou les malades en position couchée, il existe encore une série infinie de moyens ou d'appareils, les uns très primitifs, les autres très ingénieux, mais en échange très coûteux et très encombrants.

1° *Blessé transporté dans les bras et saisi de chaque côté.* — Les brancardiers se placent l'un à droite, l'autre à gauche du blessé et mettent un genou en terre, ils passent les mains au-dessous du tronc et des membres inférieurs et les entre-croisent afin de bien soutenir le blessé qui, s'il le peut, saisit les brancardiers au niveau de la ceinture. Les brancardiers se relèvent avec ensemble et marchent latéralement, ce qui les gêne considérablement.

2° *Blessé transporté dans les bras et saisi par les extrémités.* — Les brancardiers se placent l'un à la tête du blessé, l'autre entre ses jambes. Le premier met un genou en terre et soulève la tête du blessé qu'il applique contre sa poitrine, il passe les bras d'arrière en avant sous les aisselles du patient et croise les mains sur

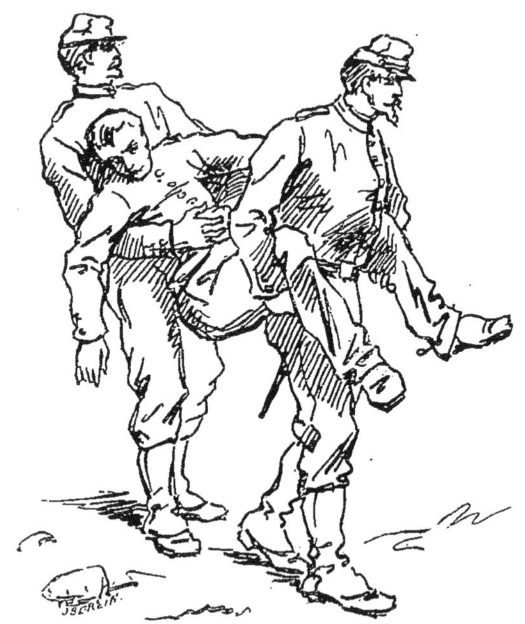

FIG. 120. — Blessé transporté à bras par deux brancardiers.

le devant de sa poitrine. Le second brancardier, penché en avant et tournant le dos au blessé, lui saisit les jambes sous les jarrets. Le soulèvement se fait avec ensemble et la marche est directe en avant (fig. 120).

Le tablier de Landa est appliqué sans grand avantage à ce pro-

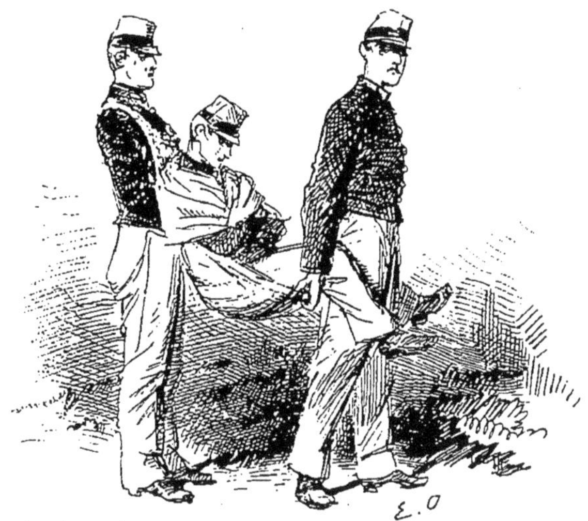

FIG. 121. — Blessé transporté dans le tablier de Landa.

cédé (fig. 121). Deux bâtons ou deux fusils peuvent aussi rendre le transport plus commode (fig. 122).

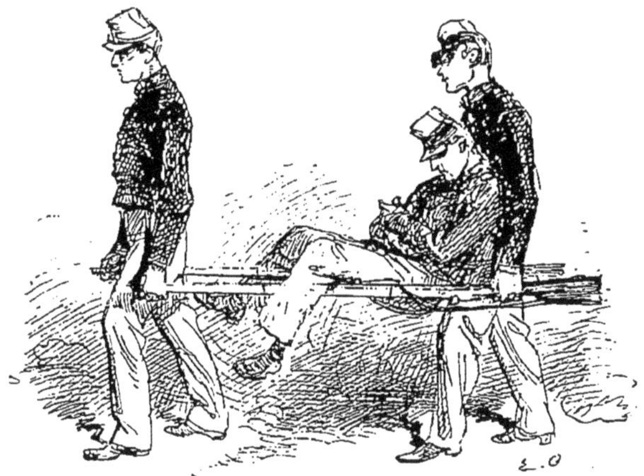

FIG. 122. — Blessé transporté sur deux fusils.

3° *Blessé transporté sur brancard ou litière*. — Nous comprenons sous ce titre tous les modèles de brancards construits, soit en France, soit à l'étranger, et dont la description seule remplirait tout un volume. Une collection innombrable de ces types se trouve représentée dans les différents traités de blessures de guerre ou dans les rapports sur les diverses expositions internationales, et il n'est pas besoin de faire ici l'exposé des dispositions plus ou moins compliquées qui caractérisent les principales variétés de ces brancards.

La plupart se présentent sous la forme d'un cadre rectangulaire dont les grands côtés se prolongent pour former les poignées ; les uns sont composés de pièces fixes, les autres de parties mobiles ou indépendantes (brancard de Percy) ; il en est de rigides, d'autres sont articulés comme des fauteuils (brancard à crémaillères de Mundy); tantôt c'est une toile pleine, tantôt ce sont des sangles séparées qui relient les hampes.

Qu'il nous suffise de dire que les uns ont pour avantage d'être légers, solides, faciles à transporter, utilisables comme lits, sans qu'il soit besoin de transborder les blessés, tandis que d'autres au contraire sont lourds, encombrants, difficiles à manier. Ceux qui nous intéressent surtout sont les modèles les plus simples à prendre comme types pour construire solidement un brancard improvisé.

A défaut de brancard on peut transporter le blessé soit dans une sorte de hamac suspendu à une longue perche (fig. 123), soit sur un cadre formé de perches assemblées et revêtu d'une toile de tente, d'une couverture de campement, d'un sac à paille, etc. ; on peut encore le coucher sur une large planche, sur une claie d'osier, sur une échelle garnie de paille, sur une civière, etc., et disposer des barres transversales pour aider au transport.

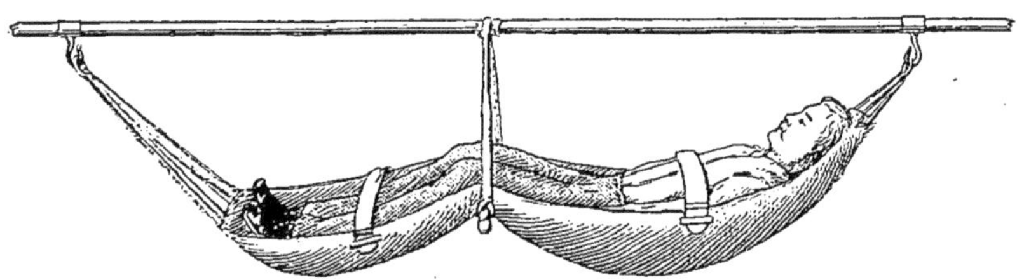

FIG. 123. — Blessé transporté dans un hamac (d'après Port).

Dirigées vers le même but, se présentent toutes les dispositions s'appliquant à la construction d'un brancard, soit avec les objets d'armement et d'équipement, soit avec les éléments que l'on peut trouver sur le champ de bataille :

Brancard du docteur Hennequin avec deux fusils reliés par les bretelles entre-croisées (fig. 124);

Brancard de Port, soit avec deux fusils passés comme deux

hampes dans les manches retournées d'une capote que l'on boutonne par dessus (fig. 125), soit avec quatre fusils réunis deux à

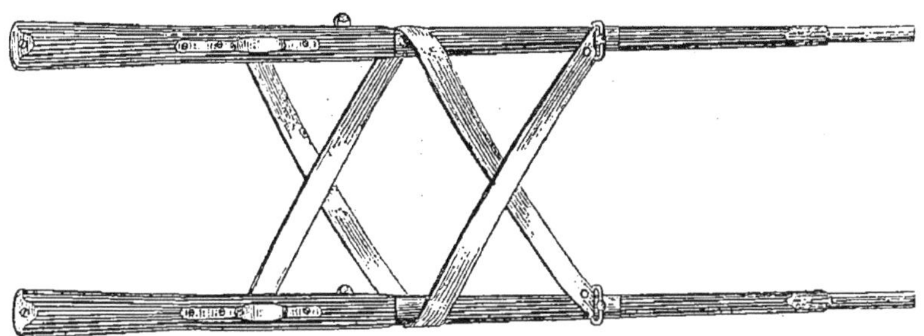

FIG. 124. — Fusils disposés pour former le brancard improvisé de Hennequin.

deux par le canon et passés de même dans les manches de deux capotes disposées dans la longueur de ces hampes improvisées, etc. ;

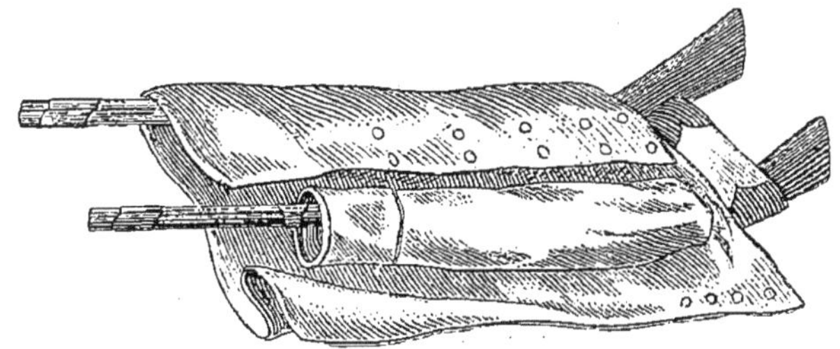

FIG. 125. — Disposition de la capote et des fusils pour le brancard improvisé de Port.

Brancards composés de deux perches ou de deux branches, soit passées dans un sac à fond décousu, soit reliées par une couverture de campement ou par une toile de tente, lacée sur les hampes avec de la ficelle ou des courroies ;

Brancards primitifs, formés de branchages entre-croisés, et même brancards de paille signalés par Esmarch comme ayant rendu des services dans la campagne de 1870 ;

En somme, assemblages plus ou moins solides qui peuvent être improvisés dans les cas urgents et trouver une application très utile en campagne. Au Tonkin, par exemple, le transport des blessés fut la principale préoccupation de nos collègues : dans tout le Delta il n'y avait pas une seule route praticable ; il ne fallait compter ni sur les voitures, ni sur les cacolets, les mulets étant à grand'peine suffisants pour les besoins de l'artillerie.

Dans ces conditions, la réserve des brancards régimentaires, mise à la disposition des médecins étant très insuffisante, il fallut confectionner de nombreux brancards, les uns composés de deux bambous et d'une toile de tente ou d'une couverture fixée à l'aide de chevilles à une traverse de tête, les autres formés d'un hamac suspendu à un long bambou.

Ces moyens de transport, utilisés pour parcourir des distances variant journellement entre vingt et vingt-cinq kilomètres, nécessitaient quatre porteurs au moins par brancard. Les infirmiers et les brancardiers régimentaires étant en trop petit nombre, il fallut alors recruter des porteurs indigènes qui, bien que chétifs, rendirent de grands services pour transporter les blessés au travers des rizières et pour établir le va-et-vient entre les ambulances de combat et les jonques réservées aux évacuations [1].

D. — TRANSPORT SUR VOITURES A BRAS

Nous avons encore à mentionner, comme ressources auxiliaires, les principaux genres de brancards à roues ou de voitures à bras qui peuvent, dans des circonstances particulières, être d'un grand secours pour le transport des blessés ; c'est ainsi que Larrey, après la bataille de Bautzen, fit transporter à Dresde un grand nombre de blessés sur des brouettes, en usage dans le pays pour le transport des marchandises et des denrées.

Les voitures à bras et les brancards à roues sont appelés à rendre des services réels dans les villes assiégées, au voisinage des remparts, sur les chemins de ronde et de l'enceinte. Ils peuvent être conduits rapidement et sans fatigue par un seul homme et transporter sans encombre un blessé à une assez grande distance, et on comprend parfaitement qu'il soit possible de réunir un certain nombre de ces appareils dans les redoutes et près des casemates, afin de tenir lieu de voitures d'ambulance beaucoup trop encombrantes et nécessitant l'emploi d'un cheval.

Mais pour faire partie du matériel d'ambulance, il faudrait que le brancard à roues fût réduit à un petit volume, qu'il fût solide, léger et peu coûteux et qu'enfin il pût être employé, sans danger pour le blessé, sur les terrains les plus inégaux, conditions jus-

---

[1] Communication de M. le médecin principal Challan de Belval, chef du service de l'ambulance de la 2e brigade.

qu'alors irréalisables et qui font éliminer ce mode de transport pour les ambulances de champ de bataille.

Quoi qu'il en soit, distinguons d'abord deux classes principales :

1° Les brancards-voitures et les civières à roues, qui se rapprochent des voitures à bras;

2° Les brancards sur roues, qui se composent d'un train de roues indépendant sur lequel se place le brancard habituellement employé.

Les systèmes qui rentrent dans la première classe sont les plus complexes et généralement les moins avantageux. Ce sont les brancards de Gablenz, de Neuss, le tricycle de Neudorfer, les fauteuils de Pirogoff, de Russell, etc.

Les types de la deuxième catégorie sont au contraire moins coûteux et plus facilement transportables; de ce nombre sont les brancards de l'armée anglaise, de Le Fort, de Beaufort, de Gauvin, etc.

1° *Brancard de Gablenz.* — Ce brancard, fabriqué par Fischer de Heydelberg, est considéré par Legouest comme le plus simple de tous ceux qui figuraient à l'exposition de 1867 ; il consiste en

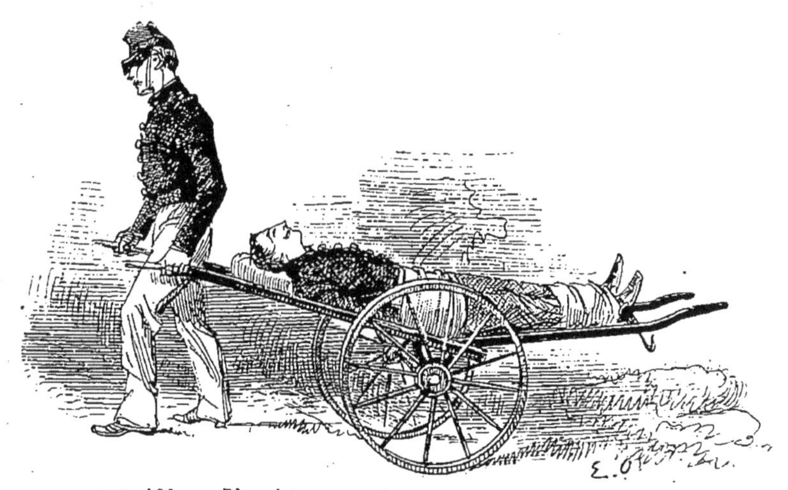

FIG. 126. — Blessé transporté sur le brancard de Gablenz.

un cadre dont une moitié, celle qui supporte les poignées, est en bois et l'autre en fer ; le fond est formé par une toile lacée sur le cadre, il est garni de sangles pour fixer le blessé, d'un coussinet en varech pour reposer sa tête et, à l'occasion, d'une capote mobile en toile pour le protéger (fig. 126).

Deux ressorts en acier, adaptés par l'une de leurs extrémités à la portion en bois du cadre du brancard, suspendent celui-ci sur l'essieu et s'articulent avec ce dernier par les autres extrémités, à l'aide d'une mortaise et d'une clavette, dans toutes les positions qu'il peut prendre.

Le diamètre des roues est petit, la largeur des bandages assez grande.

Les deux parties du cadre du brancard se replient l'une sur l'autre, celle de fer sur celle de bois, et les roues démontées sont placées à plat sur l'appareil, pour permettre l'emballage et le transport dans des voitures.

C'est sur le même principe que se trouvent établis nombreux systèmes de brancards à roues, entre autres le modèle inventé par Neuss et mis en usage dans la guerre de Schlessvig, systèmes ayant tous l'inconvénient d'un prix trop élevé et d'un volume trop considérable.

2° *Brancard de Pirogoff.* — Ce brancard se compose de deux

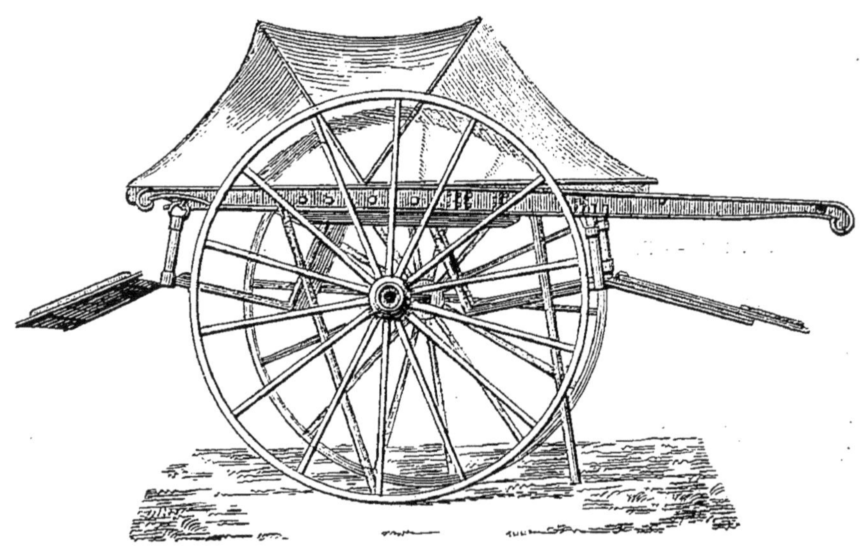

FIG. 127. — Brancard à roues de Pirogoff.

sièges suspendus, dos à dos, au-dessus de l'essieu et surmontés d'une capote qui abrite les blessés du soleil ou de la pluie (fig. 127).

Le principal avantage est de n'exiger qu'un seul homme pour le traîner.

3° *Brancard de Russell.* — Ce brancard, également disposé pour deux blessés assis, offre pour unique qualité de pouvoir être approprié au transport d'un blessé couché ; en échange, il est plus lourd et beaucoup plus compliqué que le brancard précédent, et ne paraît pas aussi solide.

4° *Brancard à roues de l'armée anglaise* (Longmore). — Ce brancard se compose de deux parties distinctes : le train de roues et le brancard qui est le même que le brancard à bras réglementaire. Le train de roues est formé dans toutes ses parties de fer et d'acier, et, par suite, n'est pas susceptible de se détériorer pendant un long emmagasinage. Il se compose d'un essieu, de deux roues, de deux ressorts elliptiques en acier surmontés d'appuis en forme de fourches pour recevoir les hampes du brancard, et d'une paire de chambrières (fig. 128).

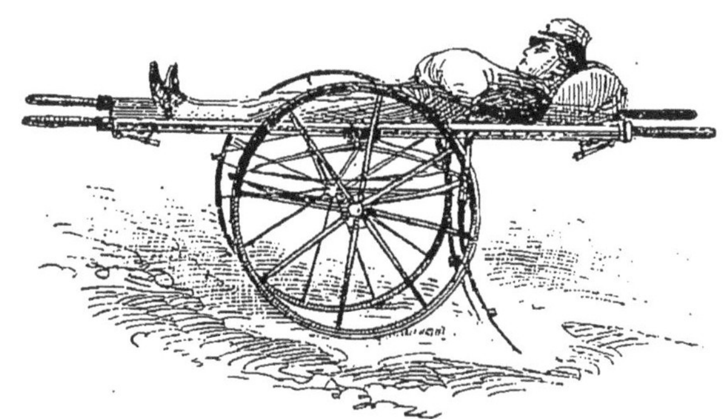

FIG. 128. — Brancard à roues de l'armée anglaise, d'après Longmore.

Ces chambrières sont attachées à l'extrémité postérieure des ressorts par une double articulation et sont incurvées de manière à pouvoir se mouler sur les ressorts, quand elles sont repliées. Elles servent en station à maintenir le brancard dans une position horizontale.

Le tout est construit de façon à se démonter par pièce, pour pouvoir être empaqueté, sous un petit volume, dans un étui de grosse toile.

5° *Brancard de Le Fort.* — Le système imaginé par Le Fort, en 1867, se compose d'un train de roues indépendant du reste de l'appareil et qui peut servir indifféremment à tous les brancards d'ambulance; ce train de roues se compose d'un essieu, de deux ressorts et de deux roues très légères. Les ressorts se terminent à chacune de leurs extrémités par une fourche qui embrasse les hampes du brancard (fig. 129). Ce système est, paraît-il, très solide et occupe

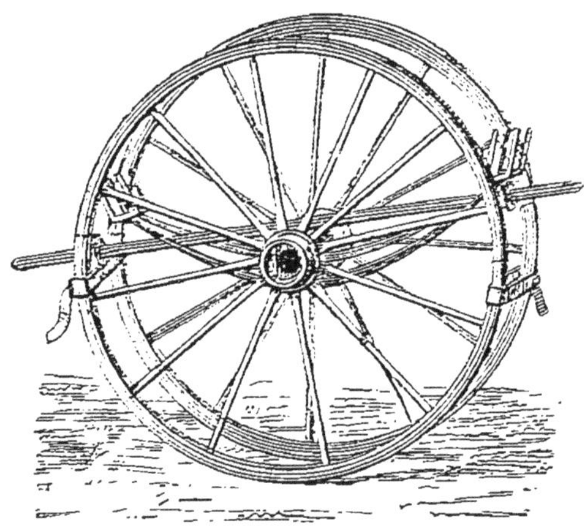

FIG. 129. — Brancard à roues de Le Fort, démonté.

peu de place, mais il offre les inconvénients communs à la plupart des brancards à roues : l'instabilité du brancard dans la position horizontale, lorsque la route est mauvaise.

6° *Brancard-lit de Gauvin.*— Le brancard sur roues de Gauvin, récompensé en 1867, porte avec lui ses ressorts de suspension ; ce brancard mixte, muni de deux roues assemblées, se compose d'un cadre surmonté à ses extrémités de ressorts dits en cou de cygne, qui supportent le châssis sur lequel est étendu le blessé; il peut servir pour le transport à bras, pour le transport en voiture et en wagon. Ce système a pour avantage d'éviter les transbordements toujours si préjudiciables au blessé, mais il est à la fois trop coûteux, trop encombrant et trop spécial.

7° *Brancard sur roues, à suspension compensatrice de Beaufort.*— Ce système, inventé par le comte de Beaufort, a pour effet de maintenir constamment le brancard dans une position horizontale, quelles que soient les conditions de viabilité.

Cet appareil est composé d'un assemblage de roues, surmonté d'un cadre muni de ressorts en C, destinés à supporter le brancard ordinaire (fig. 130). L'essieu des roues, au lieu d'être fixé, est sollicité par des ressorts vers l'extrémité inférieure de coulisses que l'auteur appelle guide-essieu ; tout choc et toute résistance agissent sur ces

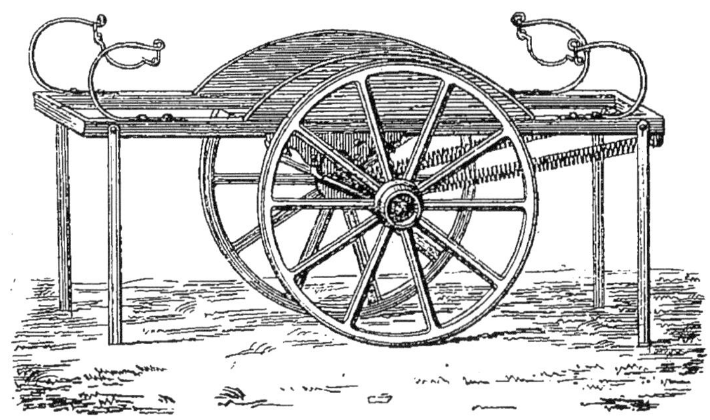

FIG. 130. — Brancard à roues, à suspension compensatrice, de Beaufort.

ressorts qui, en cédant, permettent à l'essieu de glisser en arrière sur la coulisse (fig. 131). Par ce fait du mouvement de recul, l'essieu et, par contre, le brancard s'abaissent dans la mesure où la roue est soulevée en passant sur un obstacle qui est ainsi franchi, sans secousse, par l'une des roues ou les deux roues simultanément, et cela sans que l'horizontalité du cadre de la voiture en ait été affectée.

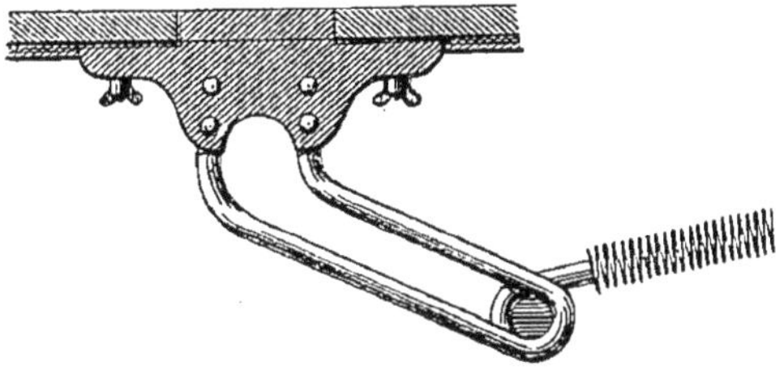

FIG. 131. — Guide-essieu du brancard à roues de Beaufort.

Nous n'insisterons pas davantage sur les diverses modifications qui ont pour but d'améliorer ce mode de transport et nous laisserons de côté la description détaillée des indications auxquelles elles répondent, pour nous borner à quelques remarques générales.

A côté de sérieux avantages, les brancards à roues présentent de nombreux inconvénients, et cette considération, basée sur les appréciations les plus autorisées, explique comment aucun de ces appareils ne figure dans l'approvisionnement des formations sanitaires de l'armée. Cet abandon tient surtout à trois raisons capitales : 1° la difficulté d'amener les brancards à roues sur le champ de bataille ; 2° le prix assez élevé de ces brancards quelle que soit leur simplicité ; 3° l'impossiblité d'emploi en terrain accidenté.

Le passage suivant du traité de Longmore nous donne une expression très exacte de la situation dans les armées étrangères :

« Les brancards sont des moyens de transport d'ambulance, d'invention moderne. On les employa, pour la première fois, comme moyen de transport auxiliaire, dans les guerres de l'Allemagne contre le Danemark, en 1864, et l'expérience qui en fut faite amena quelques chirurgiens militaires à parler de leur utilité en termes enthousiastes. C'est depuis peu de temps qu'ils figurent dans l'approvisionnement régulier d'ambulance de l'armée anglaise. »

« Les brancards à roues sont destinés à suppléer au manque de brancardiers que l'on a toujours éprouvé, toutes les fois qu'on a eu à faire transporter un grand nombre de blessés sur des brancards à bras. Ils ont aussi pour but de diminuer la fatigue des brancardiers chargés de leur transport. Dans certaines circonstances, quand la nature du terrain est favorable à leur usage, ils offrent encore d'autres sérieux avantages : ils permettent de transporter les blessés beaucoup plus rapidement qu'avec les brancards à bras ; ils leur épargnent un long séjour à l'air et leur procurent plus promptement des soins chirurgicaux. »

« L'expérience de la guerre franco-allemande, en 1870-1871, n'a pas confirmé la bonne opinion qu'on avait émise tout d'abord à l'égard des brancards à roues, comme moyen de transport des blessés au voisinage du lieu de la lutte. Les détachements sanitaires allemands en emportèrent un certain nombre, mais on put rarement s'en servir avec avantage entre la ligne de combat et les hôpitaux de campagne. Par suite, il a été décidé dans l'armée allemande que ces litières à roues cesseraient de faire partie de l'approvisionnement des détachements sanitaires, et qu'on les conserverait pour le service des hôpitaux intermédiaires ou sédentaires et dans les garnisons. Là, en effet, ils seront très utiles en temps de guerre ; on pourra les employer toutes les fois qu'il existera des routes unies et qu'on ne pourra pas se servir des voitures d'ambulance, car il est important d'épargner le temps et la peine qu'on dépenserait autrement à transporter à bras les malades et blessés. »

D'autre part, suivant Legouest : « Ces appareils présentent peu de solidité, ils sont tous plus ou moins difficiles à charger d'un malade et à plus forte raison d'un blessé, et nécessitent pour cet objet le concours de plusieurs personnes. Ils n'ont aucune stabilité malgré les chambrières dont ils sont munis. Ceux qui ont des roues de petit diamètre communiquent de rudes secousses aux hommes transportés, ceux qui ont des grandes roues sont très difficiles à enlever de leur essieu et surtout à replacer chargés ; ils sont tous d'un agencement compliqué et d'un poids considérable; enfin, ils sont encombrants, les uns ne pouvant être séparés de l'essieu, les autres bien que démontés ne pouvant, même les plus simples, être placés en grand nombre sur les voitures de matériel jusqu'au moment de leur mise en service. Ils peuvent néanmoins être utilisés dans un siège, dans un camp de manœuvres, sur de bonnes routes, et peut-être même en garnison dans de grandes villes où l'éloignement des casernes et des hôpitaux exige plusieurs relais de porteurs, pour transporter un malade sur un brancard ordinaire ».

E. — TRANSPORT A DOS DE MULET

A cette longue suite d'appareils on peut joindre les moyens de transport à dos de mulet; ce sont d'abord les bâts, les cacolets et les litières de tous les modèles, soit pour un blessé, soit pour deux

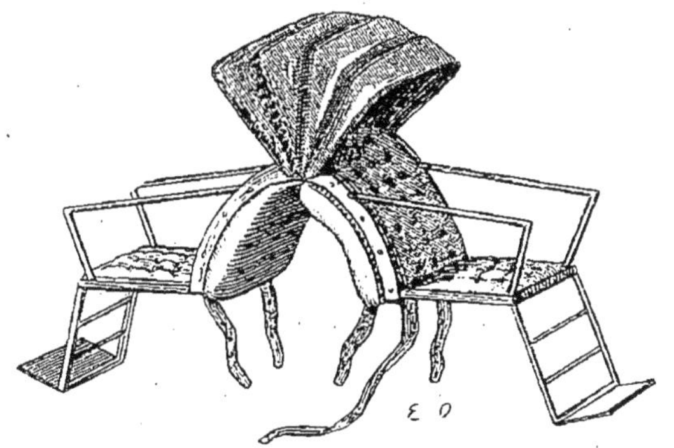

FIG. 132. — Cacolet de Lawrence.

blessés assis dans le sens de la marche, soit pour deux blessés assis dos à dos (fig. 132); ce dernier moyen est lourd, difficile à charger et a pour inconvénient de ne pas être indépendant du bât; il est sans valeur pratique.

Viennent ensuite les paniers tels que ceux que fit confectionner Larrey pour l'expédition de Syrie, paniers ou bennes employées également à dos de chameau, en Algérie, par Legouest, dans l'expédition de 1845; moyens très ingénieux, mais de nécessité et ne donnant pas toujours des résultats favorables.

A côté de ces systèmes doubles qui ont l'inconvénient d'occuper un trop large espace et de ne pas pouvoir être utilisés partout, en pays de montagne où l'on est parfois exposé à traverser des défilés resserrés, ou à parcourir des sentiers étroits, bordés d'arbres, se groupent toutes les dispositions qui consistent à assujettir un brancard ou une civière en travers ou mieux dans la longueur du mulet (fig. 133), système mis en usage au Mexique, par le docteur Gouchet, employé autrefois en Algérie par Legouest et par Berthérand, et enfin étudié en grand détail par Port.

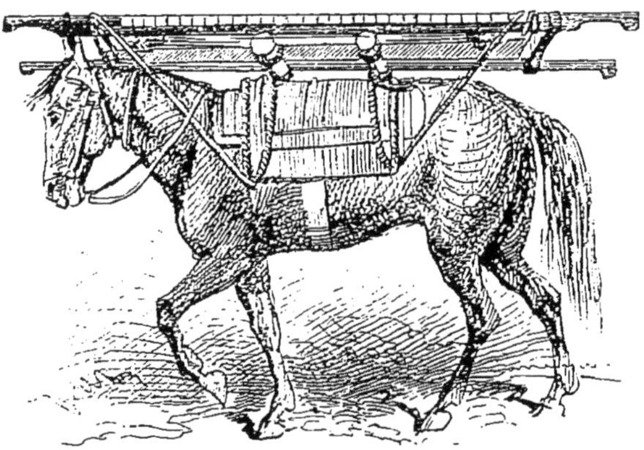

FIG. 133. — Disposition du brancard d'ambulance fixé sur le bât d'un mulet (système Gouchet).

La disposition imaginée par le docteur Gouchet a rendu, paraît-il, un important service pour transporter, à défaut de litière, des hommes gravement blessés qui ne pouvaient pas être placés sur des cacolets : le brancard solidement fixé par les quatre poignées à un cadre disposé sur le bât et maintenu à l'aide de cordes attachées aux montants et aux crochets du bât, représente une litière qui occupe toute la longueur du mulet; de sorte que le blessé, étendu sur le brancard, a la tête un peu au-dessus et en arrière des oreilles du mulet.

Les blessés transportés sur ces brancards, ont très bien supporté le voyage et, après plusieurs essais, ils préféraient ce mode de transport à celui des litières dont le balancement latéral est très fatigant dans les chemins difficiles. Néanmoins, il semble impossible d'utiliser cette disposition lorsqu'il s'agit de parcourir un pays très montagneux, car déjà la situation primitive du brancard est mauvaise quand on gravit une montagne, et elle devient tout à fait contraire et défavorable quand il faut descendre une pente rapide. Il serait donc nécessaire de modifier à chaque instant la position du brancard, de manière à éviter la déclivité de la tête.

On peut, d'une manière analogue, disposer un cadre sur la selle d'ordonnance surmontée de son paquetage et fixer sur ce cadre un brancard solidement maintenu par des cordes qui s'attachent aux boucles des sangles et aux anneaux des contre-sanglons de la selle; mais l'encolure plus élevée du cheval empêche de placer suffisamment en avant la têtière du brancard. Pour obtenir ce résultat, il faut surélever le cadre, et alors la solidité de l'appareil et la stabilité du brancard peuvent en souffrir.

Ce système, d'un emploi tout à fait exceptionnel, n'est donc applicable qu'aux mulets ou aux chevaux de trait dont l'encolure est courte et peu relevée.

F. — TRAINEAUX

Comme ressources bizarres, citons encore les lits-traîneaux improvisés, construits à l'aide de deux perches longues de 5 mètres et réunies par des branchages; ces perches viennent s'engager dans les limonières ou les étrivières de la selle par l'une des extrémités et glissent sur le sol du côté opposé (fig. 134).

Ce mode de transport et de suspension, décrit par Otis et recommandé par Port, est d'une élasticité suffisante pour empêcher la transmission des cahots. Très utile, dit-on, dans la montagne, il est bien plus favorable que les autres moyens qui consistent à faire porter les perches entre deux chevaux marchant en ligne, l'un devant et l'autre derrière la civière.

En somme, parmi tous les moyens de transport imaginés soit pour ménager les forces des brancardiers, soit pour activer le relèvement des blessés et leur transport à longue distance sur un terrain accidenté, ce sont les cacolets et les litières qui méritent la préférence ; et encore bien des chirurgiens ne sont pas de cet avis et pensent que le brancard à roues est le brancard de l'avenir (Neudorfer). Cette question est donc loin d'être résolue et nous la

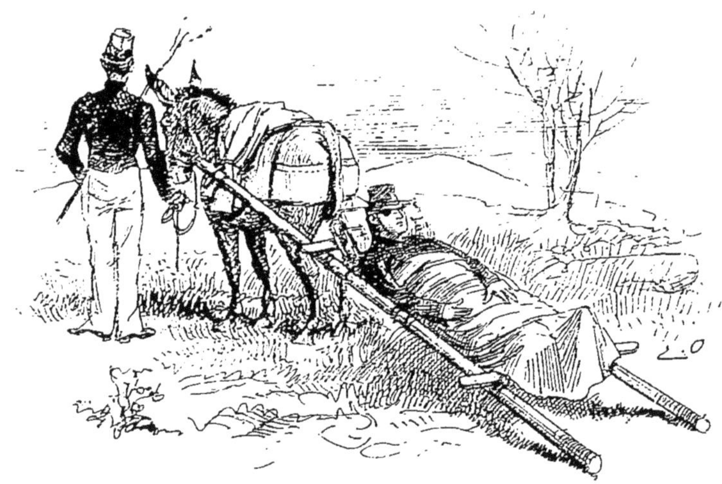

FIG. 134. — Blessé transporté sur un traîneau improvisé (d'après Otis.)

considérons comme assez importante pour ne pas regretter de nous y être arrêté si longuement.

G. — VOITURES D'AMBULANCE ET VÉHICULES DE TOUTES SORTES

Comme les voitures d'ambulance règlementaires ne seront jamais en proportion des besoins, les formations sanitaires de l'avant auront souvent l'occasion de tirer parti des voitures appartenant aux sociétés de la croix rouge.

La plupart de ces voitures sont établies sur les modèles américains plus ou moins modifiés : voiture de Howard, voitures de Mundy, de Fischer, etc.

« Les voitures d'ambulance, dit Legouest, sont en général construites sur trois types : le type caisson, lourd et d'accès difficile ; le type char-à-bancs, qui laisse les hommes exposés aux intempéries ; enfin le type tapissière, qui réunit un grand nombre de conditions désirables : simplicité, légèreté, solidité suffisante, manœuvre facile, accès commode, réactions douces, aération permanente en même temps que garanties contre les intempéries. »

Les voitures réglementaires de l'armée appartiennent à ce dernier type, il en est de même de la plupart des voitures qui se trouvent réunies dans les docks de la Société française de secours aux blessés; parmi celles-ci, les unes se présentent sous la forme de tapissières disposées pour transporter six hommes couchés, les autres du genre fourgon sont aménagées pour quatre brancards.

La disposition intérieure de la première voiture type permet de placer les six blessés couchés sur trois étages, les brancards étant suspendus par des courroies (fig. 135). Deux banquettes fixées aux parois latérales peuvent recevoir chacune 6 ou 7 blessés assis.

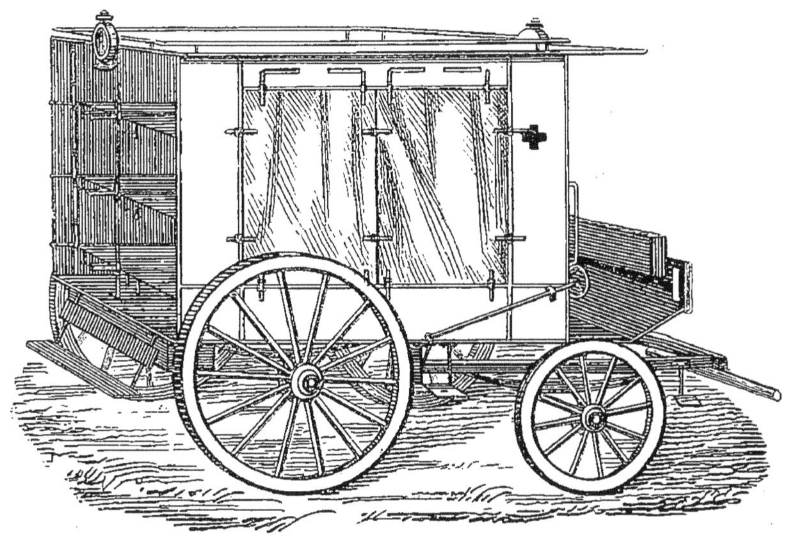

FIG. 135. — Voiture type à six blessés couchés, de la Société de secours aux blessés.

L'introduction des brancards est facilitée par quatre bandes de tôle clouées sur le plancher de la voiture et sur lesquelles s'opère le glissement; les brancards sont élevés à bras d'hommes à la hauteur des courroies de suspension et ils sont fixés latéralement, pour éviter les oscillations latérales et le mouvement de va-et-vient dans le sens de la traction.

Le fourgon d'ambulance peut être transformé en voiture pour blessés assis ou couchés. Les banquettes mobiles rabattues laissent disponible tout l'intérieur de la voiture et permettent de placer les brancards rangés, deux à deux, sur deux étages et reposant sur des ressorts transversaux, fixés aux parois de la voiture. Ces ressorts sont formés d'une lame d'acier arquée, à convexité supérieure, disposée entre deux courroies qui s'attachent à droite et à gauche de la caisse.

La voiture s'ouvre entièrement par derrière, par une porte à

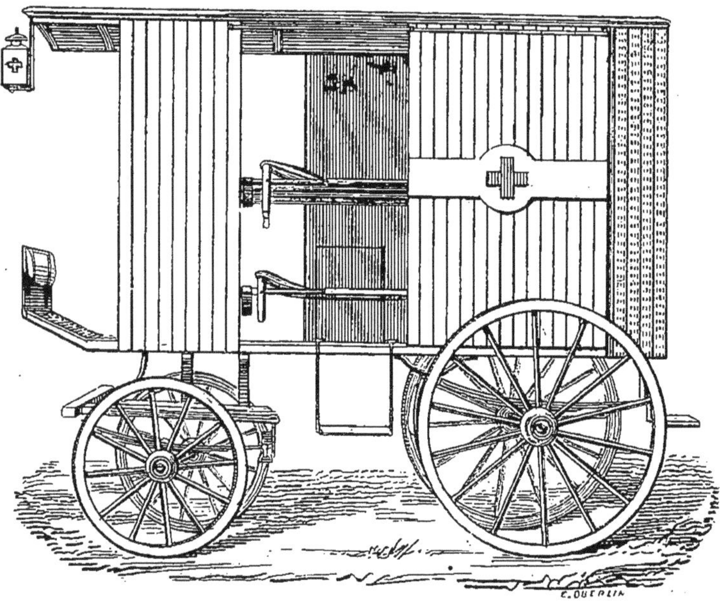

FIG. 136. — Fourgon d'ambulance de la Société de secours, pouvant être transformé en voiture pour blessés assis ou couchés.

deux battants; en outre, elle offre sur chacune de ses faces latérales une large porte s'ouvrant à glissement (fig. 136). Ce fourgon est aménagé en temps ordinaire pour le transport du matériel.

Indépendamment de ces voitures à quatre roues, la Société de secours aux blessés a fait construire des voitures à deux roues pour quatre blessés couchés. Ce dernier type serait, paraît-il. plus avantageux que les précédents dans certaines conditions de routes et de localité.

Le nombre des voitures en réserve dans les dépôts de la Société de secours est encore assez restreint, ainsi on compte actuellement :

81 voitures d'ambulance à quatre roues;

14 voitures à deux roues;

28 fourgons se transformant en voitures d'ambulance.

L'analogie de ces voitures permettra aux brancardiers d'appliquer, conformément à leur chargement, les principaux temps de la manœuvre enseignée.

Quant aux voitures diverses que la réquisition peut fournir, nous n'avons plus à en parler, puisqu'elles ont été l'objet d'une longue description relative aux différents aménagements destinés à les approprier au transport des blessés.

Nous laisserons également de côté les ressources fournies par le matériel roulant des chemins de fer et par les transports de la navigation, moyens précieux qui seront étudiés dans le chapitre des évacuations.

CONFECTION DES APPAREILS IMPROVISÉS POUR IMMOBILISATION DES MEMBRES

Peut-être serait-il bon, comme dans l'armée allemande, de dresser les brancardiers à faire avec de la paille un certain nombre d'appareils qui pourraient, avec avantage, être utilisés pour compléter les approvisionnements du matériel règlementaire.

Ces accessoires de pansement, dont la confection est décrite dans le manuel du docteur allemand Héring (traduction publiée dans la *Revue de Médecine militaire*) comprennent des cordes, des couronnes, des nattes, des attelles, des rouleaux, des grils et des boîtes de paille.

Les cordes de paille se font avec de la paille longue, tordue en liens ou disposée en tresses à trois faisceaux (fig. 137); ces cordes réunies entre elles peuvent servir à la construction de brancards improvisés.

Les couronnes s'obtiennent en liant ensemble les extrémités d'une corde de paille; elles peuvent servir au transport des blessés

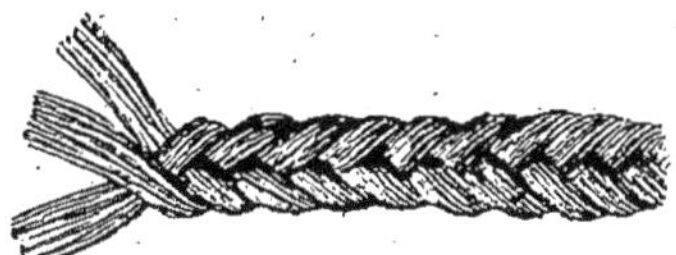

FIG. 137. — Tresse de paille.

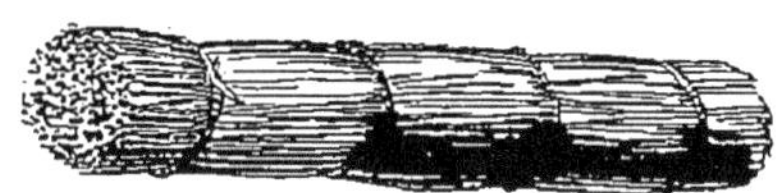

FIG. 138. — Rouleau de paille.

dans l'attitude assise, ou pour remplacer les coussins ronds et percés dont on se sert dans les hôpitaux (fig. 139).

Les nattes et les paillassons servent à envelopper un membre fracturé; roulées sur elles-mêmes, ces nattes peuvent servir d'attelles latérales. On les construit en formant des faisceaux de paille que l'on réunit avec de la forte ficelle, ainsi qu'on le fait pour les paillassons destinés à protéger les serres (fig. 140).

Les rouleaux de dimensions variées remplacent les coussins,

pour caler les membres ou soutenir la tête, le cou, le genou, le talon, les reins, etc. (fig. 138); on les utilise encore pour la construction des boîtes et des grils.

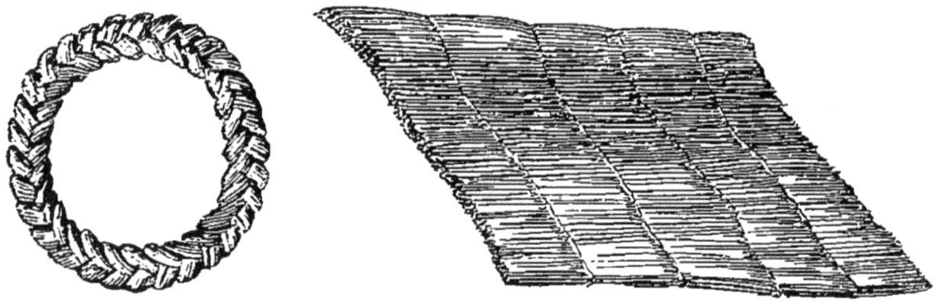

FIG. 139. — Couronne de paille. FIG. 140. — Natte de paille.

La boîte de paille se compose de deux longs rouleaux réunis aux extrémités par un rouleau étroit (fig. 141); elle sert de soutien à la tête et aux épaules, ou de support au pied pour immobiliser l'extrémité du membre inférieur, elle représente alors une sorte de boîte de Baudens.

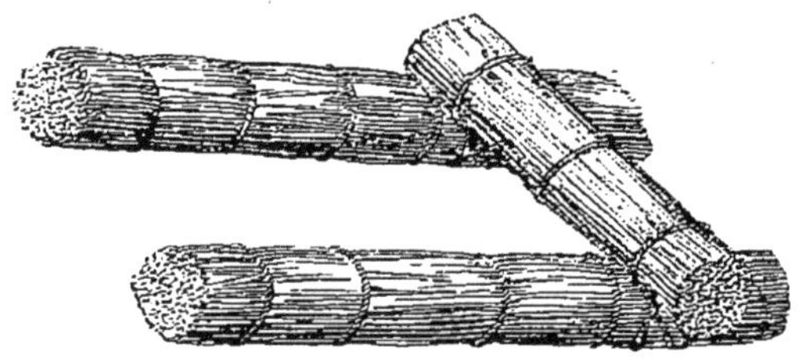

FIG. 141. — Boîte de paille formée de trois rouleaux assemblés.

Les grils sont formés de deux rouleaux longitudinaux sur lesquels on fixe transversalement d'autres rouleaux disposés comme

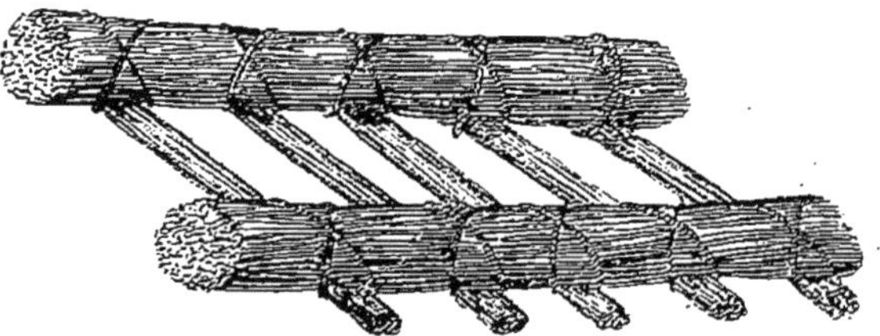

FIG. 142. — Gril de paille formé de rouleaux de paille assemblés.

les barreaux d'une échelle (fig. 142); ils servent à assujettir le tronc, le bassin ou les membres inférieurs et tiennent lieu de gouttières.

Indépendamment de ces différents appareils de paille, très utiles surtout pour caler pendant le transport les membres blessés, les brancardiers apprendront à confectionner des attelles avec des débris de caisses, avec des baguettes de bois ou des roseaux réunis en natte à l'aide de ficelle, de ruban de fil, etc., appareils improvisés déjà décrits à propos de l'immobilisation des membres fracturés.

Tous les soldats qui contribuent au service sanitaire doivent être en outre exercés à utiliser, pour les pansements improvisés, tous les objets d'armement ou d'équipement que l'on peut trouver sur le champ de bataille.

Ce sont entre autres, comme il a été dit plus haut, la couverture de campement, la toile de tente, les différents éléments du havre-sac et particulièrement ses courroies dont les plus utiles sont : la grande courroie de charge et les courroies de capote (fig. 143).

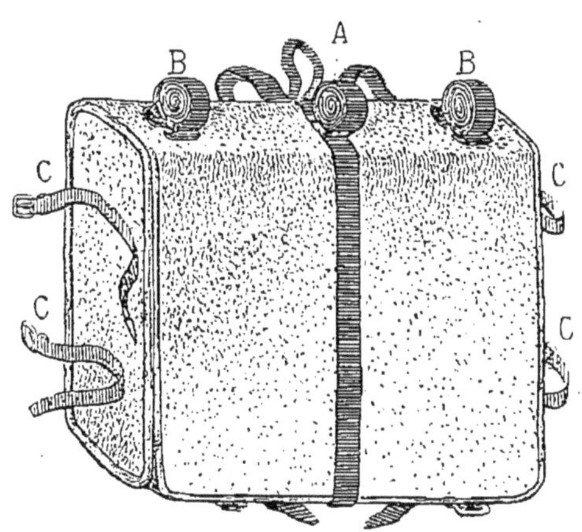

FIG. 143. — Havre-sac de troupe.

A, Grande courroie de charge ; — *B*, courroies de capote ; — *C*. Petites courroies cousues aux côtés du havre-sac.

Le corps du havre-sac peut constituer dans certains cas un plan incliné très favorable au maintien du membre inférieur blessé.

Les courroies de harnachement, le ceinturon, les bélières du sabre, les rênes de bride, les courroies d'attelage, les étrivières peuvent fournir de précieux éléments pour la contention d'un membre fracturé.

De même le mouchoir, la cravate, des fragments de vêtements peuvent remplacer les bandes, servir de liens ou être employés comme bandages, suivant la méthode de Mayor si judicieusement recommandée par Esmarch.

A défaut de mouchoir ou de bande, on peut utiliser comme écharpe, pour soutenir le membre supérieur, le pan de la capote ou la manche de l'habit et de la chemise.

On peut également transformer en gouttière la jambe du pantalon, en la coupant en avant et en renversant les deux bords de la section que l'on fixe sur les attelles latérales, comme l'indique la figure 144 prise dans Esmarch.

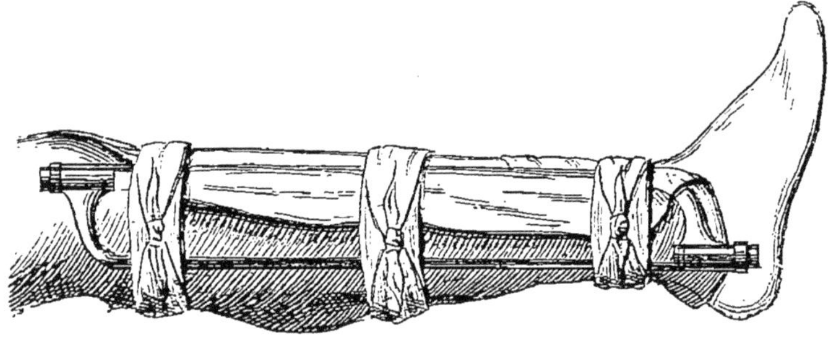

FIG. 144. — Immobilisation d'une fracture de la jambe, d'après Esmarch.
(Le pantalon, coupé en avant, est renversé sur les attelles latérales et forme gouttière.)

Enfin pour servir d'attelle, nous l'avons vu, on emploie le sabre-baïonnette, le fourreau du sabre, le fusil, la baguette de fusil, des fragments de caisses et les débris de toutes sortes. Deux sabres-baïonnettes accouplés donnent une large attelle, de même deux baïonnettes ancien modèle. Le fourreau de la latte de cuirassier ou de dragon est d'une très bonne dimension comme attelle du membre inférieur; le fusil est employé de préférence dans certains cas, mais il faut avoir soin de démonter préalablement la culasse mobile, pour éviter que la saillie du levier froisse le membre blessé.

La création des appareils d'urgence peut être variée à l'infini et la connaissance des principaux genres est appelée à rendre les plus grands services, lorsque les moyens usuels font défaut.

DRESSEMENT DE LA TENTE DE CAMPEMENT. — CONSTRUCTION DES ABRIS.

L'instruction complète des infirmiers et des brancardiers exigerait encore les exercices nécessaires pour dresser une tente, pour construire des abris, gourbis, baraques, etc., enfin pour organiser le couchage des blessés et convertir des planches en châlits, conformément à la notice n° 8 du règlement. Ces exercices, on le comprend, varient à l'infini et, pour le moment, on ne peut guère songer à les obtenir dans une période d'enseignement si limitée.

Dressement de la tente. — Pour ériger une tente la manœuvre est très simple et cependant, pour être menée activement, elle nécessite une méthode aidée d'une certaine expérience.

Soit par exemple la grande tente ordinaire de campement, dite tente conique à muraille (fig. 145); cette tente composée d'un montant, de deux supports d'auvents, de deux maillets, de deux tablettes rondes, avec porte-manteaux, de vingt-quatre petits piquets, de vingt-quatre piquets plus forts et d'une toile de tente peut, on le sait, abriter seize hommes; elle mesure 6 mètres de diamètre et 3m,40 de hauteur. La toile est soutenue à l'aide du montant central qui s'engage dans la coupole qui la surmonte; elle est fixée à terre à l'aide d'un double rang de cordages qui prennent point d'attache sur les piquets plantés obliquement dans le sol; aux deux extrémités d'un diamètre, la toile est libre sur une certaine étendue et forme deux auvents ou portières.

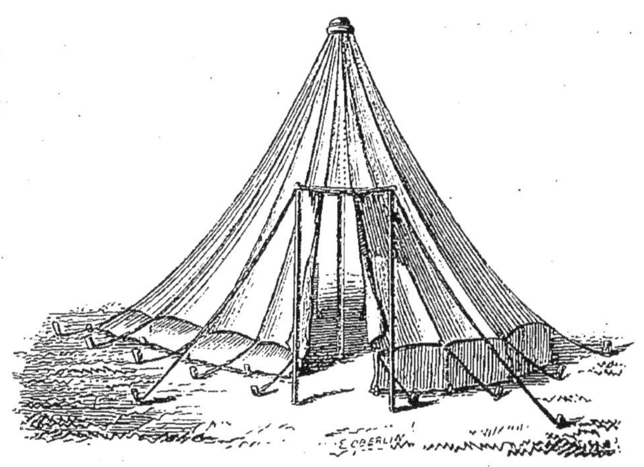

FIG. 145. — Tente conique à muraille.

(Le fossé d'irrigation n'a pas été creusé.)

L'aération est assurée par l'ouverture qui reste libre près du champignon supérieur et par l'intervalle qui sépare la toile principale du sol. Cet intervalle est fermé par la muraille de toile qui forme volant et dont le prolongement s'appelle vulgairement toile à pourrir, parce que restant en contact avec le sol plus ou moins humide, celle-ci se pourrit et doit être remplacée de temps à autre.

Des tablettes circulaires, disposées autour du montant, servent d'étagères.

Pour dresser cette tente il faut quatre hommes ; la manœuvre est précédée des préparatifs suivants :

Un cercle ayant pour rayon le montant de la tente, est tracé à l'aide d'un piquet ; il limite l'emplacement que la tente doit occuper; on creuse un fossé en dehors de ce cercle. Le tracé de la tente se trouve ainsi terminé, on peut alors la dresser.

Deux infirmiers saisissent le montant, y adaptent les tablettes circulaires et engagent l'extrémité supérieure dans l'intérieur du champignon qui surmonte la toile ; les aides, placés à chaque extrémité du diamètre suivant lequel les portes de la tente seront disposées, saisissent les deux cordes des auvents, de manière à maintenir la toile au moment du dressement de la tente.

Les infirmiers qui tiennent le montant, placés sous la toile dont on a préalablement boutonné les portières, présentent sa base au centre du cercle tracé et dressent verticalement ce mât surmonté de la tente.

Les infirmiers qui tiennent les portières enfoncent alors des piquets dans le sol, en regard des cordes de tension, et engagent les anses de ces cordes dans les entailles des piquets. Cela fait, ils vont aux extrémités de l'axe transversal tendre la toile, enfoncent de même deux autres piquets et fixent les cordages à ces piquets.

La tente est ainsi maintenue par quatre points cardinaux; il ne s'agit plus que de régulariser la tension de la toile et de terminer la pose des piquets intermédiaires en regard des cordes. Pour fixer la muraille de toile, on place tout autour les petits piquets destinés à la maintenir. Les piquets se trouvent ainsi disposés sur deux rangées : l'une en dedans du fossé creusé, l'autre à une petite distance en dehors de ce fossé.

Une manœuvre analogue serait suivie pour l'érection des tentes Taconet, Le Fort, Tollet, etc.

Comme certaines dispositions relatives à l'hospitalisation des blessés maintenus au voisinage du champ de bataille sont encore à l'étude, on ne connaît pas le type de tente adopté pour les ambulances et pour les hôpitaux de campagne, nous remettons donc au chapitre qui traite de l'installation des ambulances, l'exposé des différents systèmes qui peuvent être utilisés à cet effet.

Construction des abris improvisés. — Les constructions provisoires se composent ordinairement d'une charpente formée de perches ou de traverses assemblées dont les intervalles sont remplis par des planches, des branchages, des claies d'osier, des paillassons de foin, de paille ou de roseaux, etc. Ces abris sont construits soit sous la forme de pavillons ou de huttes, soit comme de véritables maisonnettes avec parois latérales et pignons droits surmontés d'une toiture. Avant toute installation, le sol doit être convenablement aménagé et irrigué.

La construction des abris improvisés et la description des différents éléments qui peuvent servir à l'édification de ces abris exigeraient des détails trop techniques et beaucoup trop longs, nous renvoyons à ce sujet au livre si original du docteur J. Port.

A consulter : F. Percy : *Article Despotats* (Dictionnaire des Sciences médicales, t. VIII) ; — Larrey : *Mémoires de chirurgie militaire*, (1812) ; — Le Fort : *La Chirurgie militaire et les Sociétés de secours en France et à l'étranger* (Paris, 1872) ; — Heyfelder : *Manuel de chirurgie de guerre*. Traduction Rapp (Berger Levrault, 1875) ; — Chenu : *Manuel de la dame de charité, du brancardier, de l'infirmier* (Hachette, 1876) ; — Granjux : *Manuel du brancardier régimentaire* (Berger Levrault, 1880) ; — Delorme : *Manuel technique du brancardier* (Dumaine, 1880) ; — *Manuel du brancardier militaire* (Rozier, 1883) ; — *Circulaire* du 3 octobre 1883 *relative au recrutement et à l'instruction des infirmiers, des brancardiers régimentaires et des brancardiers d'ambulance. J. Mre, partie suppre*, 2 juin 1883 ; — Hering : *Instructionbuch fur den Krankenträger* (Berlin, 1881) ; — Julius Port : *Taschenbuch der Ferderztlichen Improvisationstechnik* (Stuttgard, 1884) ; — Michel Lévy et Boisseau : Art. Camp, *Dictionnaire Encyclopédique des Sciences médicales*. Dechambre. — Gross : *Manuel du brancardier* (Alcan, 1884) ; — Gruby : *Sociétés et Matériel de Secours pour les blessés militaires* (exposition de 1878) (Lacroix, 1884).

CHAPITRE V

SERVICE MÉDICAL EXTÉRIEUR

DANS LES CORPS DE TROUPES EN GARNISON

Après avoir étudié les ressources contenues dans l'approvisionnement de l'infirmerie régimentaire et après avoir vu quel parti le médecin pouvait tirer du personnel subalterne, préparé à le seconder, nous avons à examiner le fonctionnement du service de santé dans toutes les circonstances où le médecin est appelé à suivre son régiment. Quelques-unes des conditions de ce service extérieur sont prévues par un article du règlement déjà cité :

« Un des médecins du régiment, pourvu des instruments et des objets de pansement contenus dans le sac ou dans les sacoches d'ambulance, assiste aux marches, aux manœuvres d'ensemble, au tir à la cible, aux exercices à feu et aux bains des hommes. »

REVUES

Les médecins sont tenus d'assister aux revues, non seulement pour y figurer comme les autres éléments du régiment, mais encore pour porter secours aux hommes qui peuvent être indisposés. Dans ces revues, les médecins doivent occuper la place qui leur est assignée réglementairement; ils ne doivent quitter cette place, qu'au cas où ils sont appelés à secourir un homme victime d'un accident ou atteint d'un malaise sérieux.

Dans l'*infanterie*, le régiment étant formé en ordre constitutif (fig. 146), les médecins majors et les aides-majors, à cheval ou à pied, se placent à 20 pas des serre-files, derrière la gauche de leur bataillon; les porte-sacs, à 4 pas derrière les médecins. Il en est de même pour toutes les formations.

Les voitures médicales sont placées à côté des voitures de munitions, à 50 pas derrière la gauche du régiment. (*Règlement sur les manœuvres de l'infanterie*, 29 juillet 1884, titre Ier, art. 29 et 36.)

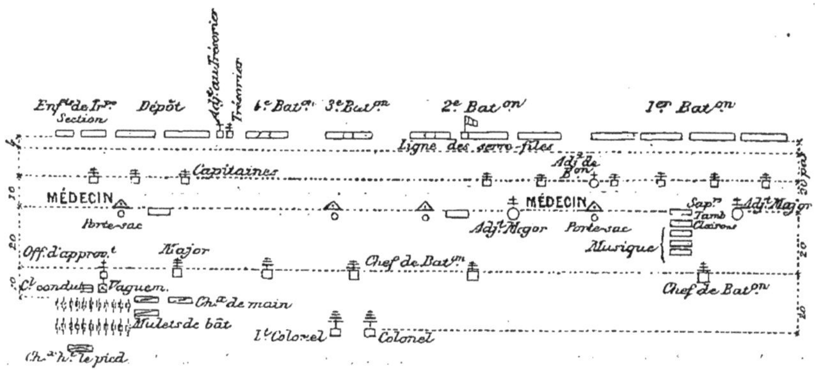

FIG. 146. — Formation d'un régiment d'infanterie dans l'ordre constitutif pour les revues.

Si des hommes sont pris de malaise pendant la revue, le médecin du bataillon quitte les rangs, fait porter les malades à l'écart et leur donne les soins nécessaires, en commençant par les débarrasser de leur équipement.

Dans la *cavalerie*, le régiment étant formé en bataille, les médecins se placent sur un rang, à 25 mètres en arrière de la droite du premier escadron, dans l'ordre suivant : officier d'habillement, adjoint au trésorier, médecin major, médecin aide-major et vétérinaires. (*Règlement sur les exercices de la cavalerie, dispositions relatives aux revues*; titre Ier, p. 115.)

Dans l'*infanterie*, quand après avoir passé devant le front des troupes, le général veut contrôler les effectifs : les officiers de l'état-major se placent sur un rang dans l'ordre du contrôle, perpendiculairement à la droite de la troupe.

L'état nominatif des hommes malades à la chambre, établi par le médecin-major de 1re classe, est remis par le colonel au général.

Après l'appel des officiers de l'état-major fait par le général, le colonel, le lieutenant-colonel, le major, etc., et le médecin chef de service, acccompagnent le général. (*Service intérieur des troupes d'infanterie*, p. 179.)

Dans la *cavalerie*, la revue d'effectif se passe dans les mêmes conditions.

Quand la revue est terminée, le général donne l'ordre de faire défiler le régiment devant lui.

Dans l'*infanterie*, les médecins réunis et placés sur un rang défilent à 6 pas en arrière de la dernière subdivision du régiment, les porte-sacs sur un rang à 4 pas derrière les médecins (fig. 147). (*Règlement sur les manœuvres de l'infanterie, instruction pour les revues et les défilés;* titre V, p. 72.)

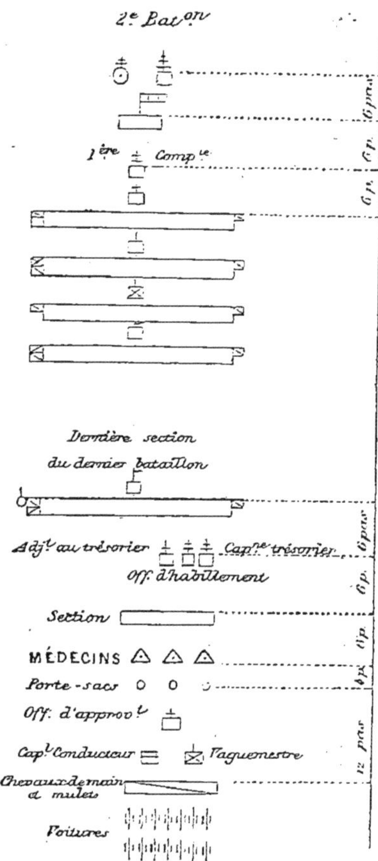

FIG. 147. — Défilé en colonne de régiment (le 2e bataillon seul est représenté complet; il est précédé du 1er bataillon, qui n'est pas figuré).

Dans la *cavalerie*, le médecin major et les médecins aides-majors, ayant à leur gauche les vétérinaires, marchent sur un seul rang à la gauche du régiment, à 4 mètres du dernier peloton. (*Règlement sur les exercices de la cavalerie*, titre Ier, p. 123.)

Si pendant le défilé, un cavalier désarçonné est blessé, un des médecins quitte sa place pour porter secours à cet homme et se fait suivre du porte-sacoches.

MANŒUVRES

Le médecin qui assiste à la manœuvre, choisit comme place de secours, à proximité du terrain de manœuvre ou sur le terrain lui-même, un endroit où il se tient habituellement et où, en cas d'absence momentanée, on trouve sûrement l'infirmier porte-sac ou porte-sacoches.

Les hommes qui, par suite d'accident ou de malaise, sont dans l'impossibilité de rester dans les rangs, viennent, avec l'autorisation de leur chef, trouver à la place de secours le médecin qui les y maintient jusqu'à la fin de la manœuvre, ou les fait accompagner à la caserne s'il le juge opportun.

En cas de malaise subit ou de blessure grave, le médecin prévenu par un homme détaché de la compagnie ou de l'escadron, se rend auprès du patient, lui donne les soins les plus urgents, lui fait un premier pansement, ou lui applique un appareil provisoire d'après les indications; il le fait ensuite transporter à la place de secours, à l'infirmerie, ou à l'hôpital suivant la gravité de l'indisposition.

Nous avons vu quels médicaments ou pansements le médecin pouvait trouver dans le sac d'ambulance et nous n'avons pas à en examiner l'emploi; de même nous croyons superflu d'indiquer comment il devra procéder dans les différentes circonstances qui se présenteront; mais nous rappelons qu'il est utile de mettre à profit chacun de ces incidents, pour exercer les infirmiers à l'application des préceptes qui leur ont été enseignés.

Les manœuvres d'infanterie n'occasionnent que de très rares accidents; au moment des chaleurs, elles donnent surtout lieu à des insolations; dans ce cas, il suffit de débarrasser l'homme de son sac, de desserrer sa cravate, de déboutonner sa capote et de le faire porter à la place de secours et à l'ombre.

Dans la cavalerie et dans l'artillerie, les manœuvres exposent à des chutes qui occasionnent des contusions, des entorses, des luxations, parfois même des fractures; c'est alors qu'un médecin peut être appelé à intervenir; mais le plus souvent cette intervention se bornera à organiser, le plus promptement possible, le transport du blessé à l'infirmerie ou à l'hôpital. Dans ces conditions il est très opportun qu'une voiture régimentaire, pourvue d'un brancard, soit amenée à chaque manœuvre sur le terrain et y séjourne pendant toute la durée de l'exercice.

Grâce à cette mesure, la présence d'un médecin serait moins nécessaire et il pourrait être remplacé par un infirmier bien exercé, connaissant les précautions à prendre pour charger le blessé sur le brancard et éviter toute aggravation pendant le transport. Le médecin de service, qui ne doit s'éloigner ni du quartier ni de son logement, sans faire connaître où il est, serait alors prévenu assez à temps pour prendre les dispositions voulues.

Il est tout à fait nécessaire de modifier l'usage à cet égard, car il arrive souvent qu'au moment où le médecin est à la manœuvre ou au tir à la cible, ses soins sont réclamés au quartier, et il faut bien reconnaître que la promenade générale des chevaux et les exercices de voltige exposent à des accidents aussi fréquents que la manœuvre, bien que la présence du médecin dans ces diverses circonstances n'ait pas été prévue par le règlement.

TIR A LA CIBLE

Si le tir à la cible est parfois dangereux, on comprend que la plupart des accidents qui peuvent en résulter ne réclament pas des soins immédiats; ainsi, par exemple, rien à faire d'urgence pour les blessures superficielles, occasionnées par les ricochets ou pour les brûlures dues à la fermeture incomplète de la culasse, accident aujourd'hui très rare avec le fusil Gras. D'un autre côté, les atteintes les plus graves, telles que coups de feu à bout portant, ou suites d'une maladresse, amènent des lésions qui, si elles n'entraînent pas immédiatement la mort, réclament d'urgence l'envoi à l'hôpital.

Ici encore, le point important est d'organiser, le plus rapidement possible, le transport du blessé à l'hôpital; et alors il s'agira d'obtenir qu'une voiture munie d'un brancard reste à proximité du tir pendant toute la durée de l'école à feu. A défaut de cet attelage, on pourra utiliser la voiture de la cantinière qui, habituellement accompagne le bataillon ou l'escadron, mais cette voiture n'est pas toujours disposée de manière à pouvoir transporter un homme couché.

Les écoles à feu de l'artillerie exposent à une grande variété de blessures ; dans ce cas, on doit considérer comme indispensable la présence d'un médecin dans le voisinage des pièces.

BAIGNADE

Un médecin, muni du rouleau de secours, se tient pendant toute la durée du bain des hommes près du ponton de natation ; il y reste jusqu'après l'appel, à la sortie du bain, pour rappeler à la vie un homme qui, reconnu manquant à l'appel, serait retiré de l'eau après une submersion ayant déjà déterminé un degré assez avancé d'asphyxie.

MARCHES MILITAIRES

En marche militaire, le médecin occupe la place qui lui est assignée pour les routes, c'est-à-dire à la gauche du régiment, à la hauteur des voitures régimentaires et en avant de l'arrière-garde ; son rôle est de recueillir les écloppés et d'empêcher tout désordre en arrière de la colonne, en évitant qu'un trop grand nombre de traînards ne vienne s'ajouter à celui des hommes qu'il exempte du port du sac ou qu'il autorise à monter sur les voitures.

EXERCICES DE SERVICE EN CAMPAGNE. — GRANDES MANŒUVRES

Ces exercices ne sont que la répétition des évolutions exécutées en présence de l'ennemi, nous y reviendrons plus loin, en étudiant le service de santé en campagne.

ROUTES

Lorsqu'un régiment change de garnison, il est habituellement fractionné en plusieurs colonnes, et chacune est accompagnée d'un médecin. Les dispositions à prendre pour préparer la troupe à l'exécution de la route intéressent surtout l'hygiène et nous n'avons pas à entrer dans les détails relatifs à l'entretien de la chaussure et aux marches préparatoires avant le départ, car nous avons seulement à faire connaître les devoirs du médecin qui accompagne une colonne.

Pendant la route, un médecin et un infirmier régimentaire marchent avec l'arrière-garde; le rôle du médecin, nous l'avons dit plus haut à propos des marches militaires, consiste à recueillir les blessés et à exempter du sac les hommes fatigués. L'exemption du sac et l'autorisation de monter dans les voitures doivent toujours être données par écrit, sur un bulletin spécial qui sera présenté au vaguemestre chargé de la surveillance des équipages.

A l'étape, la visite des malades s'exécute dans les conditions déterminées par le règlement. (*Service intérieur des troupes d'infanterie.* Art. 429.).

« Tous les jours, à l'heure fixée, les malades et les écloppés sont visités et pansés au poste de police. »

« Dans l'*infanterie*, le médecin désigne :

1° Ceux qui sont autorisés à placer le havre-sac sur les voitures, mais qui marchent avec leur compagnie;

2° Ceux qui, dans le même cas, sont de plus autorisés à marcher avec les équipages;

3° Ceux qui sont autorisés à monter sur les voitures;

4° Ceux qui entrent à l'hôpital ».

« Dans la *cavalerie*, le médecin-major désigne simplement les malades qui doivent prendre place dans les voitures du lendemain et qui entrent à l'hôpital. »

« Les autorisations sont toujours données par écrit. »

« Aucun homme n'est admis dans les hôpitaux civils ou militaires sans un billet du médecin. »

« Les sergents de service ou les brigadiers de jour se trouvent à cette visite pour prendre connaissance des décisions du médecin et en informer le capitaine. Le commandant de semaine y assiste autant que possible. »

« Les caporaux ou les brigadiers font connaître le logement des hommes de leur escouade qui ne peuvent venir au poste; un des médecins va les visiter; le médecin-major rend compte de la visite au chef de la colonne ou au chef d'escadron de jour, dans la cavalerie. »

« Les hommes qui sont autorisés à placer le havre-sac sur les voitures, le déposent le matin, d'après les indications du vaguemestre, et rejoignent leur compagnie avant le départ. »

« Ceux qui sont autorisés à marcher avec les équipages se rendent au poste, après avoir répondu à l'appel de leur compagnie ; le vaguemestre les répartit le long du convoi. »

« Les autorités municipales sont invitées à donner à la gendarmerie les noms des hommes qui resteraient en arrière, sous prétexte de maladie. »

« Pendant les séjours, le matin à l'heure fixée, le médecin passe la visite des malades et des écloppés ; une seconde visite peut avoir lieu dans l'après-midi. »

Pour ces différentes visites, le médecin procède comme à l'infirmerie régimentaire de garnison ; il est assisté des infirmiers du bataillon ou de l'escadron ; l'un est chargé des pansements, l'autre de la distribution des médicaments, il tient lui-même le registre-journal qui lui permettra plus tard, à l'arrivée au lieu de résidence, de mettre ses registres à jour.

Les objets de pansement et les médicaments contenus dans les sacoches ou le sac d'ambulance seraient insuffisants pour une route de plusieurs étapes, aussi chaque colonne dispose-t-elle habituellement d'une voiture médicale ou tout au moins d'une paire de cantines dans lesquelles le médecin peut puiser, à la condition de compléter plus tard leur approvisionnement, lorsqu'il rejoint la garnison.

Le médecin doit éviter de laisser chez l'habitant des hommes malades, aussi doit-il envoyer à l'hôpital tous ceux qui ne lui sembleraient pas en état de continuer la route ; ce n'est que tout à fait exceptionnellement qu'il visitera les hommes à leur logement.

Si, pendant la route, le nombre des écloppés est tel qu'il ne puisse maintenir l'ordre derrière la colonne, le médecin doit en prévenir le chef de la troupe, qui alors règlera la marche en conséquence et assumera la responsabilité des accidents qui pourraient se produire, si des hommes fatigués restaient abandonnés sur les côtés de la route, par suite de l'encombrement des voitures.

Des faits récents démontrent que dans certaines conditions de température, en Algérie par exemple, des hommes surmenés par une marche difficile peuvent succomber rapidement à des accidents d'insolation ou d'asphyxie par le froid, et que ces cas peuvent se présenter avec une fréquence extrême. (Lire à ce sujet les faits publiés dans le recueil des *Mémoires de Médecine militaire*, entre autres la relation du désastre du Tléta des Douairs (tome XXXVI, série III, p. 401), désastre qui entraîna la mort de 19 hommes abandonnés par une colonne, sur la route d'Aumale à Boghar, pendant une pluie froide.)

A consulter : *Règlement* du 29 juillet 1884, *sur les exercices et les manœuvres d'infanterie.* Titre V, Baudoin, 1885. — *Règlement sur les exercices de cavalerie.* 31 mai 1882 (Baudoin, 1883). — *Décret* du 28 décembre 1883, *portant règlement sur le service intérieur* (Baudoin, 1884). — Didiot : *Code des officiers de santé de l'armée de terre.* Ire partie, chap. VIII (Rozier, 1863).

LIVRE II

SERVICE DE SANTÉ EN CAMPAGNE

SERVICE DE L'AVANT

CHAPITRE PREMIER

SERVICE DE SANTÉ DES CORPS DE TROUPES EN CAMPAGNE

DISPOSITIONS GÉNÉRALES

L'objet et l'ensemble du service de santé en campagne sont définis fort exactement par les deux premiers articles du règlement du 25 août 1884.

« Art. 1er. — Le service de santé en campagne a pour objet : 1° la prévision, la préparation et l'exécution des mesures d'hygiène destinées à assurer le bon état de santé des troupes ; »

« 2° Les premiers soins à donner aux malades et blessés en marche, en station et sur le champ de bataille ; »

« 3° *a.* — Le triage méthodique des malades et blessés, afin d'assurer la conservation des effectifs et d'éviter l'encombrement du théâtre des opérations ; *b.* — le traitement sur place des malades et blessés atteints légèrement, ou qui, en raison de la gravité de leur état, ne peuvent être évacués ; *c.* — l'évacuation rapide vers l'arrière de tous les autres malades et blessés ; »

« 4° Les mesures à prendre pour combattre les épidémies et pour protéger le territoire national contre leur importation ; »

« 5° L'initiative des mesures à prendre pour l'entretien des établissements hospitaliers de la mère-patrie et la création d'établissements nouveaux, afin de donner satisfaction à tous les besoins résultant de l'état de guerre ; »

« 6° Le service de santé dans les sièges. »

« Art. 2. — Le service de santé en campagne se divise en :

Service de l'avant.

Service de l'arrière. »

« Le *service de l'avant* comprend toutes les formations sanitaires qui font partie intégrante du corps d'armée sur le pied de guerre. »

« Le *service de l'arrière* comprend toutes les formations sanitaires qui ne font pas partie intégrante des corps d'armée mobilisés. Echelonnées en arrière des armées d'opération, ces formations ne dépendent pas des généraux commandant les corps d'armée ; elles relèvent du directeur des étapes, subordonné lui-même au directeur général des chemins de fer et des étapes et au chef d'état-major général. »

IMPORTANCE ET OBJET DU SERVICE DE SANTÉ RÉGIMENTAIRE EN CAMPAGNE

Le service médical régimentaire fait partie du service de santé de 1re ligne ou pour mieux dire du service de l'avant ; il en constitue le premier et le principal échelon.

Les dispositions générales, relatives au service de l'avant, qui sont formulées en tête du titre II du règlement sur le service de santé en campagne, font bien ressortir l'importance du service régimentaire et donnent un aperçu très clair de la coopération des services de première ligne.

« Le fonctionnement régulier du service de l'avant exige la liaison constante et l'action concordante de ces trois échelons : service régimentaire, ambulances, hôpitaux de campagne, mais surtout des deux premiers. »

« Pendant les périodes de marche, les indisponibles sont classés en trois catégories :

1° Ceux qui peuvent suivre le mouvement des colonnes ;

2° Les écloppés qui ont besoin de repos ;

3° Les malades qui ont besoin de traitement. »

« Les écloppés et les malades sont réunis dans les ambulances qui leur donnent une destination. »

« Pendant les stationnements prolongés, les corps de troupes viennent en aide aux ambulances, en installant des infirmeries improvisées. »

« Au combat, le service régimentaire et les ambulances fonctionnent simultanément et se prêtent un mutuel concours. Les hôpitaux de campagne entrent en ligne aussi rapidement que possible. »

Le service médical régimentaire est destiné à donner des soins aux malades et blessés des corps de troupes en station, en marche et pendant le combat.

Il est exécuté par les médecins des corps, assistés des brancardiers et infirmiers régimentaires.

Ce service fonctionne comme à l'intérieur; en outre, il a pour objet d'assurer l'enlèvement des blessés du champ de bataille et d'organiser en arrière des combattants des postes de secours destinés à donner les premiers soins aux blessés.

DISPOSITIONS RÉGLEMENTAIRES CONCERNANT LE PERSONNEL DE SANTÉ DES CORPS DE TROUPES

Les attributions du personnel réservé au service régimentaire sont aujourd'hui bien spécifiées par le règlement; en voici l'exposé :

MÉDECIN-CHEF DE SERVICE

« Le médecin-chef de service dans un corps de troupe dirige le service sanitaire, sous l'autorité du chef de corps. »

« Il tient le carnet médical de campagne. »

« *Au moment de la mobilisation*, il signale au chef de corps les hommes qui, pour raison de santé, ne peuvent faire campagne, de façon à les faire passer au dépôt. »

« Il s'assure de l'instruction des brancardiers réservistes, et profite des intervalles de repos pour les exercer. »

« Il constate, par une inspection minutieuse, que le matériel de l'infirmerie régimentaire de campagne est en bon état; il provoque d'urgence les remplacements nécessaires. Il s'assure également que les trousses des médecins placés sous ses ordres sont en bon état et au complet. »

« *Au cours des opérations*, il se tient toujours prêt à renseigner le chef de corps sur les circonstances de nature à compromettre l'état sanitaire des troupes. Il assure, en ce qui le concerne, l'application des mesures d'hygiène prescrites; en cas de besoin, il soumet au chef de corps des propositions à ce sujet. Il provoque le remplacement du matériel et des médicaments; il adresse à cet effet des demandes au directeur du service de santé par l'intermédiaire du chef de corps. »

« Il veille tout particulièrement au bon état d'entretien des instruments de chirurgie et, en cas de nécessité, il en provoque le repassage ou le remplacement. »

« *Pendant les marches*, il veille à ce qu'aucun homme ne reste en arrière pour cause d'indisposition ou de maladie; il provoque les ordres nécessaires pour le transport des éclopés et la prompte évacuation des malades. »

« *En station*, il visite les gîtes occupés par le corps, et signale au chef de corps les défectuosités constatées au point de vue de la salubrité; il s'assure que l'eau est potable, que les aliments, denrées et boissons débités sont de bonne qualité. »

« *Au combat*, il organise et dirige le poste de secours d'après les ordres du chef de corps. A défaut d'ordres, il agit de sa propre initiative. »

« Il inscrit sur les certificats d'origine le diagnostic aussi précis que possible des blessures constatées. »

« Il est secondé par les médecins en sous-ordre, dans les conditions prévues par le règlement sur le service de santé à l'intérieur. »

« Il reçoit les instructions du médecin-chef de la division. Il lui signale tout ce qui intéresse l'hygiène et la santé des troupes. Il lui fournit les états de situation, les rapports prescrits et les pièces demandées. Il soumet toute sa correspondance au visa du chef de corps. »

MÉDECINS EN SOUS-ORDRE

« Les médecins placés sous les ordres du médecin-chef de service concourent à l'exécution des différentes parties du service suivant les instructions qu'il leur donne; le plus élevé en grade après lui, ou le plus ancien dans le grade, le remplace en cas d'absence ou de maladie dans toutes ses attributions.

« Le médecin détaché dirige l'infirmerie du détachement; il a envers le commandant du détachement les mêmes attributions et les mêmes devoirs que le médecin-chef de service envers le chef de corps. »

MÉDECINS AUXILIAIRES

« Les médecins auxiliaires ont, dans la hiérarchie militaire, la même position que les adjudants-élèves d'administration du service des hôpitaux. »

« Ils portent un uniforme fixé par le ministre. »

« Leurs fonctions consistent à seconder dans les corps de troupe et dans les formations sanitaires les médecins du cadre actif, de la réserve et de l'armée territoriale. Ils ne peuvent en aucun cas devenir chefs de service. »

INFIRMIERS RÉGIMENTAIRES

Les infirmiers régimentaires remplissent près des médecins des corps de troupes dont ils relèvent directement des fonctions analogues à celles des infirmiers de visite des hôpitaux.

« Ils sont employés à soigner les malades en station et en marche, sous la direction immédiate des médecins auxiliaires. Au combat, ils assistent les médecins des corps de troupes dans l'organisation et le fonctionnement des postes de secours. »

« Ils peuvent être, momentanément et en cas d'urgence seulement, appelés à concourir au service des ambulances ou des hôpitaux de campagne. »

« Ils portent l'uniforme du corps auquel ils appartiennent, ainsi que le brassard de la Convention de Genève. »

BRANCARDIERS RÉGIMENTAIRES

« Les brancardiers régimentaires sont armés comme les autres soldats de l'unité à laquelle ils appartiennent; ils marchent habituellement avec cette unité; ils portent un brassard spécial (fig. 39), qui ne confère pas la neutralité (croix de Malte, en drap blanc renversée et reposant sur deux de ses branches; fond bleu). »

« Au moment du combat, ils sont groupés par les soins du médecin-chef de service et sur l'ordre du commandement; ils ont pour mission, à l'exclusion de tout autre militaire combattant, de relever les blessés sur le champ de bataille, de leur donner les premiers secours et de les transporter en arrière de la ligne de feu jusqu'au poste de secours. Dans ce service, ils sont dirigés par le sous-officier et par les caporaux brancardiers. »

« Après le combat, les brancardiers régimentaires rentrent dans le rang. »

« Dans les corps de troupes à cheval, il n'existe pas de brancardiers ; le transport des blessés est assuré par des voitures légères d'ambulance. »

Les différents points qui sont déterminés sommairement par les articles précédents du règlement méritent d'être développés.

Conformément à notre programme, après avoir rappelé quels sont les éléments en personnel et en matériel dont dispose le service médical régimentaire en campagne, nous étudierons le fonctionnement de ce service : en marche, en station et, pendant le combat ; dans l'infanterie, dans la cavalerie et dans l'artillerie.

RÉPARTITION DU PERSONNEL DE SANTÉ ET DU MATÉRIEL DANS LES CORPS DE TROUPES

Les corps de troupes sont dotés en personnel et en matériel sur les bases suivantes :

Infanterie. — A la portion mobile de chaque régiment d'infanterie sont attachés : 2 médecins du cadre actif dont 1 médecin-major, 1 médecin aide-major de réserve, 3 médecins auxiliaires ; 12 infirmiers, dont 3 caporaux ; et 52 brancardiers, dont 1 sous-officier et 3 caporaux ; enfin 3 conducteurs.

On compte donc en moyenne, par bataillon : 1 médecin du cadre actif ou de réserve ; 1 médecin auxiliaire ; 4 infirmiers ; 17 brancardiers et 1 conducteur.

Le matériel par bataillon comprend : 1 sac d'ambulance ; 1 rouleau de secours ; une voiture médicale régimentaire avec son chargement, c'est-à-dire, 1 paire de cantines médicales, 1 paire de paniers de réserve, 8 brancards, 12 brassards, 10 musettes à pansement et 20 bidons.

L'effectif du bataillon en campagne est de 1,000 hommes au minimum.

Cavalerie. — La portion mobile d'un régiment de cavalerie a, Comme personnel : 2 médecins, dont 1 médecin-major du cadre actif et 1 aide-major de réserve; 4 infirmiers, dont 1 brigadier; 3 conducteurs; *pas de brancardiers;*

Comme matériel: 2 paires de sacoches; 2 rouleaux de secours; 1 voiture médicale régimentaire avec son chargement (comprenant 1 paire de cantines médicales, et de paniers de réserve, 8 brancards, 10 brassards, 4 musettes à pansement, 8 bidons) et 2 voitures légères d'ambulance à deux roues, substituées aux brancardiers.

L'effectif du régiment de cavalerie en campagne est de 800 hommes environ.

Artillerie. — En général, dans l'artillerie, par groupe de 4 batteries, on compte,

Comme personnel: 1 médecin-major ou aide-major du cadre actif et 1 médecin auxiliaire monté; 4 infirmiers, dont 1 brigadier; 17 brancardiers, dont 1 caporal; enfin 1 conducteur.

Comme matériel: 1 sac d'ambulance; 1 rouleau de secours; 1 voiture médicale régimentaire et son chargement (1 paire de cantines médicales et de paniers de réserve, 8 brancards, 12 brassards, 10 musettes, 20 bidons.)

L'effectif d'une batterie en campagne est de 182 hommes.

EXÉCUTION DU SERVICE DE SANTÉ DANS LES CORPS DE TROUPES

1° SERVICE DE SANTÉ DE L'INFANTERIE

Pour étudier le fonctionnement du service médical en campagne, nous verrons d'abord le service dans l'infanterie, en examinant ce qui se rapporte à une unité de marche, telle que le bataillon d'infanterie détaché, puis à une unité de commandement comme le régiment d'infanterie. Ensuite, nous nous occuperons du service régimentaire de la cavalerie et de l'artillerie.

Nous exposerons ultérieurement, lorsqu'il sera question des ambulances, l'ensemble du service de l'avant, et alors nous ferons connaître le dispositif d'une division d'infanterie, d'une division de cavalerie indépendante et d'un corps d'armée, c'est-à-dire l'ordre normal de marche et la formation de combat de chacun de ces groupes tactiques.

SERVICE PENDANT LES PÉRIODES DE MARCHE

Les mouvements des armées en campagne s'exécutent avec de bien plus grandes difficultés que les marches à l'intérieur en temps de paix; aussi nécessitent-ils des précautions de toutes sortes pour éviter l'encombrement des routes et le désordre des troupes qui opèrent; chacun des éléments qui composent les colonnes doit donc observer rigoureusement les instructions réglementaires.

Comme disposition générale, la marche s'exécute sur le côté droit de la route, en laissant le côté gauche libre pour la circulation.

« Dans l'infanterie, les médecins marchent à la gauche de leur bataillon. »

« Ils ont avec eux leur porte-sac, la voiture médicale et les infirmiers régimentaires; en cas de fractionnement du bataillon, ces derniers accompagnent leur compagnie. »

« Le médecin chef de service marche toujours à la suite du corps. »

Le rôle des médecins consiste, comme en route à l'intérieur, à recueillir les écloppés; mais alors ils ne peuvent plus compter sur les voitures de réquisition ou sur les équipages du bataillon qui sont déjà encombrés des cantines des officiers et du matériel qu'ils doivent transporter réglementairement.

On comprend dès lors qu'il soit impossible de trouver place sur ces différentes voitures même pour les sacs.

« Une voiture à quatre roues de l'ambulance est mise journellement à la disposition de chaque régiment d'infanterie pour assurer pendant la route le transport des hommes devenus malades. Une voiture à deux roues est affectée dans ce même but à chaque bataillon de chasseurs à pied. Ces voitures peuvent rester à la disposition des corps pendant les périodes de marche. Elles rentrent en tout cas à l'ambulance, pendant les séjours et toutes les fois qu'un combat est imminent, sur l'ordre du général commandant la division ou le corps d'armée. »

« Pendant la marche, le médecin chef de service, reçoit du médecin affecté à chaque bataillon les malades et les écloppés; il décide s'ils seront admis dans la voiture d'ambulance ou s'ils seront seulement allégés de leur sac. Dans ce dernier cas il les fait marcher en groupe en avant de la voiture. » (*Règlement sur le service de santé en campagne*, art. 60.)

S'il survient un engagement ou un combat important, les médecins prennent les dispositions qui sont étudiées plus bas.

SERVICE EN STATION

En campagne, les troupes qui se reposent ou qui stationnent occupent un cantonnement, un bivouac ou un camp. On entend par *cantonnement*, les lieux habités que les troupes occupent sans y être casernées ; par *bivouac*, les lieux où les troupes s'établissent pour un temps généralement très court et sous des abris improvisés, en plein air, ou dans certains cas, sous la petite tente ; enfin par *camp*, les lieux choisis et préparés à l'avance dans un but déterminé, où les troupes doivent faire un séjour de quelque durée, sous des grandes tentes ou dans des baraques.

On appelle *campement* la réunion des individus chargés de reconnaître un cantonnement ou un bivouac.

Cantonnement (*Installation*). — D'après le règlement sur le service des armées en campagne, l'installation au cantonnement doit être préparée par le chef de campement; l'état-major étant placé au centre de la troupe, les ambulances établies dans les hôpitaux ou, à leur défaut, dans les couvents, dans les maisons d'école, etc..., l'emplacement des ambulances doit être indiqué, le jour, par le drapeau distinctif et, la nuit, par un feu de couleur déterminée ; de plus, il est pourvu, par voie de réquisition, à tous les besoins que comprend le traitement des blessés et des malades.

Il semble résulter de là que, dans le cantonnement d'un bataillon marchant isolément, les médecins seront logés avec les officiers de l'état-major au centre de ce bataillon, et qu'une salle de la maison d'école ou de la mairie leur servira de dépôt de malades, pour le traitement des hommes indisposés ou légèrement blessés, qui ne seront pas assez souffrants pour être dirigés sur l'ambulance plus ou moins éloignée.

A proximité de ce dépôt de malades, qui sera le plus souvent installé dans le même bâtiment que le poste de police, sera parquée la voiture médicale régimentaire, placée ainsi que les autres équipages, sous la surveillance du poste.

Service à l'arrivée au cantonnement. — « Après l'arrivée au cantonnement le médecin-chef de service passe la visite, assisté des médecins du corps. Il prend des mesures pour que la visite soit faite dans les détachements et fractions isolés. »

Un des infirmiers reste en permanence au dépôt de malades pour le service et pour la surveillance; suivant les éventualités, tous les infirmiers du bataillon doivent y demeurer. Dans ces conditions, si le cantonnement est attaqué, le médecin-chef peut de suite transformer le dépôt de malades en poste de secours.

Destination assignée journellement aux malades. — « Les malades en état de suivre le mouvement sont soignés au corps et marchent avec leur compagnie. »

« Les malades et écloppés sont dirigés sur l'ambulance divisionnaire (pour les troupes d'avant-garde sur la section d'ambulance affectée à ces troupes). »

« On emploie, pour ce transport, soit la voiture d'ambulance mise à la disposition du corps, soit des voitures régimentaires se rendant à vide au gîte de l'ambulance, soit des voitures de réquisition. En principe, cet envoi a lieu dans la soirée, exceptionnellement le matin, assez tôt pour ne pas retarder la mise en route de l'ambulance. »

« Lorsque l'ambulance du quartier général est trop éloignée, les malades des troupes non endivisionnées sont dirigés sur l'ambulance divisionnaire la plus voisine.

« Les hommes dont l'état ne permet pas le transport sont remis aux autorités municipales de la localité, qui sont requises d'en assurer le traitement. » (*Règlement sur le service de santé en campagne*, art. 61.)

Carnet médical. — « A partir de la mobilisation, il est ouvert dans chaque corps ou portion de corps un carnet médical où sont consignés les nom, grade, compagnie, etc. de chaque malade ou blessé, la nature de l'affection, la date de l'interruption du service, la destination donnée à l'homme, la date du retour au corps. Ce carnet permet d'établir périodiquement, aux époques déterminées, des rapports au chef de corps et au directeur du service de santé. » (*Service des armées en campagne*, art. 17.)

Service pendant les séjours. — « Lorsqu'un corps de troupe séjourne dans un cantonnement, il organise au moyen de ses propres ressources, une infirmerie régimentaire. On y reçoit les hommes qui paraissent susceptibles de se guérir promptement, y compris les galeux, mais à l'exclusion de toute autre maladie contagieuse. Les hommes admis à l'infirmerie sont mis en subsistance à la section ou au peloton hors rang. »

« Les hommes admis à l'infirmerie et encore incapables de suivre le mouvement sont envoyés à l'ambulance avant le départ. » (*Règlement sur le service de santé en campagne*, art. 62.)

En conséquence, le médecin-chef d'un bataillon marchant isolément devra, lorsqu'il y aura séjour au cantonnement, demander au chef de corps de réquisitionner tout ce qui sera nécessaire aux besoins de cette infirmerie régimentaire (paille, paillasses, ustensiles de cuisine, etc.). Dans cette infirmerie, il passera chaque matin la visite des hommes malades et écloppés; le service s'exécutera comme en garnison; les malades à diriger vers l'ambulance seront porteurs d'un billet d'hôpital conforme au modèle adopté à l'intérieur.

L'approvisionnement actuel de campagne ne répond pas aux conditions qui ont été prévues par le règlement, car il ne renferme aucune substance pour le traitement des galeux à l'infirmerie. Il y manque même bien des médicaments indispensables à la cure de certaines affections qui peuvent être traitées dans les infirmeries régimentaires, les maladies vénériennes par exemple. Le médecin-chef y suppléera en réquisitionnant sur place les médicaments qui lui feront défaut.

Bivouac. — Le bivouac étant établi dans des circonstances particulières, à proximité de l'ennemi, on comprend qu'il sera difficile à défaut de tentes, d'installer convenablement les malades en plein air. Le règlement sur le service des armées en campagne a donc spécifié que l'ambulance divisionnaire serait installée dans une ferme ou dans une habitation à proximité du bivouac de la division; mais le croquis joint à l'Instruction du 9 mai 1885 sur le service de l'infanterie en campagne, ne fait plus figurer l'infirmerie de bataillon ou de régiment sur le terrain du bivouac, comme elle était encore représentée à la page 158 de l'Instruction de 1881.

La disposition du bivouac varie d'après la configuration du terrain et suivant la formation de la troupe en ligne ou en colonne.

Dans le bivouac du bataillon en ligne déployée (fig. 148), les officiers de compagnie étant sur une même ligne, derrière leur compagnie, à 20 mètres en arrière des cuisines, le chef de bataillon et l'adjudant-major sont à 10 mètres en arrière de la ligne de ces officiers, derrière la 2e compagnie; le médecin, à la même distance derrière la 3e compagnie; l'adjudant, sur le même rang derrière la 4e compagnie; la garde de police est placée à gauche de l'adjudant. Les voitures régimentaires, les animaux de trait et de bât, et leurs conducteurs, sont à 10 mètres en arrière de la garde de police.

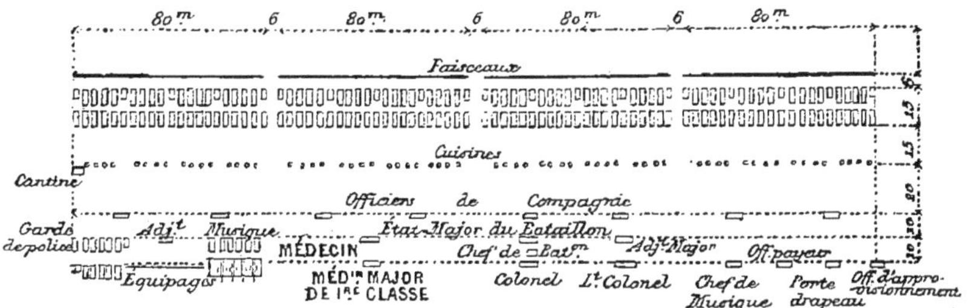

FIG. 148. — Bivouac d'un bataillon en ligne déployée, avec l'état-major du régiment.

Dans le bivouac du bataillon en colonne double (fig. 149), le chef de bataillon, l'adjudant-major et le médecin campent derrière le

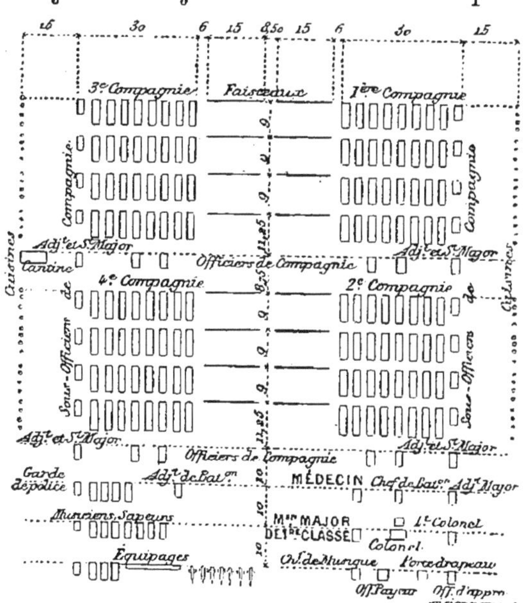

FIG. 149. — Bivouac d'un bataillon en colonne double avec l'état-major du régiment.

demi-bataillon de droite, à 10 mètres en arrière des officiers de la

1re compagnie; l'adjudant-major, à la droite du commandant; le médecin, à la gauche.

Pour le régiment en ligne (fig. 148), le colonel, le lieutenant-colonel et le médecin-major de 1re classe campent au centre, à 10 mètres en arrière de l'état-major du 2e bataillon; le colonel et le lieutenant-colonel, derrière la 2e compagnie; le médecin-major, derrière la 3e compagnie.

Dans un régiment en colonne double (fig. 149), le colonel, le lieutenant-colonel et le médecin-major de 1re classe s'établissent derrière les compagnies de droite du 2e bataillon, à 10 mètres des officiers de l'état-major de ce bataillon.

Au bivouac, le service s'exécute dans les mêmes conditions qu'au cantonnement; si le médecin dispose d'une grande tente de campement, il peut au besoin, y coucher quelques malades et les y soigner; mais, en temps ordinaire, il doit immédiatement diriger sur l'ambulance les hommes qui ne pourraient, sans inconvénient grave, rester exposés aux intempéries.

Camp. — L'installation d'un camp se fait habituellement suivant la disposition du bivouac en ligne; les places occupées par les médecins sont celles qui ont été indiquées pour le bivouac; le fonctionnement du service médical n'offre rien de spécial.

SERVICE PENDANT LE COMBAT

Lorsque le bataillon prend la formation de combat, le médecin, sur l'ordre du commandant, organise le poste de secours; dès ce moment, les brancardiers passent sous sa direction et viennent se joindre aux infirmiers, pour préparer à la hâte l'installation de ce poste et pour y transporter les blessés relevés en arrière de la ligne de feu.

Déterminée spontanément suivant les ressources du lieu et adoptée tout à fait éventuellement, cette installation représente, à vrai dire, l'ambulance de combat ou l'ambulance des premiers secours : désignations caractéristiques, proposées par le baron H. Larrey, au Congrès international de 1878.

L'emplacement choisi à cet effet s'appelle également place de secours ou place de premier pansement; cette dernière désignation est plutôt réservée à l'ambulance proprement dite, car le pansement complet ne se fait qu'exceptionnellement au poste de secours qui correspond à l'*hilfsplatz* de l'armée autrichienne ou au *truppenverbandplatz* des troupes allemandes.

Avant d'exposer les mesures à prendre, pour procéder le plus rapidement possible à l'établissement du poste de secours et pour activer le relèvement des blessés, il nous semble indispensable de donner un aperçu sommaire de la formation de combat aujourd'hui adoptée, et de parler tout d'abord des engagements d'avant-postes.

1° ENGAGEMENTS D'AVANT-POSTES

Le fonctionnement du service d'avant-postes ou de sûreté a pour objet de protéger contre toute surprise la troupe à couvrir,

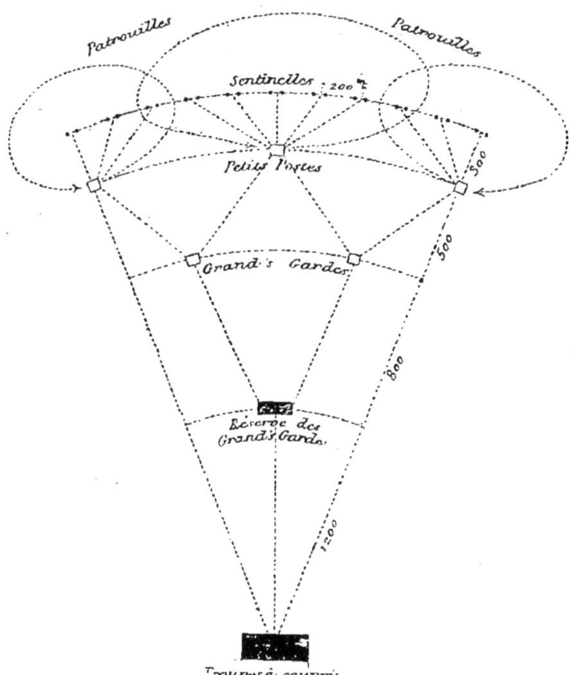

FIG. 150. — Réseau d'avant-postes.

de lui donner le temps de prendre ses dispositions de combat et de lui fournir les renseignements sur la position et les mouvements de l'adversaire.

Dans ce but, le service des avant-postes est établi d'après des principes analogues à ceux de la formation de combat; il comprend quatre lignes : 1° les sentinelles, 2° les petits-postes, 3° les grand'gardes, 4° la réserve des grand'gardes.

Ce réseau est ainsi disposé, de manière à former en profondeur une série d'échelons d'autant plus compacts et d'autant plus résistants, qu'ils sont plus rapprochés du corps principal; et l'ensemble (fig.150) représente les trois lignes de combat, c'est-à-dire les tirailleurs, les soutiens et la réserve dont nous verrons plus loin la disposition. Autour de cette partie fixe du réseau des avant-postes, est organisée une partie mobile, constituée par les rondes et les patrouilles.

La force des avant-postes varie du quart au sixième de la troupe à couvrir. Quand le service des avant-postes est fait par brigade, un bataillon y est généralement employé.

On admet que la distance entre la ligne des sentinelles et les cantonnements ou bivouacs les plus avancés doit être, en moyenne, de 500 mètres à 1 kilomètre pour un bataillon, et de 2 à 4 kilomètres pour un régiment ou une brigade.

Les distances entre les quatre échelons diffèrent selon les circonstances et le terrain; en général les petits postes destinés à fournir et à appuyer les sentinelles doubles ne sont pas éloignés de plus de 300 mètres de ces sentinelles; les grand'gardes sont à 500 mètres des petits postes et à 800 mètres de la réserve. Les sentinelles étant toujours doubles ont moins de chance d'être enlevées; de plus, l'une d'elles peut renseigner en arrière, pendant que l'autre continue à observer. Les sentinelles, placées à un intervalle tel que deux groupes voisins peuvent s'apercevoir, sont habituellement relevées toutes les heures ou toutes les deux heures, selon la saison et toujours par moitié.

Lorsque l'ennemi s'avance, s'il est en nombre, les sentinelles font feu et se replient sur le petit poste, bientôt appuyé par les grand'gardes qui ont été prévenues; pendant ce temps, les dispositions de combat sont prises; puis, si l'ennemi est repoussé, chacun reprend sa place.

On comprend que, dans ces petits engagements des hommes soient grièvement blessés; il y aura donc lieu de les relever. Le médecin du bataillon de service aux avant-postes, informé de chaque engagement, connaîtra le nombre des blessés gravement atteints, ainsi que le lieu où ils seront tombés, d'après les renseignements qui parviennent assez rapidement, grâce au service de correspondance continuellement établi entre la réserve et les sentinelles, par l'intermédiaire des petits postes et des grand'gardes; ce médecin fera immédiatement marcher les brancardiers, en nombre voulu pour rapporter les blessés.

2° COMBAT PROPREMENT DIT

Autrefois l'infanterie combattait en rang serré; dans cette formation en ligne de bataille, le relèvement des blessés était facile; ce médecin établissait la place de premier pansement à une certaine distance de la ligne de feu, dans un endroit abrité; ou bien, il restait à proximité des combattants et parcourait les rangs, pour donner immédiatement ses soins à ceux qui tombaient frappés.

Aujourd'hui, le caractère du combat moderne et la prépondérance de l'action du feu entraînent l'impossibilité de maintenir dans la zone efficace du tir de l'ennemi, des troupes rangées en ligne pleine ou en colonne; par cela même, on s'est trouvé dans la nécessité d'adopter l'ordre dispersé pour les troupes de première ligne.

Cet ordre consiste à augmenter les distances, à ouvrir des intervalles et à disposer les combattants en groupes de moins en moins compacts à mesure que l'on se rapproche de l'ennemi; ces dispositions ont pour but de diminuer les pertes, de ménager les forces physiques et morales des hommes, en amenant successivement sur la ligne de combat des éléments nouveaux qui, par des efforts progressifs, arrivent à enlever une position et à conserver la place occupée.

Dans ces conditions, le bataillon couvre une surface de terrain étendue et profonde; le combat reste engagé sur la ligne des tirailleurs où il offre toute son intensité et devient le plus souvent très meurtrier.

Néanmoins, les groupes de deuxième ligne sont parfois tout aussi exposés et en conséquence, le relèvement des blessés devra s'effectuer sur toute l'étendue du déploiement, c'est-à-dire sur un grand espace.

Pour organiser le service des brancardiers il faudra donc tenir compte des difficultés qui retarderont inévitablement le relèvement des blessés et particulièrement des distances à parcourir pour transporter ceux-ci jusqu'au poste de secours.

L'importance de ces considérations ressortira mieux, pensons-nous, d'un exposé sommaire de la formation de combat.

Dispositif de combat. — La disposition du bataillon pour l'action comprenait, récemment encore, quatre lignes : les tirailleurs, les renforts, les soutiens et la réserve. La ligne des tirailleurs, également appelée chaîne, parce que les hommes qui la composent marchent deux par deux, était alors déployée à 1 kilomètre en avant de la réserve du bataillon. Aujourd'hui, la formation normale de combat ne comprend plus que 3 lignes : les tirailleurs, les soutiens et la réserve ; de plus, le déploiement des compagnies de 1re ligne, destinées à former la chaîne des tirailleurs, ne s'effectue plus aussi rapidement, et la distance qui sépare cette ligne de la réserve se trouve réduite à 500 mètres.

Sachant que le bataillon est composé de quatre compagnies, que la compagnie comprend deux pelotons formés chacun de deux sections, et que chaque demi-section est divisée en deux escouades, la formation normale du bataillon encadré est la suivante :

Deux compagnies accolées forment habituellement la ligne de combat du bataillon encadré, chaque compagnie occupant un front de 150 mètres environ, y compris les intervalles ; les deux autres sont en réserve à 500 mètres de la chaîne.

Chacune des deux premières compagnies se subdivise, au moment où l'on prend la formation de combat, en deux échelons de force égale : la section dechat ête de que peloton, en chaîne sur la première ligne ; la section de queue, en soutien, à 200 mètres de la chaîne.

Phases du combat. — La formation de combat se prend à 1,500 mètres environ de l'infanterie adverse ; dès que l'ennemi est signalé à courte distance et que son artillerie est à craindre, les sections de tête restent groupées et s'avancent sans faire feu.

Quand cette formation devient trop vulnérable, entre 1,200 et 1,000 mètres, ces sections se séparent en demi-sections et même en escouades, et continuent à gagner rapidement du terrain en avant.

Lorsqu'elles y sont contraintes par le feu (vers 800 ou 700 mètres), ces demi-sections ou escouades se déploient sur un rang ou en tirailleurs et s'avancent en ne tirant que lorsque l'ordre en est donné (vers 600 mètres environ). La chaîne est ainsi fractionnée de plus en plus, selon les exigences de la situation, jusqu'au déploiement en tirailleurs.

Les soutiens et la réserve ont suivi tous ces mouvements.

Mais, dès ce moment, les soutiens portent successivement des groupes constitués sur la chaîne, et les réserves se rapprochent de telle sorte que, quand les tirailleurs sont à 400 mètres de l'ennemi, les deux compagnies de tête sont tout entières en chaîne; l'une des compagnies de réserve se trouve alors en soutien à 100 mètres, et l'autre, encore groupée, à 300 mètres de la chaîne.

De là, la marche continue avec la plus grande vigueur par échelons, la première compagnie de réserve renforçant la chaîne.

A 250 mètres, la baïonnette est mise au bout du canon; le feu rapide commence; la dernière compagnie de réserve se rapproche de la chaîne.

Si le feu rapide ne détermine pas la retraite de l'ennemi, cette compagnie portée en rang serré enlève le reste de la ligne et l'entraîne à l'assaut final.

Dans le cas d'un bataillon combattant isolément, la première ligne, chaîne et soutiens, ne comprend au début qu'une compagnie, les trois autres restent en réserve; le chef de bataillon en conserve toujours une rassemblée, comme dernière réserve pour parer aux éventualités, c'est-à-dire pour se défendre sur les différents côtés, au cas où l'ennemi menacerait de le tourner.

Les figures suivantes feront mieux comprendre les différentes phases du combat.

PREMIÈRE PHASE

Le bataillon en ligne de colonne marche dans cette formation jusqu'à 1,500 mètres des tirailleurs de l'ennemi.

A 1,500 mètres de l'ennemi, le bataillon commençant à être exposé au feu de l'artillerie, prend la formation de combat.

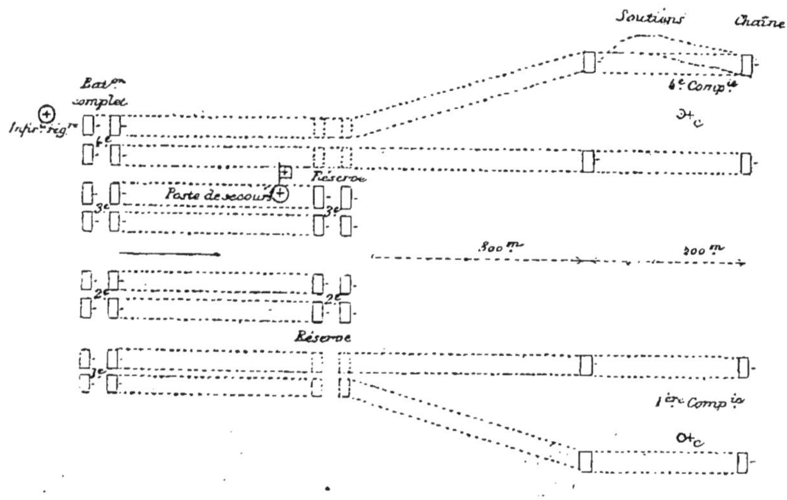

FIG. 151. — Dispositif de combat (1re phase).

Le poste de secours est figuré par un cercle surmonté d'un fanion d'ambulance.

DEUXIÈME PHASE

A 1,000 mètres de l'ennemi, les sections de tête commençant à être exposées au feu de mousqueterie, se déploient par escouade.

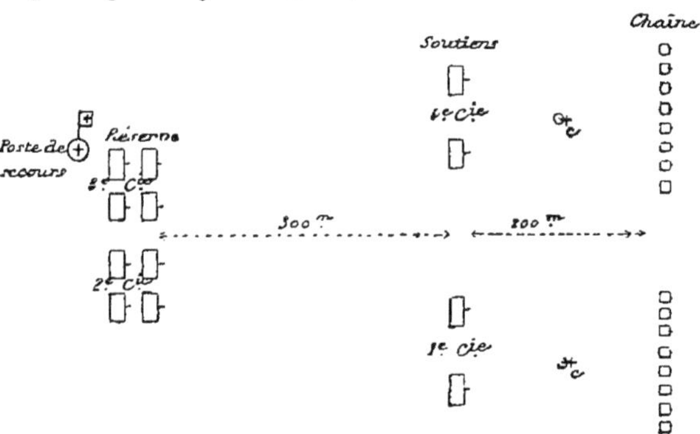

FIG. 152. — Dispositif de combat (2e phase).

TROISIÈME PHASE

A 800 mètres, les escouades devenant vulnérables, la chaîne est déployée en tirailleurs; les soutiens se portent successivement sur la chaîne; á 400 mètres, ils doivent tous être entrés en ligne. La chaîne est alors formée des 1re et 4e compagnies complètes; ces deux compagnies se resserrent sur leur centre, de façon à laisser des intervalles au milieu et aux ailes de la chaîne.

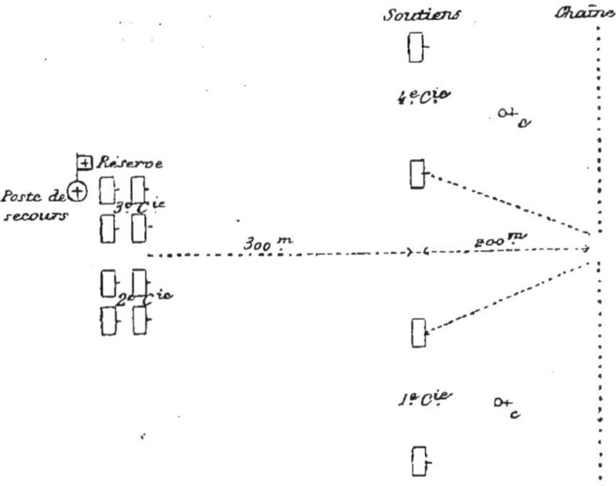

FIG. 153. — Dispositif de combat (3e phase).

QUATRIÈME PHASE

A 400 mètres, les 1re et 4e compagnies forment la chaîne; les soutiens, constitués par la 2e compagnie, se tiennent à 100 mètres, et la réserve à 200 mètres en arrière de la ligne. Si c'est possible, on arrive dans cet ordre jusqu'à 250 mètres de la position.

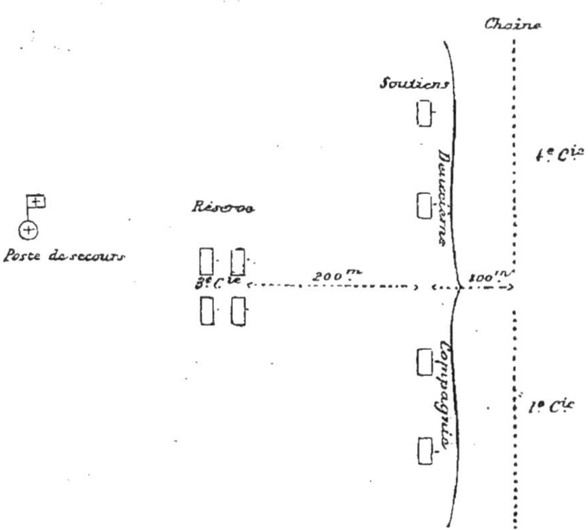

FIG. 154. — Dispositif de combat (4e phase).

CINQUIÈME PHASE

Les sections de la 2e compagnie sont successivement entrées en ligne pendant la marche en avant. A 250 mètres, on fait commencer le feu rapide et mettre la baïonnette au canon. A 200 mètres, la chaîne est formée de 3 compagnies complètes; la 3e compagnie s'est rapprochée du point sur lequel doit porter le principal effort. Si, à ce moment, le mouvement en avant n'a pas déterminé la retraite de l'ennemi, la 3e compagnie tout entière se porte sur la chaîne qu'elle enlève; les clairons sonnent la charge.

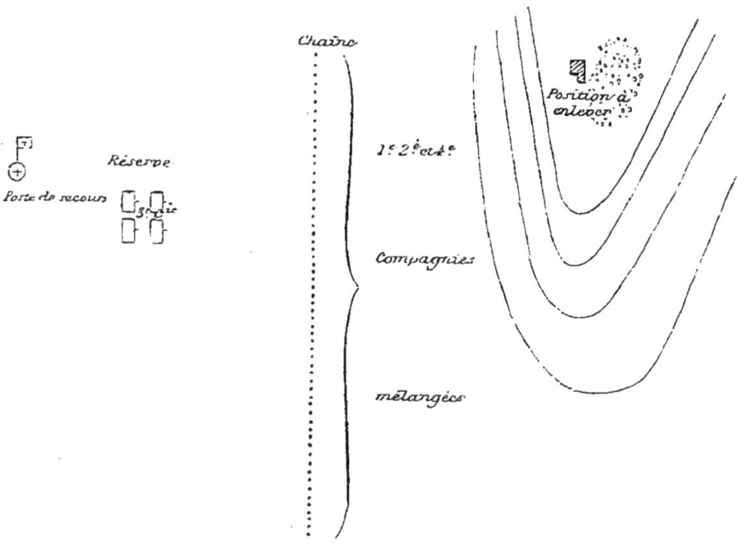

FIG. 155. — Dispositif de combat (5e phase).

Ces explications générales suffisent à la détermination de la place la plus avantageuse que peut occuper le poste de secours d'un bataillon prenant l'offensive; il nous semble donc inutile de décrire ce que présentent de particulier les diverses formations de combat dans la défensive, soit pour répondre aux attaques de l'infanterie et de la cavalerie ennemies, soit pour protéger la retraite.

ORGANISATION DU POSTE DE SECOURS

Le personnel et le matériel sanitaires du bataillon ayant été réunis à l'emplacement choisi, dès le début du combat, pour l'installation et le traitement provisoires des blessés, le médecin-chef de service doit exercer toute son influence à obtenir l'activité désirable dans le fonctionnement simultané de chacun des groupes, brancardiers, infirmiers et médecins; cette direction sera d'autant plus efficace qu'elle reposera sur une connaissance complète et exacte des principales difficultés à résoudre et des règles à suivre pour les surmonter.

SERVICE DES BRANCARDIERS

Les brancardiers déposent leur sac auprès de la voiture médicale, ils placent leur fusil en bandoulière et se forment en équipes, sous le commandement du caporal brancardier.

Chaque équipe reçoit un brancard et une musette à pansement garnie et complète; chaque brancardier, ayant au bras gauche le brassard spécial, porte au côté son bidon rempli d'eau.

Ces dispositions prises, les équipes sont dirigées vers un point déterminé de la ligne des tirailleurs ou de l'échelon des soutiens, si les compagnies de première ligne ont conservé leurs brancardiers; dans ce dernier cas, ceux-ci ont déjà pu relever les blessés de leur compagnie et les transporter en arrière de la ligne des tirailleurs jusqu'aux soutiens.

Avant de mettre en marche les équipes, le médecin rappelle aux brancardiers qu'ils doivent indistinctement relever les blessés et les transporter le plus rapidement possible, sans perdre un temps précieux à appliquer un premier pansement, qu'ils ont de plus à ramener au poste de secours, en les soutenant au besoin, les blessés capables de marcher; il fait connaître aux chefs d'équipe, d'après la carte, le chemin le plus direct pour atteindre la ligne de combat, et c'est à ceux-ci de conduire et de maintenir en bon ordre les hommes qu'ils accompagnent.

Ces brancardiers ayant été exercés préalablement à relever les blessés, à immobiliser les membres fracturés et à prendre les précautions nécessaires, pour éviter tout dommage pendant le transport, le médecin peut compter sur un bon fonctionnement de leur service et il n'a plus qu'à s'inquiéter de l'organisation du poste de secours.

INSTALLATION DU POSTE DE SECOURS

A cet effet, il commande aux infirmiers de faire la provision d'eau, de bois, de paille, etc.; en un mot, de disposer tout ce qui est nécessaire pour recevoir les blessés, les coucher, les soulager et les réconforter.

Il fait avancer à proximité de l'emplacement choisi, la voiture régimentaire qui reste attelée et ne doit être déchargée des cantines et des paniers qu'au moment où les blessés se présentent en nombre.

ENSEMBLE DU SERVICE ET RÉPARTITION DU TRAVAIL

Après avoir ainsi réglé l'exécution des services connexes, le médecin-chef s'occupe de répartir la tâche principale qui consiste à examiner les blessés, à appliquer les pansements et les appareils les plus simples, à pratiquer les opérations les plus urgentes, et à pourvoir à l'installation convenable des blessés, en attendant que l'ambulance soit installée ; il partage à l'avance la besogne entre ses subordonnés et indique à chacun son emploi.

Suivant l'importance du combat, les dispositions à prendre sont plus ou moins complètes ; si le bataillon étant sérieusement engagé, l'ambulance divisionnaire est trop éloignée, le médecin chef de service doit subvenir à tous les besoins du moment et mettre en œuvre toutes ses ressources pour répondre aux exigences de la situation ; alors, le poste de secours fonctionne à l'instar d'une ambulance.

Dans ces conditions, le médecin du bataillon, assisté d'un aide-major et de quatre infirmiers, doit pour parer à toutes les éventualités, avec un personnel aussi restreint, agir de la manière suivante :

Les blessés apportés ou amenés en plus ou moins grand nombre au poste de secours, sont déposés par les brancardiers sur la couche de paille, préparée à un endroit distinct de l'emplacement occupé par les blessés examinés et pansés ; successivement, chacun de ces blessés est placé sur la table improvisée qui permet au médecin d'examiner la blessure et d'appliquer le pansement approprié.

Séance tenante, le caporal d'infirmerie inscrit sur le carnet médical le nom, les prénoms du blessé examiné, et les indications marquées sur sa plaque d'identité, le grade, la compagnie, le bataillon, le régiment, le numéro matricule ; il écrit également sur la fiche de diagnostic les renseignements dictés par le médecin, le genre de blessure, la présence de corps étrangers, etc. ; puis, à mesure que les blessés sont pansés, il les fait transporter et coucher à l'endroit du poste de secours réservé à leur destination ultérieure, les uns, étant désignés pour être transportés à l'ambulance, les autres, pour être maintenus au poste de secours, que leurs blessures soient trop graves ou qu'elles soient assez légères pour être soignées au bataillon.

Les trois infirmiers restants s'occupent : l'un à préparer les objets de pansement ou les pièces d'appareil, d'après les indications du médecin ; l'autre à distribuer les réconfortants et les médicaments prescrits ; tandis que le troisième surveille les blessés et maintient l'ordre, remplissant en quelque sorte les fonctions d'un infirmier-major. Ces infirmiers sont, de plus, employés au transport des blessés d'un point à l'autre du poste de secours.

Si l'indication d'une opération urgente se présente, le médecin-chef, secondé par son aide, se fait assister de ces infirmiers pour soutenir le membre à amputer, pour préparer les instruments, pour faire le pansement, etc. ; bref, il suppléera à la pénurie de médecins en assignant, suivant les besoins et d'après leur aptitude, un rôle déterminé à chacun des infirmiers.

En somme, le rôle du médecin-chef, au poste de secours, consiste à diriger le personnel placé sous ses ordres dans l'exécution du programme suivant :

1° Réception et installation des blessés au poste de secours ;

2° Examen des blessés ; inscription de leur nom et de leur blessure sur le carnet médical ; rédaction des fiches de diagnostics ;

3° Application des pansements et des appareils ; exécution des opérations les plus urgentes ; soins généraux.

4° Classement des blessés en trois catégories : blessés transportables, blessés non transportables, blessés à soigner au régiment.

5° Organisation des transports vers l'ambulance.

FONCTIONNEMENT DU POSTE DE SECOURS

Après avoir énuméré la série des opérations organisées dans le but de secourir le plus rapidement et efficacement possible les blessés, en attendant l'installation de l'ambulance, il importe de revenir sur les différents détails de ce service.

1° *Réception et installation des blessés.*

Lorsque les blessés arrivent en petit nombre au poste de secours, on comprend que chacun d'eux puisse être inscrit, puis examiné et pansé, dès son arrivée, sans qu'il soit même besoin de décharger les brancards, pour les utiliser à d'autres transports ; mais si le nombre des blessés est tel qu'il atteigne le dixième de l'effectif du bataillon, résultat qui peut se présenter dans certaines affaires, on comprend que, malgré le zèle des médecins et des infirmiers, les blessés puissent rester quelque temps au poste de secours avant d'être examinés.

Il sera donc nécessaire, pour éviter toute confusion, de placer ces blessés à l'écart (fig. 156) et de charger un infirmier de les surveiller, en attendant qu'ils soient vus par les médecins.

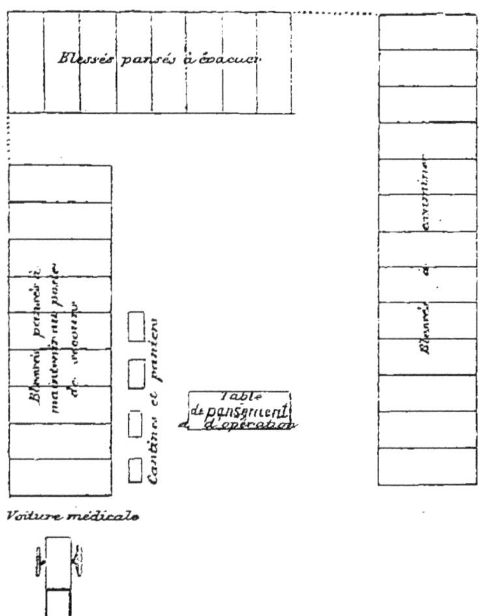

FIG. 156. — Plan général du poste de secours.

Cet infirmier prendra soin de ranger les sacs et les objets appartenant aux blessés, et de vérifier si les fusils ont été déchargés, précaution que les brancardiers auraient pu négliger.

L'organisation de la place de secours improvisée étant essentiellement provisoire, il sera le plus souvent inutile de rechercher l'installation confortable des blessés ; cependant, suivant les conditions atmosphériques, on fera en sorte de les garantir de la pluie ou du froid, ou de les protéger contre les rayons d'un soleil trop ardent, en les couchant à l'ombre.

2° *Examen des blessés.*

Il est avantageux pour examiner commodément les blessés, de les placer sur une table ou sur un lit improvisé; cette disposition est évidemment la plus favorable, puisqu'elle permet d'imprimer aux membres les mouvements nécessaires pour les explorer, les panser, ou les placer dans un appareil; à défaut de ce support, la fatigue qui résulte de l'attitude courbée et accroupie, est bientôt telle, que les forces du médecin après quelques pansements seront bien vite épuisées. On se procurera donc cette table également indispensable pour les opérations; on pourra au besoin en construire une de toutes pièces, soit avec une porte placée sur des tréteaux, soit avec des fagots ou des bottes de paille, soit avec les cantines ou les paniers sur lesquels on disposera un brancard.

Le médecin, pour examiner la région blessée, écarte les vêtements qui la recouvrent et, en cas de nécessité, coupe avec les ciseaux de Vézien (fig. 157) la partie du vêtement qui ne pourrait, à moins de précautions excessives, être enlevée sans dommage pour le membre atteint; alors, si la saison est rigoureuse et s'il est difficile de se procurer des vêtements de rechange, il prendra soin de les couper le long des coutures, pour pouvoir les réappliquer après le pansement.

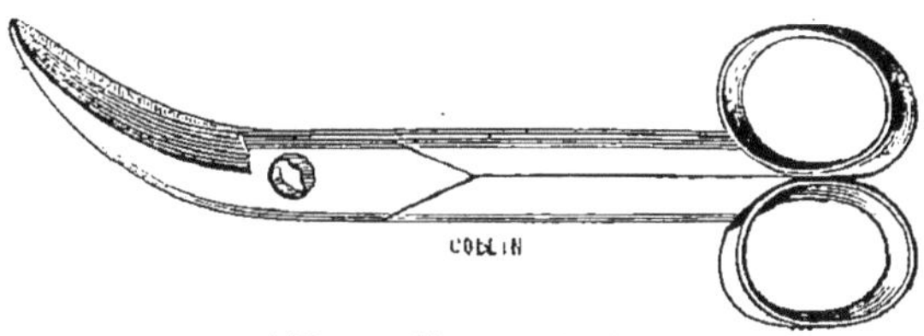

FIG. 157. — Ciseaux de Vézien.

Quand on déshabille un blessé sans couper ses vêtements, il faut procéder avec les précautions recommandées; ainsi, en cas de fracture du membre supérieur, on commence par dégager le côté sain, puis on immobilise le bras endommagé, en glissant les mains sous l'habit de haut en bas, jusqu'au niveau de la fracture, de manière à fixer les fragments, et on fait alors retirer sans secousse les vêtements qui enveloppent ce membre.

Pour découvrir les membres inférieurs, on procède à peu près de même; ainsi, pendant que l'on immobilise extérieurement la région blessée, en la soutenant de chaque côté, on déboutonne le pantalon, on dégage la ceinture et le bassin en faisant descendre le fond du pantalon jusqu'au niveau des cuisses; alors le médecin glisse de haut en bas les mains de chaque côté du segment atteint, jusqu'au niveau de la fracture, et, tandis qu'il immobilise les fragments, le pantalon peut être complètement retiré ainsi que la chaussure, si la chose est nécessaire (fig. 158).

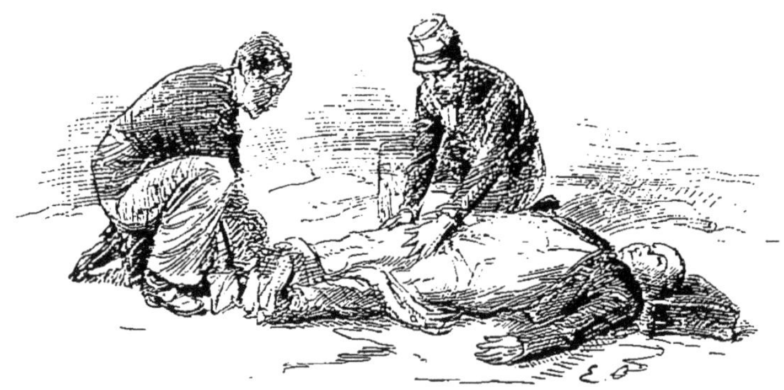

FIG. 158. — Immobilisation d'une cuisse fracturée, pour enlever sans dommage les vêtements du blessé.

La région lésée étant à découvert, on la lave pour la débarrasser du sang coagulé et de toutes les impuretés qui peuvent la souiller; puis, on passe à l'exploration.

On cherche d'abord à se rendre compte des lésions internes par la situation et par la forme des plaies d'entrée et de sortie, par la déformation du membre, ou par la mobilité anormale, en un mot, par tous les signes physiques extérieurs.

Doit-on faire, au poste de secours, une exploration profonde et complète de toutes les blessures par armes à feu? Telle est la question qui actuellement prête à discussion.

Il parait évident, que dans les conditions ordinaires du poste de secours, cette exploration est plus nuisible qu'utile; non seulement elle expose toute l'étendue de la plaie à être souillée des germes septiques dont les mains du chirurgien sont imprégnées, mais elle n'offre aucun avantage, puisque la plupart des indications qui ressortiront de cet examen ne pourront pas être satisfaites séance tenante; qu'il y ait des esquilles à enlever ou une amputation à pratiquer, il faudra, à moins d'urgence absolue, laisser ces opérations aux soins de l'ambulance.

La fiche de diagnostic mentionnera donc le plus souvent que l'exploration de la blessure a été incomplète, elle signalera en outre que le projectile a été extrait, si parfois il arrive que celui-ci soit retrouvé au moment de l'examen; les autres renseignements fournis par la fiche de diagnostic concernent le degré de transportabilité du blessé ; nous y reviendrons plus loin.

3° *Application des pansements et des appareils. — Pratique des opérations de nécessité. — Soins généraux.*

Le rôle du médecin au poste de secours doit, nous l'avons dit, se borner à faire des pansements simples, à immobiliser les membres fracturés et à n'entreprendre que les opérations urgentes, telles que la trachéotomie, l'hémostase, la régularisation d'un segment de membre mutilé par un gros projectile, etc.

La blessure étant examinée, l'intervention opératoire ayant été considérée comme inutile ou susceptible d'être ajournée, le médecin applique le premier pansement.

a. *Du pansement.* — Quel sera ce pansement ? On discute encore aujourd'hui sur l'opportunité d'un pansement antiseptique fait par le blessé lui-même, mais il y a accord complet sur les avantages de ce pansement appliqué au poste de secours.

Il est bien reconnu que les pansements à la charpie sont insuffisants et dangereux, et qu'il faut adopter une autre substance pour protéger les plaies. Quelle sera cette substance ? L'étoupe préparée de MM. Weber et Thomas, paraît-il.

Si, par pansement, on entend tous les moyens qui contribuent à mener les plaies vers une cicatrisation régulière, et à éviter tout accident pendant la réparation, on peut adopter, comme les plus sûrs à cet égard, tous ceux qui dérivent de la méthode antiseptique.

Or, il y a, dans la méthode antiseptique, trois points principaux à observer :

1° L'ablation des corps étrangers et le drainage des plaies, pour éviter les suppurations diffuses ;

2° La propreté et l'emploi des matières à pansement aseptiques, pour éviter l'infection ;

3° L'immobilisation aidée de la compression, qui facilite la réunion et évite toute contamination sous le pansement.

Peut-on sur le champ de bataille résoudre complètement ce problème ?

Assurément non ; mais on peut du moins chercher à satisfaire aux données les plus essentielles.

Le nettoyage rigoureux de la plaie, l'extraction des projectiles, l'ablation des esquilles libres, et l'excision des parties mortifiées ne sont permises, à la place de secours, que dans une mesure très limitée. Restent donc la propreté, l'emploi des substances aseptiques, et, jusqu'à un certain degré, l'immobilisation, seules conditions qu'il est possible de remplir.

Que faut-il pour atteindre ce résultat?

1° Laver la plaie avec de l'eau phéniquée, de l'eau alcoolisée, de la solution de chlorure de zinc ou de bichlorure de mercure.

2° Panser avec la gaze phéniquée de Lister, l'étoupe de Weber, la gaze iodoformée, ou toute autre substance vraiment aseptique ;

3° Appliquer un appareil qui immobilise la région ; interposer une couche de ouate ou un feutrage mou et élastique, donnant une compression douce, uniforme et fixer le pansement à l'aide d'une bande de toile ou de gaze suffisamment maintenue, ou mieux avec une bande de caoutchouc.

Voyons donc quelles ressources l'approvisionnement actuel de l'infirmerie régimentaire en campagne peut nous fournir, comme matériel de pansement.

Il comprend : 18 k. de bandes de toile ; 9 k. 500 de grand linge (20 bandages de corps, 20 bandages triangulaires, 20 écharpes) ; 18 k. 300 de compresses, grandes, moyennes ou petites ; 6 k. de charpie ; 4 k. de coton cardé ; 10 mètres de gaze à pansement.

De plus, il renferme une petite quantité de sparadrap, de diachylon, de percaline et de baudruche ; et enfin comme substances accessoires de pansement : 100 grammes d'acide phénique cristallisé ; 800 grammes d'alcoolé de camphre et des quantités minimes de collodion, d'alun, d'acétate de plomb et de perchlorure de fer.

Il est difficile d'évaluer le nombre de pansements compris dans cet approvisionnement, car la consommation du linge et des substances varie suivant l'importance des blessures à panser. On peut cependant estimer que ce linge et cette charpie peuvent suffire à sept ou huit cents pansements.

Mais ce n'est pas là le point le plus important; ce qu'il faut encore rechercher, c'est la qualité du pansement.

Nous pourrions rappeler ici les différents agents antiseptiques proposés pour le meilleur pansement destiné à la chirurgie d'armée, mais cet exposé nous entraînerait bien au-delà des limites de notre sujet et nous nous bornerons à signaler les principales qualités requises.

Le type du pansement le plus avantageux en campagne doit se composer de matériaux peu coûteux, facilement transportables, efficacement antiseptiques, susceptibles de se conserver indéfiniment ou de se préparer rapidement, s'appliquant commodément et sans perte de temps, pour constituer une enveloppe souple, élastique, perméable au pus, suffisamment protectrice et destinée à rester en place pendant plusieurs jours, afin de permettre les transports à longues distances.

Ni la charpie, ni les compresses n'offrent les garanties d'asepsie exigées pour un bon pansement.

L'acide phénique corrige mal l'impureté de la charpie; et, si on veut l'employer à des pansements humides, il faut du tissu imperméable pour empêcher l'évaporation; or, il n'existe dans les cantines ni taffetas gommé, ni caoutchouc laminé, ni machinstoch; de plus, l'approvisionnement d'acide phénique cristallisé, représente à peine cinq litres de solution phéniquée faible à 2,5 p. 100.

Si, comme il en est question, on remplace la charpie par l'étoupe imprégnée d'acide phénique ou de sublimé, on pourra réserver au lavage des plaies cette provision d'acide phénique, et la quantité allouée suffira presque.

Le remplacement de la charpie par l'étoupe préparée de Weber et Thomas sera certainement une amélioration, mais cette substance ne conserve pas indéfiniment ses propriétés, même à la condition d'être enfermée dans des boîtes en fer-blanc, ou enveloppée de papier imperméable; et peut-être n'aura-t-on pas assez de place pour loger ces paquets dans les cantines et dans les paniers de réserve, car cette étoupe ne peut pas être comprimée comme la charpie, à moins de perdre son élasticité et son pouvoir absorbant; ainsi que toutes les préparations phéniquées, elle s'épuise rapidement par volatilisation. L'étoupe imprégnée de sublimé, antiseptique fixe, moins irritant que l'acide phénique, semble donc mériter la préférence.

Pour motiver notre choix, il y aurait lieu de passer en revue les différentes substances antiseptiques : iodoforme, acide borique, acide phénique, sublimé, chlorure de zinc, alcool, etc., et d'apprécier leurs avantages et leurs inconvénients ; il y aurait enfin à examiner la valeur des pansements secs, à signaler leur supériorité sur les pansements humides en tant que pansements rares ; mais cette question du plus grand intérêt est tellement vaste et si peu tranchée que nous sommes obligé de la laisser de côté.

Supposant que l'étoupe purifiée soit admise pour former la base ou le substratum du pansement, il restera encore à compléter l'enveloppement et à fixer l'appareil. Pour assurer la compression, si utile à la bonne confection du pansement, la quantité de ouate dont on peut disposer est tout à fait insuffisante ; de plus, les bandes de toile sont de mauvais liens, mieux vaudrait la bande de caoutchouc ou la bande de gaze qui, mouillée, forme, grâce à son apprêt, une véritable cuirasse autour de la région blessée et maintient parfaitement le topique appliqué.

Lorsque les circonstances exigent une activité extraordinaire au poste de secours : que le nombre des blessés soit considérable, ou que l'évacuation soit urgente, il serait à souhaiter, pour les médecins des corps de troupes, d'avoir des pansements préparés d'avance. Ces pansements, sous forme de paquets plus ou moins volumineux suivant l'importance de la blessure ou de la région à couvrir, seraient étiquetés et classés dans les paniers et dans les cantines.

Le transport facile, l'emploi rapide et la conservation assurée nous semblent leur garantir une supériorité marquée sur les paquets de pansement à confier à chaque soldat.

Enfin, pour éviter les inconvénients qui peuvent résulter du soulèvement du pansement ou de son déplacement, l'idéal serait d'obtenir, ainsi que le recherche M. Lucas Championnière, un pansement mixte, composé comme enveloppement, d'une couche absorbante de gaze, d'ouate, d'étoupe ou de charpie de bois imprégnée d'un antiseptique fixe, et comme topique, d'une poudre antiseptique très active, plus ou moins volatile.

Cette poudre, par son contact immédiat avec la plaie et par ses émanations à distance, constituerait une couche protectrice contre toutes les causes de contamination extérieure. La composition préconisée renferme parties égales d'iodoforme, de quinquina, de benjoin et de carbonate de magnésie ; elle a pour avantage d'être moins coûteuse et moins toxique que l'iodoforme simple. L'acide borique en poudre, additionné d'iodoforme paraît également favorable à ce double point de vue.

Comme méthode générale du pansement au poste de secours, on peut admettre, à la condition d'un approvisionnement approprié, les propositions suivantes :

1° Bien laver les plaies même récentes ; enlever les corps étrangers facilement accessibles ; nettoyer plus complètement encore les plaies qui ont été explorées ou qui sont restées longtemps exposées à l'air, ou déjà envahies par les germes de la suppuration, et les toucher énergiquement avec une solution d'acide phénique à 5 p. 100 ou de chlorure de zinc à 8 p. 100 ;

2° Recouvrir la plaie soit d'iodoforme, soit d'acide borique, soit d'une poudre composée antiseptique ;

3° Envelopper avec de l'étoupe purifiée ou antiseptique ; recouvrir d'un tissu imperméable ; matelasser au besoin avec ouate ou feutrage quelconque ;

4° Fixer le tout avec bande de gaze ou bande de caoutchouc ; immobiliser suivant les indications.

En définitive, les principes rigoureux de la méthode antiseptique ne peuvent pas être actuellement observés sur le champ de bataille, et le médecin de régiment est encore réduit à employer les anciens pansements humides, soit avec les compresses mouillées d'eau simple, soit avec la charpie imbibée de solution phéniquée ou d'alcool camphré étendu ; c'est une raison de plus pour ne pas pratiquer au poste de secours les opérations dont l'indication ne serait pas urgente.

b. *Immobilisation des membres fracturés.* — Passons maintenant en revue l'approvisionnement de l'infirmerie du bataillon en appareils à fractures, ce sont :

Pour le membre supérieur ; 8 attelles conjuguées en fil de fer (4 pour le bras, 4 pour l'avant-bras) ; 15 attelles en bois, pour fractures du bras ; 2 attelles palmaires ;

Pour le membre inférieur ; 4 attelles conjuguées en fil de fer pour la jambe ; 16 gouttières, dont 8 pour la cuisse et 8 pour la jambe ; 8 attelles en bois articulées, pour fractures de la cuisse.

On voit donc que le nombre d'appareils à la disposition du médecin, correspond à 10 ou 12 fractures de chaque segment de membre, et on peut en conclure qu'il faudra pourvoir aux éventualités, en complétant cet arsenal à l'aide d'attelles ou d'appareils improvisés.

On réservera, pour les fractures les plus graves, les excellentes gouttières garnies de coussins matelassés et munies de lacs à boucles, et il serait utile de protéger ces coussins, en les enveloppant de taffetas gommé ou d'une toile imperméable. On aura recours aux attelles conjuguées (fig. 159) et aux moyens improvisés d'immobilisation pour les fractures les plus simples.

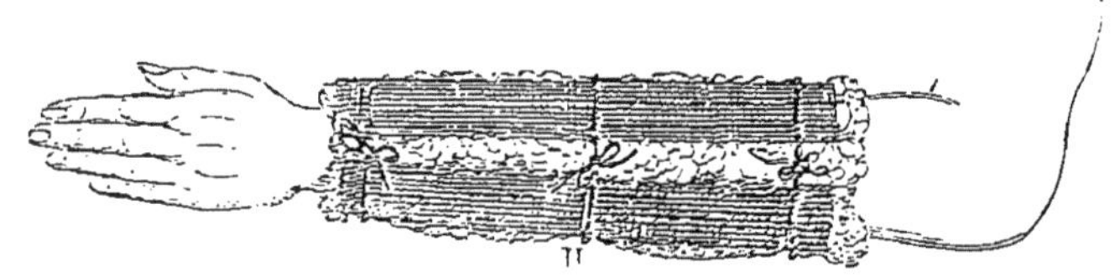

FIG. 159. — Attelles conjuguées, appliquées sur le membre supérieur.

Il ne peut pas être question des appareils plâtrés, puisqu'il n'existe pas de plâtre dans le matériel régimentaire.

c. *De l'intervention opératoire. — Hémostase.* — Si nous examinons maintenant les cas dans lesquels le médecin sera obligé d'intervenir comme opérateur, pour éviter la mort rapide du blessé, nous trouvons en première ligne les opérations d'hémostase, le tamponnement, la compression indirecte, la ligature de l'artère dans la plaie, la ligature de l'artère dans la continuité, à une certaine distance de la blessure, etc.

La bande d'Esmarch modifiée serait d'une grande utilité pour faciliter la recherche de l'artère, mais la bande élastique n'est pas à la disposition du médecin du régiment ; elle n'existe que dans la boîte d'instruments n° 4, réservée aux ambulances, encore est-elle très défectueuse, car elle s'altère et perd son élasticité lorsqu'elle reste quelque temps sans emploi.

L'application de quelques pinces à forcipressure sur les vaisseaux ouverts dans une large plaie serait parfois très avantageuse, mais ces pinces hémostatiques font également défaut dans l'arsenal régimentaire.

Si l'hémostase ne peut pas être assurée par la ligature, le médecin tamponne la plaie, applique la pelote de Charrière ou la pelote de Larrey, et dirige le plus rapidement possible le blessé sur l'ambulance la plus voisine.

Amputation. — L'amputation est faite sur-le-champ, si l'hémorrhagie, rebelle à la compression et impossible à combattre par la ligature, compromet à bref délai l'existence.

Plusieurs indications d'amputation à pratiquer d'urgence peuvent encore se présenter; ce sont, par exemple : l'ablation complète ou presque complète d'un membre par un gros projectile ; les plaies avec déchirures étendues ou large perte de substance des parties molles et aggravées d'hémorrhagie en nappe: lésions le plus souvent dues à l'action des éclats d'obus.

Trachéotomie. — Il est enfin une opération qui ne doit pas être ajournée, c'est la trachéotomie dans les cas de blessure du larynx avec menace d'asphyxie ; mais le médecin de régiment, n'ayant pas de canule à trachéotomie, ne peut pas pratiquer cette opération ; il se borne donc à donner les soins provisoires et dirige immédiatement le blessé sur l'ambulance la moins éloignée.

Chloroformisation. — Pour toute intervention chirurgicale nécessitant la chloroformisation, le médecin-chef qui opère se fait assister de son aide qui donne le chloroforme avec ménagement, car la faible quantité de cette substance (150 grammes) sera bien vite épuisée.

Au poste de secours, on le voit, le rôle du chirurgien se trouve très limité, car la principale besogne consiste à confectionner quelques bons appareils pour préparer le transport des blessés à l'ambulance.

d. *Soins généraux.* — A côté des soins plus spécialement chirurgicaux, il en est d'autres, en quelque sorte médicaux, qui doivent être donnés en cas d'insolation, de congélation, ou de maladie accidentelle, soins qui consistent à désaltérer et à ranimer les blessés, ou à soulager leurs souffrances.

Pour subvenir à ces différentes indications, les ressources du poste de secours sont bien faibles et bien incomplètes ; ainsi, par exemple, on aura bien souvent l'occasion de regretter l'absence de chlorhydrate de morphine dont les injections hypodermiques rendent de si grands services.

4° *Classement des blessés.*

Il est encore un point très important à bien régler, pour éviter a confusion lorsqu'il s'agira d'évacuer le poste de secours vers l'ambulance ; dans ce but, les blessés, après avoir été examinés et pansés, doivent être classés en trois catégories :

1° Les blessés atteints de lésions graves indiquant une terminaison fatale prochaine et chez lesquels il ne peut être question que d'euthanasie ;

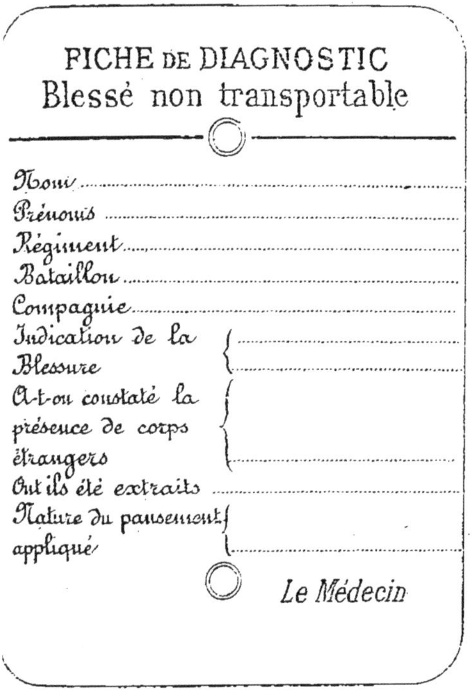

FICHE DE DIAGNOSTIC
Blessé non transportable

Nom ....
Prénoms ....
Régiment ....
Bataillon ....
Compagnie ....
Indication de la Blessure ....
A-t-on constaté la présence de corps étrangers ....
Ont ils été extraits ....
Nature du pansement appliqué ....

Le Médecin

FIG. 160. — Fiche de diagnostic blanche.

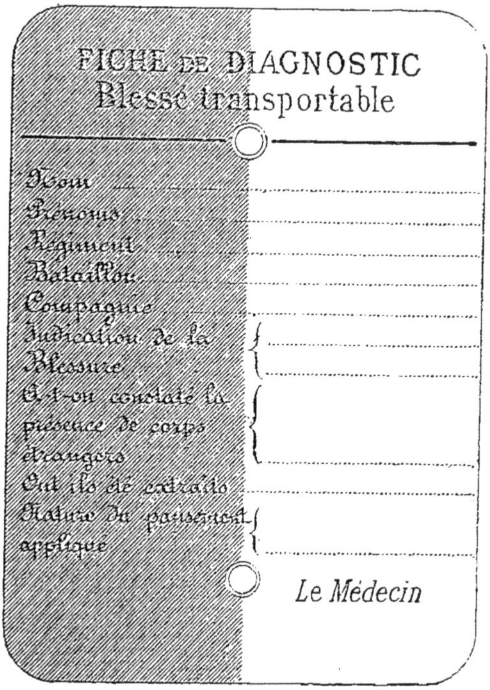

FICHE DE DIAGNOSTIC
Blessé transportable

Nom ....
Prénoms ....
Régiment ....
Bataillon ....
Compagnie ....
Indication de la Blessure ....
A-t-on constaté la présence de corps étrangers ....
Ont ils été extraits ....
Nature du pansement appliqué ....

Le Médecin

FIG. 160 *bis*. — Fiche de diagnostic, à moitié rouge.

2° Les blessés qui peuvent être dirigés immédiatement en arrière ;

3° Ceux dont les blessures sont assez légères et qui doivent être conservés au régiment.

Ces trois groupes de blessés sont maintenus bien distincts, par la place qui leur est assignée dans le poste de secours ; de plus, la fiche de diagnostic, solidement fixée à la boutonnière de la capote, indique par sa couleur si le blessé est transportable ou non et mentionne la nature de la blessure et les soins chirurgicaux intervenus.

La carte blanche est attribuée aux blessés qui ont besoin d'une hospitalisation sur place, la fiche rouge, aux blessés transportables.

Destinées à épargner aux blessés une répétition d'examens inutiles et à faciliter le classement rapide des blessés, ces fiches sont libellées comme l'indiquent les figures 159 et 160.

5° *Transport à l'ambulance. — Rapport sur l'exécution du service.*

Du poste de secours, les blessés transportables et ceux qui peuvent marcher sont évacués sur l'ambulance divisionnaire, installée à proximité. Ce transport s'effectue, comme il sera dit plus loin, soit avec les voitures réglementaires ou de réquisition, soit à l'aide des brancards apportés par les brancardiers de l'ambulance.

Le plus souvent, en cas de succès des troupes engagées, l'ambulance s'installera à l'emplacement même du poste de secours et alors les médecins et les infirmiers pourront rejoindre leur bataillon.

Sa mission terminée, le médecin-chef remet au commandant l'état nominatif des blessés traités au poste de secours, et envoyés à l'ambulance ; il y joint les renseignements sur la nature et la gravité de leurs blessures ; un rapport analogue est adressé au médecin divisionnaire. Le jour même, il inscrit sur les certificats d'origine le diagnostic aussi précis que possible des blessures constatées.

Tel devrait être le fonctionnement du poste de secours, s'il restait à l'abri des éventualités de la lutte, et si le personnel de santé du bataillon pouvait être assez complet, pour mener rapidement à bonne fin toutes les opérations que comporte l'administration des premiers soins ; mais on sait qu'il est des circonstances dans lesquelles il est impossible d'agir ainsi, et la question posée n'est guère résolue qu'en principe ; il est donc difficile actuellement de se prononcer sur le rôle réel du poste de secours.

Bref, admettant l'importance relative de ce premier échelon de secours et la prépondérance qu'il peut prendre à un moment donné, il serait utile de formuler des règles qui prépareraient favorablement le terrain à une organisation bien entendue. A ce sujet, nous ne pouvons mieux faire que de mentionner les préceptes suivants si bien résumés par Fischer :

« Une méthode immuable doit présider à l'organisation et au fonctionnement du poste de secours ; tout doit être réglé à l'avance, et la répartition du service doit être faite de telle sorte que l'application des pansements et l'évacuation des blessés soient en rapport d'activité avec le mouvement et le nombre des blessés à secourir. »

« Les pansements doivent être appliqués en qualité de pansements rares, de manière à pouvoir être maintenus plusieurs jours, pour la durée du transport et même comme traitement ultérieur. »

« Grâce à la perfection des appareils, le poste de secours simplifierait beaucoup la besogne de l'ambulance et de l'hôpital de campagne; il éviterait aux blessés les souffrances et les dangers du renouvellement incessant du pansement et aux médecins, une perte appréciable de temps et de forces; de plus il réaliserait une économie réelle de matériel. »

« Enfin dernière indication : toutes les opérations qui pourront être ajournées seront laissées aux soins de l'ambulance ou de l'hôpital de campagne. »

ENSEMBLE DU SERVICE DE SANTÉ D'UN RÉGIMENT D'INFANTERIE

Ce que nous venons de dire sur le service médical d'un bataillon isolé, s'applique en grande partie au régiment complet. Les éléments comme matériel et comme personnel sont identiques et en proportion directe avec le nombre des bataillons; le service fonctionne de même en marche, au cantonnement et sur le champ de bataille. Ici, l'organisation rapide et efficace des secours varie, suivant les péripéties du combat et surtout selon les conditions de groupement ou de fractionnement du personnel de santé.

En principe, tout fractionnement diminue la valeur des moyens; le médecin-chef devra donc autant que possible maintenir réunis tous les éléments du service qu'il dirige, en choisissant un poste unique, alors bien situé relativement aux lignes des combattants.

L'importance de cette place principale nous oblige à revenir sur son organisation et son fonctionnement et à rappeler d'abord l'article du règlement qui traite de l'emplacement des postes de secours :

« Dès que le régiment prend la formation de combat, le médecin chef réunit le personnel et le matériel sanitaires de tout le régiment. A ce moment les musiciens peuvent être mis à sa disposition, pour constituer à proximité du poste de secours un relai de brancardiers. »

« Après avoir pris les ordres du chef de corps, le médecin-chef dispose les postes de secours, suivant l'étendue du front et l'état des communications; leur emplacement est porté à la connaissance de la troupe. »

« Ces postes de secours sont établis à la portée de la ligne des combattants, à l'abri du feu de la mousqueterie et habituellement à la hauteur ou en arrière des réserves de bataillon, au début du combat. »

« Les voitures médicales régimentaires, les litières et cacolets, ainsi que les voitures pour le transport des blessés sont arrêtés en arrière du poste de secours et autant que possible sans sortir des chemins. Cette station de voitures constitue habituellement le point extrême du service des brancardiers régimentaires. »

Telles sont les dispositions prévues réglementairement; mais considérant les avantages à tirer de la concentration du service, nous supposons que la dissémination sera l'exception.

La place unique de secours, étant établie à la hauteur des réserves de bataillon, se trouvera située entre l'échelon des soutiens et les réserves de régiment. En effet, dans la formation de combat du régiment, appartenant à une brigade encadrée par exemple (fig. 161), le premier et le deuxième bataillons forment seuls les échelons de première ligne; ces deux bataillons garnissent ainsi la chaîne des tirailleurs, et constituent les soutiens et les réserves de bataillon comme première ligne, le troisième bataillon étant alors placé en deuxième ligne pour former la réserve de régiment, destinée à appuyer les deux bataillons précédents.

Or, cette réserve du régiment occupe au début du combat, un point abrité, situé à environ 1,000 mètres de la chaîne, et, par

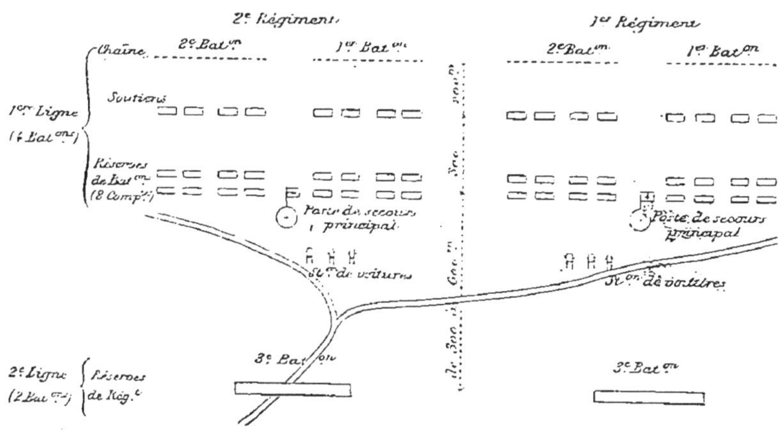

FIG. 161. — Dispositif de combat d'une brigade encadrée.

suite, à 500 mètres des réserves de bataillon. Dans ces conditions, la chaîne des tirailleurs formée par quatre compagnies tient un front de 600 à 700 mètres environ, et la profondeur des échelons de première ligne est environ de 500 mètres, comme pour le bataillon combattant isolément; le plus souvent donc un seul poste de secours suffira pour tout le régiment.

Cette ambulance de combat, reliée au front de bataille par les cinquante-deux brancardiers et les musiciens, et desservie par douze infirmiers, pourra, avec les six médecins du régiment, fonctionner dans les meilleures conditions.

Le matériel seul ne sera pas toujours en rapport avec les besoins et, bien qu'il comprenne le chargement des trois voitures médicales régimentaires, cet ensemble de ressources présentera toujours les lacunes signalées précédemment.

A cela près, le but principal à atteindre est de porter rapidement secours aux blessés et, si les soins ne peuvent être complets, l'essentiel est de faire le nécessaire et d'utiliser de son mieux les moyens dont on dispose. Pour répondre à toutes les exigences, le médecin-chef doit régler la besogne entre les médecins placés sous ses ordres; avec un aide il examine les blessés, pose le diagnostic et établit les indications ; les autres médecins, d'après ces indications, font les pansements, appliquent les appareils et pratiquent les opérations de nécessité, tandis que l'un deux donne ses soins aux malades et aux blessés réunis dans le poste de secours, maintient l'ordre et surveille l'exécution des transports vers l'ambulance.

Quelques-uns des infirmiers préparent les appareils, les autres disposent les pièces de pansement et l'un d'eux inscrit sur les fiches de diagnostics les renseignements dictés par le médecin en chef et tient au courant le carnet médical ou cahier de diagnostics; enfin ces infirmiers remplissent près des malades et des blessés le rôle qui leur est habituellement réservé dans les infirmeries et dans les hôpitaux.

Si les bataillons engagés prennent l'offensive et marchent en avant, le poste de secours est bientôt trop éloigné du combat; alors, le personnel se fractionne. Deux médecins, accompagnés de quatre infirmiers et suivis d'une voiture médicale, vont établir un poste de secours à un endroit suffisamment rapproché de l'action ; ils y seront rejoints par l'autre fraction, dès que les médecins restés en arrière auront remis les blessés aux mains de l'ambulance.

Si, au contraire, les bataillons de première ligne battent en retraite, le poste de secours évacue ses blessés, en commençant par les moins gravement atteints, et se replie emportant tout le matériel disponible. L'évacuation du poste de secours ne pouvant être terminée à temps, un ou deux médecins désignés par le médecin-chef restent avec les blessés non transportables, afin de les remettre aux médecins étrangers, dès que l'emplacement occupé par le poste de secours tombe au pouvoir de l'ennemi. Dans ce cas, les médecins prisonniers passent sous l'autorité des étrangers et, bien que protégés par la convention de Genève, ils doivent se soumettre aux ordres donnés par le nouveau médecin-chef.

Lorsque les postes de secours se replient sur l'ambulance, les brancardiers régimentaires concourent avec les brancardiers de l'ambulance à l'évacuation du poste de secours.

Le combat terminé, les brancardiers régimentaires sont employés à parcourir le terrain du combat pour rechercher les blessés qui n'auraient pas été relevés, et aident à l'évacuation des postes de secours.

2° SERVICE DE SANTÉ DE LA CAVALERIE

CONSIDÉRATIONS GÉNÉRALES SUR L'EMPLOI DE LA CAVALERIE

Le service de santé de la cavalerie en campagne, diffère sensiblement et sous bien des rapports du service correspondant des troupes d'infanterie, non seulement en marche, mais encore en station et pendant le combat : ces différences résultent du caractère spécial de l'arme et des opérations diverses qui lui sont confiées.

La cavalerie en campagne, que l'on soit en marche ou en station, assure deux services distincts : 1° le service d'exploration ; 2° le service de sûreté.

Le service d'exploration a pour objet de découvrir l'ennemi, de percer ses lignes afin d'apprécier ses forces, de reconnaître ses positions et de pénétrer ses projets.

Le service de sûreté a pour but de couvrir les troupes en marche ou en station et de les mettre à l'abri de toute surprise.

On distingue, parmi les régiments de cavalerie, les régiments qui forment les brigades de cavalerie de corps d'armée et ceux qui appartiennent aux divisions de cavalerie indépendantes.

Ces divisions indépendantes, au nombre de huit, sont constituées chacune par trois brigades (chasseurs, dragons, cuirassiers). La liberté d'action qui leur permet d'aller à l'ennemi, sans avoir à subordonner leurs mouvements à ceux des corps d'armée qui marchent derrière elles, leur a valu cette désignation.

Le rôle de ces divisions diffère notablement de celui des brigades de cavalerie de corps d'armée. Ainsi, dès la déclaration de guerre, les divisions indépendantes sont portées le plus rapidement possible sur la frontière, pour arrêter l'invasion de l'ennemi, pour permettre la mobilisation dans les départements limitrophes et pour protéger en arrière d'elles la concentration des grandes masses de troupes. Ensuite, le rôle de ces divisions consiste à faire des reconnaissances pour renseigner le commandement sur les mouvements de l'adversaire, et, en outre, à couvrir les têtes de colonnes de l'armée qu'elles précèdent, contre les incursions de la cavalerie ennemie.

Ces deux services d'exploration et de sûreté sont également dévolus à la brigade de cavalerie de corps d'armée. Mais ce sera dans les entreprises de la cavalerie indépendante que surviendront les plus nombreux incidents, car les régiments de cavalerie de corps sont appuyés sur les troupes d'infanterie du corps d'armée et sont d'autre part protégés par la division de cavalerie indépendante, déployée en avant.

La situation de la cavalerie en première ligne l'expose à de continuels engagements; de plus, pendant la marche, elle nécessite des précautions particulières, de sorte que les régiments de première ligne, soit en station, soit en marche, occupent habituellement une étendue considérable de terrain, ce qui rend fort difficile le relèvement des blessés et des malades. Enfin, de cette activité constante, résulteront bien des fatigues et bien des accidents qui réclameront des soins médicaux assidus.

En effet, si les trois opérations principales qui constituent la guerre : marcher, se battre et se reposer, peuvent être réglées, pour l'infanterie, dans des limites telles que les forces physiques des hommes puissent suffire à un effort soutenu et prolongé, les circonstances rendront très difficile pour la cavalerie le repos qu'elle est chargée d'assurer aux troupes de deuxième ligne.

On s'est donc préoccupé sérieusement des moyens de rendre moins fatigant le service de cavalerie de première ligne et l'on a cru y arriver en décidant que le régiment en service d'éclaireurs, serait relevé tous les deux jours, excepté quand il serait en contact immédiat avec l'adversaire.

D'autre part, dans le cas où la cavalerie n'est pas dans le voisinage immédiat d'un ennemi supérieur en force, elle a soin de n'affecter à ce service que les troupes nécessaires, afin d'assurer à la plus grande partie de l'effectif un repos, sans lequel hommes et chevaux seraient bientôt mis hors d'état de rendre aucun service. Les avant-postes sont alors dits irréguliers ou à la cosaque.

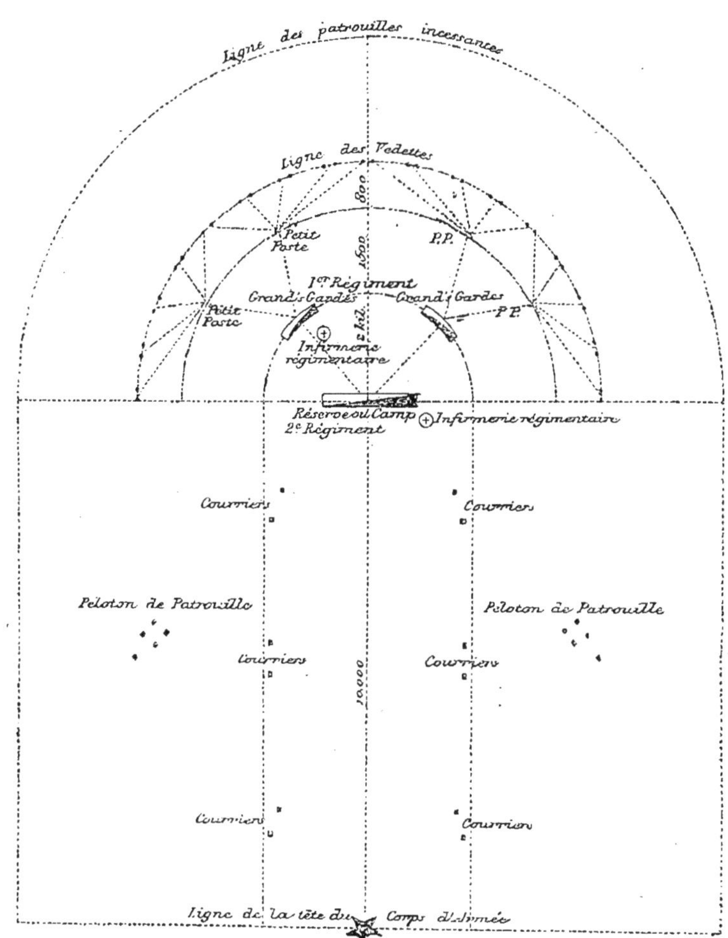

FIG. 162. — Disposition d'une brigade de cavalerie éclairant en station un corps d'armée.

Pour former les avant-postes réguliers, le déploiement d'un régiment de cavalerie se fait d'après des dispositions analogues à celles des avant-postes de l'infanterie, c'est-à-dire que cette formation comprend trois échelons ; ainsi, par exemple, soit une brigade de cavalerie éclairant en station un corps d'armée, un des deux régiments forme la réserve, l'autre est déployé sur trois lignes et constitue :

1° Le cordon des vedettes, représentant la ligne des sentinelles de l'infanterie, vedettes également doubles et espacées de 600 mètres les unes des autres (ces vedettes ont, sur vingt-quatre heures, huit heures de faction et sont relevées toutes les deux heures);

2° Les petits postes, à environ 800 mètres en arrière de la ligne des vedettes;

3° Les grand'gardes, à 1,200 mètres de la ligne précédente et à 2,000 mètres du corps principal.

Ce système représente une sorte d'éventail formé de trois demi circonférences concentriques sur lesquelles sont placés les différents groupes, dans des conditions telles que, plus ils sont rapprochés de l'ennemi, plus ils sont faibles, nombreux et voisins les uns des autres, et qu'inversement, plus ils sont rapprochés du centre qui est le camp, plus ils sont résistants, compacts et espacés.

A ces échelons fixes, s'ajoute une partie mobile qui exécute des patrouilles dans l'intervalle des groupes, en avant même des vedettes, et qui assure le service de correspondance à l'aide de courriers reliant les avant-postes aux troupes cantonnées en arrière.

La figure 162 [1], fera bien comprendre l'ensemble des avant-postes réguliers en station.

SERVICE DE SANTÉ DE LA CAVALERIE EN STATION

Dans ces conditions, comment assurer le service médical de la cavalerie en première ligne?

Chaque régiment, nous le rappelons, a comme personnel de santé : deux médecins assistés de quatre infirmiers; et, comme matériel : deux paires de sacoches, deux rouleaux de secours, une voiture médicale régimentaire et deux voitures légères d'ambulance.

Le médecin-major sera naturellement logé dans le cantonnement occupé par la réserve du régiment; grâce aux renseigne-

---

[1] *Théorie générale des avant-postes. Conférences sur le service en campagne.* Robert d'Orléans, duc de Chartres.

ments qui parviendront de la ligne des vedettes, il sera informé soit des engagements, soit des blessures graves qui résultent de causes accidentelles; immédiatement et suivant les besoins, il dirigera à l'endroit désigné les voitures légères d'ambulance, et les infirmiers nécessaires pour recueillir les blessés et pour les ramener à l'établissement choisi comme dépôt de malades. Souvent même les blessés pourront regagner le cantonnement, sans qu'il soit utile d'aller les chercher en voiture.

Par contre, certains blessés ne seront pas transportables à une aussi grande distance, et les infirmiers seront obligés de les laisser dans un lieu habité, voisin du point où ils seront tombés.

Pour arriver à proximité des vedettes ou des petits postes, les voitures auront à parcourir trois ou quatre kilomètres. Dans le cas où l'accès des voitures serait impossible, elles s'arrêteront sur le point de la route le plus rapproché de l'endroit désigné, et les infirmiers iront à travers les obstacles chercher les blessés et les rapporteront à l'aide des brancards.

Cantonnement. — Le service courant de l'infirmerie improvisée au cantonnement principal d'un régiment de cavalerie n'offre rien de spécial; la difficulté sera d'y réunir les indisponibles, car il arrivera souvent que le régiment occupera plusieurs cantonnements, et pour aller relever chaque jour les malades dans les divers gîtes occupés, les deux voitures de transport seront parfois insuffisantes; d'où la nécessité pour les officiers d'un escadron isolé, de confier momentanément leurs hommes malades aux soins des habitants.

Lorsque le contact avec l'ennemi est établi, les lignes d'avant-postes se trouvent de plus en plus rapprochées entre elles, la plus grande partie de la cavalerie de première ligne cède alors la place à l'infanterie qui assure le service des avant-postes; les troupes de cavalerie s'établissent dans un cantonnement resserré ou forment bivouac, et, dès lors, elles marchent en masse, pour n'intervenir qu'au moment d'un combat décisif.

Bivouac. — Les conditions du service médical de la cavalerie dans un cantonnement resserré ou au bivouac, sont analogues à celles de l'infanterie en station.

L'installation du bivouac de cavalerie se fait de la façon suivante :

Lorsque le régiment est bivouaqué en colonne d'escadron, les

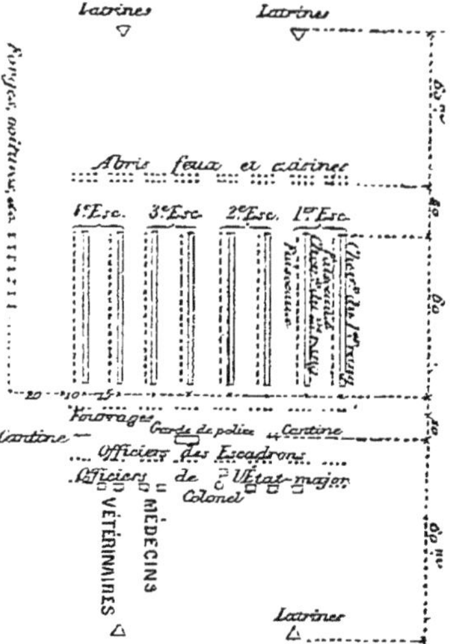

FIG. 163. — Bivouac d'un régiment de cavalerie en colonne d'escadron.

feux et les abris des officiers d'état-major sont établis sur une ligne,

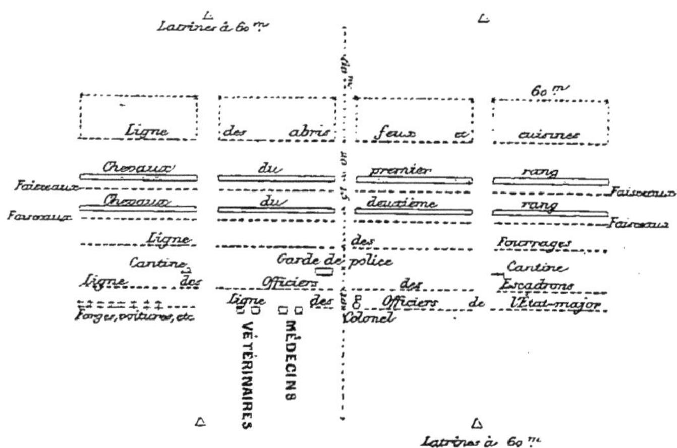

FIG. 164. — Bivouac d'un régiment de cavalerie en bataille.

à 10 mètres en arrière des feux et des abris des officiers des escadrons; le colonel au centre, le lieutenant-colonel à sa droite, les chefs d'escadrons à hauteur de leurs escadrons respectifs, les autres officiers de l'état-major à la droite de la ligne, les médecins et les vétérinaires à la gauche; l'infirmerie (vétérinaire sans doute), les équipages régimentaires établis sur une seule ligne, à 20 mètres en arrière du deuxième rang du dernier escadron sous la surveillance du vaguemestre (fig. 163).

Si le régiment bivouaque en bataille (fig. 164), la disposition des officiers de l'état-major est à peu près la même ; l'infirmerie, les équipages régimentaires sont placés sur la même ligne à l'extrême gauche de cette ligne.

SERVICE DE SANTÉ DE LA CAVALERIE EN MARCHE

Le régiment de cavalerie en marche est le plus souvent fractionné : ou il assure le service d'exploration, pour renseigner le commandement sur les mouvements de l'ennemi ; ou il fait partie d'une avant-garde qui protège contre les attaques et les entreprises de l'ennemi soit tout le corps d'armée, soit la division d'infanterie.

Le service d'exploration plus que tout autre rend très grandes les difficultés du relèvement des blessés ; en effet, tandis que, dans le service d'avant-postes en station, la cavalerie reste en relation constante avec la colonne qu'elle couvre ; dans le service de reconnaissance ou de découverte au contraire, des fractions de cavalerie, affranchies de toute relation trop étroite avec le gros de colonnes, cherchent à percer le rideau de la cavalerie ennemie ; il en résulte que la plupart des hommes blessés dans les rencontres ne peuvent pas être secourus par le médecin du régiment ; ils tomberont au pouvoir de l'ennemi et seront alors recueillis par les médecins étrangers.

La troupe de cavalerie disposée en avant-garde est habituellement formée sur trois lignes, pour veiller à la sûreté de la colonne sur le front ainsi que sur les flancs ; elle l'éclaire, la renseigne, écarte les obstacles qui sont sur la route et oppose à l'ennemi une première résistance qui permet au commandement du corps principal de prendre ses dispositions.

Afin de pourvoir à la sûreté de la colonne sur son front, l'avant-garde s'échelonne comme les avant-postes en détachements de plus en plus petits, qui prennent le nom de gros, de tête et de pointe d'avant-garde ; sur les flancs, elle détache des flancs-gardes et des patrouilles qui reconnaissent les routes latérales (fig. 165).

Le médecin du régiment de cavalerie marchant en avant-garde recueillera les hommes blessés soit accidentellement au passage d'un obstacle, soit dans une rencontre d'avant-garde; suivi des infirmiers, de la voiture régimentaire et des deux voitures légères

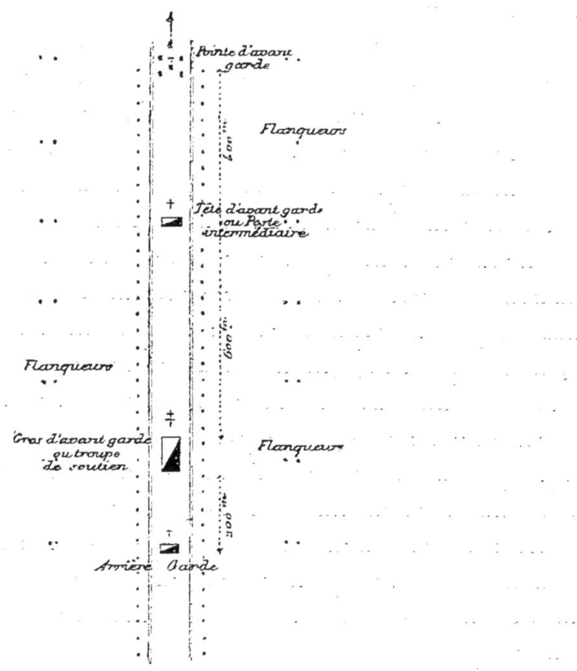

FIG. 165. — Disposition d'une avant-garde de cavalerie.

d'ambulance, il lui sera facile de les panser et de les transporter jusqu'au point où il pourra se renseigner sur l'emplacement de l'ambulance de brigade, appelée à les recevoir. De même, dans ces conditions, le relèvement des malades et des blessés sera très difficile.

Les dispositions d'avant-garde sont variables, suivant que la cavalerie marche seule, ou combinée avec d'autres armes; soit par exemple la brigade de cavalerie d'un corps d'armée, chargée de le précéder et d'en éclairer la marche :

Un des deux régiments opère en pointe, à une journée de marche environ des têtes de colonnes du corps d'armée qu'il est chargé de couvrir ; le deuxième régiment constitue la réserve du régiment de première ligne. Le premier régiment dispose sur son front une ligne d'éclaireurs et le reste de ce régiment, fractionné par groupe d'escadrons, marche à deux ou trois kilomètres en arrière de ces éclaireurs et leur sert de soutien ; il forme autant que possible, trois colonnes d'un escadron, chacune d'elles marchant: l'une sur la route principale, les autres sur des routes à peu près parallèles à la ligne d'opération.

Le deuxième régiment de la brigade marche à deux ou trois kilomètres en arrière du précédent, et à dix kilomètres environ des têtes de colonnes d'infanterie du corps d'armée.

La place des médecins dans les régiments de première ou de deuxième ligne est derrière le quatrième escadron, cet escadron marchant toujours sur la route principale ou la plus centrale.

Pendant la marche, le rôle des médecins est à peu près nul, s'il ne survient pas d'engagements d'éclaireurs; et même dans cette occurrence, étant données les distances qui séparent les escadrons les uns des autres sur un front de plusieurs kilomètres, les secours ne sauraient être que bien tardifs ou insuffisants.

D'après l'article 60 du règlement sur le service de santé en campagne : « En cas de détachement d'une fraction importante du corps, un médecin, un des porte-sacoches et une des voitures avec l'infirmier et le conducteur attachés à cette voiture peuvent accompagner cette fraction, sur l'ordre du chef de corps ». Mais il est bien évident que cette mesure ne peut que pallier les difficultés de la situation.

Des considérations qui précèdent, il résulte que le service médical régimentaire dans la cavalerie sera d'autant plus malaisé à assurer que les régiments seront appelés, par leur fractionnement, à occuper une étendue de terrain plus considérable; or, le rôle actuel de la cavalerie est surtout d'explorer et de trouver le contact avec l'ennemi, il s'ensuit que journellement il y aura des hommes malades ou blessés qui ne pourront pas être secourus, parce qu'ils seront atteints à une distance trop grande du gîte choisi pour l'infirmerie improvisée, ou de la place occupée en marche par les médecins.

SERVICE DE SANTÉ DE LA CAVALERIE PENDANT LE COMBAT

Aux termes du règlement, les corps de cavalerie n'établissent pas de postes de secours. Lorsqu'ils combattent avec l'infanterie, leurs blessés sont recueillis et soignés par le personnel attaché aux corps d'infanterie. Lorsqu'ils opèrent isolément, leurs blessés sont recueillis par les ambulances ou dirigés en arrière par les soins des médecins des corps ; en cas de nécessité, ils sont remis aux municipalités qui en assurent le traitement.

Le rôle du médecin de cavalerie pendant le combat est donc complètement effacé. En effet, le dispositif de combat pour la cavalerie diffère absolument de la formation de combat de l'infanterie, et il est impossible de prévoir, au moment d'une action importante, le point de la ligne de bataille sur lequel l'effort de la cavalerie se portera ; aussi, arrive-t-il souvent que la cavalerie placée en réserve, à un endroit où elle était considérée comme très utile, sera quelques instants après portée à l'autre extrémité de la ligne de bataille, pour agir suivant les fluctuations du combat.

Le médecin de cavalerie obligé de suivre ces évolutions continuelles, pour se trouver en temps opportun au point où le choc se produira, sera souvent dans l'impossibilité de suivre tous ces mouvements, car les voitures qui lui sont nécessaires pour organiser les secours, ne pourront pas passer à travers champs et franchir les obstacles que les chevaux montés traverseront.

En principe, le médecin doit toujours se tenir avec la réserve de son régiment. S'il est obligé de l'abandonner pour éviter un obstacle, il fera en sorte de s'en tenir aussi près que possible, afin que sa présence ne fasse pas défaut, si le régiment vient à charger. On sait en effet que dans les combats de cavalerie contre cavalerie, la plupart des blessures observées proviennent de coups de sabre et occasionnent des hémorrhagies fréquentes, qu'il importe d'arrêter d'emblée sur le champ de bataille.

Au moment d'une charge, les médecins resteront à la hauteur des réserves de leur régiment, ou des régiments voisins si la division entière est engagée ; dès que la charge sera terminée, ils se rendront utiles en soignant les blessés soit sur le terrain du combat, soit dans un village très rapproché ; n'ayant pas de brancardiers, ils chercheront à organiser le transport des blessés avec les éléments qu'ils pourront réunir : cacolets, litières, brancards, etc., y compris les deux voitures légères d'ambulance. Après avoir relevé les blessés et les avoir pansés, ils les dirigeront sur l'ambulance de brigade ou sur l'ambulance divisionnaire qui, prévenue, viendra bientôt s'établir à proximité.

Dans ces conditions, le médecin de cavalerie ne soignera, le plus souvent, que des hommes étrangers à son régiment, des fantassins, ou même des prisonniers blessés ; il agira indistinctement pour secourir les uns et les autres.

Lorsque la cavalerie se prépare à lutter contre la cavalerie, elle se dispose sur trois lignes. Les escadrons de première ligne s'avancent déployés ; cette première ligne a pour but de faire brèche et d'envelopper une des ailes de l'adversaire. On place ordinairement en première ligne les régiments de cuirassiers ou ceux de dragons, pour donner au premier choc son maximum de puissance. Les escadrons de deuxième ligne, à trois cents mètres en arrière, se forment en ligne de colonne, lorsque la première ligne se déploie pour l'attaque, puis marchent à l'ennemi. En arrière, se trouve la troisième ligne ou réserve, à quatre cents mètres environ de la première ligne, formée en masse de manière à occuper le moins d'espace possible. Ces dispositions prises, le principe essentiel de l'attaque consiste à surprendre l'ennemi et à le prendre de flanc ou même à revers.

Lorsque la première ligne a produit contre la troupe adverse l'effet voulu, elle se replie sur les ailes et vient se former derrière la réserve. La deuxième ligne agit à son tour et se replie de même; enfin la réserve manœuvre de manière à soutenir l'effort des deux premières lignes, ou à arrêter la troupe ennemie qui pourrait les déborder.

Les médecins placés derrière la réserve, doivent donc attendre que ces mouvements soient exécutés, avant d'organiser les secours, et ils ne mettront pas trop de précipitation à faire décharger les voitures médicales, dans la crainte d'un retour offensif de l'ennemi,

La cavalerie peut également combattre contre d'autres armes. Combinée avec l'infanterie, la cavalerie la couvre et l'éclaire pendant la marche; puis, elle se retire derrière une des ailes dès que l'ennemi est assez rapproché pour que le combat s'engage; elle choisit alors une position autant que possible à l'abri du feu, et d'où elle puisse intervenir en temps opportun. Dès lors, elle peut être employée soit à faire de grandes démonstrations sur les ailes et sur la ligne de retraite de l'ennemi, soit à charger contre la cavalerie de l'adversaire ou contre l'infanterie, lorsque cette infanterie est déjà ébranlée, et même contre l'artillerie dont elle cherche à tourner la position.

Dans ces conditions, on le voit, la mission du médecin de

cavalerie sera rendue très difficile par la mobilité de son régiment. Pendant ces évolutions, qu'il veuille mettre pied à terre pour secourir un homme atteint d'une balle ou d'un éclat d'obus, il se trouvera bientôt distancé et isolé de son régiment et ne pourra que très difficilement le rejoindre, s'il n'a pas une connaissance suffisante de la carte du terrain et une idée générale de l'ensemble des opérations.

Nous croyons superflu d'entrer dans des développements plus étendus, nous laisserons donc de côté la charge par échelons, la charge en fourrageurs, le combat à pied, etc., nous bornant à dire que, dans toutes ces circonstances, les fonctions du médecin de cavalerie seront très ingrates, car le plus souvent sur le champ de bataille, suivant les prévisions du règlement, ce seront les brancardiers des régiments d'infanterie les plus rapprochés qui porteront secours aux cavaliers blessés.

3° SERVICE DE SANTÉ DE L'ARTILLERIE

Le service médical de l'artillerie en campagne offre beaucoup d'analogie avec celui de l'infanterie. Il faut cependant établir une différence et tenir compte, par exemple, des conditions qui caractérisent les batteries à cheval et les distinguent des batteries montées; les premières étant beaucoup plus mobiles pour qu'elles puissent suivre aux allures rapides les divisions ou brigades de cavalerie auxquelles elles sont ordinairement attachées. De même on doit comprendre ce que présentent de spécial les échelons de parc, les équipages de pont, les batteries de montagne et les batteries d'artillerie de forteresse.

Dès la mobilisation, les régiments se trouvent fractionnés pour former des groupes employés aux différents services dont le corps de l'artillerie est chargé aux armées : 1° service des bouches à feu; 2° approvisionnement de l'armée en armes et en munitions de guerre ; 3° passages en bateaux et établissement des ponts mobiles. Ainsi, dès que l'on passe du pied de paix au pied de guerre, la brigade d'artillerie attachée à chaque corps d'armée, donne la majeure partie d'un de ses régiments aux deux divisions d'infanterie, tandis que l'autre régiment reste en grande partie à la disposition du commandant du corps d'armée.

Chacune des deux divisions d'infanterie du corps d'armée est accompagnée d'un groupe de quatre batteries qui en fait partie intégrante. L'artillerie de corps comprend également huit batteries dont six montées et deux à cheval.

Les batteries qui restent après le fractionnement des régiments d'artillerie, servent, les unes à cheval, à former l'artillerie des divisions de cavalerie indépendantes; les autres, à constituer les réserves.

Ainsi, on relève dans l'artillerie d'un corps d'armée, deux groupes de quatre batteries divisionnaires, deux groupes de batteries de corps, un groupe de trois batteries à cheval pour la division de la cavalerie indépendante, deux échelons de parc pour les munitions et l'équipage de pont, enfin deux groupes de réserves générales d'artillerie, l'un à huit batteries, l'autre à six batteries.

On compte généralement, par groupe de quatre batteries, les éléments de secours suivants, comme personnel : deux médecins, dont un auxiliaire, quatre infirmiers, dix-sept brancardiers; comme matériel : un sac ou une paire de sacoches d'ambulance, un rouleau de secours, une voiture médicale régimentaire et son chargement.

Pour le service des échelons de parc, le personnel de santé et le matériel sont très restreints ; dans l'artillerie à cheval il n'y a pas de brancardiers.

SERVICE DE SANTÉ DE L'ARTILLERIE EN MARCHE

L'artillerie en marche prend ordinairement place dans le gros des colonnes ; quelques batteries accompagnent l'avant-garde, ou précèdent le corps d'armée pour appuyer la cavalerie qui éclaire ; ainsi, une batterie à cheval appuie la brigade de cavalerie qui éclaire à quinze ou vingt kilomètres en tête du corps d'armée; deux batteries marchent avec l'avant-garde; les autres batteries prennent rang dans le gros de la colonne.

D'après ces dispositions, on comprend que le service médical en marche sera très simple, d'autant plus que les caissons permettent aux hommes fatigués de déposer leur havre-sac et même d'y prendre place ; le médecin n'interviendra donc sérieusement qu'en cas d'engagement.

SERVICE DE SANTÉ DE L'ARTILLERIE EN STATION

L'artillerie n'a rien à faire comme service d'avant-postes. Pour garantir les pièces contre un coup de main, les batteries sont ordinairement réunies au cantonnement, ou bien forment le parc en s'établissant au bivouac. Ce groupement des batteries rend le service médical très facile ; le médecin n'éprouvera donc aucune difficulté à rassembler les malades et à les soigner dans les conditions déterminées précédemment pour l'infanterie en station.

SERVICE DE SANTÉ DE L'ARTILLERIE PENDANT LE COMBAT

L'artillerie divisionnaire engage le combat en liant intimement son action à celle des troupes de la division ; tandis que l'artillerie de corps reste soumise aux ordres du commandant en chef et n'agit qu'au moment où il importe d'engager toutes les forces, ou de porter un effort énergique sur un point déterminé.

Dans la formation de combat, la batterie ne doit jamais être dispersée ; les pièces n'agissent pas isolément ; enfin, lorsque le feu est engagé, l'artillerie évite de manœuvrer et le déplacement de ses pièces se fait sur un espace assez limité dans la zone du combat. Ces conditions facilitent donc beaucoup l'organisation des secours.

La place de pansement n'est pas déterminée par le règlement, mais on peut supposer qu'elle doit être choisie à la hauteur des réserves et sur le côté du groupe des batteries en action.

Il ne faut pas placer le poste de secours dans le prolongement des pièces, afin d'éviter les coups longs de l'artillerie opposée ; on doit également rechercher un endroit abrité et éviter un sol rocailleux qui favorise l'éclatement des projectiles.

L'emplacement étant fixé, le médecin met en action les brancardiers et fait organiser la place de secours par les infirmiers ; puis il reçoit les blessés, les panse et les dirige sur l'ambulance divisionnaire, suivant les principes exposés précédemment.

Les blessures observées dans l'artillerie sont des plaies par coups de feu et surtout des plaies étendues et déchirées, produites par les fragments de gros projectiles ; parfois même, lorsque l'artillerie a à soutenir une charge de cavalerie ou à défendre ses pièces, ce sont des blessures par armes blanches qui prédominent. On comprend dès lors, que le genre et le caractère de ces blessures puissent nécessiter des soins très pressants et qu'il soit bon en conséquence de ne pas trop éloigner le poste de secours.

Quelques indications générales sur le combat d'artillerie nous permettront de compléter les considérations qui précèdent :

L'artillerie, agissant de concert avec l'infanterie dans le combat, a pour mission de préparer, d'aider, de compléter l'action de l'infanterie et de la suppléer au besoin ; l'artillerie est d'abord employée à contrebattre l'artillerie ennemie, elle ouvre ordinairement le feu à moins de trois mille mètres. Plus tard, si l'on est sur la défensive, elle couvre de projectiles les lignes d'infanterie de l'assaillant pendant leur marche en avant, ou bien, dans l'offensive, après avoir fait converger ses feux sur le point d'attaque pendant la préparation, elle dirige, au moment de l'assaut, son tir sur les réserves de la défense.

En cas de succès, les pièces se portent en avant, s'il y a lieu et dans une position telle qu'elles puissent poursuivre de leurs projectiles l'ennemi en retraite ; en cas d'insuccès, elles restent quelque temps sur l'emplacement qu'elles occupent, pour arrêter la première poursuite de l'ennemi ; puis elles vont prendre position plus en arrière pour protéger la retraite.

Quand l'artillerie se met en batterie, elle est ordinairement soutenue par de l'infanterie ou de la cavalerie qui se place sur le côté en dehors de la ligne de tir. L'artillerie de combat ne se présente pas au complet sur l'emplacement qui lui est assigné, pour ouvrir le feu ; elle laisse derrière elle, à une distance de deux cents à cinq cents mètres, suivant les abris qu'offre le terrain, la réserve de la batterie, composée de la moitié de ses caissons et de la partie de son personnel qui n'est pas strictement nécessaire au service des pièces.

Dans l'ordre de bataille, la batterie est sur trois lignes : 1° les pièces séparées de leurs avant-trains et prêtes à faire feu ; 2° les avant-trains, à quinze ou vingt mètres en arrière ; 3° les caissons à une petite distance.

Les pièces sont séparées par un intervalle de quinze à vingt mètres, le front de la batterie varie entre soixante-dix et cent-dix mètres.

Lorsque l'artillerie combat de concert avec la cavalerie, l'artillerie prépare l'attaque, puis, dès que le dispositif de combat est adopté, on groupe ordinairement les pièces à proximité de l'aile non menacée, pour pouvoir à un moment donné occuper rapidement une position favorable au tir et assez avancée, d'où elles ouvrent une brèche dans le flot des escadrons ennemis qui commencent à charger ; enfin, au moment de la mêlée, le feu est dirigé sur les réserves de la cavalerie et sur l'artillerie de l'adversaire.

Les mouvements étendus des batteries à cheval rendent impossible le service médical, il en résulte que le médecin de ces batteries ne doit pas chercher à organiser un poste de secours derrière des troupes aussi mobiles.

Discussion sur le rôle du service de santé des corps de troupes en campagne

Des considérations qui précèdent, il résulte que le médecin de régiment, dans les périodes de marche et en station, est appelé à donner à la troupe qu'il accompagne les mêmes soins qu'à l'intérieur. Sa présence à côté d'hommes qu'il connaît et dont il est connu doit donc contribuer, pour une bonne part au maintien de l'ordre et à la conservation de l'effectif.

La persuasion d'être secourus à temps par un médecin qu'ils estiment, soutient le moral des combattants, si bien que la présence du médecin à proximité de son régiment s'impose en quelque sorte pendant le combat. Il y a certainement une importance très grande à donner aux hommes cette garantie qu'ils seront immédiatement soignés, s'ils viennent à être blessés ; cependant, il faut bien le reconnaître, la présence d'un médecin sur la ligne des tirailleurs n'aurait d'autre résultat que de l'exposer à une mort probable et sans profit.

Déjà le poste de secours établi à la hauteur des réserves de bataillons, permet à grand peine l'exécution des opérations et l'application des appareils, car cette situation de la place de pansement à 500 mètres de la chaîne des tirailleurs, ne le garantit pas du tir de l'artillerie, et bien des fois dans le cours d'une grande bataille, les postes de secours seront éprouvés par le feu de l'ennemi. Mais ce n'est pas là une objection qui puisse déterminer à les éloigner davantage et à les reporter soit à la hauteur des réserves de régiment, soit à une distance plus éloignée ; déjà le relèvement et le transport des blessés demande beaucoup trop de temps et il ne faut pas allonger ce délai.

On se demande donc s'il est possible de faire de bonne besogne au poste de secours, et des arguments très fondés établissent que les soins donnés sont presque toujours incomplets et que les pansements et les appareils appliqués doivent être le plus souvent rectifiés, sinon remplacés par l'ambulance, rectifications et surtout changements qui seront non-seulement l'occasion d'une perte de temps et de matériel mais encore la cause incessante de nouvelles souffrances pour le blessé.

Le fonctionnement du poste de secours réduit au personnel d'un bataillon offre, nous l'avons vu, de réelles difficultés; le personnel médical complet d'un régiment, c'est-à-dire comprenant 6 médecins exercés, suffit à peine pour assurer ce service. On est donc autorisé à supposer que le fractionnement du personnel ne peut avoir que de fâcheux effets. En diminuant les forces d'un groupe, on épuise ses efforts et, à ce point de vue, il semble peu avantageux de détacher une partie des médecins pour les porter en avant, de manière à former un nouveau poste de secours plus rapproché de la ligne des combattants. Mieux vaudrait assurer à la place primitivement choisie, le traitement complet des blessés déjà recueillis, en attendant l'arrivée de l'ambulance, et alors faire marcher les brancardiers sur un plus long parcours.

Lorsque nous étudierons au chapitre suivant le fonctionnement des ambulances sur le champ de bataille, nous verrons que les six médecins attachés à chaque ambulance divisionnaire se trouvent dans les limites les plus exigües pour répondre à toute la besogne; dans ce cas, il y a également lieu de supposer que le sectionnement du personnel sera contraire au bon fonctionnement, car il est bien évident que trois médecins ne peuvent pas mener à bonne fin un travail aussi complexe que celui des secours à l'ambulance.

Dans les ambulances allemandes, on compte pour chacune d'elles de 15 à 20 médecins, soit militaires, soit civils consultants; en France, une ambulance n'en peut avoir que 6 et il serait puéril de compter sur l'assistance des médecins civils consultants qui sont déjà accaparés par le service de l'arrière.

On arrive donc à conclure qu'il vaudrait mieux fusionner l'ambulance et le poste de secours, de sorte qu'avec un approvisionnement approprié et un personnel suffisant, on ferait vite et bien, et qu'alors le résultat définitif serait satisfaisant.

Le règlement sur le service de santé en campagne a déjà prévu la nécessité d'adjoindre aux médecins de l'ambulance les médecins disponibles des corps de troupes voisins : « il (le médecin divisionnaire) provoque, dans le cas d'encombrement de blessés, les ordres nécessaires pour que les médecins qui peuvent être disponibles concourent à donner des soins aux blessés ».

Mais cette situation ne peut être qu'équivoque et en effet la restriction suivante le démontre : (Art. 73). « Les médecins disponibles appartenant aux corps de troupes, employés dans les ambulances par l'ordre du directeur du service de santé du corps d'armée, sont utilisés par le médecin-chef de façon à pouvoir rejoindre au premier signal le corps auquel ils sont affectés ».

D'un autre côté, cet éloignement du médecin de son régiment le met dans un grand embarras et l'expose à des accusations terribles, s'il n'a pas entre les mains l'ordre qui a provoqué l'abandon de sa place normale.

Bref, c'est plutôt à l'ambulance de venir rejoindre les postes de secours, que d'attirer les médecins des corps qui ne peuvent pas impunément quitter leur poste de combat.

A consulter : *Décret* du 26 octobre 1883 *portant réglement sur le service des armées en campagne.* (Baudoin, 1884); — *Réglement* du 29 juillet 1884 *sur le service et les manœuvres de l'infanterie,* titre IV et titre V; — *Instruction* du 9 juillet 1885 *sur le service de l'infanterie en campagne;* — *Instruction sur le service de la cavalerie éclairant une armée.* (Dumaine, 1876); — *Instruction pratique sur le service de la cavalerie en campagne,* 10 juillet 1884 (Baudoin); — *Décret* du 21 mai *portant réglement sur les exercices de la cavalerie.* (Baudoin, 1883); — *Réglement sur le service des batteries attelées.* (Baudoin, 1882); — LE FORT. *La chirurgie militaire et les sociétés de secours en France et à l'étranger,* chap. V, art. Ier (Paris, 1872); — HEYFELDER trad. RAPP., *Manuel de chirurgie de guerre.* (Berger Levrault, 1875); — *Congrès international sur le service médical des armées en campagne,* tenu à Paris les 12, 13 et 14 août 1878; — *Revue des médecins des armées,* t. IX, (Rozier 1878-1879); — *Kriegs Sanitats ordnung* 10 janvier 1878 (Berlin) : — *Congrès de chirurgie.* séance du 9 avril 1885, *Discussion sur les meilleurs pansements à employer dans la chirurgie d'armée en campagne;* — DZIEWONSKI et FIX, *Antisepsie primitive sur le champ de bataille.* (*Revue militaire de médecine et de chirurgie,* 1881); — FISCHER, *Handbuch der Kriegschirurgie,* t. II. (Stuttgard, 1882); — CHAUVEL et BOUSQUET, Art. *Pansement. Dictionnaire encyclopédique des sciences médicales,* t. IXX, 2e série (Dechambre); — AUDET, *Des moyens de simplifier les pansements antiseptiques de l'armée.* (*Archives de médecine et de pharmacie militaire.* janvier 1884); — DELORME, *Du paquet antiseptique du soldat et de son utilité.* (*Archives de médecine et de pharmacie militaires,* novembre 1884; — CHASSAGNE, *Aide-mémoire du médecin auxiliaire de l'armée.* (Ollier Henry. 1884); — LUCAS CHAMPIONNIÈRE : *Chirurgie antiseptique* (Baillière, 1880); — VÉDRENNES : *Pansement ouaté au point de vue de la chirurgie d'armée.* In *Rec. mém. de méd. milit.,* 1879.

CHAPITRE II

DES AMBULANCES

DÉFINITION

D'après le règlement sur le service des armées en campagne, « Le service de santé de 1re ligne, ou service de l'avant, se compose :

1° Du service régimentaire, destiné à donner des soins aux malades et blessés des corps de troupes, en station, en marche, et pendant le combat, et qui est assuré par les médecins des corps, assistés des infirmiers et brancardiers régimentaires.

2° Du service des ambulances, qui concourt, avec le service régimentaire, à l'enlèvement des blessés, qui leur donne les secours nécessaires et qui assure l'évacuation sur les hôpitaux des blessés et malades transportables.

3° Des hôpitaux mobiles, destinés à s'établir le plus possible à proximité du champ de bataille, pour assurer le traitement des malades et blessés. »

Les ambulances représentent ainsi le 2e échelon du service de l'avant, tel qu'il existe dans l'armée allemande, sous le nom de détachement sanitaire, détachement appelé au moment du combat à organiser la place principale de pansement (*hauptverbandplatz*), en arrière de la place de pansement des corps de troupes (*Truppenverbandplatz*).

« L'ambulance », dit Littré, « est un établissement hospitalier temporairement formé près des corps ou des divisions d'armée, pour en suivre les mouvements, et destiné à assurer les premiers soins aux blessés et aux autres malades ». Cette définition, adoptée par Michel Lévy [1] est encore acceptable. Cependant, en comprenant l'ambulance comme un établissement hospitalier temporaire, on

---

[1] *Dictionnaire encyclopédique des Sciences médicales*, t. III, p. 552, art. *Ambulance*.

s'écarte du principe sur lequel repose l'organisation actuelle de l'ambulance.

Comme cette formation sanitaire doit toujours être en contact avec la troupe, il faut qu'elle soit très mobile, et toujours prête à la suivre ; elle doit donc éviter de s'immobiliser plus de vingt-quatre heures, et c'est pour cela qu'on ne lui a pas donné de matériel hospitalier.

Autrefois, d'après l'organisation créée par Sully, puis développée par Percy, et enfin complétée, en 1792, par Larrey, l'ambulance se séparait en deux divisions bien distinctes : l'une légère, active ou volante, qui suivait immédiatement le corps d'armée ; l'autre plus pesante, dite de réserve, qui renfermait tous les objets nécessaires pour l'approvisionnement de la première division et pour l'établissement des hôpitaux temporaires. L'ambulance divisionnaire portait ses secours partout où ils étaient nécessaires ; les blessés étaient ensuite dirigés sur la réserve d'ambulance. Aujourd'hui, ce fractionnement de l'ambulance n'existe plus ; si l'ambulance se divise, ses deux sections sont également mobiles, et la réserve d'ambulance est actuellement représentée par l'hôpital de campagne : dédoublement très avantageux, car la division de réserve enlevait toute sa mobilité à l'ambulance proprement dite, et l'empêchait d'arriver sur le terrain du combat.

Pour qu'il puisse arriver à proximité des blessés à secourir, le matériel de l'ambulance doit être le moins encombrant possible ; actuellement il est encore considéré comme trop complet. En effet, il y a 21 voitures pour l'ambulance divisionnaire, et celle-ci occupe en colonne une longueur de 425 mètres ; il arrivera donc souvent que les voitures techniques, essentielles aux premiers secours, resteront en arrière, lorsque les nécessités de la formation de combat exigeront que la route soit dégagée.

L'ambulance n'a pas seulement pour rôle d'agir sur le champ de bataille, elle doit encore fonctionner en stationnement, et même pendant les périodes de marche ; de plus, son organisation doit être basée sur les différents besoins auxquels il faut répondre, pour assurer des secours efficaces aux hommes que la fatigue des marches, la rigueur du climat, les épidémies et le feu de l'ennemi mettent hors de combat.

TYPES DES AMBULANCES

On distingue trois types d'ambulances : ambulances n° 1, n° 2 et n° 3 ; division importante, basée sur des différences sérieuses, relatives à l'approvisionnement et au personnel qui les composent.

Il y a deux sortes d'ambulances n° 1, ce sont : l'ambulance pour division d'infanterie et l'ambulance pour quartier-général de corps d'armée, qui diffèrent du reste fort peu.

Il y a aussi deux espèces d'ambulances n°2 : l'ambulance pour place forte (troupes de la défense mobile), et l'ambulance pour brigade de cavalerie ; trois approvisionnements d'ambulance n° 2 constituent l'ambulance d'une division de cavalerie indépendante.

De même, il y a deux genres d'ambulances n° 3 : l'ambulance pour colonne opérant dans les montagnes, et l'ambulance pour colonne opérant en Algérie.

Nous laisserons momentanément de côté les ambulances n° 2 et n°3, pour nous occuper de l'ambulance divisionnaire, n°1, qui est le type des formations sanitaires.

Quatre ambulances sont attachées à chaque corps d'armée, qui comprend, nous le rappelons, un bataillon de chasseurs, deux divisions d'infanterie, une brigade de cavalerie, une brigade d'artillerie (celle-ci formant les groupes de batteries divisionnaires, les groupes de réserves générales des batteries d'artillerie de corps les échelons de parc et de munitions) ; enfin, des fractions de troupes spéciales, génie, train des équipages, sections d'administration, etc.

Ces quatre ambulances sont : les deux ambulances divisionnaires, l'ambulance du quartier-général, et une ambulance n° 2 pour la brigade de cavalerie.

Le service de santé d'un corps d'armée mobilisé comprend, en outre : une direction au quartier-général du corps d'armée, un médecin-chef dans chaque division, douze hôpitaux de campagne, et un hôpital d'évacuation.

Les deux ambulances divisionnaires assurent le service des divisions d'infanterie et des groupes de batteries divisionnaires. L'ambulance du quartier-général assure le service de l'état-major du corps d'armée, des batteries de réserve, des échelons de parc, et des troupes spéciales, en un mot, des troupes non endivisionnées ;

enfin, elle sert de réserve pour l'approvisionnement des ambulances divisionnaires, des ambulances de brigade de cavalerie, et des infirmeries régimentaires.

Supposant qu'il y ait 12,000 hommes dans une division d'infanterie, composée de 4 régiments à 3,000 hommes, on voit quelle est l'importance d'une ambulance n° 1.

Mais avant d'étudier l'approvisionnement de cette ambulance, la composition de son personnel et son fonctionnement, il importe de connaître :

1° Comment est dirigé le service de santé en campagne ; 2° quelles sont les attributions des directeurs du service de santé ; 3° quels sont les devoirs du personnel des formations sanitaires ; 4° enfin, comment est réglée l'exécution du service des formations sanitaires.

ORGANISATION DU SERVICE DES FORMATIONS SANITAIRES

EN GÉNÉRAL

Les dispositions relatives aux diverses questions qui viennent d'être énoncées, sont très longuement détaillées dans les articles 12 et suivants du règlement ; nous reproduisons textuellement ces articles, parce qu'ils renferment les principes fondamentaux de l'organisation générale du service de santé en campagne.

DIRECTION DU SERVICE DE SANTÉ

« Art. 12. — En campagne, le service de santé est dirigé sous l'autorité du commandement :

1° *Au grand quartier-général* des armées, opérant sur un même théâtre d'opérations, par le médecin-inspecteur général, qui prend le titre d'inspecteur général des armées.

2° Dans *une armée*, par un médecin inspecteur, directeur du service de santé de l'armée ;

3° Dans *un corps d'armée*, par un médecin principal, directeur du service de santé du corps d'armée ;

4° Dans *une division*, et dans chaque place de guerre, par un médecin principal, ou major, médecin-chef de la division ou de la place de guerre ;

« 5° A *la direction des étapes* d'une armée, par un médecin principal, chef du service des étapes. »

ATTRIBUTIONS COMMUNES A TOUS LES DIRECTEURS DU SERVICE DE SANTÉ

Relations avec le commandement. — ART. 13. — « Les directeurs du service de santé sont les agents responsables du commandement, pour tout ce qui concerne l'exécution du service militaire ».

« Chaque médecin relève : 1° du général commandant l'unité à laquelle il est attaché, et dont il reçoit les ordres; 2° du médecin directeur placé immédiatement au-dessus de lui, et dont il reçoit les instructions concernant l'exécution technique du service ».

« Le médecin directeur marche avec le quartier général dont il fait partie. Il assiste au rapport journalier, ou reçoit du chef d'état-major communication des dispositions qui peuvent intéresser son service ».

« Il provoque l'application des mesures réglementaires; et, lorsque ces mesures lui paraissent insuffisantes, il soumet des propositions motivées au général commandant ».

« Il visite fréquemment les cantonnements et les formations sanitaires, afin de surveiller l'exécution des mesures d'hygiène ordonnées, et de se tenir au courant de tout ce qui peut intéresser la santé des troupes. »

« *Dans la pratique journalière du service, chaque directeur soumet des propositions au général dont il relève, et reçoit de lui ou de son chef d'état-major des ordres concernant :*

1° L'hygiène et l'état sanitaire des troupes, particulièrement la salubrité des cantonnements, la bonne qualité des eaux, des aliments et des boissons débitées;

2° Les mesures à prendre en vue des épidémies et des maladies contagieuses;

3° L'installation, le service et le relèvement des formations sanitaires après le combat, ou pendant un stationnement prolongé; leur déplacement à la suite des colonnes de marche;

4° La formation, la mise en route et la destination des convois d'évacuation;

5° Les mutations, l'avancement et les récompenses du personnel placé sous ses ordres;

6° Les demandes de personnel, de matériel et d'approvisionnement;

7° Les réquisitions de personnel auxiliaire, de voitures, de literie, d'aliments, etc., à exercer. »

« Chaque directeur a le droit de réquisition ; il reçoit à cet effet, du chef d'état-major, un carnet d'ordres de réquisition et un carnet de reçus. Il tient un journal des marches et opérations relatant, au point de vue spécial du service sanitaire, les événements importants, les mesures prises et les circonstances qui les ont motivées. »

« Le médecin-directeur reçoit des chefs de service qui lui sont subordonnés :

Journellement, l'état du mouvement des malades et des blessés;

Aux dates fixées, l'état nominatif pour les officiers et numérique pour la troupe, du personnel concourant à l'exécution du service de santé, avec indication des mutations et des besoins;

Après chaque combat, un rapport spécial qui lui est adressé hiérarchiquement. Il fournit les mêmes pièces au général et au médecin-directeur dont il relève. »

Action sur le personnel. — « ART. 14. — Chaque médecin directeur exerce son action, au point de vue professionnel, sur les médecins attachés aux corps de troupes. Il a autorité sur tout le personnel employé dans les ambulances, ou hôpitaux compris dans sa direction. Le médecin-chef d'une ambulance divisionnaire relève immédiatement du médecin-chef de la division. »

« Dans chaque corps d'armée, le médecin-chef de l'ambulance du quartier-général et les médecins-chefs des hôpitaux de campagne relèvent immédiatement du directeur du service de santé du corps d'armée. Les médecins-chefs des hôpitaux de campagne temporairement immobilisés et des hôpitaux d'évacuation, relèvent du médecin-directeur du service de santé de l'armée, par l'intermédiaire du médecin-chef du service de santé des étapes. Chaque médecin-directeur donne à ses subordonnés toutes les instructions techniques nécessaires; et, en outre, les indications utiles pour les guider dans les recherches scientifiques que leur position les mettrait à même d'entreprendre. »

« Indépendamment de leurs attributions de direction, les médecins-directeurs ont l'obligation d'assister leurs subordonnés pour le traitement des malades et blessés. »

« Au besoin, ils interviendront personnellement. »

Pouvoir disciplinaire. — « Art. 15. — Chaque médecin-directeur a, suivant le grade dont il est revêtu, les pouvoirs disciplinaires déterminés par le règlement sur le service de santé à l'intérieur. Le directeur du service de santé est investi à l'égard de tout le personnel des établissements hospitaliers, des pouvoirs disciplinaires attribués aux généraux de brigade ou aux colonels, suivant qu'il a le grade de médecin-inspecteur ou de médecin principal de 1re classe. »

Propositions pour l'avancement et la Légion d'honneur. — « Art. 16. — Les médecins-directeurs reçoivent les mémoires de proposition pour l'avancement, ainsi que pour l'admission et l'avancement dans la Légion d'honneur et pour la médaille militaire, établis par les médecins-chefs des hôpitaux et ambulances, en faveur des médecins, des pharmaciens, des officiers et adjudants-élèves d'administration, des infirmiers militaires et des ministres des différents cultes placés sous leurs ordres ».

« Ils reçoivent également des chefs de corps, par la voie du commandement, les mémoires de proposition, et les rapports particuliers concernant les médecins du service régimentaire. Ils annotent ces propositions et rapports particuliers et les transmettent au général dont ils relèvent ».

« Ils transmettent au directeur du service de l'intendance les propositions concernant les officiers et adjudants-élèves d'administration des hôpitaux et les infirmiers militaires. Le directeur du service de l'intendance donne à ces propositions la suite commune aux propositions concernant les personnels administratifs ».

Tenue des carnets et contrôles. — « Art. 17. — Le médecin-directeur tient :

« Un carnet de correspondance, le journal des marches et opérations, le contrôle du personnel donnant les mutations survenues au cours de la campagne, avec une annexe indiquant les punitions infligées. Il est détenteur des livrets matricules des officiers et assimilés, placés sous sa direction immédiate. »

Personnel attaché à la direction. — « Art. 18. — Pour l'exécution du service, les directeurs du service de santé ont sous leurs ordres un personnel composé d'un ou deux médecins du cadre actif, d'un pharmacien, d'un officier d'administration et de quelques infirmiers. »

« Un pharmacien principal ou major est chargé, d'après les ordres du directeur, de surveiller l'état des approvisionnements pharmaceutiques, d'assurer l'exécution des analyses et de remplir des missions spéciales. Il provoque les instructions du directeur au sujet des travaux auxquels les pharmaciens pourraient se livrer. »

ATTRIBUTIONS SPÉCIALES DES DIRECTEURS DU SERVICE DE SANTÉ

ATTRIBUTIONS DU MÉDECIN-INSPECTEUR GÉNÉRAL DU SERVICE DE SANTÉ DES ARMÉES

« Art. 19. — Le médecin-inspecteur général dirige, sous l'autorité du généralissime, l'ensemble du service sanitaire sur tout le théâtre de la guerre. Il le tient au courant de la situation sanitaire des armées, et lui soumet les questions d'hygiène et de prophylaxie assez importantes pour nécessiter une décision de sa part, laissant à chaque commandant d'armée le soin de trancher les questions qui n'exigent pas l'intervention du généralissime. Il provoque les ordres généraux ou les instructions générales applicables à l'ensemble des armées d'opération. Il lui soumet, en temps opportun, des propositions pour utiliser efficacement le concours de la Société française de secours aux blessés, ainsi que les ressources fournies par l'assistance privée et par les établissements hospitaliers du territoire occupé. Il entretient des relations suivies avec le major général des armées et avec le directeur général des chemins de fer et des étapes, de façon à soumettre en temps opportun des propositions concernant :

1° Les lignes d'évacuation, et, s'il y a lieu, les convois d'évacuation à affecter à chaque armée ;

2° L'urgence des évacuations à faire de telle ou telle partie du théâtre de la guerre ;

3° Les groupes de voitures de réquisition attribués à chaque armée en vue des évacuations, ou qui devront être formés dans le même but, par les soins de chaque commandant d'armée, dans le rayon d'occupation de ses troupes ;

4° Les hôpitaux auxiliaires et les hôpitaux permanents du territoire occupé, affectés à chaque armée. »

« Ces dispositions sont notifiées par la voie du commandement aux généraux commandant les armées. »

ATTRIBUTIONS DU DIRECTEUR DU SERVICE DE SANTÉ DANS UNE ARMÉE

« Art. 20. — Dans une armée opérant isolément, les prescriptions de l'article précédent sont applicables au directeur du service de santé de cette armée. Lorsque plusieurs armées opèrent sous les ordres d'un généralissime, le directeur du service de santé de chaque armée a les attributions communes énoncées aux articles 13 à 18, et, en outre, les attributions spéciales définies ci-après. »

« Il surveille le fonctionnement régulier du service de santé de l'arrière; il active les évacuations et provoque les ordres nécessaires pour que tout le service de santé de l'armée soit toujours prêt à concourir aux opérations projetées ou ordonnées. »

« A cet effet, il entretient des relations suivies avec le chef d'état-major de l'armée, et avec la direction des étapes de cette armée, de façon à soumettre, en temps opportun, des propositions concernant :

1° Les lignes d'évacuation, les hôpitaux d'évacuation et les trains ou convois d'évacuation, affectés à chaque corps d'armée pour un temps donné ;

2° Les groupes de voitures de réquisition attribués à chaque corps d'armée, en vue des évacuations, ou bien les réquisitions que chaque corps d'armée devra faire, pour le même objet, dans le rayon d'occupation de ses troupes;

3° Les conditions dans lesquelles les hôpitaux de campagne de chaque corps d'armée seront relevés ;

4° Les dépôts de convalescents et hôpitaux permanents du territoire occupé, affectés, s'il y a lieu, à tel ou tel corps d'armée. Ces dispositions sont notifiées, par la voie du commandement, aux commandants des corps d'armée, et par le soin de la direction des étapes, aux commandants d'étapes, ayant dans leur zone d'action des formations sanitaires de l'arrière. »

ATTRIBUTIONS DU DIRECTEUR DU SERVICE DE SANTÉ DANS UN CORPS D'ARMÉE

« Art. 21. — Lorsqu'un corps d'armée opère isolément, les prescriptions des articles 19 et 20 sont applicables au directeur du service de santé de ce corps d'armée. »

« Lorsqu'un corps d'armée fait partie d'une armée, le directeur du service de santé de ce corps d'armée a les attributions communes énoncées aux articles 13 à 18 ; et, en outre les attributions spéciales définies ci-après :

« Il surveille et dirige le service dans tout le corps d'armée, d'après les mêmes règles qu'à l'intérieur, et sous l'autorité du général commandant le corps d'armée. Sa tâche principale consiste à assurer le fonctionnement régulier du service de santé de première ligne, à activer les évacuations du champ de bataille ; à prévoir et à constater, sans retard, les causes susceptibles de menacer le bon état sanitaire des troupes ; à provoquer les mesures nécessaires pour que les ambulances soient toujours prêtes à marcher avec le corps d'armée ».

« A cet effet, il entretient des relations suivies avec le chef d'état-major du corps d'armée, et avec les commandants d'étapes placés à portée du corps d'armée. Il soumet des propositions au général commandant le corps d'armée, et reçoit de lui ou de son chef d'état-major, des ordres concernant :

« 1° *Santé des troupes.* — Les mesures d'hygiène et de prophylaxie ordonnées en raison de la topographie médicale du pays traversé ou occupé, de la température de la saison, de la nature des eaux ou d'autres circonstances spéciales, pouvant influencer l'état sanitaire du corps d'armée. »

« 2° *Marches.* — Les modifications apportées à l'ordre normal de marche, en ce qui concerne l'ambulance du quartier général ; le déplacement journalier des hôpitaux de campagne et les ordres à leur faire parvenir en cas d'engagement sérieux, pour qu'ils puissent relever les ambulances du corps d'armée, le soir du combat. »

« 3° *Combat.* — L'installation sur le champ de bataille et le fractionnement, s'il y a lieu, en deux sections, de l'ambulance du quartier général ; l'appel aux ambulances des médecins montés des hôpitaux de campagne, en attendant l'entrée en action de ces hôpitaux. La fixation du nombre d'hôpitaux de campagne à faire entrer en action ; leurs emplacements. La surveillance des mesures d'hygiène prescrites pour l'inhumation des morts et la désinfection du champ de bataille. »

« 4° *Relèvement des ambulances et hôpitaux de campagne.* — Les mesures à prendre pour rendre libres les ambulances et une partie des hôpitaux de campagne du corps d'armée ; les ordres à donner pour qu'un ou plusieurs hôpitaux de campagne demeurent sur place après la mise en mouvement du corps d'armée ; les demandes à adresser hiérarchiquement et sans retard, d'après les besoins constatés, afin de provoquer le relèvement de ces hôpitaux. »

« 5° *Evacuations.* — Les mesures à prendre pour assurer journellement l'évacuation des malades, la ligne d'évacuation, l'hôpital d'évacuation et le dépôt de convalescents assignés aux troupes du corps d'armée. Le concours à donner au service des évacuations par les voitures de transport des ambulances du corps d'armée, lorsque l'évacuation ne comporte qu'un trajet de courte durée ou lorsque les troupes sont en stationnement prolongé. La constitution, la mise en route, l'itinéraire et la destination des convois d'évacuation partant directement des ambulances ou hôpitaux du corps d'armée, en cas d'épidémie, ou après un combat ;

L'emploi et la répartition des voitures auxiliaires réunies en arrière des troupes, et mises à la disposition du corps d'armée en vue des évacuations ;

Le personnel, le matériel et les voitures auxiliaires à requérir dans le rayon d'occupation du corps d'armée ou de chaque division en vue d'un combat imminent, ou après un combat. »

« Lorsqu'un engagement est imminent, le directeur du service de santé se tient à portée du général commandant le corps d'armée, de façon à le renseigner, s'il y a lieu, au sujet de son service, et à faire exécuter immédiatement les ordres qu'il en reçoit. Une fois le combat engagé, il se rend compte de la disposition générale des troupes, et des points où les ambulances s'arrêtent pour entrer en action ».

« Pendant le combat, le directeur du service de santé ne peut exercer sur le service des ambulances et des corps de troupes qu'une surveillance générale et une direction d'ensemble. Il s'attache à prendre les dispositions nécessaires pour que les blessés ne s'accumulent pas dans les ambulances. »

« Dans la soirée qui suit le combat, et dans la matinée du lendemain, le directeur du service de santé visite les ambulances et hôpitaux de campagne du corps d'armée, pour se rendre compte de la marche du service et s'assurer que les évacuations s'opèrent avec régularité. Il cherche à être fixé le plus promptement possible sur la nature et l'importance des besoins de son service ; il en rend compte, par la voie hiérarchique, sommairement, et sans attendre le moment où les rapports et états réguliers pourront être établis ; il demande d'urgence le complément des moyens d'évacuation, ainsi que l'arrivée sur le terrain de la lutte d'un ou de plusieurs hôpitaux de campagne maintenus en réserve. »

« Pendant tout le cours de la campagne, il provoque de la part du commandement les ordres à donner aux troupes et les communications à faire aux municipalités, pour que les malades ou blessés recueillis par les habitants soient dirigés, lorsqu'ils sont transportables, sur les établissements hospitaliers désignés à cet effet. »

ATTRIBUTIONS DU MÉDECIN-CHEF D'UNE DIVISION

« Art. 22. — Lorsqu'une division opère isolément, et sans être subordonnée à une autorité supérieure, les dispositions des articles 20 et 21 sont applicables au médecin-chef de cette division. »

« Lorsqu'une division entre dans la composition d'une armée, sans faire partie d'un corps d'armée, le médecin-chef de cette division a les attributions énoncées dans l'article précédent. »

« Lorsqu'une division fait partie d'un corps d'armée, le médecin-chef a, indépendamment des attributions communes énumérées aux articles 13 à 17, les attributions spéciales définies ci-après :

« Il reçoit notification, en ce qui le concerne, et par la voie hiérarchique, des dispositions énumérées à l'article précédent, sous les rubriques 1° à 5°. Il assure l'exécution de ces dispositions, et soumet, dans le même ordre d'idées, au général de division, des propositions concernant particulièrement les troupes de la division. »

« Le médecin-chef de la division a dans ses attributions le fonctionnement du service dans les corps de troupe et dans l'ambulance divisionnaire ; l'étude journalière et la prompte exécution de toutes les mesures d'hygiène susceptibles d'améliorer l'état sanitaire des troupes en marche et en stationnement ; la constatation immédiate des causes morbides ; l'exploration du foyer des épidémies au début ; la recherche des moyens à employer pour prévenir les épidémies et pour combattre leur propagation ; le service actif du champ de bataille, la surveillance de l'inhumation des morts, et l'assainissement des terrains sur lesquels on vient de combattre. »

« Les jours de combat, il reçoit et provoque au besoin les ordres et les instructions du général commandant la division. Dès qu'il à connaissance de l'opération qui se prépare, il s'assure que le personnel et le matériel sanitaire, de la division sont prêts à entrer en action. Il fait une reconnaissance rapide du terrain en arrière du front de combat, se rend compte de la disposition des troupes engagées, et des emplacements des postes de secours; fixe l'emplacement d'ambulance, assure les relations entre les postes de secours et l'ambulance, et prend des mesures pour que l'enlèvement et le transport des blessés se fassent rapidement. »

« Il provoque, dans les cas d'encombrement de blessés, les ordres nécessaires pour que les médecins qui peuvent être disponibles concourent à donner des soins aux blessés. Il veille à l'évacuation des blessés. Il fait connaître au général de division et au directeur du service de santé du corps d'armée, le nombre de voitures disponibles et le nombre de voitures nécessaires. Il requiert ou fait requérir les moyens de transport disponibles dans les localités environnantes. Il surveille l'organisation des convois d'évacuation partant de l'ambulance, et s'assure de la destination à leur donner. »

« Sur le champ de bataille, le médecin divisionnaire surveille à la fois le service des postes de secours et celui de l'ambulance; il assure la liaison constante de ces deux services et active les évacuations. »

« Après le combat, le médecin divisionnaire s'attache à rendre libre l'ambulance de la division. A cet effet, il fournit, par la voie hiérarchique, un compte rendu sommaire, précisant le nombre de blessés non transportables à remettre par l'ambulance aux hôpitaux de campagne du corps d'armée. »

« Aussitôt que les hôpitaux de campagne attribués à la division commencent à fonctionner, le médecin-chef de la division fait évacuer complètement l'ambulance, qui se reconstitue pour être prête à marcher. »

ATTRIBUTIONS DU MÉDECIN-CHEF DU SERVICE DE SANTÉ DES ÉTAPES

« Art. 23. — Le médecin-chef du service de santé des étapes a, indépendamment des attributitions communes énumérées aux articles 13 à 17, les attributions spéciales définies ci-après : « Il assure le fonctionnement régulier du service de santé de l'arrière; il active les évacuations depuis les têtes d'étapes de route jusqu'aux stations de répartition ; il organise l'hospitalisation des malades et blessés non transportables ; il provoque les mesures nécessaires pour que les hôpitaux de campagne, temporairement immobilisés et devenus disponibles, rejoignent promptement leur corps d'armée. A cet effet, il entretient des relations suivies avec le chef d'état-major du directeur des étapes, et soumet à ce directeur des propositions concernant :

1° L'exécution des mesures spéciales d'hygiène dans les campements, cantonnements, hôpitaux, etc., longtemps occupés; la désinfection méthodique des champs de bataille;

2° Les ordres à donner pour le déplacement, le changement d'affectation, le relèvement des hôpitaux de campagne établis dans la zone de l'arrière ; pour la reconstitution de leur matériel et leur mise en route lors de leur relèvement;

3° Les mesures à prendre pour l'établissement le long des lignes d'étapes, des infirmeries de gîte d'étapes, des hôpitaux auxiliaires, ou des hôpitaux d'étapes organisés au moyen des ressources locales ;

4° Le déplacement, le fractionnement et le fonctionnement régulier des hôpitaux d'évacuation ;

5° L'organisation, la mise en route, l'itinéraire et la destination des transports d'évacuation (trains sanitaires, convois d'évacuation par terre et par eau. »

DISPOSITIONS

CONCERNANT LE PERSONNEL DES FORMATIONS SANITAIRES

Médecin-chef.

« Art. 35. — Le médecin-chef d'une formation sanitaire de campagne a, comme le médecin-chef d'un hôpital à l'intérieur, les attributions et les devoirs généraux d'un chef de corps, tels qu'ils sont définis par le règlement sur le service intérieur des corps de troupes. »

« Il assure la répartition du personnel, le service, le traitement des malades et blessés, la police et la discipline. »

« Il réunit chaque jour au rapport les médecins traitants, le pharmacien, le comptable et le commandant du détachement du train.

« Il veille à ce que les approvisionnements soient toujours en bon état et en quantité suffisante. Il les fait compléter, soit par des demandes adressées au directeur du service de santé dont il relève, soit par des achats, soit par des réquisitions qu'il provoque ou qu'il exerce lui-même en cas d'urgence. Pour l'exercice des réquisitions, il reçoit du général commandant, un carnet d'ordres de réquisition et un carnet de reçus. »

« Il est responsable envers le directeur du service de santé dont il relève. Il l'informe de tout ce qui concerne le service et lui transmet l'état du mouvement des malades et blessés et le compte-rendu du fonctionnement. Il lui signale d'urgence, les épidémies et tous les faits importants qui pourraient se produire. »

« Il a l'initiative des propositions pour l'avancement dans la hiérarchie et, pour l'admission ou l'avancement dans la Légion d'honneur, ainsi que pour l'obtention de la médaille militaire, en faveur du personnel sous ses ordres, il se conforme aux prescriptions du règlement sur le service de santé à l'intérieur. Pour ce qui concerne le détachement du train, il signale les faits qui lui paraissent motiver une récompense et annote les mémoires de proposition établis par les chefs de corps ou de détachement. »

« Il tient un journal des marches et opérations, un carnet médical et un carnet de correspondance. Il reçoit les testaments des malades et blessés. »

Médecins en sous-ordre.

« Art. 36. — Les médecins en sous-ordre assurent le traitement des malades et blessés, le service de garde, la bonne tenue des cahiers de visite, l'exécution des mesures prescrites. »

« Ils recueillent les observations, les documents scientifiques. le pièces intéressantes, d'après les instructions du médecin-chef. »

Pharmaciens.

« Art. 37. — Les pharmaciens ont les mêmes attributions qu'en temps de paix. Ils assurent l'approvisionnement en médicaments, des corps de troupes et des ambulances, ainsi que le service pharmaceutique des hôpitaux de campagne. »

« Ils participent aux vérifications inopinées des boissons débitée dans les camps et cantonnements. Ils prennent part à l'exécution des mesures d'hygiène prescrites pour l'assainissement. Ils exécutent les analyses et les expertises demandées par le commandement ou par le service de l'intendance et en notent le résultat sur un carnet d'analyses. »

« Ils peuvent être secondés par des pharmaciens en sous-ordre et par des pharmaciens auxiliaires. Ces derniers ont la même situation hiérarchique que les médecins auxiliaires et ne peuvent pas être chefs de service. »

Officier d'administration, comptable.

« ART. 38. — Le comptable a dans les formations sanitaires de campagne, les mêmes attributions qu'en temps de paix. Il observe, pour la gestion, les règles tracées au titre IV du règlement. Il exerce les fonctions d'officier d'approvisionnement. »

« Il remplit les fonctions d'officier de l'état-civil en ce qui concerne la constatation des décès, conformément à la loi. »

« Des officiers d'administration adjoints, et des adjudants-élèves d'administration secondent le comptable. »

Infirmiers militaires.

« ART. 39. — Les groupes d'infirmiers affectés à chaque formation sanitaire comprennent des infirmiers commis aux écritures, des infirmiers de visite, des infirmiers d'exploitation et des infirmiers brancardiers. Parmi eux doivent se trouver autant que possible quelques ouvriers d'art, spécialement un coutelier et un menuisier. »

« Les nominations à la 1re classe, au grade de caporal et aux emplois du grade de sous-officier, sont faites dans les conditions des règlements en vigueur, par l'intendant du corps d'armée, qui a sous son autorité supérieure la section active dont ces militaires font partie. »

« La discipline et la subordination de ces infirmiers sont déterminées par les dispositions du règlement sur le service de santé à l'intérieur. »

« Dans l'exécution du service, les infirmiers se conforment aux prescriptions générales de ce dernier règlement et aux prescriptions spéciales du règlement sur le service de santé en campagne. »

Détachement du train.

« ART. 40 — Des détachements du train des équipages militaires sont affectés aux ambulances et hôpitaux de campagne, pour la conduite des voitures, des mulets porteurs de litières et de cacolets. Ces détachements sont commandés par un officier ou un sous officier, sous l'autorité du médecin-chef. »

« Le commandant du détachement veille au bon état d'entretien des moyens de transport. Il fait effectuer les réparations urgentes ou celles qu'il est autorisé à faire, d'après les instructions du service de l'artillerie ; et provoque les remplacements nécessaires. Il procède, d'après les ordres du médecin-chef, aux réquisitions des voitures, ainsi que des objets nécessaires pour adapter ces voitures au transport des blessés. »

« Au combat, il conduit les convois de voitures ou de mulets chargés d'évacuer les blessés des postes de secours ou de l'ambulance. »

Ministres des cultes.

« ART. 41. — Des ministres des différents cultes reconnus par l'Etat sont attachés aux formations sanitaires. Ils remplissent leurs fonctions, autant que les circonstances le permettent, dans les mêmes conditions qu'en temps de paix. »

Personnel requis.

« ART. 42. — Les réquisitions de personnel pour le service des formations sanitaires, portent de préférence sur des personnes qui sont préparées par leur profession ou par les fonctions qu'elles remplissent, aux soins à donner aux malades et blessés. »

« Pour l'installation des gros travaux et les inhumations, on s'assure le concours de corvées d'habitants ou d'ouvriers d'art. »

DISPOSITIONS INTÉRESSANT L'EXÉCUTION DU SERVICE

Admissions. — « ART. 43. — Sont admis et traités dans les formations sanitaires, à la charge du département de la guerre :

1° Les militaires des armées de terre et de mer, les fonctionnaires et employés des administrations de la guerre et de la marine, le personnel des corps militaires des douaniers et des chasseurs forestiers ;

2° Le personnel de la trésorerie et des postes ; celui de la télégraphie militaire et celui des sections techniques d'ouvriers de chemins de fer de campagne. »

« Art. 44. — Sont admis et traités dans les formations sanitaires, à charge de remboursement, au taux du temps de paix, à défaut de tarifs spéciaux fixés par le ministre :

1° Les prisonniers de guerre et les déserteurs étrangers ;

2° Les auxiliaires civils des différents services ; les entrepreneurs, préposés et ouvriers des services exécutés à l'entreprise ; les personnes autorisées à suivre l'armée, comme domestiques des officiers, fonctionnaires et employés militaires ;

3° Enfin, mais seulement sur l'ordre du général en chef, les personnes non comprises dans l'énumération ci-dessus, autorisées à suivre l'armée, et qui ne pourraient se procurer ailleurs les soins que leur état réclamerait. »

Entrée des malades et blessés. — « Art. 45. — Tous les entrants sont inscrits successivement sur le registre des entrées des malades, dans leur ordre d'admission. Les dépôts de valeurs appartenant aux entrants y sont relatés. »

« Ne sont pas considérés comme entrants :

Les militaires qui, à la suite d'une action, ont été pansés à l'ambulance, mais qui dans la même journée, ont rejoint leur corps ;

Les hommes évacués directement de leur corps et qui ne paraissent à l'ambulance que pour se joindre à un convoi d'évacuation, lors même qu'ils en reçoivent des soins et des aliments ;

Ceux qui, au cours d'une évacuation, reçoivent des soins ou des aliments d'un établissement hospitalier situé sur la route, ou d'une infirmerie de gare. »

« Les militaires des catégories énumérées ci-dessus, sont inscrits numériquement pour mémoire à la section VI du carnet administratif. »

Billet d'entrée. — « Art. 46. — En principe, nul n'est admis dans une formation sanitaire sans un billet d'entrée régulièrement établi. Toutefois, les jours d'action et dans les cas urgents les malades et blessés sont reçus sans billet et leur position est ultérieurement régularisée. »

« Le billet d'entrée ne porte que les indications indispensables : la date de l'entrée en toutes lettres, le corps, l'administration ou le service dont le malade fait partie, le nom et le grade, la puissance à laquelle il appartient s'il est étranger. Le billet est signé du commandant de l'unité administrative ou du chef de service dont relève l'intéressé. Le certificat de visite est rempli par un médecin militaire. »

« Pour les étrangers, le billet est établi et signé par le comptable de la formation sanitaire. »

Billet de salle. — « Art. 47. — Un billet de salle, portant en gros caractères le nom du malade, est placé à la tête du lit. Au moment de la sortie, le billet est signé par le médecin traitant et le comptable et remis, soit à l'homme, soit à l'infirmier chargé de le conduire. En cas d'évacuation, il sert de billet d'entrée dans la formation sanitaire sur laquelle le malade est dirigé. »

Effets et armes des malades. « Art. 48. — Contrairement aux dispositions admises en temps de paix, les malades et les blessés apportent leurs effets et leurs armes dans les ambulances et hôpitaux ; ils ne doivent pas y apporter leurs munitions. »

« Leurs effets sont nettoyés et conservés ; le comptable leur fait délivrer du linge de corps, toutes les fois que les circonstances le permettent.

« Dans les vingt-quatre heures qui suivent le combat, les armes sont recueillies, nettoyées et graissées par les brancardiers, sous la surveillance d'un officier d'administration adjoint. Celles des décédés et des hommes gravement atteints désignés par le médecin-chef sont versées au service de l'artillerie. »

« L'état numérique des armes conservées figure sur l'état du mouvement des malades et blessés. Le commandement leur assigne une destination. »

« Les munitions qui seraient apportées par erreur dans les hôpi- et ambulances sont versées, aussitôt que possible, par le comptable au service de l'artillerie. »

Visites. — Distributions. — « Art. 49. — Les visites ont lieu aux heures fixées par le médecin-chef. »

« Autant que possible, les médecins traitants font établir le cahier de visite prescrit par le règlement sur le service de santé à l'intérieur, et y font inscrire toutes les phases importantes de la maladie et du traitement. »

« L'alimentation est assurée au moyen des ressources disponibles. Le médecin-chef surveille avec la plus grande attention cette partie du service. Il exerce un contrôle sévère sur les aliments et boissons provenant de la réquisition ou de dons. »

« Les distributions sont faites aux heures fixées par le médecin-chef, sous la surveillance des médecins en sous-ordre. »

« Pour l'alimentation, il est établi, autant que possible, un régime commun, qui est justifié par un relevé des prescriptions, par divisions de malades, et, quand il y a lieu, par un relevé général. »

« Les aliments consommés par les militaires visés à l'article 45, et qui ne sont pas considérés comme entrants, sont justifiés par un bon d'aliments certifié par le comptable et approuvé par le médecin-chef. »

« Il n'est pas établi de relevé pour le service pharmaceutique. »

Alimentation des infirmiers. — « Art. 50. — En toutes circonstances, en campagne, les infirmiers militaires perçoivent du service des subsistances, les prestations en nature réglementaires ; ils font ordinaire. En outre, lorsque la formation sanitaire à laquelle ils sont attachés, fonctionne, ils peuvent recevoir, au titre du service de santé, des suppléments d'aliments sur l'ordre du général dont relève l'ambulance, et, en cas d'urgence, sur l'ordre du médecin-chef. »

Médecin et officier d'administration de garde. — « Art. 51. Un service de garde, ou, en cas d'insuffisance du personnel, un service de jour, est organisé toutes les fois que les circonstances le permettent, et, autant que possible, conformément aux prescriptions du règlement sur le service de santé à l'intérieur. »

Sortie par guérison. — « Art. 52. — Les malades sortis après guérison sont remis au commandant d'étapes le plus voisin, pour recevoir la destination fixée par le commandement. Le médecin traitant spécifie, sur le billet de sortie, si le porteur peut rejoindre immédiatement son corps, ou s'il a besoin de repos dans un dépôt de convalescents, avec indication du nombre probable des journées de repos. »

Sortie par évacuation. — « Art. 53. — Les malades et blessés peuvent être évacués soit vers l'intérieur, et, dans ce cas, ils sont dirigés sur l'hôpital d'évacuation ou, en cas de besoin, sur une infirmerie de gare; soit vers des formations sanitaires de l'arrière. »

« Lorsqu'un militaire est évacué isolément, il est conduit par un infirmier, s'il y a lieu, ou remis au commandant d'étapes. Le billet de sortie dont il est porteur fait mention de l'évacuation et de l'établissement sur lequel il est dirigé. »

« Lorsque l'évacuation est collective, le comptable établit une feuille d'évacuation, conformément aux prescriptions du règlement sur le service de santé à l'intérieur. »

Décès. — « Art. 54. — Le comptable établit les actes de décès, suivant les formalités légales rappelées dans la notice n° 4 du règlement sur le service de santé en campagne. »

« Les actes de décès sont transcrits sur le registre des actes de décès. »

« Pour chaque décès, le comptable établit, en double expédition, un extrait du registre des décès. L'une des expéditions est adressée immédiatement au maire de la commune du décédé; l'autre est envoyée à la fin de chaque mois au sous-intendant militaire qui la fait parvenir au bureau de comptabilité. »

« Avant de faire procéder à l'inhumation, le comptable doit recueillir les papiers, bijoux, valeurs des officiers décédés et les livrets individuels des hommes de troupe, ainsi que les plaques d'identité. Il adresse le tout au bureau de comptabilité, en se conformant aux prescriptions de l'article 131 du règlement. »

Inhumation. — « Art. 55. — Dans les formations sanitaires, l'inhumation des militaires décédés a lieu sous la surveillance du comptable, qui emploie, à cet effet, les infirmiers, ou des corvées militaires, ou des gens du pays. »

« On se conforme aux indications de la notice n° 5. »

Cette notice résume les règles hygiéniques concernant les inhumations : moment de l'inhumation; emplacement et terrain à choisir, profondeur et dimensions des fosses; disposition et recouvrement des corps inhumés, mesures d'assainissement, etc.

Carnet administratif. — « Art. 56. Le carnet administratif tenu par le comptable comprend, dans des sections distinctes :

1° Le contrôle nominatif des officiers attachés à la formation sanitaire, ainsi que leurs mutations;

2° L'effectif de tous les personnels (officiers et hommes de troupe) attachés à la formation sanitaire;

3° Le mouvement des malades ;

4° Les ordres particuliers donnés par les autorités militaires, médicales ou administratives et les mesures d'exécution qui en ont été la conséquence. Cette section tient lieu, en outre du registre, des autorisations du médecin-chef, prescrit par le règlement sur le service de santé à l'intérieur;

5° La mention successive des pertes ou avaries, par événements de force majeure;

6° Des renseignements sommaires sur les évacuations des malades qui ont traversé l'établissement. »

« Ce carnet est tenu par trimestre. Le comptable y mentionne toutes les circonstances ou les faits utiles à l'appréciation de sa gestion. »

Vaguemestre. — « Art. 57. Dans chaque formation sanitaire, un vaguemestre est nommé et commissionné, conformément aux prescriptions du règlement sur le service de santé à l'intérieur. »

DE L'AMBULANCE N° 1

COMPOSITION DE L'AMBULANCE DIVISIONNAIRE D'INFANTERIE

Pour assurer la partie la plus importante du service de l'ambulance divisionnaire, c'est-à-dire son fonctionnement sur le champ de bataille, il faut tenir compte de toutes les éventualités du combat et du nombre approximatif des blessés à panser. Il y a donc deux considérations à apprécier : 1° réunir tous les éléments de secours, en prévision des besoins les plus étendus; 2° organiser ces éléments, personnel et matériel, de manière à ce qu'ils puissent suivre les mouvements des troupes, et entrer immédiatement en œuvre, dès que celles-ci sont sérieusement engagées.

Ce double problème, très difficile à résoudre, a depuis longtemps éveillé l'attention des chirurgiens d'armée. Relativement aux fixations numériques des approvisionnements, la règle déjà admise par Ravaton, est, d'après Bégin, de compter sur un nombre de blessés égal au cinquième ou au quart de la force des troupes;

de son côté, Gama, par des calculs très précis, s'est efforcé d'établir la proportion la plus exacte des moyens de pansement pour un effectif déterminé. Mais ces appréciations n'ont qu'une valeur relative; bien plus utiles sont les études de Bégin sur l'agencement le mieux ordonné du matériel de campagne :

« Dans l'arrangement du matériel », dit-il, « il faut éviter le double écueil de multiplier trop les caisses et leurs compartiments et d'y laisser trop d'objets entassés et mélangés entre eux. Il convient de rassembler autant que possible les matériaux indiqués, par séries de cent ou de deux cents pansements complets, de telle sorte qu'une seule ou deux caisses au plus étant ouvertes à la fois, on puisse tout fermer avec la plus grande rapidité, et suivre les mouvements de l'armée, sans embarras, et sans rien perdre[1]. »

Ces anciennes données ont-elle été utilisées pour déterminer la composition de l'ambulance divisionnaire actuelle ?

Nous ne le croyons pas ; et cependant si les conditions du combat moderne ont été singulièrement modifiées, les principes posés par Percy, Larrey, Bégin, Michel Lévy, Legouest, Le Fort, etc., sont encore de la plus grande utilité pratique.

PERSONNEL

Les dispositions récemment adoptées donnent à l'ambulance divisionnaire et à l'ambulance du quartier-général une composition distincte en personnel, et en moyens de transport.

Le personnel de l'ambulance divisionnaire comprend des médecins, des officiers d'administration, un aumônier, des infirmiers, et un détachement du train des équipages avec quelques officiers ; éléments ainsi recrutés :

1 médecin-major de 1re classe, médecin-chef ;
1 médecin-major de 2e classe, du cadre actif ;
2 aides-majors du cadre actif ;
2 aides-majors de la réserve ;
2 officiers d'administration du cadre actif ;
1 officier d'administration de la réserve ;

[1] Bégin. — Art. *Ambulance. Dictionnaire de Médecine et de Chirurgie pratiques*, t. II, 1829.

1 aumônier;
1 officier du train des équipages du cadre actif;
2 officiers du train des équipages de la réserve, dont 1 vétérinaire;
2 pharmaciens auxiliaires;
3 infirmiers commis aux écritures;
12 infirmiers de visite, dont 2 sous-officiers et 2 caporaux;
113 infirmiers d'exploitation dont 92 brancardiers, y compris indistinctement 4 sous-officiers, 7 caporaux parmi lesquels 4 caporaux brancardiers;
82 hommes, comme détachement du train des équipages, au nombre desquels on compte : 2 sous-officiers, 64 conducteurs, et 16 soldats du train ou ordonnances.

MATÉRIEL

Le matériel de l'ambulance divisionnaire comprend un approvisionnement d'ambulance n° 1 et des moyens de transport qui sont:

2 voitures de chirurgie;
2 voitures d'administration;
4 fourgons d'approvisionnement de réserve;
2 voitures pour vivres, tentes et bagages;
1 voiture pour le personnel;
4 voitures de transport, à quatre roues, pour blessés;
6 voitures de transport à deux roues, pour blessés;
10 paires de litières;
20 paires de cacolets;
20 chevaux de selle;
72 chevaux ou mulets de trait ou de bât.

En somme, la composition actuelle de l'ambulance divisionnaire comporte : 21 voitures, 92 chevaux ou mulets, dont 30 chargés de cacolets ou de litières et un effectif de 225 personnes, parmi lesquelles on compte 6 médecins seulement; mais à ces médecins qui forment la base du personnel, viendront se joindre, suivant les prévisions du règlement, les médecins du corps de troupe disponibles, et désignés par le médecin divisionnaire, lorsque le service de l'ambulance sera trop chargé. Dans cette circonstance, les infirmiers de visite attachés à l'ambulance pourront encore rendre d'utiles services, en concourant à l'application des pansements et en servant d'aides aux médecins.

Néanmoins, l'assistance chirurgicale se trouvera souvent insuffisante, car la proportion du personnel médical est réellement trop faible et bien inférieure aux éléments qui figuraient dans les ambulances du temps de Ravaton [1] et de Larrey [2].

Mais laissons de côté l'organisation du personnel, et voyons en détail l'approvisionnement de l'ambulance divisionnaire.

A. Voiture de chirurgie.

La voiture de chirurgie, attelée de deux chevaux, transporte des médicaments, des instruments de chirurgie et de nombreux matériaux de pansement.

Destinée à suivre l'ambulance sur le champ de bataille et à lui

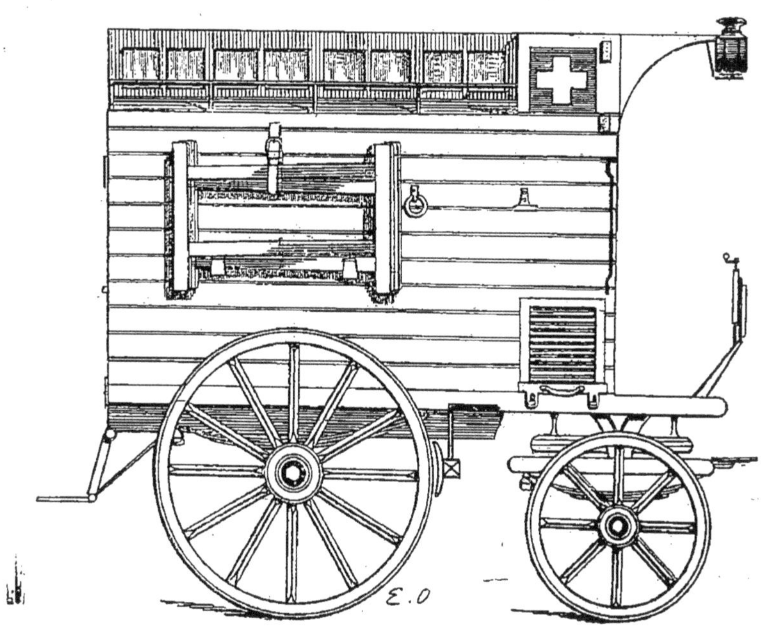

Fig. 166. — Voiture de chirurgie.

[1] Ravaton : *Chirurgie d'armée*, p. 637. — [2] Larrey : *Mémoires de Chirurgie militaire*, 1812, t. I.

fournir les ressources essentielles aux premiers secours, elle devrait être légère et approvisionnée du strict nécessaire; au contraire, elle est lourde et très abondamment chargée : son poids est de 1,550 kil. et son prix s'élève à 3,500 francs.

Sa distribution intérieure laisse beaucoup à désirer. La caisse présente à l'avant un cabriolet analogue à celui de la voiture-omnibus pour le transport des blessés ; elle est à parois pleines et surmontée d'une impériale à galerie (fig. 166).

Desservie par un couloir central, elle s'ouvre à l'arrière (fig. 167). Ce couloir est éclairé à la partie supérieure par des carreaux dis-

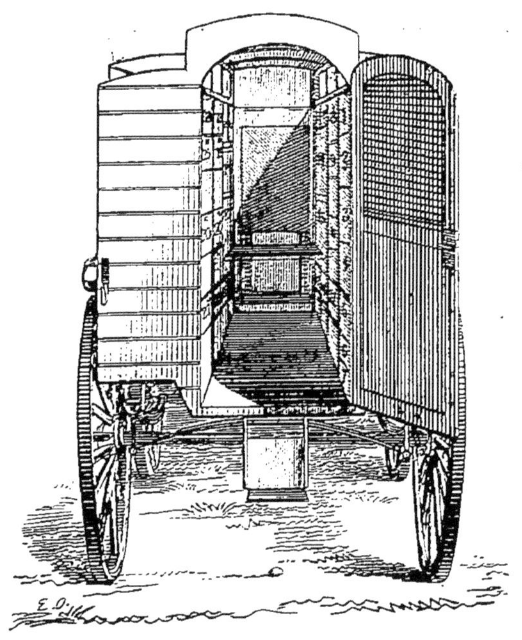

FIG. 167. — Voiture de chirurgie, ouverte à l'arrière.

posés sur vasistas mobiles ; ces vitres sont ainsi exposées à être brisées par les brancards et par les objets placés sur l'impériale, et il peut résulter de cette disposition des détériorations importantes, en cas de mauvais temps. En outre, ce couloir est assez étroit et permet à deux personnes au plus de pénétrer dans l'intérieur et de procéder commodément à la recherche, ou à l'arrangement des objets contenus dans les divers casiers et tiroirs, dont les côtés sont garnis.

Seuls, ces tiroirs munis d'une poignée de fer peuvent être complètement retirés, tandis que les casiers sont des compartiments fixes dont le panneau mobile, armé d'un bouton de cuivre, se rabat sur des charnières. Les tiroirs et la plupart de ces casiers se ferment à l'aide d'une double targette; ils contiennent, indépendamment des médicaments, instruments de chirurgie et matériaux de pansement (linge, charpie, coton, etc.), des appareils à fractures, quelques objets à l'usage des malades, enfin des fournitures de bureau, les carnets et les fiches de diagnostics. Quelques casiers ouverts renferment encore des gouttières, des coussins et des attelles.

Ces objets, tels qu'ils sont rangés dans les tiroirs et dans les casiers, sont en général groupés suivant leur emploi; ainsi la pharmacie occupe des tiroirs distincts; il en est de même des instruments de chirurgie, des fournitures de bureau et des appareils. Cependant, certains d'entre eux ne sont pas tout à fait bien placés;

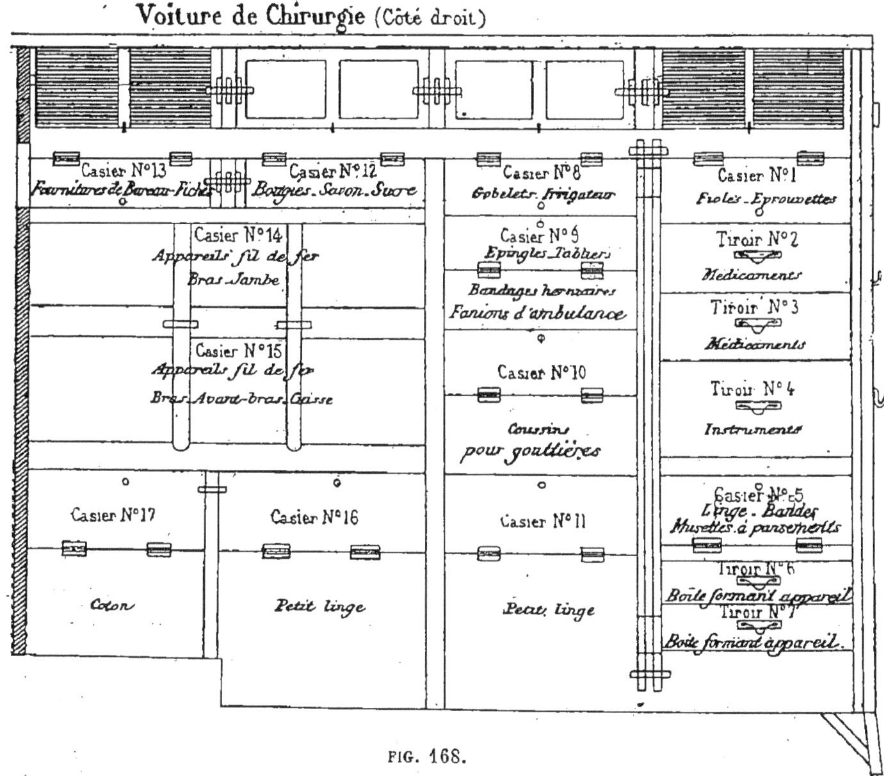

FIG. 168.

et il y aurait grand avantage à en inscrire la liste sur chacun des casiers, conformément aux indications des figures 168 et 169 qui montrent, en développement, les deux côtés de la voiture de chirurgie. Ces croquis nous permettront de suivre plus ai-

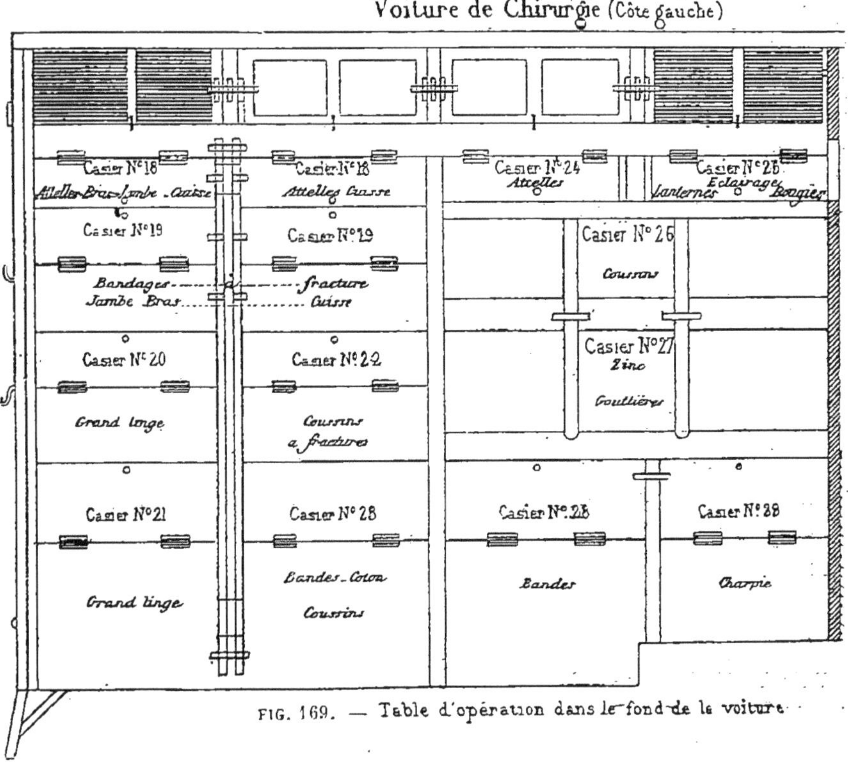

FIG. 169. — Table d'opération dans le fond de la voiture.

sément l'énumération des objets contenus dans les casiers et dans les tiroirs, et de présenter à la fois les principales critiques relatives à leur arrangement et à leur choix.

Pharmacie. — Le casier n° 1 et les tiroirs 2 et 3, placés près de l'entrée et à droite du couloir, renferment des fioles et les médicaments qui occupent ainsi une place spéciale.

Ces deux tiroirs sont divisés en nombreux compartiments, destinés à fixer les flacons et les boîtes à médicaments; les compartiments, trop étroits pour l'épaisseur des flacons, en rendent l'extraction difficile; de plus, les cloisons trop élevées masquent complètement les étiquettes.

Les bouchons lorsqu'ils ne sont pas suffisamment enfoncés, dépassent le niveau supérieur du tiroir et en gênent le jeu déjà très difficile quand les flacons sont pleins; cette observation s'applique surtout au tiroir n° 2, qui est beaucoup moins profond que le tiroir n° 3.

Enfin, comme il n'existe pas d'arrêt pour limiter la course des tiroirs, il peut arriver qu'en les tirant trop brusquement, ils échappent des mains et tombent avec leur contenu. Il serait donc très utile d'en limiter le mouvement avec des taquets à ressorts, que l'on abaisserait lorsqu'on voudrait les retirer complètement.

Les médicaments sont placés au hasard dans ces deux tiroirs, et cependant, il eût été préférable d'isoler les médicaments dangereux d'après la règle observée en temps de paix. Mieux vaudrait la division déjà proposée pour le placement des médicaments de l'infirmerie régimentaire. Ainsi un tiroir contiendrait les médicaments pour l'usage externe, et l'autre les médicaments pour l'usage interne.

Les fioles et l'éprouvette renfermées dans le casier n° 1 sont exposées à tomber lorsqu'on ouvre ce casier; leur enveloppement dans l'étoupe ne suffit pas toujours à les maintenir.

Laissant là les observations concernant la disposition générale de la pharmacie, voyons, par casier et par tiroir, l'énumération des médicaments d'après la nomenclature.

CASIER N° 1

Fioles à médecine en verre blanc ou jaune. 30

Éprouvette graduée de 200 centimètres cubes. 1

CASIER N° 2

Agaric amadouvier.	100 gr.
Cire jaune.	50 —
Acide acétique concentré.	125 —
Acide phénique cristallisé.	200 —
Ammoniaque liquide à 22°	100 —
Sulfate d'atropine (en paquets de 2 centigr., dans une boîte fermant à touret).	1 —
Sous-azotate de bismuth.	200 —
Chloroforme.	500 —
Perchlorure de fer liquide.	300 —
Chlorhydrate de morphine (en paquets de 5 centigr.).	3 —
Acétate de plomb cristallisé.	150 —
Sulfate de zinc en cristaux.	50 —
Alcoolat de mélisse composé.	100 —
Alcoolé de cannelle.	200 —
Alcoolé d'extrait d'opium.	200 —
Nitrate d'argent fondu.	25 —
Collodion.	80 —
Ether sulfurique alcoolisé.	200 —
Extrait d'opium purifié (en pilules de 5 centigr.).	20 gr.
Extrait de quinquina gris, aqueux.	100 —
Glyzine.	200 —
Papier sinapisé.	100 flles
Sparadrap de diachylon gommé, 0m20 de large (dans 5 étuis en carton).	10 m.
Percaline agglutinative, 0m10 de large.	6 —
Bouchons de liège grands.	20
— petits.	20
Pot de pharmacie en faïence (vide en réserve).	1
Compte-gouttes ordinaires.	2
Flacons en verre blanc (vides en réserve).	5
Boîtes à couvercle fermant à touret (vides en réserve).	2
Spatule à grains d'émétique.	1

CASIER N° 3

Feuilles de thé hyswen.	400 gr.	Sulfate de quinine (en paquets de 1 gramme.)	100 gr.
Huile d'arachides.	540 —	Alcool à 90° centésimaux.	900 —
Sulfate d'alumine et de potasse.	500 —	Alcoolé de camphre concentré.	450 —
Tartrate d'antimoine et de potasse pulvérisé (émétique en paquets de 1 décigr.).	20 —	Glycérolé d'amidon.	1200 —
Chloroforme.	700 —	Calaplasme Lelièvre.	60 f^{lles}
Sulfate de magnésie.	2000 —	Poudre d'ipécacuanha (en paquets de 1 gramme).	100 gr.
Protochlorure de mercure à la vapeur (calomel en paquets de 1 décigr.).	100 —	Bouchons de liège grands.	20
Silicate de potasse à 33-35°.	650 —	— petits.	20
		Flacon en verre blanc (en réserve).	1
		Eau-de-vie.	0 l. 50

D'après cette diversité des chiffres adoptés, on comprend combien la vérification de ces quantités sera difficile, et combien il serait avantageux de prendre, comme base, la contenance des flacons, pour les quantités de médicaments liquides; plusieurs flacons pouvant renfermer la même substance, comme cela existe déjà.

Nous ferons ensuite remarquer que, si la plupart des substances solides ont été préalablement divisées en paquets, suivant la dose habituelle, il y a d'autres substances, telles que le sulfate de zinc, l'acétate de plomb, l'acide phénique, le silicate de potasse, qu'il faudra peser et dissoudre au dernier moment. Or, le chargement de la voiture de chirurgie ne comprend ni balance, ni mortier; il faudra donc recourir à l'approvisionnement de réserve et même on n'y trouvera pas de balance. On se servira donc de la spatule à grains d'émétique dont une cupule sert à mesurer un grain, tandis que l'autre donne la mesure d'un gramme.

Le choix des médicaments énumérés plus haut est assez bon; il y a cependant quelques omissions, l'iodoforme par exemple. D'après la note inscrite dans la colonne d'observations de la nomenclature, l'alcoolé de camphre concentré ne doit être employé qu'après avoir été étendu ainsi qu'il suit :

Alcoolé de camphre concentré. . .	0.250
Alcool à 90°.	0.368
Eau distillée.	0.382
	1.000

Or, l'approvisionnement ne renferme pas l'eau distillée nécessaire; et avec quelle précision pèsera-t-on ces quantités en campagne? Pourquoi de même ne pas avoir donné une solution titrée d'acide phénique toute préparée ?

Instruments de chirurgie. — Les instruments de chirurgie sont réunis dans le tiroir n° 4, qui est placé immédiatement au-dessous des tiroirs de pharmacie. Cet emplacement expose ces instruments à être détériorés par les liquides corrosifs qui pourront s'écouler, lorsqu'un de ces flacons sera brisé pendant le transport. Ce tiroir renferme en outre quelques objets de pansement, éponges, tubes à drainage, etc., enfin, trois thermomètres à mercure pour salles des malades. Ici encore, on a oublié les thermométres médicaux, assurément plus utiles que les thermomètres précédents dont l'emploi en campagne sera le plus souvent illusoire, surtout dans une ambulance active.

Voici la liste des instruments contenus dans ce tiroir :

CASIER N° 4

Eponges fines ordinaires.	64 gr.
Sondes coniques (dans une boîte en fer-blanc).	16
Sondes œsophagiennes courtes (dans une boîte en fer-blanc).	3
Tubes à drainage (d'un mètre de longueur).	6
Boîtes d'instruments de chirurgie du nouvel arsenal, complètes :	
N° 25, trousse de médecin.	1
N° 26, trousse d'infirmiers de visite.	2
N° 27, trousse de réserve.	1
Boîtes d'instruments de chirurgie, de l'arsenal de 1859 :	
N° 1, avulsion des dents (fig. 170).	1
N° 2, amputation et trépan (fig. 171).	1
N° 17, Résections des os. (fig. 172).	1
Seringue de Pravaz avec trois aiguilles.	1
Appareil d'Esmarch.	1
Seringue à piston, en étain, à double parachute, (petite pour injections.)	1
Thermomètres à mercure pour salles de malades (dans une boîte).	3
Seringue à injections, en verre.	1

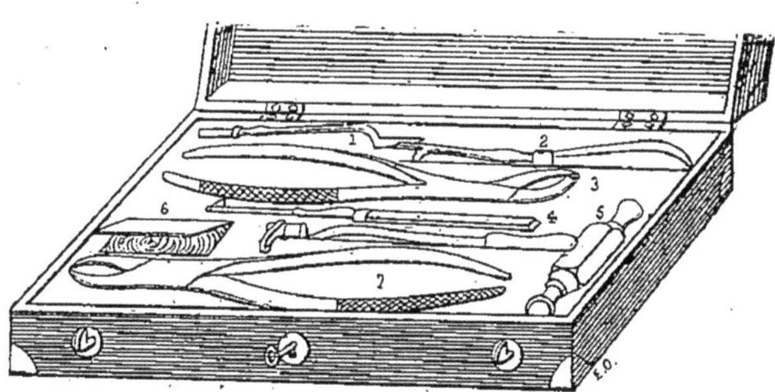

FIG. 170. — Boîte n° 1, arsenal 1859. (Avulsion des dents.)

1, Langue de carpe ; — 2, Pied de biche ; — 3, Davier courbe ; — 4, Rugine ; — 5, Clef de Garengeot ; — 6. Crochets ; — 7, Davier droit.

L'approvisionnement de l'ambulance divisionnaire comprend actuellement des instruments de l'ancien arsenal ; mais il faut espérer qu'avant peu ces anciens instruments, dont nous n'avons pas à signaler les nombreuses imperfections, seront remplacés par

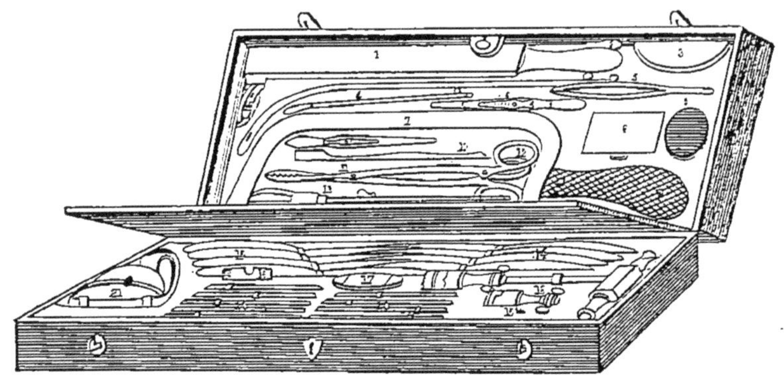

FIG. 171. — Boîte n° 2, arsenal 1859. (Amputation et trépan).

1, Cuir à rasoir; — 2, Sondes; — 3, Aiguilles à sutures; — 4, Sondes uréthrales; — 5, Pince ordinaire: — 6, Pince à verrou démontant: — 7. Scie à manche avec trois lames; — 8, Epingles à sutures; — 9, Boîte de pâte minérale: — 10, Elévatoire à rugine; — 11, Pince tire-balle: — 12. Ciseaux: — 13. Tirefond: — 14 et 15, Couteaux: — 16. Brosse à trépan: — 17, Pelote de Larrey; — 18 et 18 *bis*, Tréphine avec couronne et curseur; — 20, Bistouris à coulant de Larrey; 21. — Tourniquet à vis.

ceux qui sont contenus dans la boîte n° 3 et dans la boîte n° 4 du nouvel arsenal, comme l'indique du reste la nomenclature générale.

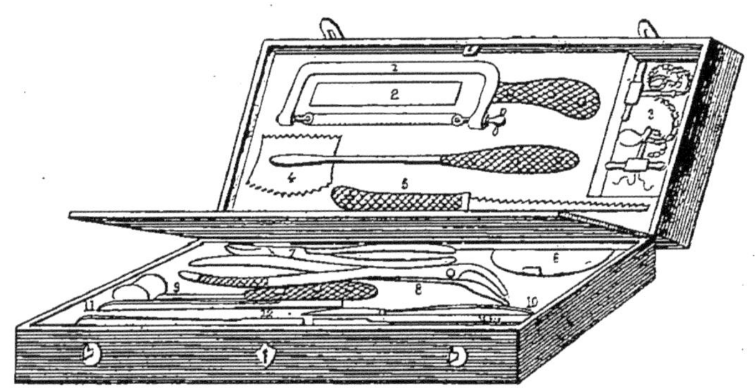

FIG. 172. — Boîte n° 17, arsenal 1859. — (Résections des os.)

1. Scie à phalanges: — 2, Boite à épingles: — 3, Scie à chaîne; — 4, Scie à crête de coq; — 5, Scie de H. Larrey; — 6, Aiguilles à sutures; — 7. Pince incisive; — 8, Cisaille coudée; — 9, Maillet; — 10, Bistouri; — 11, Ciseau burin; — 12, Gouge.

Ces nouvelles boîtes, quoique bien composées, offrent encore quelques désidérata : les casiers mobiles ne sont pas assez solides ; le grand nombre d'instruments qu'elles renferment amène une certaine confusion due à la superposition sur trois plans; il en résulte que les instruments sont remis difficilement en place, et que le moindre déplacement empêche la fermeture des boîtes et expose à des détériorations.

Pour faciliter cette besogne, et pour éviter toute perte de temps, on pourrait représenter par un croquis l'arrangement spécial de chacun des étages de ces boîtes. Cet essai a déjà été fait pour la boîte n° 23 d'infirmerie régimentaire, dans l'intérieur de laquelle on a tracé l'emplacement des instruments; mais ce dispositif ne serait guère applicable aux boîtes d'amputation, dont les instruments sont beaucoup plus nombreux.

La gaînerie en drap présente de sérieux inconvénients. L'étoffe s'imprègne facilement du sang et de tous les liquides putrides dont sont souillés parfois les instruments et les mains du chirurgien; de plus, le drap fixe l'humidité et occasionne l'oxydation des instruments; enfin, les dépressions qui reçoivent les instruments mousses ne les maintiennent pas suffisamment.

Pour éviter les conséquences graves qui pourront résulter de la malpropreté inévitable des instruments, il faudrait employer l'immersion phéniquée dans les cuvettes que nous avons déjà réclamées pour l'infirmerie régimentaire. Comme il n'existe dans l'arsenal de chirurgie ni tablette, ni plateau pour étaler les instruments choisis en vue d'une opération, ces cuvettes en tiendraient lieu. On pourrait les construire en métal, sur les dimensions extérieures des boîtes et les employer en temps ordinaire comme enveloppe renforçant le couvercle et le fond de ces boîtes.

Pour compléter les instruments modernes qui bientôt, nous l'espérons, remplaceront, dans l'approvisionnement de l'ambulance n° 1, les instruments anciens, il serait bon d'ajouter des érignes doubles, des ciseaux courbes et des thermomètres médicaux. Un thermocautère de Paquelin et bien d'autres instruments seraient encore utiles, et rendraient plus de services que la série si complète des ustensiles de cuisine que transporte la voiture d'administration. En effet, s'il est des objets dont la réquisition sera impossible en campagne, ce seront les instruments de chirurgie; il ne faut donc pas être trop parcimonieux pour cet approvisionnement.

Avant de présenter d'autres critiques, voyons le détail des différents instruments contenus dans les trousses et dans les boîtes du nouvel arsenal, qui font partie de l'approvisionnement d'ambulance n° 1 :

BOITE N° 25. — TROUSSE DE MÉDECIN (fig. 173)

Article	Nombre
Aiguilles à sutures.	4
Bistouri convexe.	1
Bistouris droits.	2
Bistouri mousse ou boutonné.	1
Ciseaux courbes sur le plat (paire de).	1
Ciseaux droits (paire de).	1
Epingles à sutures.	20
Lancettes.	4
Pince à artères.	1
Pince à pansement, croisée à point d'arrêt.	1
Porte-mèche.	1
Porte-pierre en argent; étui en corne.	1
Rasoir.	1
Rouleau de fil de soie, avec plaque en corne.	1
Sonde cannelée, ordinaire, en argent.	1
Sonde pour homme et femme, en argent.	1
Spatule trempée, en acier.	1
Stylet cannelé, en acier.	1
Stylet aiguillé fin, en acier.	1
Ténaculum.	1

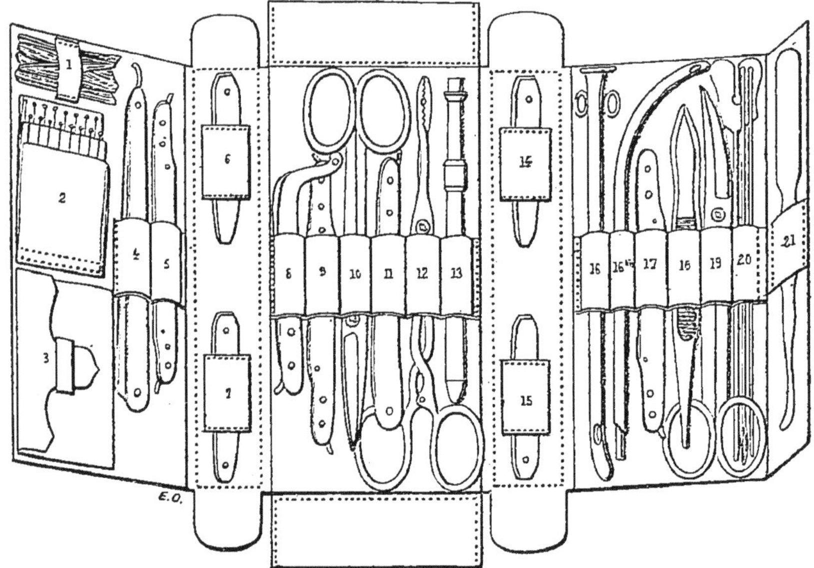

FIG. 173. — Boîte n° 25. Trousse de médecin.

1, Fil de soie; — 2 Epingles à sutures; — 3, Aiguilles à sutures; — 4, Rasoir; — 5, Bistouri droit; 6 et 7, Lancettes; — 8. Ténaculum; — 9, Bistouri mousse; — 10, Ciseaux droits; — 11. Bistouri convexe; — 12, Pince à pansement; — 13. Porte-pierre; — 14 et 15, Lancettes; — 16 et 16 *bis*, Sondes uréthrales; — 17, Bistouri droit; — 18, Pince à artères; — 19, Ciseaux courbes; — 20, Sonde cannelée et stylets; — 21, Spatule.

BOITE N° 26. — TROUSSE D'INFIRMIERS DE VISITE

Article	Nombre
Ciseaux droits, mousses (paire de).	1
Rasoir.	1
Pince à pansement simple.	1
Spatule en acier.	

BOITE N° 27. — TROUSSE DE RÉSERVE (fig. 174)

Paires de ciseaux droits.	6	Pinces à pansement, croisées et à point d'arrêt.	3
Pinces à pansement, simples, à vis.	3		

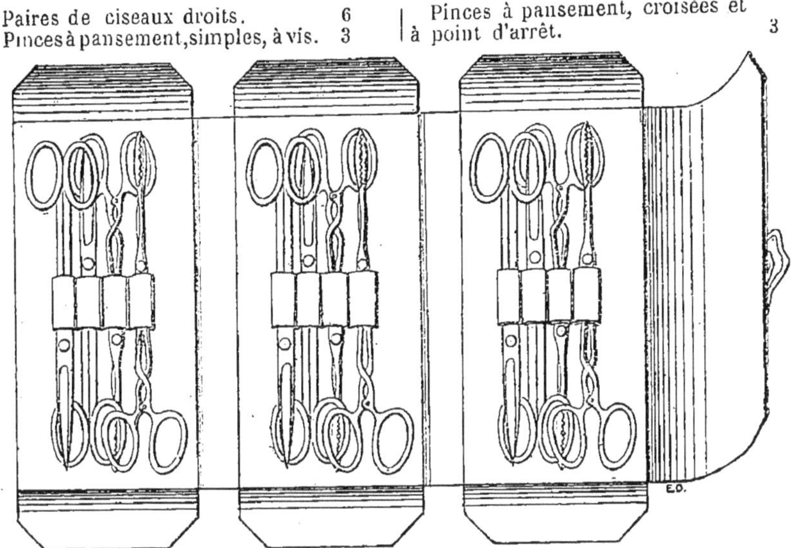

FIG. 174. — Boîte n° 27. Trousse de réserve.

BOITE N° 3. — **Amputations, résections, trépanation; instruments divers pour extraction des projectiles, ligature des artères, etc.**

1er *Plan.*

Aiguille de Cooper.	1	Détache-tendons	1
Bistouri à phalanges (lame de 10 centimètres).	1	Spatule à manche.	1
Bistouris à cartilages.	2	Elévatoire à rugine.	1
Bistouris droits et convexes, dont un boutonné.	5	Gouge à main de Legouest.	1
Brosse à trépan.	1	Trépan à cliquet avec trois couronnes et deux forets porte-fil.	1
Couteaux à amputation.	6	Ténaculum fixe à virole.	1

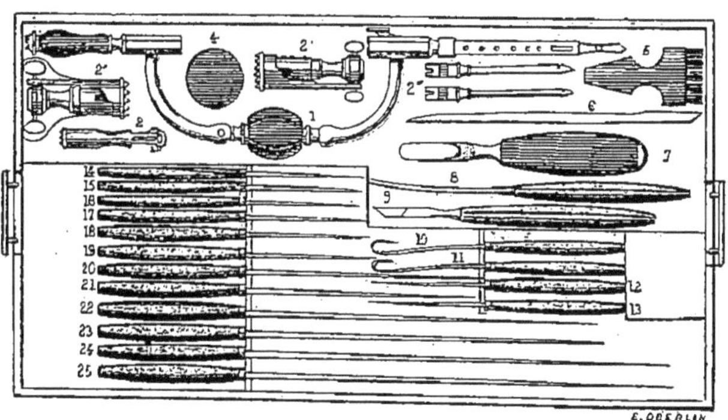

FIG. 175. — Boîte n° 3, nouvel arsenal. 1er plan.

1. Trépan à cliquet; — 2, 2', 2". Couronnes du trépan; — 3. Forets porte-fil; — 4. Palette de l'arbre du trépan; — 5. Brosse à trépan; — 6. Elévatoire à rugine; — 7. Gouge de Legouest; — 8. Spatule à manche; — 9. Détaches tendons; — 10. Ténaculum; — 11. Aiguille de Cooper; — 12 et 13. Bistouri à cartilages — 14, 15, 16, 17, 18. Bistouris; — 19. Bistouri à phalanges; — 20, 21, 22, 23, 24, 25. Couteaux.

2e *Plan.*

Canule double à trachéotomie pour adulte, en argent. 1
Cisaille de Liston coudée, à tenon. 1
Cisaille de Liston droite, à tenon. 1
Ciseau-burin. 1
Crochets écarteurs doubles. 2
Davier à résection, de Farabeuf. 1
Gouge ordinaire. 1
Maillet de plomb. 1
Pince à esquilles, à mors résistants. 1
Pinces à dissection. 2
Pince à séquestres, courbe sur le champ. 1
Pince à torsion, à verrou démontant. 1
Pince dilatatrice à deux branches, pour la trachéotomie 1
Scie de Larrey. 1
Sonde articulée de Blandin, avec porte-chaîne, se montant sur le même manche. 1

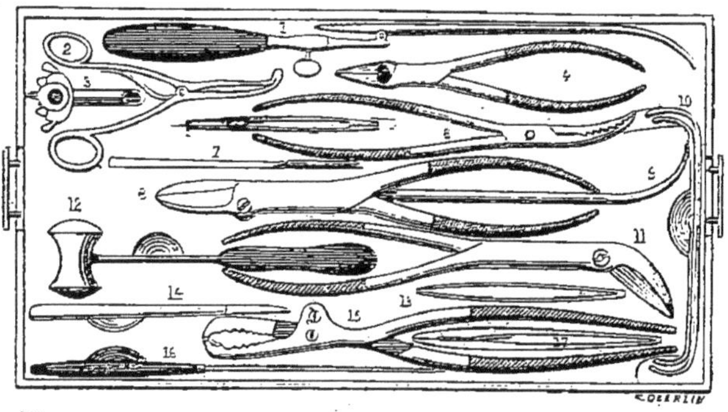

FIG. 176. — Boîte n° 3, nouvel arsenal. 2e plan.

1. Sonde articulée de Blandin; — 2. Pince dilatatrice; — 3. Canule à trachéotomie; — 4. Pince à esquilles; — 6. Pince à séquestres; — 7. Gouge; — 8. Cisaille de Liston, droite; — 9. Sonde porte-chaîne; — 10. Écarteurs; — 11. Cisaille de Liston, coudée; — 12. Maillet; — 13. Pince; — 14. Ciseau-burin; — 15. Davier de Farabeuf. — 16. Scie de Larrey; — 17. Pince à torsion.

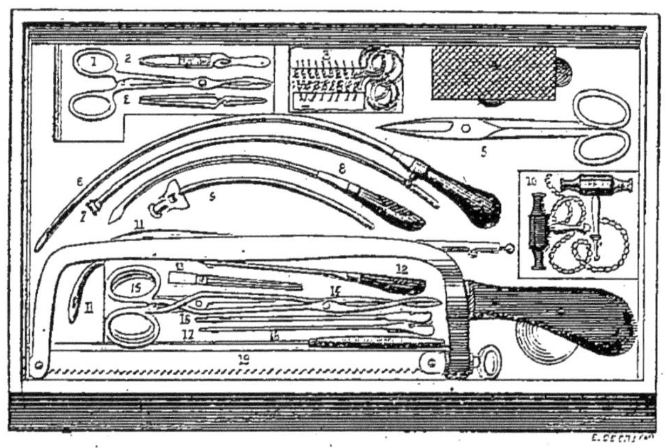

FIG. 177. — Boîte n° 3, nouvel arsenal. 3e plan.

1. Pince hémostatique à anneaux; — 2. Pinces hémostatiques à pression continue; — 3. Epingles à sutures; — 4. Seringue de Pravaz; — 5. Ciseaux; — 6, 7. Trocart courbe à drainage; — 8, 9. Trocart courbe pour ponction de la vessie; — 10. Scie à chaîne; — 11. Sonde urèthrale; — 12, 13. Trocart à hydrocèle; — 14. Pince tire-balle; — 15. Pince à pansement; — 16, 17. Sondes cannelées; — 18. Scie de Larrey; — 19. Scie à manche.

3e *Plan.*

Aiguilles à sutures variées.	12
Aiguille tubulée à manche, avec chasse-fil.	1
Ciseaux droits, forts (paire de).	1
Fil d'argent pour la suture des os (rouleau de).	1
Fil d'argent (rouleaux de).	4
Pince à pansement simple, à vis.	1
Pinces hémostatiques, à anneaux.	3
Pinces hémostatiques, à pression continue.	3
Pince tire-balle, à crémaillère et à triple dent.	1
Scie à amputation, à deux lames.	1
Scie à chaîne, avec deux étaux.	1
Seringue de Pravaz, avec trois aiguilles.	1
Serre fines assorties.	24
Sonde cannelée à chas, en acier.	1
— en argent.	1
Sonde d'homme, en argent.	1
Sonde de femme, en argent.	1
Stylet aiguillé explorateur, en argent.	1
Stylet démontant de Nélaton.	1
Trocart à drainage.	1
Trocart courbe pour ponction de la vessie, avec canule en argent.	1
Trocart ordinaire droit; canule fenêtrée en argent.	1

BOITE N° 4. — Complémentaire de la boîte n° 3.

1er *Plan.*

Appareils d'Esmarch, avec bandes de Nicaise.	2
Clef de Garengeot avec quatre crochets.	1
Daviers un droit et un courbe	2
Langue-de-carpe à courbure brusque.	1
Seringue en maillechort.	1
Tourniquet de J.-L. Petit.	1

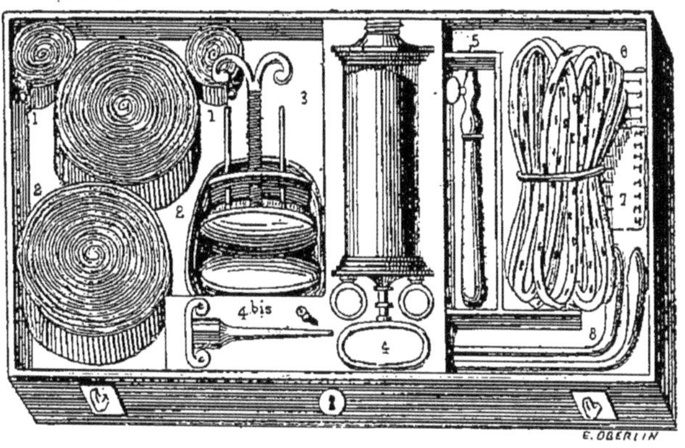

FIG. 178. — Boîte n° 4, nouvel arsenal.

1. Bandes de Nicaise; — 2. Bandes d'Esmarch; — 3. Tourniquet de J.-L. Petit; — 4 et 4 *bis*. Seringue en maillechort; — 5. Manche à cautères; — 6. Tubes à drainage; — 7. Epingles à sutures; — 8. Cautères olivaires.

2e *Plan.*

Cautères olivaires courbes.	2
Epingles à sutures.	200
Manche à cautères.	1
Tubes à drainage.	6m

Nous croyons inutile de reproduire l'énumération des instruments contenus dans les boîtes n°s 1 et 2 et n° 17 de l'arsenal de 1859, qui se trouvent actuellement dans le tiroir n° 4 de la voiture de chirurgie, considérant que ces boîtes seront remplacées à bref délai.

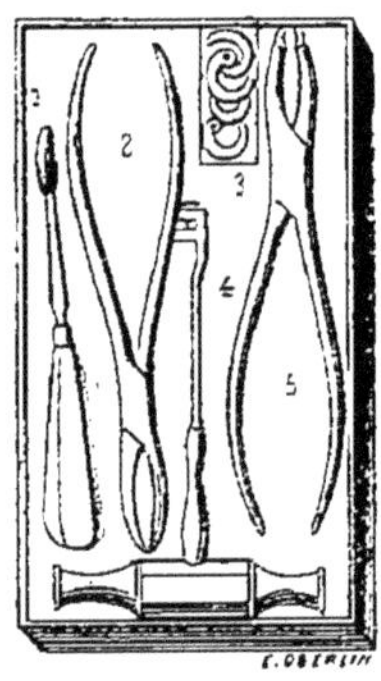

FIG. 178 *bis*. — Compartiment mobile faisant partie du 1er plan de la boîte n° 4, nouvel arsenal.

1. Langue-de-carpe; — 2. Davier droit; — 3. Crochets; — 4. Clef de Garengeot; — 5. Davier double.

Malgré les améliorations apportées, les instruments alloués à l'ambulance divisionnaire ne sont pas encore en rapport avec les nombreuses opérations dont l'indication se présente dans un service d'une importance si considérable. Ainsi, on a oublié de donner à cette ambulance n° 1, la boîte n° 3, qui contient les couteaux et les bistouris de rechange; cette dernière boîte existe cependant parmi celles qui figurent dans l'approvisionnement d'ambulance n° 2, dont le rôle est beaucoup plus restreint, comme nous le verrons plus loin. Les érignes et les ciseaux courbes font défaut; les trocarts sont d'un trop petit calibre; les pinces hémostatiques sont en nombre insuffisant. Les pinces à pansement des trousses, qui ne répondent pas aux indications opératoires les plus pressantes du champ de bataille, seraient avantageusement converties en pinces hémostatiques; il suffirait de modifier les mors et surtout le système d'arrêt, en le remplaçant par les dents qui forment la crémaillère de la pince à forcipressure.

L'ordre alphabétique, qui est adopté pour l'énumération des divers instruments contenus dans chaque boîte, n'offre aucun avantage au point de vue chirurgical; si cet ordre facilite les recherches administratives, il ne simplifie en rien ni le classement dans les boîtes, ni le triage des instruments qui doit se faire très rapidement au moment d'une opération. C'est encore pour cette raison qu'il est difficile de remettre les instruments en place ; et on reconnaîtra plus tard combien l'absence d'ordre pratique occasionnera de perte de temps et d'instruments.

Il est utile, comme le demandait Bégin, et comme le déclare le règlement (article 39), d'avoir dans chaque ambulance un infirmier, ouvrier coutelier, pour maintenir toujours en état l'appareil instrumental, les médecins n'étant pas toujours exercés à faire bon usage de la pierre à repasser qui fait partie de l'approvisionnement.

Objets de pansement; appareils, objets à l'usage des malades; fournitures de bureau. — Avant de voir quel est l'ensemble de cette partie si importante du matériel, nous allons d'abord énumérer, casier par casier, chacun de ces différents objets.

CASIER N° 5

Le casier 5 renferme 8 musettes à pansement garnies; le détail des pansements qui composent ces musettes a été indiqué au chapitre III (page 55).

TIROIRS N° 6 ET N° 7

Les tiroirs 6 et 7 représentent une boîte formant appareil de pansement (fig. 179).

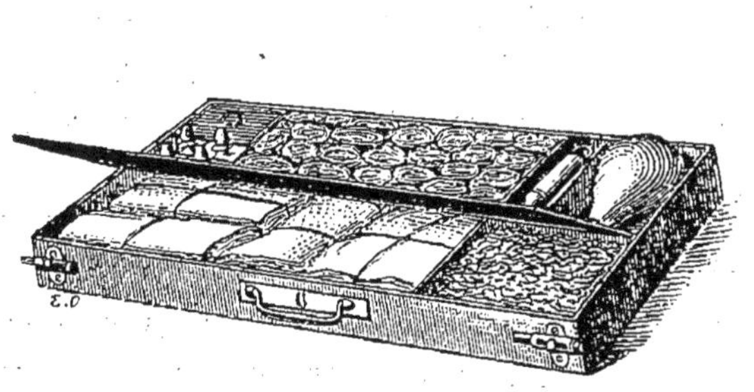

FIG. 179. — Tiroir n° 6, sorti de la voiture.

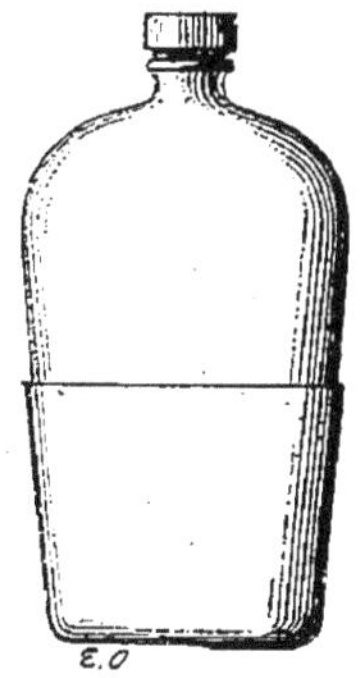

FIG. 179 *bis*. — Flacon en métal anglais avec gobelet.

Le contenu de ces boîtes, nous l'avons déjà dit, doit être modifié conformément aux indications des pansements modernes.

Elles renferment chacune :

Bandes roulées.	1k500	Seringue à piston, en étain.	1
Petit linge à pansement.	1,400	Seringue à injections, en verre.	1
— — fenêtré	0,100	Ventouses en verre.	2
Charpie.	0,250	Flacons carrés, petits, bouchés à l'émeri.	4
Poire en caoutchouc, pour laver les plaies.	1	Boîte en fer-blanc.	1

CASIER N° 8

Le casier n° 8, porté comme tiroir sur la nomenclature des voitures de chirurgie, renferme des objets divers dont l'emballage est très insuffisant; la pierre à repasser qui s'y trouve serait mieux placée dans le tiroir n° 4 des instruments de chirurgie.

Les objets renfermés dans ce casier sont :

Biberon en étain.	1	Flacons en métal anglais (fig. 179 *bis*).	3
Cuvettes à pansement, en fer battu étamé.	6	Lampe à alcool, à crémaillère, avec bouilloire.	1
Gobelets de 30 cen., en fer battu.	2	Pierre à repasser et étui en fer-blanc.	1
Pot à tisane de 1 litre.	1		
Irrigateurs Eguisier, de 1 litre.	2		

Dans les casiers suivants, sont rangés avec ordre les objets de pansement, les appareils et les fournitures de bureau. Cet arrangement n'offre cependant pas toute la commodité désirable; les attelles et les gouttières rentrent difficilement dans leurs casiers respectifs; il est souvent impossible de les remettre en place sans les endommager.

CASIER N° 9

Gaze à pansement.	10 m	Lacs en treillis avec boucle, pour appareils à fractures.	112
Taffetas gommé.	20 m	Ciseaux grands (paire de).	1
Bandages herniaires, inguinaux, simples de droite.	5	Fanions d'ambulance : un tricolore et un portant la croix de la Convention de Genève.	2
Bandages herniaires, — simples de gauche.	5	Aiguilles diverses (dans un étui).	45
Bandages herniaires, — doubles.	2	Epingles.	2,000
Serviettes de toile, pr la toilette.	6	Cordonnet de soie à ligatures.	150 gr.
Tabliers d'infirmiers.	3	Fil à coudre.	150
Tabliers d'officiers de santé.	6	Ruban de fil.	930

CASIER N° 10

Coussins matelassés pour gouttières de la jambe. 20

CASIER N° 11

Petit linge à pansement ordinaire. 40k,000

CASIER N° 12

Ficelle forte.	0k500	Sucre blanc.	0k500
Savon blanc.	0,500	Bougies.	4,000

CASIER N° 13

Bâtons de cire à cacheter. 2
Boîtes de plumes métalliques. 3
Canif. 1
Carnets de diagnostics. 3
Crayons. 6
Encriers (dans un carton de bureau en bois). 3
Grattoir. 1
Pains à cacheter. 25 gr.
Papier blanc ordinaire (en mains). 3
Porte-plumes. 12
Registre médical. 1
Encre noire (dans 2 cruchons en grès). 500 gr.
Fiches de diagnostics, avec cordon. 1.000

CASIER N° 14

Attelles conjuguées en fil de fer, pour fractures du bras. 20
Attelles conjuguées — pour fractures de l'avant-bras. 20
Gouttières en fil de fer :
Pr le bras et l'av.-bras (fig. 180). 8
Pour le bras et l'avant-bras avec flexion à angle droit. 8
Pour la jambe. 5

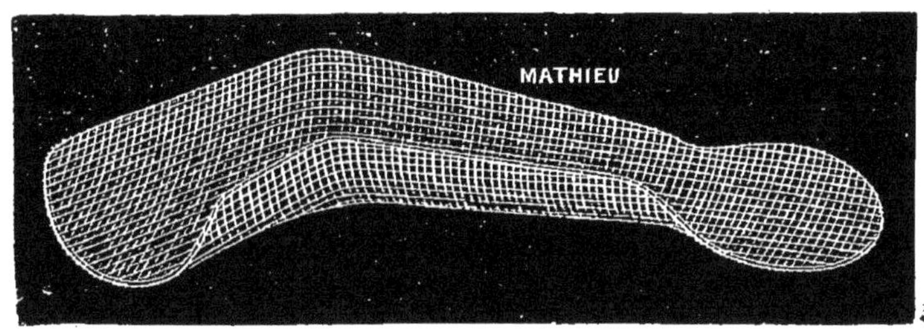

FIG. 180. — Gouttière pour le bras et l'avant-bras.

CASIER N° 15

Attelles conjuguées en fil de fer, pour fractures de la jambe 40
Gouttières en fil de fer, pr la jambe. 15
Cisaille de ferblantier (petit modèle). 1

CASIER N° 16

Petit linge à pansement ordinaire. 39k700
Petit linge à pansement ordinaire, fenêtré. 0k300

CASIER N° 17

Coton cardé, n° 1, comprimé. 7k000.

CASIER N° 18 (double casier)

Attelles en bois articulées, pour fractures de la jambe. 30
Attelles en bois articulées, pour fractures de la cuisse. 24
Attelles pour fractures de la cuisse (modèle Isnard). 10

CASIER N° 19 (double casier)

Bandages à fractures :
Pour le bras. 5
Pour l'avant-bras. 5
Bandages à fractures :
Pour la cuisse. 5
Pour la jambe. 5

CASIER N° 20

Grand linge à pansement : 20k.160
Bandages de corps. 36
Bandages triangulaires. 16
Bandages carrés. 10
Bandages en T. 10
Echarpes. 89
Suspensoirs. 10

CASIER N° 21

Grand linge à pansement (draps). 38k,000

CASIER N° 22

Coussins à fractures (petits). 30

CASIER N° 23

Bandes roulées. 13k.400
Coton cardé (n° 1 comprimé). 10.000

Coussins matelassés pour gouttières diverses :

Pour gouttières du bras et de l'avant-bras. 8
Pour gouttières du bras et de l'avant-bras, avec flexion à angle droit. 16

CASIER N° 24

Attelles en bois pour fractures de bras. 30
Attelles en bois pour fractures de l'avant-bras. 30
Attelles palettes (palmaires). 20
Attelles en bois, collées sur toile de coton (fig. 181). 2
Scie à main, petite (fig. 181 *bis*). 1

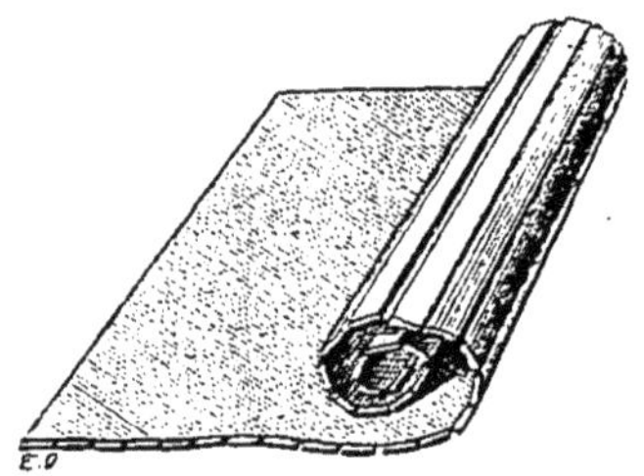

FIG. 181. — Attelles en bois collées sur toile.

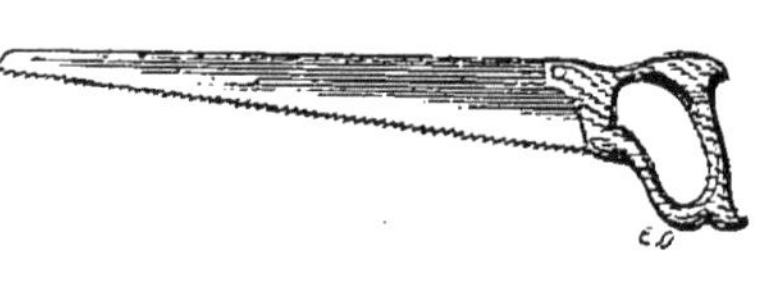

FIG. 181 *bis*. — Scie à main.

CASIER N° 25

Bougeoirs en cuivre. 2
Lanternes avec réflecteur et souche. 2
Ciseaux à lampe petits (paire de). 1
Allumettes amorphes (boîtes de 50). 24
Mèches plates n° 6. 0k032

CASIER N° 26

Coussins à fractures (10 grands et 10 moyens). 20
Bandes de carton. 12
Coussins matelassés, pour gouttières diverses de la jambe et de la cuisse. 10

CASIER N° 27

Bande de zinc laminé n° 10, pour ambulance. 1
Gouttières en fil de fer, pour la cuisse et la jambe (moitié du côté droit et moitié du côt gauche) (fig. 182). 10

CASIER N° 28

Bandes roulées.	45k000

CASIER N° 29

Charpie comprimée.	38,700

Il reste peu de chose à dire au sujet des objets de pansement transportés dans la voiture de chirurgie, car ils sont de même nature que ceux de la voiture médicale régimentaire dont nous avons déjà parlé. On peut se demander pourquoi la soie phéniquée ou le catgut adopté pour les hôpitaux de campagne ne figure pas dans l'approvisionnement d'ambulance n° 1.

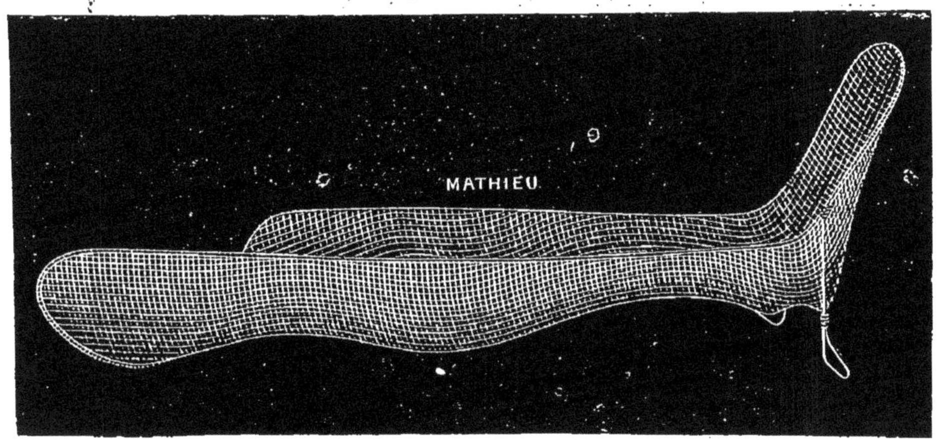

FIG. 182. — Gouttière pour la cuisse et la jambe.

Les attelles, les gouttières, les bandes de zinc et de carton, qui représentent les éléments propres à immobiliser les fractures, se trouvent en quantité suffisante dans la voiture de chirurgie.

On aurait pu y joindre quelques kilogrammes de plâtre, d'un emploi plus avantageux et plus prompt que le silicate de potasse.

Les objets à l'usage des malades, les fournitures de bureau et les denrées qui figurent dans ce chargement n'occupent qu'une place très restreinte et n'offrent rien d'important à signaler.

Le chargement de la voiture de chirurgie est complété par des objets divers, disposés de la manière suivante :

COFFRE DE LA VOITURE

Lanterne avec réflecteur et souche.	1	Huile à brûler (dans une burette de 1 litre).	1
Sac d'outils complet.	1		

FOND DE LA VOITURE

Table d'opération à dossier (fig. 183). 1

PAROI EXTERNE (CÔTÉ DROIT)

Pied de table d'opération, à dossier. 1

Réservoirs à eau de 25 litres, en fer battu étamé. 2

EN VRAC

Brancards avec bretelles, pour les ambulances. 4

La lanterne à souche, semblable à celle de l'approvisionnement de l'infirmerie régimentaire, est d'une grande utilité pour les soins à donner la nuit et en plein air ; sa construction ne laisse rien à désirer.

La table d'opération a pour avantage d'être très légère et très portative, mais, en échange, elle est difficile à équilibrer sur son pied et son instabilité offre de sérieux inconvénients.

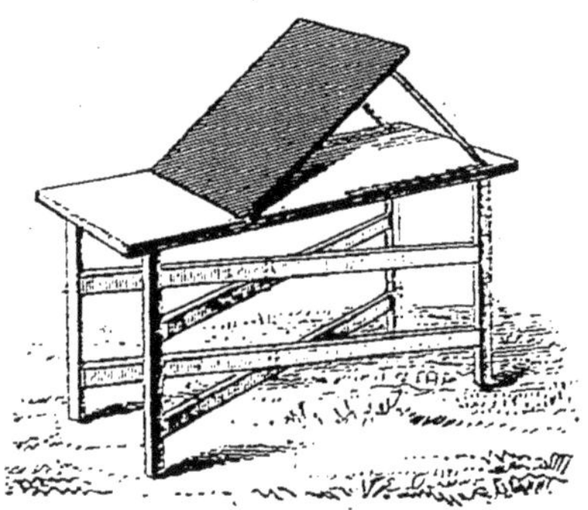

FIG. 183. — Table d'opération montée sur le pied en X.

Les réservoirs en fer placés près du siège, étant exposés par la rouille à une usure rapide, seraient, très avantageusement remplacés par des tonneaux de bois cerclés.

Récapitulation.

En résumé, la voiture de chirurgie renferme des médicaments, des instruments de chirurgie, des objets de pansement, des appareils, des objets à l'usage des malades, des fournitures de bureau, une certaine provision d'eau et quelques denrées, c'est-à-dire tout un matériel à employer d'urgence, et dont voici la récapitulation en commençant par les médicaments, classés d'après leur usage :

1° MÉDICAMENTS POUR L'USAGE INTERNE

Narcotiques. — Alcoolé d'extrait d'opium, 200 gr.; chlorhydrate de morphine, 3 gr.; extrait d'opium, 20 gr.; sulfate d'atropine, 1 gr.
Anesthésiques. — Chloroforme, 1,200 gr.
Stimulants. — Alcool à 90°, 900 gr.; alcoolé de canelle, 200 gr.; alcoolat de mélisse, 100 gr.; éther sulfurique alcoolisé, 200 gr.; extrait de quinquina gris, 100 gr.; thé, 400 gr.
Toniques fébrifuges. — Sulfate de quinine, 100 gr.
Emollients. — Glyzine, 200 gr.
Eméto-cathartiques. — Calomel, 100 gr.; émétique, 20 gr.; poudre d'ipéca, 100 gr.; sulfate de magnésie, 2,000 gr.
Absorbants. — Sous-azotate de bismuth, 200 gr.

2° MÉDICAMENTS POUR L'USAGE EXTERNE

Topiques. — Amadou, 100 gr.; éponges, 64 gr.; cire, 50 gr.
Caustiques acides. — Acide acétique, 125 gr.
Caustiques alcalins. — Ammoniaque, 100 gr.
Caustiques métalliques. — Nitrate d'argent, 25 gr.
Vésicants. — Papier sinapisé, 100 feuilles.
Astringents — Acétate de plomb, 150 gr.; alun, 500 gr.; perchlorure de fer, 300 gr.; sulfate de zinc, 50 gr.
Antiseptiques. — Acide phénique, 200 gr.; alcoolé de camphre, 450 gr.
Emollients. — Glycérolé d'amidon, 1,200 gr.; huile, 450 gr.; cataplasme Lelièvre, 60 feuilles.
Adhésifs. — Collodion, 80 gr.; percaline agglutinative, 6 mètres; sparadrap, 10 mètres; silicate de potasse, 650 gr.

3° OBJETS DE PANSEMENT ET APPAREILS

Bandes.	65 k	Attelles conjuguées en fil de fer :	
Grand linge à pansement.	60	Pour l'avant-bras.	20
Petit linge.	87	Pour le bras.	20
Charpie.	40	Pour la jambe.	20
Coton cardé.	25	Gouttières en fil de fer :	
Gaze à pansement.	10 m	Pour le bras et l'avant-bras.	8
Taffetas gommé.	20	Pour le bras et l'avant-bras avec flexion à angle droit.	8
Tubes à drainage.	6	Pour la jambe.	20
Cordonnet de soie.	150 gr	Pour la cuisse et la jambe.	10
Bandages à fractures :		Coussins à fractures.	50
Pour l'avant-bras.	5	— matelassés.	46
Pour le bras.	5	Bande de zinc, n° 10.	1
Pour la jambe.	5	Bandes de carton.	12
Pour la cuisse.	5	Lacs en treillis.	120
Attelles en bois :		Objets accessoires :	
Palmaires.	20	Cisailles de ferblantier.	1
Pour l'avant-bras.	30	Scie à main.	1
Pour le bras.	30	Appareils spéciaux :	
Pour la jambe.	30	Bandages herniaires.	12
Pour la cuisse :		Pelotes de Larrey.	8
Attelles simples.	24		
Attelles d'Isnard.	10		

4° INSTRUMENTS DE CHIRURGIE

Les instruments dont nous avons déjà donné la liste sont des instruments pour l'hémostase, la diérèse, l'exérèse, etc., qui répondent aux amputations, résections, extractions de corps étrangers, ligatures d'artères, sutures, enfin à quelques opérations spéciales : trachéotomie, cathétérisme, cautérisations, etc.; opérations pour chacune desquelles il est oiseux de faire la liste des instruments appropriés.

Nous laisserons de côté le vieil arsenal pour nous intéresser spécialement aux instruments modernes que nous allons grouper d'après leur usage.

Ce sont, dans chaque série de boîtes n° 3 et n° 4 :

1° Comme instruments destinés à sectionner les parties molles, les bistouris, les couteaux et les ciseaux.

Les bistouris sont à lame fixe ou dormante de différents modèles, trois droits (fig. 184), un convexe (fig. 185), un boutonné (fig. 186);

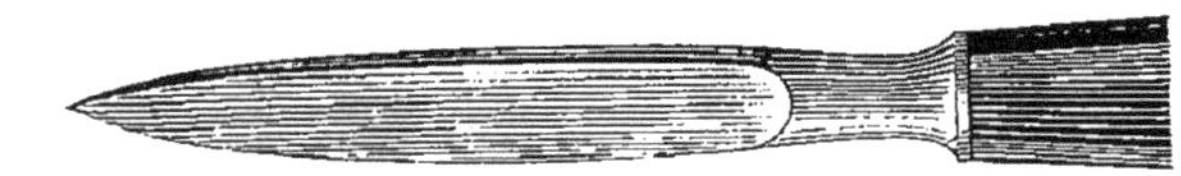

FIG. 184. — Bistouri droit.

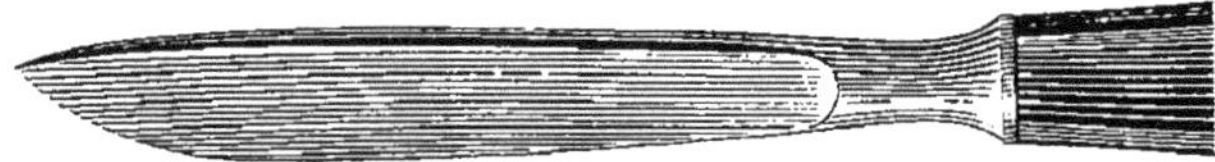

FIG. 185. — Bistouri convexe.

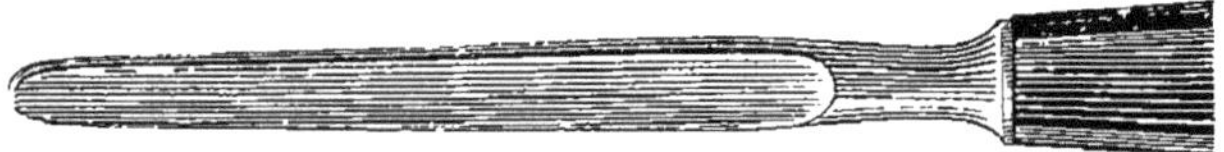

FIG. 186. — Bistouri boutonné.

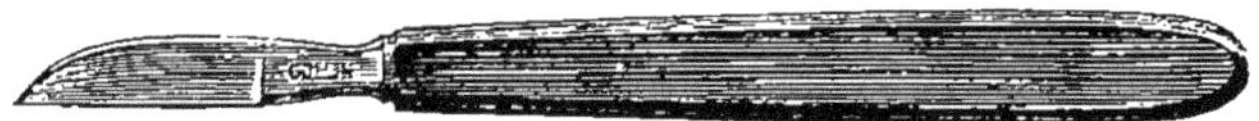

FIG. 187. — Bistouri à cartilages, tranchant droit.

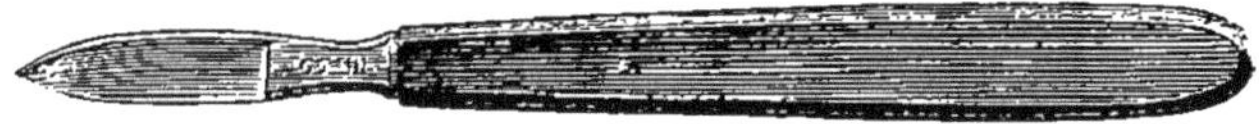

FIG. 188. — Bistouri à cartilages, tranchant convexe.

il y a deux bistouris à résections dits à cartilages (fig. 187 et 188) : l'un à tranchant droit, l'autre à tranchant convexe; de plus, un bistouri dit à phalanges, qui se présente sous la forme d'un couteau long de 0,10 centimètres.

Les six couteaux à amputations sont à lame fixe de la forme

Charrière, à pointe disposée dans l'axe de la lame (fig. 188) les dimensions varient de 0,115 à 0,210 millimètres; ces couteaux, montés sur un manche lisse, suffisamment long et épais sont bien en main.

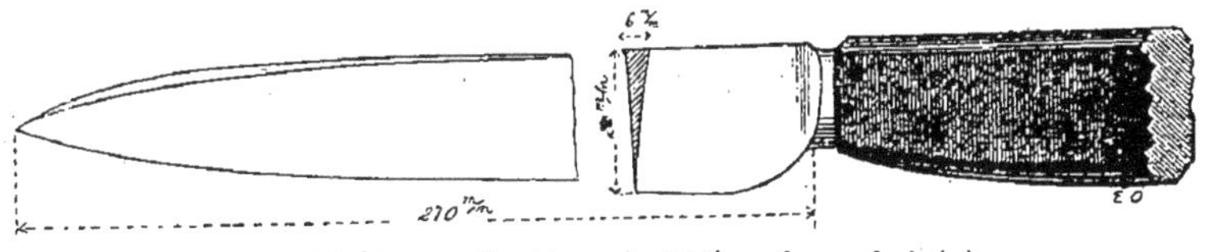

FIG. 188 *bis*. — Couteau de 210mm (lame brisée).

Il existe deux paires de ciseaux droits; mais pas de ciseaux courbes.

2° Instruments destinés à saisir les os, à les diviser et à préparer leur section :

Une scie ordinaire à arbre avec deux lames de rechange, une scie à chaîne (fig. 189) et une scie de Larrey (fig. 189 *bis*);

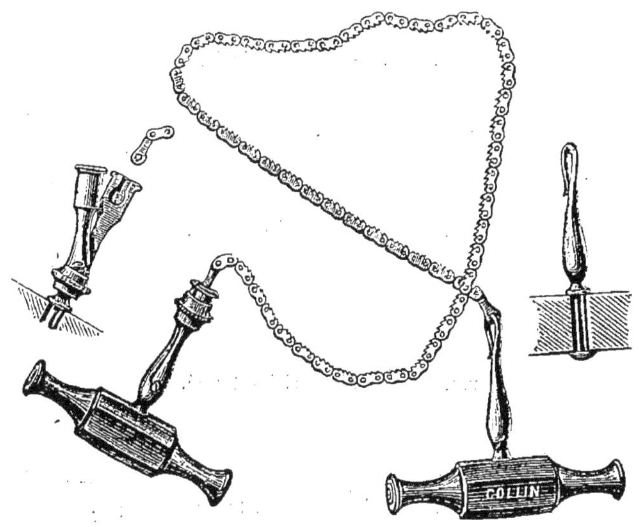

FIG. 189. — Scie à chaîne.

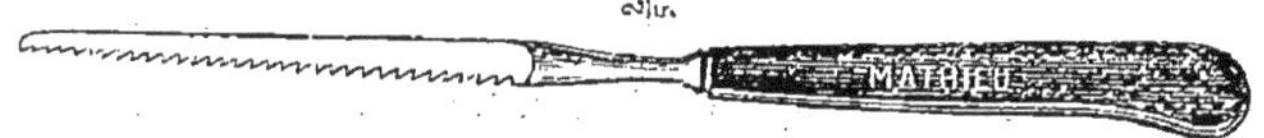

FIG. 189 *bis*. — Scie de Larrey ou de Langenbeck.

Deux cisailles de Liston, l'une courbe, l'autre droite; une pince à esquilles ou pince coupante à mors résistants;

Un ciseau-burin, un détache-tendons ou rugine de Farabeuf (fig. 190), un élévatoire à rugine, une gouge à main de Legouest (fig. 191), une gouge ordinaire, une spatule à manche (fig. 192);

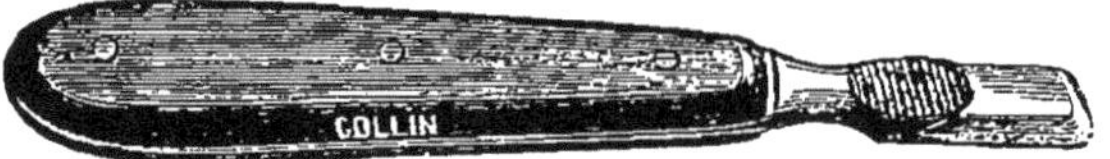

FIG. 190. — Rugine détache-tendons.

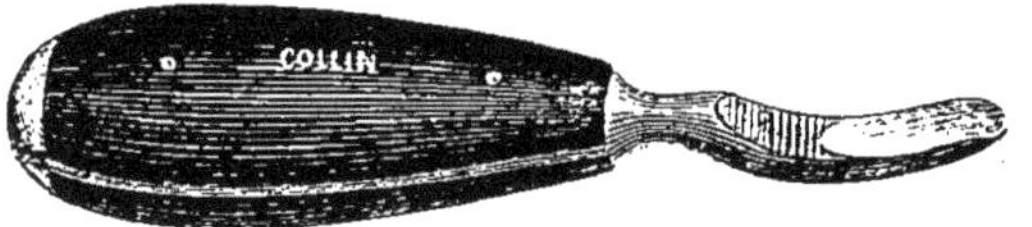

FIG. 191. — Gouge de Legouest.

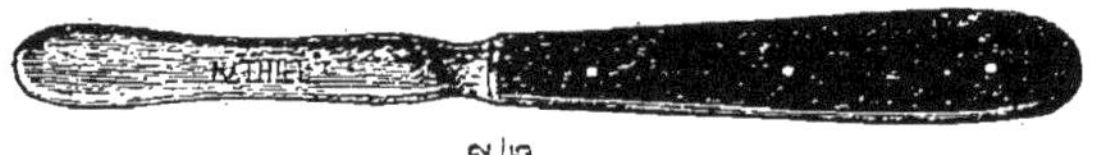

FIG. 192. — Spatule à manche.

Un davier de Farabeuf (fig. 193); deux daviers dentaires, l'un droit, l'autre courbe sur le champ; une pince à séquestres;

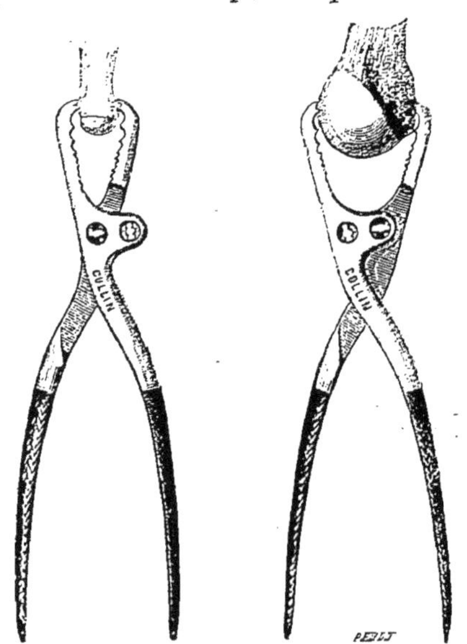

FIG. 193. — Daviers de Farabeuf.

Une sonde articulée de Blandin, avec sonde rugine porte-chaîne d'Ollier (fig. 194);

Un trépan à cliquet avec trois couronnes de dimensions variées et deux forets porte-fil.

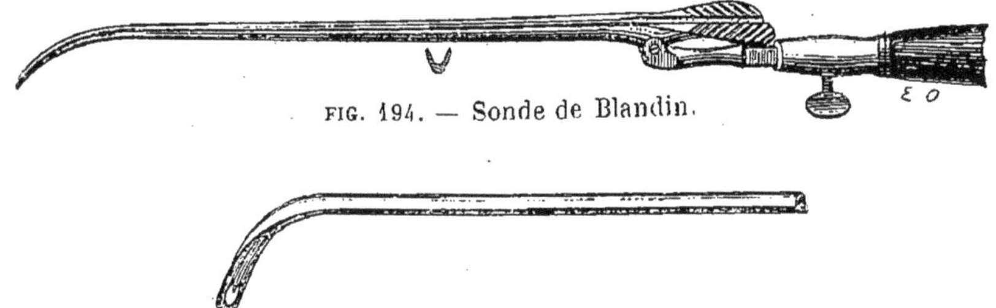

FIG. 194. — Sonde de Blandin.

FIG. 194 *bis*.—Rugine porte-chaîne d'Ollier, s'adaptant au manche de la sonde de Blandin.

3° Instruments pour la recherche et l'extraction des corps étrangers.

Un stylet explorateur, un stylet démontant de Nélaton (fig. 195), deux sondes cannelées à châs, l'une en acier, l'autre en argent;

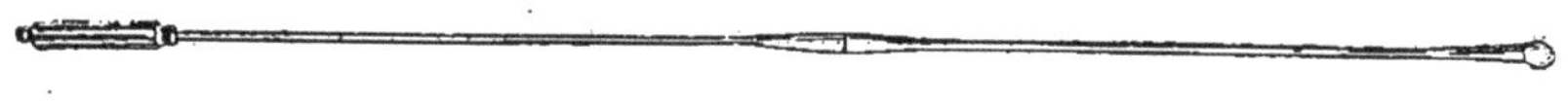

FIG. 195. — Stylet démontant de Nélaton.

deux sondes uréthrales en argent, une pince tire-balle à crémail lère et à triple dent (fig. 196), la pince à séquestres déjà citée.

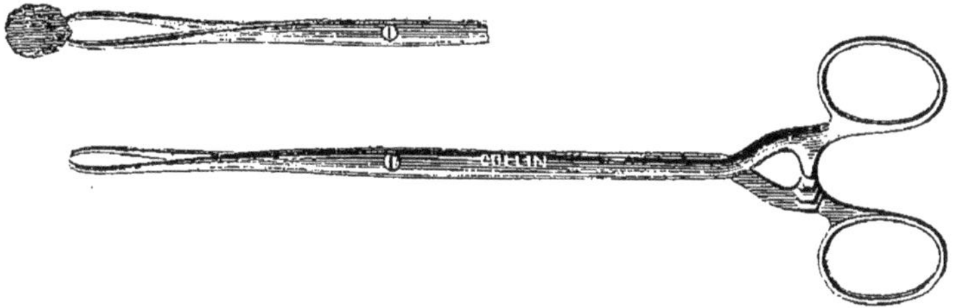

FIG. 196. — Pince tire-balle, à crémaillère et à triple dent.

4° Instruments pour l'hémostase :

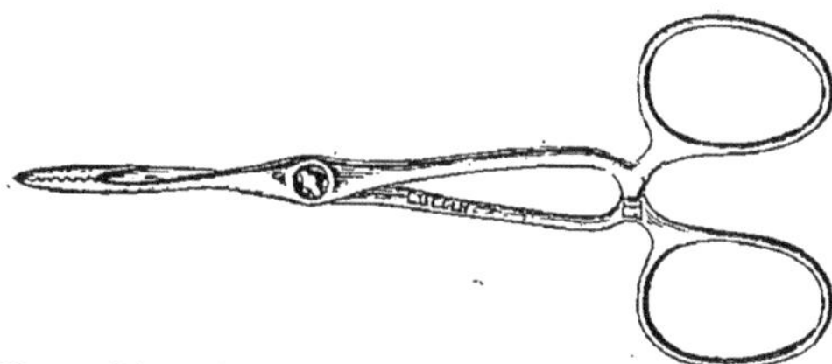

FIG. 197. — Pince hémostatique à anneaux et à crémaillère.

Deux pinces à artères, une pince à torsion, un ténaculum, trois pinces hémostatiques à anneaux (fig. 197), trois pinces hémostatiques à pression continue;

Deux bandes d'Esmarch[1], deux bandes de Nicaise (fig. 198), un tourniquet de J.-L. Petit, une aiguille de Cooper, un stylet aiguillé, deux sondes cannelées notées plus haut;

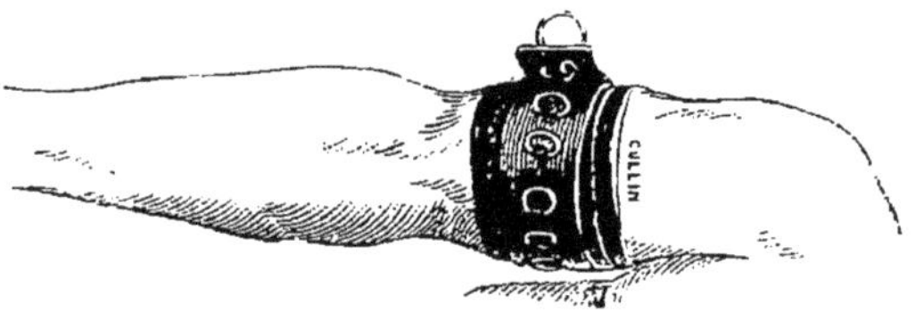

FIG. 198. — Bande de Nicaise, appliquée.

Une paire de crochets écarteurs doubles;

Deux cautères olivaires courbes.

5° Instruments pour les sutures et la réunion des plaies :

Douze aiguilles à sutures variées, une aiguille tubulée à manche avec chasse-fil (fig. 199);

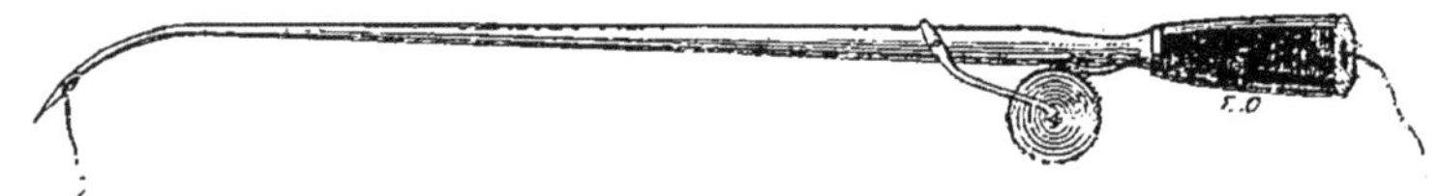

FIG. 199. — Aiguille tubulée avec chasse-fil.

Vingt-quatre serre-fines;

Un rouleau de fil d'argent pour la suture des os et quatre rouleaux de fil d'argent ordinaire.

6° Instruments pour opérations spéciales :

Une clef de Garengeot, deux daviers dentaires, une langue-de-carpe;

Une canule double à trachéotomie avec la pince dilatatrice de Trousseau; cette canule, de forme ordinaire, eût été avantageusement remplacée par la canule à bec de Kryshaber, car la laryngo-cricotomie, bien plus facile et bien moins dangereuse chez l'adulte, est préférée actuellement à la trachéotomie.

7° Instruments pour ponctions et drainage :

Un trocart courbe pour ponction de la vessie;

---

[1] Ces bandes en tissu élastique s'altèrent lorsqu'elles restent longtemps sans emploi dans les boîtes; elles se dessèchent rapidement dans les pays chauds et perdent leur élasticité.

Un trocart ordinaire à hydrocèle, un trocart à drainage de Chassaignac.

8° Instruments pour le cathétérisme de l'urèthre :

Une sonde d'homme et une sonde de femme en argent.

5° OBJETS A L'USAGE DES MALADES ; FOURNITURES DE BUREAU

Nous croyons inutile de donner le relevé des fournitures de bureau et des objets à l'usage des malades ; il nous suffira de rappeler qu'on trouve, parmi ces objets : 1,000 fiches de diagnostics, 3 cahiers de diagnostics et un registre médical.

En somme, la voiture de chirurgie, dans son ensemble, répond assez bien à la désignation qui lui a été donnée, car son chargement comporte surtout des objets de pansement et des appareils. Le nombre de ces pansements peut être évalué à 1,850 environ, et on peut estimer que les divers éléments d'appareils à fractures, transportés par cette voiture, permettent de soigner 40 à 50 fractures de chaque segment de membre. Ces ressources, qu'il faut porter au double, pour faire entrer en compte le chargement des deux voitures de chirurgie, seraient déjà suffisantes pour une division d'infanterie ; mais, pour parer à toutes les éventualités, s'y ajoutent deux chargements d'un approvisionnement, dit de réserve, dont nous verrons plus loin la composition.

Modifications proposées dans la construction de la voiture de chirurgie. — A propos de l'approvisionnement de l'infirmerie régimentaire, lorsque nous avons présenté quelques observations sur le matériel d'ambulance en général, nous avons avancé que la disposition intérieure de la voiture de chirurgie présentait de graves inconvénients ; nous avons déjà proposé de remplacer les tiroirs et les casiers fixes par des cantines ou des paniers que l'on pourrait facilement transborder, en cas d'accident, et qui seraient très commodes lorsqu'il s'agirait d'entrer rapidement en action ou de replier bagage. Nous avons dit comment pourraient être approvisionnés ces paniers ; il nous reste à exposer les différents projets qui permettraient d'obtenir ce résultat.

1er projet. — Le couloir central étant supprimé, la voiture s'ouvrirait sur tous les côtés. Dans le cabriolet, derrière le conducteur, il y aurait une armoire à étagères, analogue à celle de la voiture d'administration, ou mieux encore deux casiers ouverts pour recevoir deux cantines ou deux paniers longs, renfermant les gouttières du membre inférieur, les attelles et les appareils à fractures de cuisse, en un mot, les objets de longue dimension.

Sous le siège du conducteur, mêmes compartiments qu'actuellement, mais assez larges pour contenir les tonneaux d'eau, et un long panier pour les gouttières du membre inférieur.

La caisse de la voiture serait divisée en deux étages : l'étage inférieur destiné à recevoir quatre cantines ou paniers, et s'ouvrant en arrière à l'aide d'un panneau à charnières ; l'étage supérieur, composé de casiers ouverts sur les côtés de la voiture, et se fermant à l'aide d'un tablier de cuir ou de toile, analogue aux rideaux de la voiture réglementaire pour le transport des blessés.

Chaque côté de cet étage supérieur recevrait 4 paniers ou cantines maintenues à l'aide d'une courroie et d'une plinthe.

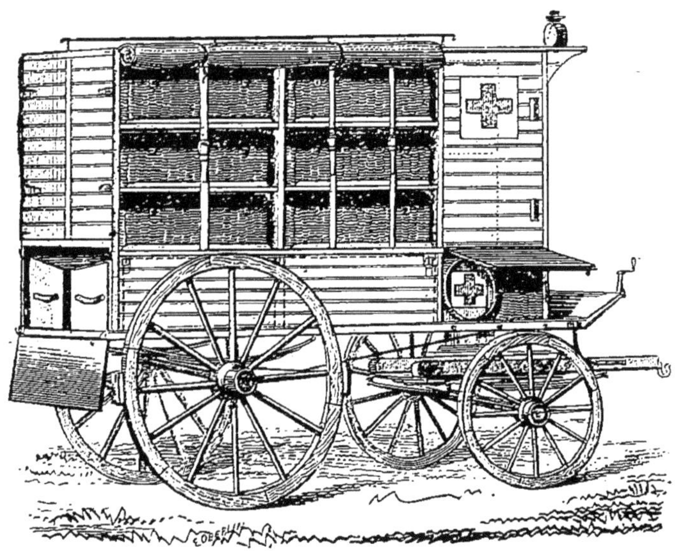

FIG. 200. — Voiture de chirurgie, modification proposée (3e projet).

2e projet. — Le couloir étant également supprimé, le cabriolet serait simple ; la voiture s'ouvrirait seulement sur les côtés et à l'arrière.

Sous le siège, mêmes compartiments que dans le 1er projet. La caisse de la voiture serait de même divisée en deux étages : l'étage inférieur, pour les cantines, offrirait la même disposition ; mais l'étage supérieur présenterait de chaque côté six casiers ; à cet effet, il serait nécessaire d'augmenter un peu la longueur ou la hauteur de la caisse.

3e projet. — Au cas où le nombre des paniers et cantines devrait être augmenté, on pourrait encore construire 2 casiers dans le cabriolet (fig. 200).

Pour alléger la voiture, les cloisons formant les casiers de l'étage supérieur seraient de simples claies.

B. Approvisionnement de réserve

L'approvisionnement de réserve est transporté par deux fourgons suspendus, à quatre roues.

La caisse de ces voitures, disposée à l'avant de manière à laisser tourner l'avant-train, est précédée d'un siège élevé et découvert.

Elle s'ouvre à l'arrière qui est construit sur le type de la voiture médicale régimentaire (fig. 201).

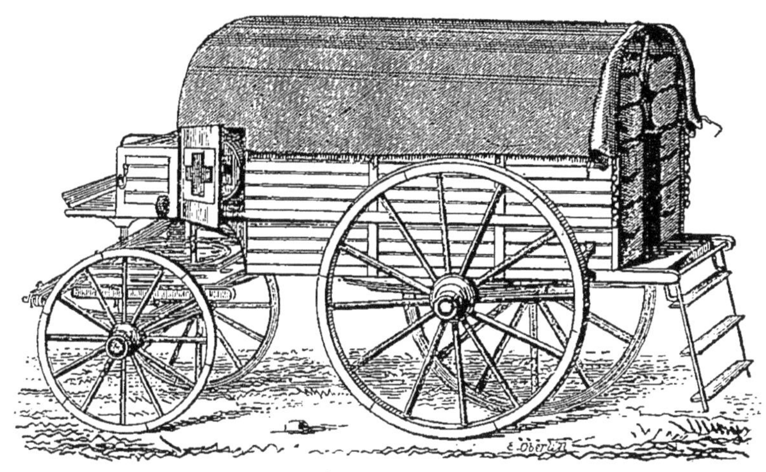

FIG. 201. — Voiture d'approvisionnement de réserve, l'arrière et le coffre latéral ouverts.

Les parois sont également pleines à mi-hauteur; la partie supérieure cintrée est recouverte d'une toile imperméable, de même l'arrière est fermé en haut par des rideaux et à la partie inférieure par un panneau mobile; enfin une fourragère à palettes y donne accès lorsqu'elle est rabattue.

L'intérieur est aménagé de façon à recevoir à la partie supérieure les brancards, qui reposent sur de longs et forts crochets articulés et sont ainsi séparés de l'étage inférieur où sont rangés les divers éléments de l'approvisionnement.

Ces éléments sont renfermés dans des bâches et dans un certain nombre de caisses qui contiennent elles-mêmes une série de boîtes de grandeurs variées. Il y a : 1° des caisses de pharmacie, 2° des caisses de chirurgie, 3° des caisses d'administration.

Ces caisses et leur contenu constituent les deux parties de l'approvisionnement de réserve transportées : l'une dans la voiture n° 1, l'autre dans la voiture n° 2.

La voiture n° 1 transporte 3 caisses de pharmacie, 5 caisses de chirurgie et des objets en vrac ;

La voiture n° 2 : 3 caisses de chirurgie, 2 caisses d'administration, des bâches renfermant des couvertures et des objets en vrac.

Ces fourgons chargés pèsent chacun environ 1,190 kil.; leur valeur totale est de 3,000 francs environ.

Pharmacie. — Les médicaments sont empaquetés dans des boîtes d'emballage, de douze au paquet : les unes petites, n°s 1, 2, 3, 4; les autres moyennes, n°s 5, 6, 7, 8; enfin, les dernières grandes, n°s 9, 10, 11, 12.

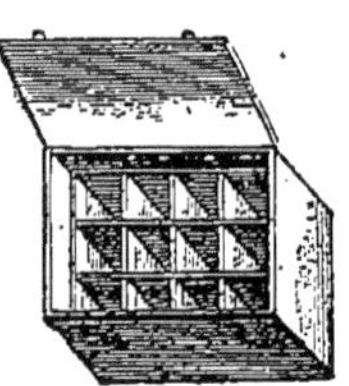

FIG. 202. — Boîte à compartiments.

Comment seront fixées ces boîtes dans les caisses qui les renferment, et comment y puiser les médicaments, sans risquer de briser les flacons ? Nous ne saurions le dire ; ayant eu sous les yeux un spécimen de ce mode d'emballage, nous comprenons difficilement comment en campagne on pourra remettre en place tous ces objets. L'arrimage des caisses par des ouvriers emballeurs est déjà très laborieux dans les magasins ; de plus cette besogne est longue et nécessite une expérience toute spéciale.

Un grand nombre de médicaments renfermés dans les caisses de pharmacie ne se trouvant pas dans la voiture de chirurgie, il faudra souvent recourir à cet approvisionnement complémentaire qui est à tort désigné comme réserve. Il semble donc urgent d'adopter un agencement qui permette de trouver commodément les médicaments d'un usage journalier.

Mais laissons de côté ces critiques, et voyons comment sont composées les différentes caisses, d'après la nomenclature.

VOITURE D'APPROVISIONNEMENT N° 1

CAISSE N° 1

1 *boite à 9 compartiments A :*	
Huile d'arachides.	0k900
Camphre.	0.500
Acide phénique cristallisé	2.000
Alcool à 90° centésimaux.	0.900
Alcoolé de camphre concentré.	0.900
Glyzine.	2.000
1 *boite n° 1 :*	
Soufre sublimé.	0.200
1 *boite n° 2 :*	
Agaric amadouvier.	0.250
1 *boite n° 2 :*	
Pilules de sulfate de quinine à 1 décigramme.	0.150
1 *boite n° 5 :*	
Acide acétique concentré à 9°5.	0.125
Tartrate d'antimoine et de potasse pulvérisé (émétique).	0.030
Azotate d'argent cristallisé.	0.030
Protochlorure de mercure à la vapeur (calomel).	8.100
Sulfate de zinc en cristaux.	0.125
Alcoolé de digitale pourprée.	0.100
Nitrate d'argent fondu.	0.050
Extrait d'opium purifié (pilules de 5 centigr.).	0.100
Flacon en verre bl. larg. ouv. non bouché, de 12 cent.	1
Flacon en verre bl. ouv. ordre, non bouché, de 12 cent.	1
1 *boite n° 6 :*	
Eponges à la ficelle.	0k050
Papier sinapisé.	200 fles
Percaline agglutinative (bandes de 1m de long. sur 0m10 de large).	10
1 *boite n° 7 :*	
Acide chlorhydrique à 22°.	0k100
Perchlorure de fer liquide à 30°.	0.300
Acétate de plomb cristallisé.	0.300
Azotate de potasse.	0.300
Carbonate de potasse purifié.	0.100
Alcoolat de cochléria composé.	0.200
Alcoolé d'iode.	0.200
Collodion.	0.200
Poudre de rhubarbe exotique.	0.100
1 *boite n° 3 :*	
Entonnoirs ordinaires en verre blanc.	2
Spatule à grains d'émétique.	1
Spatules diverses en os.	2
Ciseaux moyens (paire de).	1
Cataplasme Lelièvre.	150 fles
Papier à filtre ordinaire.	1
Mortier en porcelaine émaillée, de 1 litre.	1
Pilon en porcelaine, avec manche en bois.	1

CAISSE N° 2

1 *boite à 12 compartiments B : (fig. 200)*	
Acide phénique cristallisé.	0k500
Ammoniaque liquide à 22°.	0.250
Chloroforme.	3.000
Chlorhydrate de morphine (paquets de 5 centigr.).	0.005
Silicate de potasse à 33-35°.	1.000
Alcoolat de mélisse composé.	0.400
Alcoolé de cannelle.	0.600
Alcoolé d'extrait d'opium.	0.500
Ether sulfurique alcoolisé.	0.500
Poudre d'ipécacuanha.	0.250
1 *boite n° 4 :*	
Feuilles de thé hyswen.	1.000
1 *boite n° 4 :*	
Feuilles de thé —	1k000
1 *boite n° 2 :*	
Sous-azotate de bismuth.	0.500
1 *boite n° 8 :*	
Ext. de quinquina gris aqueux.	0.500
Glycérolé d'amidon.	2.000
Axonge benzoïnée.	0.800
Pommade mercurielle.	0.250
Sparadrap de diachylon gommé sur 0m20 de largeur.	14 m
1 *boite n° 3 :*	
Fioles à médecine, en verre blanc ou jaune, de 125m/m.	4

1 *boite n° 4* :		1 *boite n° 4* :	
Fioles à médecine, en verre blanc ou jaune, de 125m/m.	8	Fioles à médecine, en verre blanc ou jaune, de 125m/m.	8
1 *boite n° 4* :		1 *boite n° 4* :	
Fioles à médecine, en verre blanc ou jaune, de 125m/m.	8	Fioles à médecine, en verre blanc ou jaune, de 125m/m.	8

CAISSE N° 3

1 *boite n° 4* :		Sparadrap de diachylon gommé, 0m20 de largeur.	16 m.
Fleurs de tilleul.	0k500	Sparadrap vésicant sur toile cirée, de 0m22 de largeur.	2 —
1 *boite n° 4* :		1 *boite n° 3* :	
Fleurs de tilleul.	0.500	Bouchons de liège, grands.	50
1 *boite n° 4* :		— petits.	120
Fleurs de tilleul.	0.500	1 *boite n° 3* :	
1 *boite n° 4* :		Fioles à médecine, en verre blanc ou jaune, de 125m/m.	4
Fleurs de tilleul.	0.500	1 *boite n° 9* :	
1 *boite n° 8* :		Fioles à médecine, en verre blanc ou jaune, de 250m/m.	10
Fleurs de tilleul.	2.000	Fioles à médecine, en verre blanc ou jaune, de 125 m/m.	10
1 *boite n° 5* :		Vessies de porc.	6
Eponges fines ordinaires.	0.250	Flacons en verre blanc, de 25 c.	2
1 *boite n° 2* :		Flacon en verre blanc, de 12 c.	1
Sulfate d'alumine et de potasse (alun).	1.000	Flacon en verre blanc, de 25 c.	1
1 *boite n° 4* :		Flacon en verre blanc, de 75 c.	1
Sulfate de magnésie.	2.000		
1 *boite n° 5* :			
Sulfate de magnésie.	4.000		
1 *boite n° 2* :			
Chlorate de potasse.	1.000		

Chirurgie. — Les objets de pansement et les appareils contenus dans les caisses de réserve ne diffèrent pas de ceux que renferme la voiture de chirurgie, et constituent bien ainsi un approvisionnement supplémentaire auquel on n'aura recours qu'après avoir employé toutes les ressources contenues dans la voiture de chirurgie.

Ils sont répartis dans les deux voitures d'après la distribution suivante :

CAISSE N° 4 (Voiture n° 1 *suite*)

Bandes roulées.	30k000	Coton cardé n° 1 (comprimé).	5k000

CAISSE N° 5

Grand linge à pansement :		30k.000	Irrigateur Eguisier de 1 litre.	1
Bandages de corps.	18		Lacs en treillis, avec boucles, pour appareils à fractures.	100
— triangulaires.	8		Seringues à piston, en étain, à double parachute, petites, pour injection.	2
— carrés.	5		Cordonnet de soie, à ligatures.	0k050
— en T.	5		Epingles.	2.000
Echarpes.	50		Ficelle fine.	2.000
Suspensoirs.	5		Ruban de fil.	0.500
Draps.	20k500			
Cuvettes à pansement, en fer battu étamé, grandes.	3			
Pelottes compressives de Larrey.	8			

CAISSE N° 6

Petit linge à pansement ordinaire.	40k000	Petit linge à pansement ordinaire, fenêtré.	1k50

CAISSE N° 7

Charpie comprimée.	6k000	Attelles en bois, pour fractures de la jambe.	12
Coton cardé n° 1, comprimé.	15.000	Attelles en bois articulées, pour fractures de la cuisse.	10
Attelles en bois, pour fractures du bras.	12	Attelles palettes palmaires.	5
Attelles en bois, pour fractures de l'avant-bras.	12		

CAISSE N° 8

Charpie comprimée.	14k000	Coussins à fractures (petits).	20
Gaze à pansement.	20 m.	Bandes de carton.	50

EN VRAC

Gouttières en fil de fer, pour le bras et l'avant-bras.	4	Gouttières en fil de fer, pour la jambe.	8
Gouttières en fil de fer, pour le bras et l'avant-bras, avec flexion à angle droit.	4	Gouttières en fil de fer, pour la cuisse.	4

VOITURE D'APPROVISIONNEMENT N° 2

CAISSE N° 1

Coussins à fractures, grands. 40

CAISSE N° 2

Coussins à fractures : 10 grands, 30 moyens, 40

CAISSE N° 3

Taffetas gommé.	40 m.	Attelles conjuguées en fil de fer :	
Coussins matelassés pour gouttières diverses (4 gouttières du bras et de l'avant-bras, 4 gouttières du bras et de l'avant-bras, avec flexion à angle droit, 4 gouttières pour la cuisse, 8 gouttières pour la jambe).	20	Pour fractures du bras.	5
		Pour fractures de l'avant-bras.	5
		Pour fractures de la jambe.	5
		Musettes à pansement, vides.	8
		1 *boîte n°* 10 :	
		Plâtre à mouler.	20 k.

Administration.— Les objets d'administration transportés dans le fourgon n° 2 sont des conserves qui n'offrent rien de particulier à noter ; le petit nombre des couvertures en service indique d'avance la nécessité de réquisitions importantes pour assurer le couchage des blessés. Ainsi nous trouvons dans les caisses suivantes de l'approvisionnement de réserve, transportées dans le fourgon n° 2 :

CAISSE N° 4

Conserves de bouillon (Liebig).	10k000	Conserves de lait concentré.	5k000
— de viande	10.000	— de légumes (oseille).	5.000
— de julienne.	10.000	Légumes secs.	5.000

CAISSE N° 5

1 *boîte A :*		1 *Caisse pour lanterne marine d'ambulance n° 2 :*	
Bougies.	3k000	Lanterne marine pour ambulance, en verre rouge.	1
1 *boîte B :*		Burettes à huile, de 500 gr.	2
Ciseaux à lampe, petits (paire de),	1	Ciseaux à lampe (paire de).	1
Mèches plates n° 6.	0k400	Huile à brûler.	1 l.
1 *boîte C :*		Mèches plates n° 6.	0k030
Sel.	5.000	*Sacs à denrées :*	
1 *Caisse pour lanterne marine d'ambulance n° 1 :*		Ordinaire.	1
		De 6 kil.	2
Lanterne marine pour ambulance, en verre blanc.	1	De 12 kil.	1
Burettes pour l'huile, de 500 gr.	2	Cadenas petits.	15
Ciseaux à lampe (paire de).	1	Sac d'outils complet.	1
Huile à brûler.	1 l.	Serpe.	1
Mèches plates n° 6.	0.030	Huile à brûler.	5 l.
		Savon de Marseille.	0k250
		Vinaigre.	2 l.

BACHE POUR COUVERTURES N° 1

Couvertures de laine, grises. 10

BACHE POUR COUVERTURES N° 2

Couvertures de laine, grises. 10

TONNEAU CERCLÉ DE 30 LITRES, SANS CHAINETTES

Eau-de-vie. 30 litres.

Les objets qui complètent le chargement des fourgons d'approvisionnement de réserve sont :

Un tonneau en fer cerclé, de 50 litres, pour l'approvisionnement d'eau, près du siège de la voiture n° 1.

Un tonneau en fer cerclé, de 50 litres, pour l'approvisionnement de vin, près du siège de la voiture n° 2.

FANIONS ET OUTILS DIVERS PORTÉS EN VRAC

Hampes pour fanion d'ambulance.	2	Hache, pelle de terrassier, pioche, scie montée pour le bois. (de chaque)	1
Fanions d'ambulance.	10		

Enfin, comme matériel accessoire, on trouve dans chaque voiture d'approvisionnement de réserve :

Bidons de 1 litre pour brancardiers.	50	Brancards avec bretelles.	25
		Brassards.	150

Récapitulation.

En somme, l'approvisionnement de réserve contient comme médicaments :

1° MÉDICAMENTS POUR L'USAGE INTERNE

Narcotiques. — Alcoolé d'extrait d'opium, 500 gr.; extrait d'opium, 100 gr.; chlorhydrate de morphine, 5 gr.; alcoolé de digitale*, 100 gr.

Anesthésiques. — Chloroforme, 3,000 gr.
Stimulants. — Alcool à 90°, 900 gr.; alcoolé de cannelle, 600 gr.; alcoolat de mélisse, 400 gr.; alcoolat de cochléaria*, 200 gr.; extrait de quinquina* gris, 500 gr.; éther sulfurique alcoolisé, 500 gr.; thé, 2,000 gr.; tilleul, 4,000 gr.
Toniques fébrifuges.—Sulfate de quinine, 150 gr.
Emollients. — Glyzine, 2,000 gr.
Tempérants. — Azotate de potasse*, 300 gr.; carbonate de potasse*, 100 gr.; chlorate de potasse*, 1,000 gr.
Eméto-cathartiques. — Calomel, 100 gr.; émétique, 30 gr.; poudre d'ipéca, 250 gr.; poudre de rhubarbe*, 100 gr.; sulfate de magnésie, 3,000 gr.
Absorbants. — Sous-azotate de bismuth, 500 gr.

2° MÉDICAMENTS POUR L'USAGE EXTERNE

Topiques. — Amadou, 250 gr.; éponges, 250 gr.; éponges à la ficelle*, 50 gr.
Caustiques acides. — Acide acétique, 125 gr.; acide chlorhydrique*, 100 gr.
Caustiques alcalins. — Ammoniaque, 250 gr.
Caustiques métalliques. — Nitrate d'argent fondu, 50 gr.; azotate d'argent cristallisé, 30 gr.
Vésicants. — Papier sinapisé, 200 feuilles; sparadrap vésicant*, 2 mètres.
Résolutifs. — Alcoolé d'iode*, 200 gr.; pommade mercurielle*, 250 gr.
Astringents. — Acétate de plomb, 300 gr.; alun, 1,000 gr.; perchlorure de fer, 300 gr.; sulfate de zinc, 125 gr.
Antiseptiques. — Acide phénique, 2,500 gr.; camphre*, 500 gr.; alcoolé de camphre, 500 gr.
Antipsoriques. — Soufre*, 200 gr.
Emollients. — Glycérolé d'amidon, 2,000 gr.; huile d'arachides, 900 gr. axonge benzoïnée*, 800 gr.; cataplasme Lelièvre, 150 feuilles.
Adhésifs, — Collodion, 200 gr.; percaline agglutinative, 10 mètres; sparadrap, 30 mètres ; silicate de potasse, 1,000 gr.

3° OBJETS DE PANSEMENT ET APPAREILS DE RÉSERVE

Bandes.	30k000
Grand linge.	30.000
Petit linge.	41.500
Charpie.	20.000
Coton cardé.	20.000
Gaze à pansement.	20 m.
Taffetas gommé.	20 m.
Cordonnet de soie à ligatures.	0k050
Attelles en bois :	
Palmaires.	5
Avant-bras.	12
Bras.	12
Jambe.	12
Cuisse.	10
Attelles conjuguées en fil de fer :	
Avant-bras.	5
Bras.	5
Jambe.	5
Gouttières en fil de fer :	
Avant-bras et bras dans l'extension.	4
Avant-bras et bras dans la flexion.	4
Jambe.	4
Cuisse.	4
Coussins à fractures.	100
Coussins matelassés.	20
Lacs à fractures.	100
Bandes de carton.	50
Plâtre à mouler.	20k000
Pelotes de Larrey.	8

Les médicaments marqués d'une astérique ne se trouvent pas dans la voiture de chirurgie.

Enfin, comme matériel important, et approvisionnement de liquides :

Couvertures grises.	20	Tonneau de vin.	50 lit.
Brancards.	50	— d'eau-de-vie.	30 —
Bidons.	100	— d'eau.	50 —
Brassards.	300		

C. Voiture d'administration.

Nous en avons fini avec les voitures techniques, mais il nous reste encore à examiner les ressources en matériel et en conserves, qui sont transportées dans la voiture d'administration.

Cette voiture (fig. 203) est, dans son genre, mieux appareillée et plus complètement outillée que la voiture de chirurgie ; son installation intérieure est très confortable, le matériel qu'elle renferme est même trop complet, comme on peut s'en rendre compte

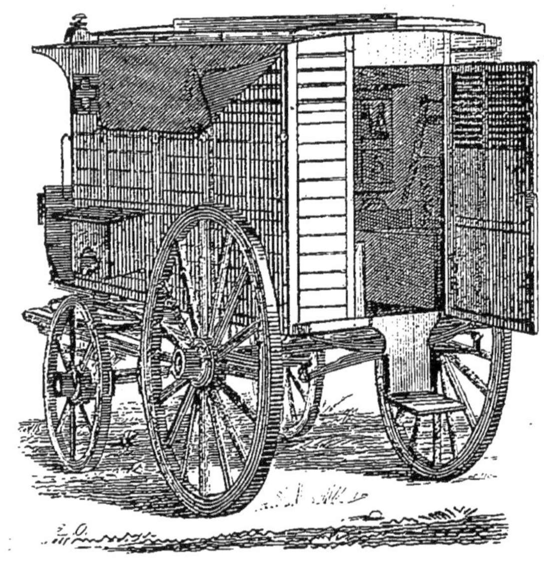

FIG. 203. — Voiture d'administration, (intérieur et coffre du siège ouverts).

en parcourant, sur la nomenclature, les séries de casseroles et de marmites qui y trouvent place. Quoi de plus simple à réquisitionner chez l'habitant que tous ces ustensiles de cuisine et pourquoi transporter un matériel si encombrant?

L'intérieur de cette voiture, dans laquelle on peut pénétrer par la porte ouverte à l'arrière, est disposé comme une chambre entourée d'étagères, de coffres et de compartiments. Les coffres contiennent les conserves diverses; les compartiments renferment quelques denrées; les étagères sont disposées pour revevoir les ustensiles, et aux parois de la voiture sont suspendus quelques instruments.

Nous croyons inutile d'indiquer la disposition exacte des objets et le détail des conserves renfermées dans les différents coffres ou compartiments; cette connaissance importe surtout aux officiers d'administration, elle ne doit intéresser que relativement le médecin. Aussi nous bornerons-nous à en donner une vue d'ensemble.

Sur le devant de la voiture est une armoire divisée en 5 casiers, dans lesquels sont renfermés les fournitures de bureau, des ustensiles à l'usage des malades, du linge et différents objets d'un emploi spécial : brocs, cafetières, moulins à café, seaux ordinaires en fer battu, lanternes, etc.

Dans le coffre, sous le siège, sont des seaux en toile; dans les compartiments à droite et à gauche de la voiture, près du siège, un réservoir en bois de 50 litres pour le vin, et un réservoir en fer battu de 50 litres pour l'eau. Dans l'intérieur de la voiture, les coffres et les compartiments renferment : des conserves de légumes, de julienne, de bouillon de viande, de lait concentré; des biscuits, des pruneaux, du chocolat, du café, du sucre; du vermicelle, du riz, de la fleur de farine, des légumes secs; du beurre, du saindoux; du sel et des condiments; de l'huile à manger, du vinaigre et de l'eau-de-vie. A côté de ces provisions, on trouve encore des bougies, du savon, de l'huile à brûler, des fagots résineux, etc.

Enfin le chargement se complète par une série d'ustensiles rangés sur les coffres du fond et une collection d'instruments suspendus aux parois de la voiture : couperets, couteaux; bassines à distribution, trépieds, marmites de campagne, balance, poêle à frire, casseroles, etc.

Pour avoir une idée de cet approvisionnement si complet, il suffit de jeter les yeux sur la nomenclature spéciale à cette voiture :

CHARGEMENT DE VOITURE D'ADMINISTRATION

INTÉRIEUR DE LA VOITURE

Coffre n° 1 :

Conserves de légumes (haricots verts 4 k., petits pois 2k., oseille 4 k.).	10k000
Conserves de julienne.	5,000
Pruneaux.	5,000

Coffre n° 2 :

Conserves de bouillon (Liébig).	20,000
Conserves de viande.	20,000

Coffre n° 3 :

Conserves de lait concentré.	5,000
Beurre demi-sel.	5,060
Saindoux.	10,000

Etagère n° 4 : (Dans une boîte.)

Fourchette de cuisine, moyenne.	1
Fourchette de cuisine, petite.	1
Poêle à frire, moyenne.	1
Ecumoire en fer battu étamé, petite.	1
Passoire creuse, de 3 litres, en fer battu étamé.	1
Cuillères à bouillon, en fer battu étamé, de 50 centilitres.	2
Cuillère à distribution en fer battu étamé, de 37c5.	1

Compartiment n° 5 :

Eau-de-vie.	1k000
Huile à manger.	1,000
Vinaigre.	1,000
(Dans une bouteille en verre noir de 1 litre.)	

Compartiment n° 6 :

Riz.	5k000
Vermicelle.	3,000

Compartiment n° 7 :

Café.	6,000
Sucre blanc.	4,000

Compartiment n° 8 :

Biscuits (paquets de).	10
Chocolat.	5k000

Coffre n° 9 (disponible).

Coffre n° 10 :

Fleur de farine.	1,000
Légumes secs.	25,000

Coffre n° 11 :

Ciseaux à lampe, petits (paire de).	1
Bougies.	15k000
Fagots résineux.	1k000
Huile à brûler (4 litres dans un vase de 4 litres, 1 litre dans une burette de 1 litre).	5,000
Mèches plates n° 6 (1 klog. en réserve, dans 1 boîte C, 32 gr. pour le service de la voiture, dans 1 boîte B.)	1,032
Savon de Marseille.	2,000
Sel gris (dans une boîte A).	3,000
Condiments divers.	»

Crochet de boucherie :

Viande fraîche.	20,000

Paroi latérale de droite :

Ciseaux moyens (paire de).	1
Pelle à main en tôle forte.	1
Scie de boucherie	1
Tire-bouchon.	1
Romaine oscillante, garnie en acier, de la portée de 50 kilogr.	1
Marteau ordinaire grand.	1
Scie montée pour le bois.	1

Paroi latérale de gauche :

Couperet petit.	1
Couteau de cuisine, à abattre. grand.	1
Couteau de cuisine, à émincer, grand.	1
Couteau de cuisine, à émincer, moyen.	1
Couteau de cuisine, à émincer, petit.	1
Fusil de boucherie	1
Bassine à distribution, en fer battu étamé.	1
Appareils à distribution, en bois.	2
Table articulée avec pied en X.	1
Hache.	1
Hachette.	1
Allumettes amorphes (boîtes de 50 allumettes, dans une boîte en zinc).	12

Fond de la voiture :

Trépied en fer forgé (petit).	1
Marmite de campagne, en fer battu étamé, de 50 litres.	1
Marmite de campagne, en fer battu étamé, de 30 litres.	1
Marmite de campagne, en fer battu étamé, de 20 litres.	1

EXTÉRIEUR DE LA VOITURE

Armoire située sur le devant

Casier n° 1 :

Bâtons de cire à cacheter.	4
Boîtes de plumes métalliques.	3
Bouteilles de carmin.	2
Bouteilles de sandaraque.	2
Canif.	1
Colle à bouche (morceaux de).	2
Crayons.	6
Encre noire (dans 2 cruchons en grès).	0k500
Encriers.	3
Enveloppes diverses.	100
Epingles.	1,000
Gomme élastique (morceaux de).	2
Grattoir.	1
Grimace pour pains à cacheter.	1
Pains à cacheter.	0k050
Papier à état (petit format).	2k
Papier à lettres.	5m
Papier à enveloppes, carré, bulle.	3m
Papier blanc ordinaire.	6m
Pelote de ficelle rouge.	1
Plumes d'oie (paquets de).	2
Poinçon.	1
Porte-plumes.	12
Règles diverses.	2
Imprimés de comptabilité.	»

Casier n° 2 :

Tabliers d'infirmiers.	26
Sacs à denrées, ordinaires.	4
Sacs à denrées, de 6 kilogrammes.	5
Sacs à denrées de 9 kilogrammes.	10
Fanions d'ambulance (un tricolore, un portant la croix de la Convention de Genève).	2
Eponges ordinaires.	0k500

Casier n° 3 :

Gamelles d'un litre, en fer battu étamé.	40
Gobelets de 30 centilitres, en fer battu étamé.	40
Mesure en fer-blanc, de 1 litre.	1
Mesure en fer-blanc pour distribuer le vin, de 25 centilitres.	1
Ficelle forte.	2k000

Casier n° 4 :

Serviettes de toile pour la toilette.	30
Torchons.	60

Casier n° 5 :

Assiettes, en fer battu étamé.	20
Cuillères à soupe, en fer battu étamé.	70
Fourchettes, en fer battu étamé.	20
Pots à tisane, de 1 litre, en fer battu étamé	40
Bols à potage, pour soldats.	6
Ecuelles pour soldats.	12
Salières en verre.	2
Verres à boire ordinaires.	6
Bougeoirs en cuivre	4
Broc à vin, en fer-blanc, de 2 litres.	1
Cafetière à filtrer, de 12 tasses.	1
Lanternes avec réflecteur et souche.	3
Cadenas, petits.	4
Couteaux de table, grands.	6
Casseroles à queue articulée, en fer battu, de 4 litres.	1
Casserole à queue articulée, en fer battu, de 3 litres.	1
Casserole à queue articulée, en fer battu, de 2 litres.	1
Casserole à queue articulée, en fer battu, de 1 litre.	1
Couvercle de casserole, en fer battu étamé, de 4 litres.	1
Couvercle de casserole, en fer battu étamé, de 3 litres.	1
Couvercle de casserole, en fer battu étamé, de 2 litres.	1
Couvercle de casserole, en fer battu étamé, de 1 lit.	1
Seaux ordinaires, sans couvercles, de 15 litres, en fer battu étamé.	4
Seaux ordinaires, sans couvercles, de 10 litres, en fer battu étamé.	4
Moulin à café pour l'ambulance.	1

Coffre sous le siège :

Seaux en toile,	10
Sac d'outils complet.	1

Compartiments spéciaux : l'un à droite, l'autre à gauche de la voiture, près du siège :

Vin (dans un réservoir en bois de 50 litres).	50l.00
Eau (dans un réservoir en fer battu étamé, de 50 litres.	50k00

Après cette longue énumération, nous n'avons qu'à exprimer la crainte que nous inspire la difficulté de transporter un matériel si encombrant.

Matériel de transport des blessés, du personnel, des bagages, etc.

L'ambulance dispose, en outre, de divers moyens de transport pour les malades et les blessés et enfin de voitures pour le transport des vivres, des tentes, des bagages et du personnel non monté.

D. Cacolets et litières.

Ce sont d'abord les cacolets et les litières, dont la disposition a été étudiée au chapitre des brancardiers. Ce mode de transport est surtout avantageux en Algérie et dans les montagnes, ou sur un terrain accidenté et d'un accès difficile. Mais les mulets ainsi chargés sont exposés à faire des faux pas et à entraîner les blessés dans leur chute, ce qui peut amener des conséquences très fâcheuses. Il faut donc considérer ce moyen comme exceptionnel, le destiner aux blessés les moins graves et le réserver pour le transport à travers champs, car pour les transports à longue distance, c'est encore sur les voitures auxiliaires d'ambulance et sur les voitures improvisées que l'on doit le plus compter.

E. Voiture d'ambulance a quatre roues.

La voiture d'ambulance à quatre roues, que nous avons examinée au point de vue du mode de chargement, se compose d'un cabriolet et d'une caisse suspendus sur six ressorts. Le cabriolet couvert, donne place à trois personnes : le conducteur et deux infirmiers ou deux malades assis ; il contient sous le siège deux compartiments à réservoirs, s'ouvrant sur les côtés de la voiture. La caisse est à parois pleines jusqu'à mi-hauteur, le reste peut être fermé ou laissé ouvert à volonté au moyen de rideaux de toile imperméable. La paroi postérieure peut se rabattre et laisse ouvrir deux palettes à charnières qui servent de marchepied. Un frein, une lanterne à réflecteur, une impériale à galerie et un coffre fixé au-dessous de l'arrière-train complètent l'aménagement extérieur de la voiture.

A l'intérieur, la caisse reçoit quatre brancards placés deux par deux sur deux étages. Le système de chariot Beaufort sert pour l'introduction des brancards dans cet omnibus.

Quand les brancards sont enlevés, deux banquettes ordinairement relevées et fixées contre les parois peuvent être disposées pour cinq blessés assis de chaque côté.

Le poids de la voiture à vide est de 1,045 kil. Avec quatre blessés couchés et deux assis, un conducteur, les armes, les bagages, les rations de fourrage et l'approvisionnement d'eau, ce poids sera presque doublé. On reproche donc à cette voiture d'être trop lourde; mais destinée particulièrement à l'évacuation des postes de secours et des ambulances, elle ne marchera que sur de bonnes routes et par conséquent deux chevaux pourront suffire à l'enlever.

Le chargement de la voiture à quatre roues, pour le transport des blessés, se compose comme il suit :

DANS L'INTÉRIEUR DE LA VOITURE

Brancards avec bretelles, pour les ambulances.	4

(Lorsque les brancards sont montés dans la voiture, les bretelles sont placées dans le coffre du siège du conducteur.)

COFFRE DU SIÉGE DU CONDUCTEUR

Urinoir en étain.	1	Huile à brûler.	2 l.
Torchons.	2	Mèches plates n° 6.	0k032
Récipient à double fond et à bec, bouché au liège.	1	Fanions d'ambulance (un tricolore, un portant la croix de la Convention de Genève).	2
Ciseaux à lampe, petits (paire de).	1		
Allumettes amorphes (boîte de 50).	1		

COMPARTIMENTS SPÉCIAUX

(L'un à droite, l'autre à gauche, près du siège).

Réservoirs à eau, de 25 litres, en fer battu.	2

F. Voitures d'ambulance a deux roues.

Rien à ajouter aux observations déjà présentées au sujet de cette voiture qui, on le sait, figure dans l'approvisionnement d'infirmerie régimentaire de cavalerie; nous croyons également inutile de rappeler la composition de son chargement.

G. Voitures pour le transport des bagages, des vivres et des tentes.

Nous n'avons rien à dire de la construction de ces voitures dont nous ne connaissons pas encore le modèle type; ce sont probablement des fourgons à deux ou à quatre roues analogues aux équipages régimentaires.

Destinées spécialement à transporter les cantines du personnel, les vivres de réserve et surtout les tentes, ces voitures pourront servir aux évacuations dans les circonstances urgentes.

Les tentes sont absolument nécessaires en cas de mauvais temps, soit pour abriter les chirurgiens qui opèrent, soit pour protéger momentanément les blessés contre les intempéries, lorsque l'ambulance s'établira à proximité du champ de bataille, loin des habitations.

Le besoin en est prévu, mais le type n'est pas encore fixé, les conditions à remplir étant assez complexes.

Parmi les principales qualités exigées pour une tente d'ambulance, on doit rechercher la légèreté, la facilité du transport, la rapidité du montage, la stabilité, les dimensions suffisantes pour six blessés au moins, une aération et un éclairement favorables, enfin une forme permettant au médecin de donner ses soins aux blessés sans aucune gêne.

La tente de campement, dite marabout, n'offre pas à beaucoup près cette dernière qualité, sa forme conique et l'excessive inclinaison de ses parois ne permettent pas de se tenir debout dans tous les emplacements de la tente. On y loge douze blessés au plus sur des brancards disposés en éventail autour du mât central.

Le montage exige un temps assez long et la fixité de la tente n'est obtenue qu'à l'aide de nombreux piquets profondément et solidement implantés dans le sol, condition impossible à remplir, lorsque ce sol est rocailleux ou le terrain détrempé et trop meuble; de plus, les cordes et les piquets sont un danger réel pour les hommes appelés la nuit à circuler dans le voisinage des tentes.

En échange, la tente conique a pour avantage d'être peu coûteuse (141 fr.), de ne peser que 57 kilos et d'être facilement transportable à dos de mulet.

La tente qui paraît appelée à la remplacer dans l'approvisionnement d'ambulance est la tente système Tollet, dite de champ de bataille.

Le type construit sur le modèle de la grande tente Tollet, adoptée par le ministère de la guerre pour les hôpitaux temporaires, présente une forme ogivale qui, indépendamment de la solidité et de la stabilité de l'édifice, offre pour avantage d'augmenter l'espace intérieur et de permettre la station debout dans la plus grande étendue de l'emplacement abrité (fig. 204).

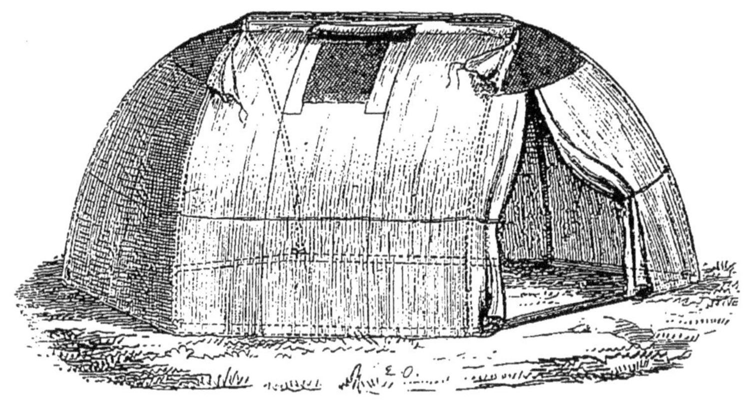

FIG. 204. — Tente Tollet, type A, dite de champ de bataille.

Cette tente se compose d'une enveloppe en toile et d'une ossature en fer qui constitue le squelette de la construction.

L'ossature en fer est formée de quatre parties : une semelle, des fermes, un faîtage et des entretoises.

La semelle est un assemblage de lames de fer plat qui forme le cadre de la tente.

Les fermes sont des pièces de fer courbes qui constituent en quelque sorte les nervures de la tente.

Ces fermes se terminent en bas par un pied en fourche qui se fixe sur la semelle à l'aide d'un boulon à écrou. Elles sont assemblées en haut, à l'aide de boulons analogues, disposés à demeure à chaque extrémité d'une pièce de bois qui forme le faîtage ; l'écartement et la fixité des ces membrures métalliques sont obtenus par des entretoises ou traverses de fer creux placées entre elles.

L'enveloppe en toile imperméable est maintenue par le bas sans piquets au moyen de cordes fixées sur les fermes. Cette toile se relève à chaque bout pour les portes, elle offre à chaque pignon et sur chaque côté des ouvertures garnies de toile à canevas pour l'aération, ouvertures que l'on peut fermer et ouvrir à volonté. Un lé en toile transparente assure l'éclairement de l'intérieur quand toutes les ouvertures sont fermées.

Cette tente peut contenir six brancards ou servir d'abri pour seize hommes ; son poids total de 95 kilos ne dépasse pas le poids de la charge réglementaire d'un mulet.

Ce type, qui réalise un perfectionnement incontestable sur les modèles en usage, sera probablement adopté pour l'ambulance. Le montage est des plus simple et très rapide sur n'importe quel terrain.

Cette tente offre pour les blessés un abri sûr réunissant les conditions les plus avantageuses au point de vue hygiénique, et permet sans gêne l'exécution des différentes opérations à pratiquer sur le champ de bataille.

Les différents modèles proposés pour l'hospitalisation sur place des blessés non transportables ne trouvent pas leur application à l'ambulance. Nous laissons donc de côté cette question pour la reprendre en temps voulu.

H. Voiture pour le personnel.

Cette voiture, qui sera probablement construite sur le type des tapissières, doit permettre aux médecins non montés, aux officiers d'administration et à l'aumônier, de suivre sans fatigue les troupes de la division.

Son adoption est l'application d'une idée généreuse déjà exprimée par Percy. Pour transporter avec la plus grande rapidité, les officiers de santé au premier rang des combattants, cet illustre chirurgien avait imaginé des voitures de construction spéciale, appelées wurtz, dont on peut voir le spécimen sur les planches qui ornent les mémoires de chirurgie de Larrey.

La nécessité d'une voiture pour le transport des médecins d'ambulance se fait beaucoup moins sentir actuellement, car la plupart des officiers de santé du cadre actif sont montés ; cependant les avis diffèrent encore à cet égard.

« L'expérience de la dernière guerre, dit M. Legouest, a démontré qu'il y a tout avantage à transporter en voiture le personnel médical des ambulances ; il est moins fatigué et plus apte à son service qu'après une marche faite à cheval, et, délivré des soins que réclame son propre équipage, il ne s'occupe plus que de ses malades. Spontanément et progressivement, la plupart des médecins d'ambulance dans la campagne de 1870-71 se sont procuré des voitures, notamment de petits omnibus de chemins de fer, pour transporter avec eux quelques vivres et quelques petits bagages, à leur grande commodité et au grand avantage du service. Ce serait donc, à notre avis, une heureuse modification et une simplification, que de substituer aux chevaux des médecins et des officiers d'administration eux-mêmes, une ou deux voitures couvertes, relevant du train des équipages attaché à l'ambulance. »

Cette opinion, appuyée par M. le médecin-inspecteur Perrin et soutenue par des médecins militaires éminents, n'a cependant pas prévalu ; la plupart des médecins et des officiers d'administration suivront à cheval les formations sanitaires auxquelles ils appartiennent.

Cette mesure s'explique par la nécessité de laisser aux médecins la faculté de se transporter isolément et rapidement à un point déterminé, suivant les besoins et d'après les ordres reçus, soit pour reconnaître un cantonnement, soit pour assurer des réquisitions, soit enfin pour aller sur le champ de bataille recueillir les renseignements nécessaires sur l'installation des postes de secours, etc.....

Les voitures offrent le grand avantage d'abriter contre les intempéries, mais elles encombrent trop les colonnes et ne peuvent pas toujours passer à leur rang ; de là, des retards continuels. Déjà les voitures de chirurgie et les voitures techniques ne paralysent que trop la mobilité de l'ambulance.

Quant aux fatigues éprouvées par le cavalier, elles seront d'autant moindres qu'il sera plus exercé à l'équitation, et, à cet effet, presque tous les médecins militaires seront parfaitement préparés, puisqu'ils sont montés en tout temps. Ajoutons enfin que pendant la campagne de l'Est en 1870, les omnibus qui devaient transporter les médecins, pouvaient à grand'peine suivre, même à vide, le mouvement des troupes dans les montagnes du Jura. Bien souvent alors, les médecins d'ambulance ont eu à regretter de ne pas pouvoir se porter en avant pour aider les médecins des corps de troupes en attendant l'arrivée de l'ambulance et de son approvisionnement.

En somme, les dispositions actuellement adoptées, et qui consistent à monter les médecins du cadre actif et à transporter en voiture les médecins de la réserve, nous paraissent les plus avantageuses.

FONCTIONNEMENT DE L'AMBULANCE DIVISIONNAIRE

Connaissant tous les éléments qui entrent dans la composition de l'ambulance divisionnaire, nous pouvons, dès maintenant, entreprendre l'étude de cette formation si importante.

Le deuxième ou le troisième jour de la mobilisation, tout le personnel médical et subalterne se trouve réuni au point désigné, qui est le lieu de concentration de la division ; là est emmagasiné le matériel de l'ambulance.

Le médecin divisionnaire entre immédiatement en fonctions ; il se met en relation avec le général commandant la division, puis il reçoit son personnel auquel il communique les ordres reçus. Cette fonction nouvelle n'est pas sans embarras, car le médecin divisionnaire connaît à peine les chefs et les subordonnés qu'il vient de rejoindre ; il ignore encore bien des parties importantes du service qu'il va diriger, n'ayant pas été appelé, dès le temps de paix, comme les directeurs de corps d'armée, à se préparer à cette mission, puisqu'auparavant son emploi de médecin divisionnaire n'existait pas ou plutôt ne correspondait à aucun fonctionnement.

Bref, le médecin divisionnaire doit promptement se mettre au courant de la situation ; il cherche à connaître les éléments dont il dispose pour organiser le service ; il distingue les aptitudes spéciales de ses subordonnés pour répartir en conséquence les différents emplois disponibles.

Le médecin divisionnaire n'est pas médecin-chef de l'ambulance divisionnaire, afin d'être plus à même de diriger l'ensemble du service de première ligne et, comme nous l'avons dit plus haut, ses devoirs à cet égard sont multiples.

Les attributions du médecin divisionnaire étant aujourd'hui réglées par l'article 22 précité, laissons de côté ce point pour nous occuper exclusivement du fonctionnement de l'ambulance sous l'autorité d'un médecin-chef distinct.

SERVICE DE MARCHE

La division d'infanterie en marche se divise en plusieurs groupes :

1° Le groupe chargé du service d'exploration et de sûreté ;
2° L'avant-garde ;
3° Le gros de la colonne ;
4° Le train de combat avec lequel marche l'ambulance ;
5° L'arrière-garde :
6° Le train régimentaire de la division ;
7° Le convoi administratif.

L'ambulance divisionnaire a ainsi une place déterminée dans la colonne formée par la division et, d'après le règlement sur le service des armées de campagne, cette ambulance marche derrière le quatrième régiment; de plus, elle fournit à l'avant-garde un détachement composé d'une section.

Pour avoir une idée du dispositif de la division en marche, il faut connaître la composition des groupes qui forment la colonne. Ce sont :

1° SERVICE D'EXPLORATION ET DE SURETÉ :

La cavalerie attachée à la division, en avant, plus ou moins loin suivant les circonstances et la proximité de l'ennemi.

2° AVANT-GARDE :

Un détachement de cavalerie ;
Premier régiment d'infanterie ;
Etat-major de la première brigade ;
La demi-compagnie divisionnaire du génie ;
Une ou deux batteries d'artillerie ;
Un détachement d'ambulance ;
Un jour de vivres pour la cavalerie ;
Le campement de la division.

3° GROS DE LA COLONNE :

L'état-major de la division ;
Un bataillon d'infanterie du deuxième régiment ;
Deux ou trois batteries montées ;
Deux bataillons du deuxième régiment ;
La deuxième brigade (moins deux compagnies d'arrière-garde).

4° Train de combat de la division :

L'ambulance (moins le détachement d'avant-garde) ;

Une section de munitions d'infanterie et une section de munitions d'artillerie, si elles sont détachées du train de combat du corps d'armée pour suivre la division opérant isolément ;

Détachement de police.

5° Arrière-garde :

Deux compagnies d'infanterie.

6° Train régimentaire de la division :

Gendarmerie et prisonniers ;

Train du quartier-général de la division ;

Voitures du trésor et des postes ;

Voitures de réserve de l'ambulance ;

Train de la cavalerie, moins un jour de vivres ;

Train de la demi compagnie divisionnaire du génie ;

Train de la première brigade ;

Train de la deuxième brigade ;

Train de l'artillerie divisionnaire ;

Train des deux sections de munitions d'infanterie et d'artillerie, s'il y a lieu.

7° Convoi administratif.

Ce convoi marche à une distance déterminée par le commandant de la colonne ; il lui est donné une escorte spéciale, s'il y a lieu.

La figure 205 donnera une idée plus précise de l'ensemble de la division en colonne.

Les parties constituantes de la colonne étant connues, arrêtons-nous à ceux de ses éléments qui présentent quelque intérêt, au point de vue du service médical.

a. **Avant-garde.** — L'avant-garde est formée, nous venons de le voir, de cavalerie, d'artillerie et d'un régiment d'infanterie tout entier, régiment qui est naturellement suivi de son infirmerie médecins, infirmiers, approvisionnement complet, et d'une voiture-omnibus, détachée de la section d'ambulance qui marche derrière l'avant-garde.

C'est surtout pour permettre à cette section d'entrer rapidement en action, en cas d'engagement imprévu, qu'elle a été détachée de

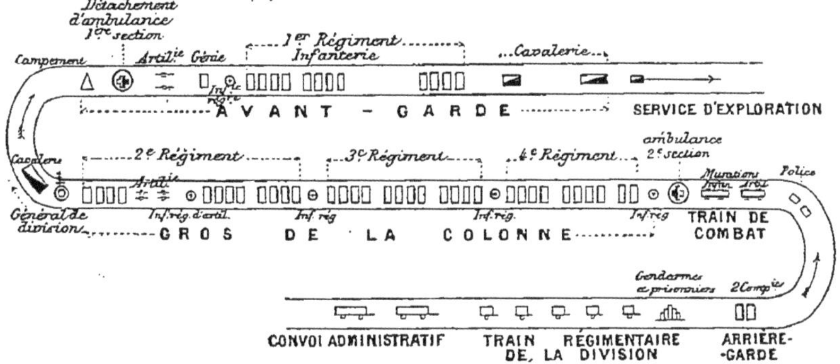

FIG. 205. — Colonne d'une division d'infanterie.

l'ambulance qui accompagne le gros de la colonne, car son rôle se bornera, dans les circonstances ordinaires, à recevoir l'excédent des éclopés de l'infanterie d'avant-garde.

Comme les 2 voitures à 4 roues sont affectées en marche, l'une aux bataillons d'avant-garde, l'autre au 1er régiment du gros de la colonne, les moyens de transport de la section détachée se trouvent réduits à 3 voitures légères d'ambulance, 5 paires de litières et 10 paires de cacolets.

b. **Campement**. — Derrière l'avant-garde marche le campement, c'est-à-dire la troupe chargée de préparer le logement au cantonnement. L'ambulance est représentée dans le campement comme chacun des services de la division ; un médecin de l'ambulance divisionnaire assisté d'un ou plusieurs soldats, marche chaque jour avec le campement.

Il reconnaît les locaux qui peuvent être affectés à l'ambulance, tels que : hôpitaux, couvents, halles, maisons d'école, édifices publics, etc. Il les propose pour cette destination au commandant du campement.

Ce local étant le plus souvent désigné à l'avance, le chef du campement de l'ambulance n'aura qu'à y réunir les objets nécessaires pour recevoir, dans la soirée, les éclopés et les malades venant des corps.

Pour obtenir le matériel d'exploitation et les objets de couchage indispensables, il aura recours à des réquisitions ; de plus, il devra rechercher, en vue des évacuations du lendemain, les moyens de transport disponibles, et requérir immédiatement les voitures suspendues, qui sont en principe réservées au service de santé...

De même, d'après le règlement sur le service des armées en campagne, lorsque les troupes bivouaquent, le chef du campement de l'ambulance recherche, dans le voisinage le plus immédiat des troupes, et autant que possible sur un point central facile à découvrir et à désigner, une maison ou une ferme pour abriter l'ambulance ; il la propose pour cette destination au commandant du campement.

c. Gros de la colonne. — Dans le gros de la colonne sont encadrées quatre infirmeries régimentaires, marchant l'une à la suite du groupe des batteries divisionnaires, les trois autres à la suite des régiments d'infanterie.

d. Train de combat. — L'ambulance est placée à 100 mètres du 4e régiment, en avant du train de combat qui comprend avec l'ambulance, les munitions d'infanterie et d'artillerie et les chevaux de main.

Les éléments constitutifs de l'ambulance doivent marcher en ordre, avec des distances très régulières, pour ne pas allonger outre mesure la colonne de la division, déjà très étendue.

En moyenne, on compte 7 kilomètres comme longueur totale pour les parties combattantes de la division, y compris l'ambulance qui, complète, forme à elle seule une colonne longue de 425 mètres environ.

Dans certaines circonstances, la grande distance qui sépare la tête de la queue de la colonne oblige à fractionner la division et à faire marcher les fractions sur plusieurs routes parallèles ; dans ces conditions, l'ambulance se place, à moins d'ordres contraires, derrière le 4e régiment.

Rien à signaler dans l'arrière-garde.

e. Train régimentaire. — Le train régimentaire de la division comprend, pour chaque état-major et chaque corps de troupes, les voitures de vivres, portant deux jours de vivres de réserve, les voitures de bagages, les voitures de cantinières, les voitures de trésor et des postes; les voitures de bagages de l'ambulance y prennent également place; avec ces dernières marcheront peut-être les fourgons d'approvisionnement de réserve.

La distance à laquelle le train régimentaire suit la colonne de combat est subordonnée aux circonstances.

f. **Convoi administratif.** — Le convoi administratif se compose de voitures portant quatre jours de vivres de réserve; et ce sont le plus souvent ces voitures qui servent, dès qu'elles sont vides, à faciliter les évacuations sur les hôpitaux de l'arrière.

En résumé, pendant la marche, le rôle de la section d'ambulance qui suit l'avant-garde ou le gros de la colonne consiste à recueillir et à soigner les éclopés, les malades et les blessés qui lui sont envoyés des régiments correspondants.

A cet effet, dans chaque section, un des médecins commandé de service veille à l'installation de ces malades dans les voitures et leur donne les soins nécessaires pendant la route. En cas de fait grave, il rend compte au médecin-chef qui avise.

En principe, tout homme adressé à l'ambulance doit être porteur d'un billet d'hôpital ou d'une fiche de diagnostic signée du médecin du corps.

La situation de l'ambulance dans la colonne n'étant pas toujours aussi bien déterminée, surtout lorsque la division s'avance sur plusieurs routes, il est difficile aux médecins des corps en marche de diriger les éclopés sur l'ambulance; c'est pourquoi on a détaché de celle-ci les voitures de transport à quatre roues, qui suivent chaque régiment pendant la marche et rejoignent l'ambulance à l'arrivée au cantonnement, en y ramenant ainsi les malades et les éclopés.

Pour la marche en retraite, les éléments de la colonne sont disposés dans l'ordre inverse, l'avant-garde devient arrière-garde.

INSTALLATION AU CANTONNEMENT OU AU BIVOUAC.

Lorsque la colonne arrive à proximité du cantonnement ou du bivouac, les troupes sont arrêtées; le commandant des troupes dicte ses ordres, puis donne le signal de l'installation.

L'ambulance s'établit alors dans les locaux qui lui sont assignés et arbore le drapeau distinctif; elle place également ses lanternes pour la nuit, de manière à bien les mettre en évidence; les voitures sont alors rangées et forment le parc à proximité de l'emplacement occupé ; les infirmiers installent les malades et préparent ce qui est nécessaire pour les soins à donner et pour l'alimentation; les médecins passent la visite et attendent les malades qui leur sont adressés par les différents régiments de la division, dont la visite médicale est également passée à l'arrivée au cantonnement. Aussitôt après l'installation de l'ambulance, le médecin-chef envoie un officier ou un sous-officier qui se tient à la disposition du commandant du cantonnement et qui doit aller prendre ses ordres en cas d'alerte.

En outre, le médecin-chef doit veiller à ce que le personnel de l'ambulance soit toujours à même d'être promptement réuni et prêt à marcher au premier signal; les voitures doivent toujours être en état de suivre, le jour comme la nuit; dans ce but, les chevaux seront logés dans le voisinage pour être attelés sans retard; enfin, il faudra que les objets retirés des voitures soient maintenus en bon ordre, pour être replacés rapidement dans les casiers, en cas de départ imprévu.

SERVICE PENDANT LES PÉRIODES DE MARCHE

Pendant les périodes de marche, le service de l'ambulance s'exécute conformément à l'article 70 du règlement, de la manière suivante :

« Les ambulances reçoivent journellement les malades et les écloppés des corps de troupes, leur donnent les premiers soins et assurent leur évacuation. »

« Lorsque l'ordre de mouvement prévoit les conditions de l'évacuation journalière, les écloppés et les malades reçoivent une des destinations ci-après : »

« Les écloppés sont envoyés dans un des dépôts qui sont établis sur la ligne d'étapes. »

« Les malades sont évacués : soit sur un hôpital d'évacuation, soit sur un hôpital permanent du pays traversé, soit sur un hôpital auxiliaire (c'est-à-dire desservi par les sociétés de secours), soit, à défaut des destinations précédentes, sur une localité où le service est fait par un hôpital de campagne. »

« Lorsque l'ordre de mouvement ne contient aucune indication spéciale à ce sujet, les évacuations sont dirigées sur le commandement d'étapes établi à la tête d'étapes de guerre ou de route du corps d'armée. Un hôpital d'évacuation, placé à ce commandement d'étapes, reçoit les évacués et leur donne, d'après les instructions du médecin-chef du service des étapes, l'une des destinations prévues ci-dessus. »

« Les feuilles d'évacuation sont distinctes pour les écloppés et pour les malades. »

« Le médecin-chef organise le convoi d'évacuation. S'il n'est pas possible de recourir aux voitures des autres services, il requiert les voitures nécessaires. Les voitures d'ambulance pour le transport des blessés ne sont exceptionnellement employées à ces évacuations journalières que si la distance à franchir leur permet de rejoindre, au plus tard dans la soirée, le nouveau gîte de l'ambulance. »

« Le convoi est placé sous les ordres d'un médecin, si les malades ont besoin d'assistance pendant la route ; d'un sous-officier ou d'un caporal, dans le cas contraire. »

« L'ambulance assure l'alimentation. »

« Les hommes qui n'ont pas été évacués, parce que leur état s'est amélioré, marchent avec l'ambulance. »

« Les hommes non transportables, au moment où se fait l'évacuation, sont confiés aux municipalités pour être remis ultérieurement à l'hôpital le plus voisin. »

SERVICE PENDANT LES SÉJOURS.

« Lorsque l'ambulance doit séjourner pendant quelque temps dans le même cantonnement, le médecin-chef, informé par le commandement, installe l'ambulance en conséquence ; il procède aux réquisitions nécessaires, fait disposer les salles de malades et les locaux accessoires, cuisine, latrines, etc., suivant les circonstances et les besoins. Le service courant de l'ambulance est alors organisé comme dans un hôpital de garnison.

Ainsi, d'après l'article 71 du règlement :

« Lorsqu'une division ou un corps d'armée séjourne dans un cantonnement, les malades qui paraissent devoir se rétablir promptement sont conservés à l'ambulance. La veille du départ, ils sont renvoyés à leurs corps ou évacués, comme cela est dit précédemment. »

« Le médecin-chef profite des intervalles de repos pour faire exercer le personnel à la manœuvre des différentes voitures de l'ambulance. »

Le fonctionnement de l'ambulance en station ne diffère de celui d'un hôpital à l'intérieur que par le mouvement incessant des malades et des écloppés et par l'organisation des évacuations.

Comme dans un hôpital, la visite est passée régulièrement chaque matin; il y a de plus une contre-visite dans l'après-midi ; un médecin de garde reste à demeure à l'ambulance. Le service des salles est assuré par les infirmiers d'exploitation et de visite ; les officiers d'administration ont les mêmes fonctions qu'à l'intérieur ; les soins sont donnés dans les conditions habituelles et l'alimentation est réglée comme en temps de paix.

La préparation des médicaments est assurée par les deux pharmaciens auxiliaires.

Les maladies que l'on peut soigner sont des affections vénériennes, des maladies cutanées, des pyrexies, des maladies saisonnières. bronchites, diarrhées, etc., etc. L'approvisionnement offre-t-il les ressources nécessaires à leur traitement? Nous ne le croyons pas. Ainsi il n'existe ni copahu, ni préparation mercurielle ; mais on pourra s'en procurer par réquisition. On n'a qu'à jeter les yeux sur la liste générale des médicaments qui existent dans l'approvisionnement de l'ambulance n° 1 pour reconnaître les principales substances qui font défaut.

Le relèvement des blessés et des malades dans les différents corps s'effectue journellement à l'aide des voitures d'ambulance qui doivent parcourir chaque matin les différents cantonnements de la division ; les évacuations se font comme il a été dit plus haut; elles doivent être activées lorsqu'il est question de départ.

Pour éviter toute confusion dans ce cas, les préparatifs ont été réglés de telle sorte que, dès la veille du départ, les voitures soient chargées, le relèvement des malades des corps de troupes complètement effectué et les évacuations des malades et des blessés parfaitement assurées.

Cette besogne terminée, le médecin-chef rend compte au médecin divisionnaire.

Le jour du départ, à l'heure fixée et suivant l'ordre du mouvement, le personnel de l'ambulance et les voitures de transport viennent occuper en avant du cantonnement, au point initial de marche, le rang qui est déterminé dans la colonne de la division.

En résumé, les différentes mesures à prendre, soit à l'arrivée au cantonnement, soit pendant le séjour, soit au moment du départ, sont les suivantes :

1° *Arrivée :* réunion du personnel à l'emplacement choisi pour l'ambulance ; formation du parc des équipages ; installation des malades qui ont suivi l'ambulance ; réception des malades et éclopés venant des corps de troupes ; visite des malades ; organisation de l'ambulance suivant la durée du séjour ; réquisition des effets de couchage et des objets nécessaires à l'exploitation ; organisation des évacuations le soir même, si on doit repartir le lendemain.

2° *Séjour :* réception journalière des malades et des éclopés venant des corps de troupes ; visite et contre-visite aux heures régulières ; service de jour et de nuit, assuré par un médecin de garde, par un officier d'administration et par des infirmiers de visite et d'exploitation ; organisation des convois d'évacuation selon les besoins.

3° *Départ* (préparatifs assurés dès la veille) : chargement des voitures techniques ; relèvement des blessés dans les infirmeries des corps, évacuation ; (au moment du départ) réunion du personnel et des moyens de transport au point initial de marche.

FONCTIONNEMENT DE L'AMBULANCE PENDANT LE COMBAT

Le fonctionnement de l'ambulance sur le champ de bataille, où l'activité chirurgicale prend tout son développement, constitue la partie la plus intéressante de ce service de 1re ligne ; il est organisé dans les conditions suivantes par le règlement :

« Art. 73. — Les ambulances divisionnaires entrent les premières en action. Lorsque le combat devient imminent, le médecin-chef de la division, après avoir pris les ordres du général commandant, fixe l'emplacement que devra occuper l'ambulance divisionnaire. L'ambulance du quartier-général entre en action sur l'ordre du général commandant le corps d'armée, ou, en cas d'urgence, du médecin directeur du corps d'armée. »

« L'une des sections de cette ambulance peut être employée à renforcer celle des ambulances divisionnaires dont le service est le plus chargé ; la seconde doit être conservée disponible le plus longtemps possible. Si, en raison des éventualités qui se produisent pendant le combat, il y a lieu de changer l'emplacement des ambulances ou d'en ordonner le fractionnement, il est rendu compte immédiatement au général commandant la division qui donne les ordres. A défaut d'ordres, les médecins directeurs prennent les mesures nécessaires. Les médecins disponibles appartenant aux corps de troupes ou aux hôpitaux de campagne, employés dans les ambulances par l'ordre du directeur du service de santé du corps d'armée, sont utilisés par le médecin-chef, de façon à pouvoir rejoindre, au premier signal, le corps ou la formation sanitaire à laquelle ils sont affectés. »

Choix de l'emplacement de l'ambulance. — « Art. 74. — L'ambulance doit être établie, autant que possible, à proximité des réserves de la division, de façon à être soustraite aux oscillations de la lutte. On donne la préférence à des points de facile accès, abrités du feu, abondamment pourvus d'eau, situés à proximité d'une route conduisant vers l'arrière, et se reliant, s'il est possible, aux postes de secours, par des chemins praticables. »

« Les constructions couvertes ne méritent une préférence spéciale que lorsqu'elles sont parfaitement défilées du feu. »

« L'emplacement de l'ambulance est indiqué, pendant le jour, par le fanion de la Convention de Genève, placé à côté d'un fanion aux couleurs nationales ; pendant la nuit, par deux lanternes, l'une à verre rouge, l'autre à verre blanc. »

Installation de l'ambulance. — « Art. 75. — Les voitures de l'ambulance sont rangées en dehors des chemins, afin que le matériel puisse en être extrait sans confusion ; une section seulement doit servir aux premiers besoins, l'autre section restant prête à se déplacer en cas de fractionnement de l'ambulance. »

« Le médecin-chef organise des groupes composés de brancardiers, d'infirmiers, de cacolets et de voitures, pour transporter les blessés. Ces groupes sont autant que possible dirigés sur le terrain par un médecin de l'ambulance, qui reçoit du médecin-chef.

l'indication des postes de secours à desservir, et les points où s'établissent les stations de voitures de ces postes de secours. Lorsque l'ambulance est établie dans des constructions, on affecte des locaux séparés :

1° A la visite des blessés à leur arrivée ;

2° Aux pansements et applications d'appareils ;

3° Aux opérations ;

4° Aux services accessoires (cuisine), etc. »

« En cas d'insuffisance des locaux, on dresse les tentes de l'ambulance, et l'on crée, s'il y a lieu, des abris au moyen des ressources locales. Les infirmiers d'exploitation, répartis en groupes, aménagent les locaux, y préparent la paille de couchage et l'éclairage, réunissent des provisions d'eau et de bois, assurent le fonctionnement de la cuisine et de la tisanerie, et préparent des boissons alimentaires ou réconfortantes. »

« Le médecin-chef rend compte au médecin directeur dont il relève de l'installation de l'ambulance, dès qu'elle est terminée. »

Transport des blessés entre les postes de secours et l'ambulance. — « Art. 76. — Les voitures et les groupes mentionnés à l'article 75 se dirigent vers les stations de voitures des postes de secours ; les voitures s'arrêtent, l'avant tourné vers l'ambulance, qu'elles rejoignent dès qu'elles sont chargées. Les brancardiers d'ambulance se mettent en rapport avec les postes de secours, y relaient les brancardiers régimentaires, ou vont, au besoin, jusqu'à la zone où sont tombés les blessés. Suivant les ordres donnés, ils transportent les blessés, soit jusqu'à la station de voitures, soit jusqu'à l'ambulance, si elle est assez rapprochée. En règle générale, on évite tout transbordement des blessés. »

Répartition du personnel médical en trois groupes. — « Art. 77. — Pour l'exécution du service, le médecin-chef répartit les médecins en trois groupes chargés :

Le premier, de la réception et du triage des blessés, ainsi que des pansements simples ;

Le deuxième, des opérations d'urgence ;

Le troisième, des pansements ou appareils importants, dont l'application nécessite le concours de plusieurs personnes. »

« Ces trois groupes opèrent séparément, ils disposent chacun du personnel et du matériel nécessaires. »

Fonctionnement de l'ambulance. — « Art. 78. — Les médecins du premier groupe reçoivent tous les blessés apportés à l'ambulance. Ils vérifient les feuilles de diagnostics établies aux postes de secours, pratiquent, s'il y a lieu, un nouvel examen des blessures, appliquent les pansements simples et classent les blessés dans l'une des trois catégories : pansés, à panser, à opérer. Pour éviter l'encombrement et faciliter le service de l'ambulance, les hommes atteints de blessures légères, capables de supporter une marche de quelques kilomètres, sont, après pansement, rassemblés en dehors et à proximité de l'ambulance, sous la surveillance d'un sous-officier. Ils reçoivent ultérieurement la destination prévue à l'article 83. »

« Les hommes atteints de blessures graves sont remis, suivant le cas, au groupe de médecins chargés des pansements ou des opérations. Les médecins ne pratiquent à l'ambulance que les opérations d'une urgence immédiate et absolue. Les pansements sont faits, et les appareils sont appliqués de manière à permettre les transports auxquels les blessés seront ultérieurement soumis. Les infirmiers de visite ne doivent, en aucun cas, prêter aux blessés une assistance chirurgicale en dehors de la surveillance des médecins. »

Fiche de diagnostic. — « Art. 79. — A la suite de chaque pansement ou opération, la fiche de diagnostic est visée et fixée au vêtement du blessé. »

« L'emploi de cette fiche épargne au blessé la répétition d'examens inutiles et facilite le classement rapide des blessés dans les hôpitaux de campagne et d'évacuation. On y inscrit la nature de la blessure et les soins chirurgicaux intervenus. La couleur de la fiche indique si le malade est transportable ou non. La fiche blanche est attribuée aux blessés qui ont besoin d'une hospitalisation sur place ; la fiche rouge, aux blessés transportables. »

Mouvement en avant. — « Art. 80. — Lorsque les postes de secours de la division se portent en avant, le médecin-chef de la division rapproche l'une des sections de l'ambulance des nouveaux postes de secours. Le directeur du service de santé du corps d'armée fait relever, s'il y a lieu, la section laissée en arrière, par une section disponible de l'ambulance du quartier-général ou par un hôpital de campagne. »

Mouvement rétrograde. — « Art. 81. — En cas de mouvement rétrograde, les brancardiers, cacolets, litières et voitures se replient avec les troupes et emportent les blessés, en commençant par les moins grièvement atteints. Le médecin-chef désigne le personnel qui doit rester auprès des blessés qu'on ne peut transporter. Le matériel laissé en arrière, quoique protégé par la Convention de Genève, doit être réduit au strict nécessaire. »

Exécution du service après le combat. — « Art. 82. — Division des blessés en deux catégories :

1° Ceux qui, étant encore capables de marcher, ont été rassemblés, ainsi qu'il est dit à l'article 78 ;

2° Ceux qui, étant atteints plus grièvement, peuvent néanmoins supporter le transport ;

3° Ceux qui, absolument intransportables, doivent être remis à un hôpital de campagne venant s'installer sur la place même où fonctionne l'ambulance. »

Evacuation des blessés. — « Art. 83. — Dès qu'il est avisé par le médecin-chef de la division (ou par le directeur du service de santé du corps d'armée) des points sur lesquels il peut évacuer les blessés, le médecin-chef fait constituer habituellement deux convois d'évacuation. Le premier comprend les blessés de la première catégorie. Le plus élevé en grade parmi ces blessés en prend le commandement et le conduit à la désignation assignée. »

« Le second comprend les hommes de la deuxième catégorie, qui sont transportés par les voitures d'ambulance, par les litières, ou par les voitures auxiliaires. Ces dernières sont réservées en principe aux blessés qui peuvent être transportés assis. »

« Lorsqu'elles doivent servir au transport des blessés couchés, elles sont aménagées conformément aux indications de la notice n° 7 du règlement. »

« Le convoi des blessés transportés est placé sous les ordres d'un médecin, il est pourvu des objets de pansement et des médicaments nécessaires. Les hommes compris dans ces deux convois sont dirigés sur les hôpitaux de campagne voisins, ou, s'il y a lieu, sur un hôpital d'évacuation. »

« Les voitures et autres moyens de transport constitutifs de l'ambulance rejoignent au plus vite cette ambulance. »

Réquisition des moyens de transport. — « Art. 84. — Lorsque les moyens de transport de l'ambulance sont insuffisants, les blessés sont transportés sur des voitures auxiliaires. »

« Ces voitures sont fournies, soit par la réquisition, soit par les divers services de l'armée, auxquels le commandement donne des ordres à ce sujet. »

« Dans les localités qui avoisinent le champ de bataille, les réquisitions sont faites, d'après les instructions du général, par le médecin-chef de la division, avec l'assistance du train des équipages de l'ambulance ou avec le concours de la force publique. En arrière de la zone de combat, des réquisitions complémentaires ont lieu d'après les ordres du général commandant le corps d'armée et par les autorités qu'il désigne. »

Intervention des hôpitaux de campagne. — « Art. 85. — Les hôpitaux de campagne qui, en prévision du combat, ont été désignés pour marcher immédiatement après l'ambulance du quartier-général, s'installent à proximité des ambulances pour recevoir et soigner les blessés grièvement atteints. »

« Lorsqu'une ambulance ne peut être complètement relevée par un hôpital, le médecin-directeur prend ses dispositions pour rendre libre, tout au moins, une section de cette ambulance. »

Carnet médical et rapports. — « Art. 86. — Dans chaque ambulance, le médecin-chef tient un carnet médical qui lui sert à établir, après chaque engagement, pour être adressé au médecin-directeur :

1° Un compte rendu sommaire du mouvement des blessés, à faire parvenir le plus tôt possible ;

2° Un rapport détaillé sur le fonctionnement de l'ambulance. »

Ces différents articles du règlement, quoique très clairs, demandent encore quelques développements, en particulier sur l'organisation de l'ambulance à la place de pansement et sur la division du travail entre les différents groupes du personnel.

INSTALLATION DE L'AMBULANCE A LA PLACE DE PANSEMENT

ORGANISATION DU TRAVAIL

L'emplacement choisi pour la place de pansement de la division doit être suffisamment rapproché des postes de secours, pour que les blessés soient traités le plus vite possible ; il doit être défilé du feu de l'ennemi, et assez vaste pour loger au moins 300 blessés.

Comme constructions couvertes, ce sont les bâtiments spéciaux, tels que granges, ateliers, magasins, hangars, églises, couvents, châteaux, qui réunissent le mieux les conditions d'étendue et d'abri; mais il ne faut pas toujours compter sur des locaux couverts, car bien souvent l'ambulance s'établira en plein air, dans un pli de terrain.

Lorsque l'endroit est fixé, le médecin-chef organise, suivant les prescriptions du règlement, le transport des blessés entre les postes de secours et l'ambulance.

Pendant que les voitures et les brancardiers vont chercher les blessés, il fait préparer les différents locaux ou emplacements destinés : 1° à l'examen des blessés; 2° aux opérations; 3° aux pansements; 4° à l'installation des blessés; 5° aux services accessoires, cuisine, magasin d'armes, etc.

Le sol des espaces réservés à l'installation des blessés est recouvert d'une couche de paille, disposée en lits superposés et entre-croisés, ou mieux encore garni de paillasses et de matelas placés de manière à laisser des intervalles permettant la circulation et les soins à donner.

Pour installer les blessés, le médecin-chef réquisitionne les objets nécessaires. Un ordre détaché du carnet à souche qui lui a été remis, lui donne le moyen d'obtenir, du maire de la localité ou de son suppléant, les objets indispensables au service qu'il dirige : paille, paillasses, tables, moyens de transport [1]; mais le plus souvent, les villages voisins du champ de bataille sont abandonnés des habitants et ces formalités sont illusoires; on réunit alors tout ce qui reste délaissé dans les habitations.

Une abondante provision d'eau est assurée; les tables d'opération et de pansement sont dressées; les pièces de pansement, les médicaments cordiaux et stimulants, extraits du matériel de l'une des sections, sont apprêtés sans plus tarder; comme réconfortants, on prépare également à l'avance du café, du bouillon et des aliments de première nécessité.

Le médecin-chef désigne et fait marquer d'une inscription apparente les divers emplacements réservés à chacune des catégories de blessés (fig. 206) : blessés capables de marcher, blessés à trans-

---

[1] Lire, au sujet des réquisitions, l'extrait de la loi du 3 juillet 1877 et du décret du 2 août 1877, publié dans la notice n° 6 du *Règlement sur le service de santé en campagne*.

porter, blessés intransportables et à traiter sur place, etc... Il donne enfin à chaque médecin les ordres relatifs à la mission qui lui est dévolue, et tient ainsi tout son personnel prêt pour l'action.

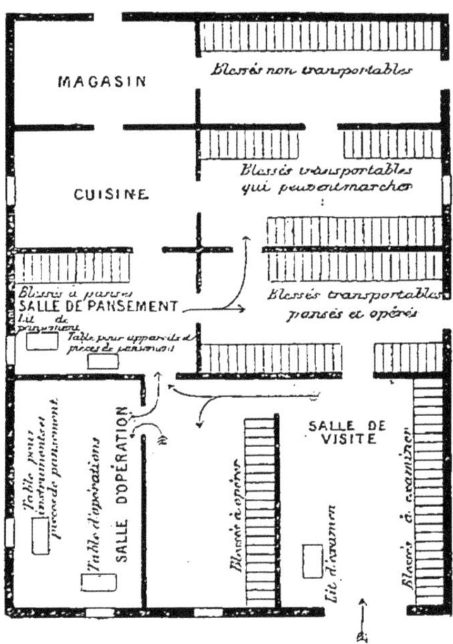

FIG. 206. — Plan général de la place principale de pansement de l'ambulance.

Trois groupes de médecins et d'infirmiers sont formés : le 1er pour l'examen et le triage des blessés ; le 2e pour l'application des pansements et des appareils, et le 3e pour la pratique des opérations.

Les officiers d'administration sont chargés, à défaut d'officiers du train ou de médecins disponibles : l'un de surveiller les brancardiers dirigés sur les postes de secours ; l'autre de recevoir les blessés, et de les inscrire ; le 3e de surveiller le fonctionnement général de l'exploitation ; le 4e de préparer et de diriger les convois d'évacuation.

La répartition du travail étant ainsi réglée, l'ambulance fonctionne ; ce service, sur la place de pansement, comprend :

A. Le relèvement des blessés des postes de secours ;

B. La réception, l'examen et le triage des blessés, en vue des soins à leur donner ;

C. L'application des pansements et des appareils ;

D. Les opérations chirurgicales les plus urgentes ;

E. Le classement des blessés pour leur transport ;

F. Leur évacuation.

Tels sont les points importants que nous allons étudier successivement.

A. — Relèvement des blessés des postes de secours.

Les éléments destinés à assurer le service comprennent, on le sait, comme personnel : 92 brancardiers et 64 soldats du train qui conduisent les mulets de bât et les voitures réglementaires, et comme moyens de transport : 10 paires de litières, 20 paires de cacolets, 4 voitures-omnibus et 6 voitures légères à 2 roues ; à ces véhicules s'ajoutent, en cas d'insuffisance, les voitures de réquisition, et comme dernière ressource, les équipages régimentaires ; ces équipages sont le plus souvent indisponibles ; étant appropriés à d'autres services, on n'obtient pas facilement qu'ils soient détournés, même momentanément, de leur destination. En effet, il n'est pas pratique de les décharger des vivres et des bagages indispensables aux troupes qu'ils doivent suivre.

Les brancards transportés par l'ambulance divisionnaire sont au nombre de 136, ainsi répartis dans les diverses voitures réglementaires :

16 dans les voitures-omnibus ;
12 dans les voitures légères ;
8 dans les voitures de chirurgie ;
100 dans les voitures d'approvisionnement de réserve.

Le nombre assez restreint de ces brancards ne permettra pas toujours de laisser, selon la recommandation, les blessés sur les brancards qui les ont transportés, et cette mesure ne pourra guère s'appliquer qu'aux plus gravement atteints.

Pour rapporter les blessés, les groupes de voitures, de cacolets et de litières, envoyés par l'ambulance, s'arrêtent après avoir fait demi tour à la station de voitures qui s'est formée en arrière de chaque poste ; les brancardiers qui les accompagnent se rendent au poste de secours correspondant, munis des brancards disponibles, et procèdent, d'après les instructions du médecin-chef de ce poste, à l'enlèvement des blessés destinés à l'ambulance. Pour éviter tout transbordement, ils abandonnent leurs brancards en échange des brancards occupés, et ils emportent ceux-ci, suivant les ordres reçus, soit à la station de voitures, soit jusqu'à l'ambulance si elle est suffisamment proche.

Pour bien comprendre l'organisation de cette translation des blessés des postes de secours à l'ambulance, il est utile de connaître le dispositif de combat de la division.

Le front d'une division encadrée livrant une action décisive avec ses propres ressources, c'est-à-dire n'ayant pas d'autres troupes derrière elle, peut s'étendre de 1,500 à 2,000 mètres.

La division combat ordinairement sur trois lignes : l'une des deux brigades, forme la première et la deuxième ligne, et l'autre brigade la troisième ligne.

La première ligne se compose de quatre bataillons des régiments de la brigade déployée en avant ; ces bataillons sont disposés normalement sur les trois échelons de combat : chaîne, soutiens et réserve de bataillon.

La deuxième ligne (dite réserve de régiment), destinée à renforcer la première ligne, est occupée par les deux bataillons restants de la première brigade.

La troisième ligne, ou ligne de réserve générale, est formée par les régiments de la deuxième brigade.

Les brigades, au lieu d'être placées l'une derrière l'autre pour le combat, peuvent marcher accolées l'une à l'autre : alors suivant la même formation, chacune des brigades a un régiment déployé en première et en deuxième ligne et l'autre régiment en troisième ligne.

En somme, pour la formation de combat, la division n'engage sur son front que quatre bataillons; les autres bataillons sont disposés en arrière sur plusieurs échelons de manière à donner plus de solidité à la ligne de bataille et à assurer une action puissante et prolongée.

Cette disposition permet, en outre, de parer aux éventualités et d'avoir à la fin de l'action les forces nécessaires pour entreprendre la poursuite ou pour protéger la retraite ; enfin elle a pour avantage de n'exposer, en première ligne, au feu de l'ennemi que les forces absolument indispensables.

Deux régiments étant ainsi déployés en première et en deuxième ligne, les deux autres restent en troisième ligne dans la main du général ; et maintenus à environ mille mètres des groupes de première ligne, ils se trouvent pour un temps à l'abri des péripéties de la lutte.

Il en résulte que, dans la division tout entière, il n'y a au début du combat que deux infirmeries régimentaires d'infanterie avec postes de secours en action (fig. 207).

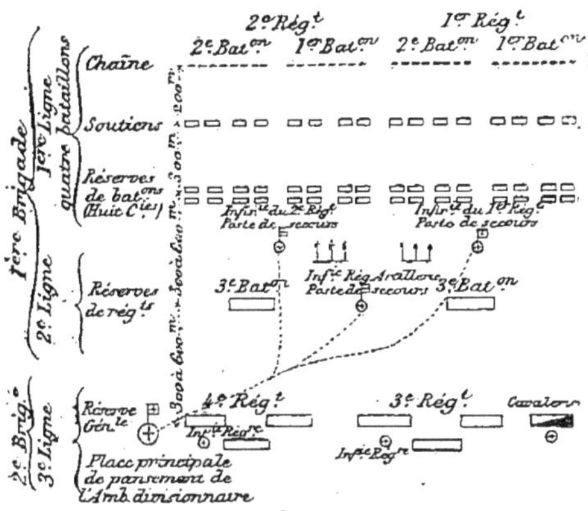

FIG. 207. — Dispositif du combat de la division d'infanterie encadrée.

Plus tard lorsque les quatre régiments de la division marchent à l'ennemi, les deux autres infirmeries fonctionnent à leur tour.

Les batteries d'artillerie n'ont pas de place fixe dans l'ordre en bataille, leur position est subordonnée aux nécessités du combat; étant placées le plus souvent entre les bataillons de première ligne, de manière à tirer par dessus la chaîne des tirailleurs, leur poste de secours s'établira à la hauteur des postes de secours des régiments d'infanterie en première ligne.

D'autre part, la cavalerie, maintenue à l'une des ailes de la division à l'abri du feu de l'ennemi, attend le moment opportun pour agir, de sorte que ses médecins restent le plus souvent inoccupés.

L'ambulance divisionnaire étant établie à la hauteur de la brigade de réserve, les brancardiers pourront avoir plus de 1,000 mètres à parcourir, pour aller de l'ambulance aux postes de secours de l'artillerie et de l'infanterie de première ligne, et ils formeront au moins trois groupes qui, à l'aide des voitures et des cacolets, desserviront les trois principaux postes de secours de la division.

B. — Réception et examen des blessés.

Dès que les blessés arrivent à l'ambulance, on les désaltère et réconforte dans la mesure des moyens dont on dispose.

Pour la plupart, ils sont à jeun depuis le matin et, le plus souvent, ils sont épuisés par les marches forcées et par les veilles qui ont précédé la bataille; on juge donc de l'importance de ces premiers soins.

A cet effet, l'officier d'administration attaché au service de l'exploitation générale doit faire préparer à l'avance et en quantité suffisante du bouillon et de la soupe, en utilisant la viande fraîche et les conserves transportées dans la voiture d'administration; le vin, le café et l'eau-de-vie sont encore des ressources précieuses, ainsi que le thé et les infusions chaudes que les pharmaciens peuvent préparer extemporanément. Ces aliments et ces diverses boissons stimulantes sont distribués sur la prescription des médecins qui visitent les blessés à leur arrivée.

Pendant qu'on réconforte les blessés et qu'on les installe dans la première pièce ou à l'entrée de l'ambulance, un officier d'administration recueille les noms des blessés et leur état civil, dresse la liste nominale des entrants, fait inscrire chaque nom sur une fiche de diagnostic[1], avec le n° du régiment et du bataillon; il reçoit les dépôts d'argent, fait emmagasiner et étiqueter les sacs, les vêtements, les armes, etc...; en un mot, il agit comme s'il assurait le service courant du bureau des entrées, dans un établissement hospitalier.

Les blessés entrants sont apportés successivement sur le lit d'examen ou, s'ils le peuvent, viennent prendre place sur un siège disposé à proximité de ce lit; là deux des médecins de l'ambulance, assistés d'un certain nombre d'infirmiers de visite, font un premier triage :

1° Les blessés qui, ayant été examinés et pansés au poste de secours, portent sur leur fiche de diagnostic que le pansement appliqué peut-être maintenu;

2° Les blessés qui n'ont pas été suffisamment bien pansés et examinés, ou dont le traumatisme réclame une intervention immédiate.

Ceux de la première catégorie sont de suite dirigés vers l'emplacement des blessés pansés.

Les autres sont examinés avec les précautions recommandées, c'est-à-dire en leur épargnant les souffrances inutiles, et en prenant tous les soins désirables pour éviter la contamination de la plaie.

---

[1] Chaque ambulance divisionnaire transporte 2,000 fiches de diagnostics.

Il est de règle aujourd'hui de s'abstenir de toute exploration superflue; les médecins précités se bornent autant que possible à une exploration superficielle lorsqu'il s'agit d'un simple séton; ils ne poursuivent profondément leurs investigations qu'après avoir constaté, d'après les signes extérieurs, la présence d'une lésion osseuse étendue ou d'une complication offrant des indications spéciales.

Toute exploration profonde de la blessure doit être suivie immédiatement d'une irrigation antiseptique.

Cette exploration se fait selon les règles, soit avec le doigt, soit avec les instruments spéciaux : sonde cannelée, sonde uréthrale de femme, stylet simple, stylet de Nélaton, etc.

Un débridement de la plaie est parfois nécessaire pour faciliter l'exploration complète; en tout cas, les instruments employés doivent être parfaitement aseptiques.

Après les constatations suffisantes, les médecins désignés à cet effet formulent le diagnostic et décident quel pansement convient à la blessure, quelle opération doit être pratiquée d'urgence et quelle mesure doit être prise en conséquence; la mention en est immédiatement portée sur la fiche de diagnostic.

Chaque blessé, après avoir été ainsi examiné, est dirigé sur le groupe des médecins appelés à compléter l'œuvre des premiers, ou transporté à la division des blessés graves non transportables et maintenus à l'ambulance.

Le groupe chargé de l'examen sera composé de deux médecins assistés de trois infirmiers de visite, l'un pour la rédaction des renseignements à porter sur la fiche de diagnostic, les deux autres employés, sous la surveillance des médecins, à découvrir les membres blessés, à nettoyer la région intéressée et à préparer les objets nécessaires aux différents besoins.

Les infirmiers d'exploitation qui portent les blessés d'un point à l'autre de l'ambulance, doivent éviter l'accumulation des blessés dans le local où ils sont examinés à leur entrée; de même la diligence des médecins préposés à l'examen dissipera toute cause d'encombrement et contribuera puissamment à activer le fonctionnement des différents services de l'ambulance, en imprimant au mouvement général une impulsion non interrompue.

Ces médecins occupés surtout du triage et du diagnostic doivent être très expérimentés, car c'est à eux d'indiquer la marche rationnelle du traitement à suivre et de décider la nécessité d'une amputation ou d'une résection primitive; ils ne doivent ni opérer ni panser les blessés, à moins d'hémorrhagie grave, nécessitant une intervention absolument urgente; ils laisseront par conséquent l'extraction des corps étrangers et des esquilles libres aux soins des autres chirurgiens chargés soit des pansements, soit des opérations, suivant l'importance de l'intervention.

C. — Application des pansements et des appareils.

Composé de deux médecins assistés de quatre infirmiers panseurs, le groupe employé aux pansements reçoit de la division précédente les blessés à appareiller dans les conditions voulues pour être les uns transportés en arrière, les autres maintenus à l'ambulance ou renvoyés à leur régiment après l'affaire.

Les ressources dont dispose l'ambulance sont assurément très importantes, mais, on le sait, le matériel de pansement contenu dans la voiture de chirurgie et dans les voitures d'approvisionnement de réserve ne renferme pas tous les éléments réclamés par les chirurgiens partisans convaincus de la méthode antiseptique. On peut le voir en examinant le tableau suivant, qui comprend l'ensemble des pansements et des appareils transportés par les deux sections de l'ambulance divisionnaire.

Substances pour pansements	Acide phénique.	5k400
	Alcool.	3,600
	Alcool camphré.	2,700
	Acide acétique.	0,500
	Perchlorure de fer.	1 200
Objets de pansement	Grand linge.	180,000
	Petit linge	250,000
	Charpie	120,000
	Coton cardé.	90,000
	Gaze à pansement.	60 m.
	Taffetas gommé.	80 —
	Sparadrap.	80 —
	Tubes à drainage	6 —

Appareils à fractures	Attelles en bois	palmaires	50
		pour fractures du bras	84
		id. de l'avant-bras	84
		pour fractures de la jambe	24
		articulées : pour la jambe	60
		articulées : pour la cuisse	68
		articulées : pour la cuisse, modèle Isnard	20
	Attelles conjuguées en fil de fer	pour l'avant-bras	50
		pour le bras	50
		pour la jambe	50
	Gouttières en fil de fer	pour le bras	24
		pour la jambe	56
		pour la cuisse et la jambe	20
		pour la cuisse	8
	Pansements de Scultet (de chaque segment de membre)		10
	Coussins ordinaires		300
	Coussins matelassés		132
	Attelles en bois collées sur toile		4
	Bandes de zinc laminé		2
	Plâtre à mouler		40 k.
	Silicate de potasse		$3^{k}300$
	Lacs à boucle		440

C'est sur ces ressources que doit être basée l'application des méthodes aujourd'hui préconisées, mais voyons d'abord comment sera réglé le travail de la division de pansement.

Retirés des voitures techniques, suivant les besoins, les éléments de pansement et les appareils sont disposés sur des tables et préparés par les infirmiers qui assistent les médecins chargés du pansement.

A cette division sont adressés les blessés atteints de lésions simples, telles que : contusions, plaies légères de la tête, du cou, du tronc, etc..., blessures des extrémités des membres, fractures simples, plaies des articulations sans dégâts trop considérables, en un mot, blessures sur lesquelles il suffit d'un pansement antiseptique ou de l'application d'un appareil à immobilisation.

Ce pansement sera fait conformément aux principes généraux de la méthode de Lister, et, nous l'avons dit à propos du poste de secours, l'antisepsie pour être effective comporte :

1° L'ablation des corps étrangers et le drainage des plaies, pour prévenir les suppurations diffuses;

2° La propreté et l'emploi des matières à pansement aseptiques, pour éviter l'infection;

3° L'immobilisation aidée de la compression qui favorise la réunion et empêche la contamination sous le pansement.

Ces dispositions principales, auxquelles le poste de secours n'était pas en état de satisfaire, peuvent être assurées du moins en partie à l'ambulance. Ici, les médecins plus nombreux et mieux assistés sont munis d'un matériel dont les ressources sont suffisantes; en outre, la situation moins périlleuse qu'ils occupent leur donne plus entière liberté d'action et laisse la plénitude de leurs moyens. Ils peuvent donc observer rigoureusement les préceptes sur lesquels reposent la valeur des résultats et la garantie du succès; et encore leur est-il nécessaire de bien connaître toutes les indications du traitement primitif des plaies par armes au feu et de leurs complications.

Nous n'avons pas à entrer dans le détail de ce long chapitre des indications immédiates et à exposer la méthode à suivre, pour les différentes variétés de lésions observées sur le champ de bataille; notre but est de déterminer ce qu'il convient en général de faire, pour mettre les blessés recueillis à l'ambulance, dans les conditions les plus favorables à leur transport ultérieur.

Voyons donc comment, tout en suivant les indications générales du traitement, les médecins du groupe de pansement pourront atteindre le but recherché, à l'aide des matériaux qui leur sont affectés.

a. — **Ablation des corps étrangers, lavage et drainage de la plaie.** — L'extraction des corps étrangers, autrefois considérée comme urgente pour obtenir sans complications la guérison de la plaie, est peut-être moins pressante qu'on ne le supposait.

Comme corps étrangers, il faut entendre les projectiles, les objets entraînés dans la plaie, les esquilles libres et enfin les débris flottants des tissus contus. Nul doute qu'il faille extraire sans retard les corps étrangers facilement accessibles, opération qui est, à vrai dire, complémentaire du nettoyage de la blessure, mais la conduite à tenir est moins bien déterminée lorsqu'il s'agit d'une plaie profonde et sinueuse au fond de laquelle le doigt rencontre de larges esquilles plus ou moins adhérentes. Dans ce cas, les débridements étendus sont nécessaires, il faut chloroformiser le blessé et ce n'est plus aux chirurgiens chargés du pansement d'intervenir, mais alors aux chirurgiens opérateurs.

Le lavage rigoureux de la région intéressée doit toujours précéder le pansement; la plaie est alors débarrassée du sang coagulé et de toutes les impuretés qui peuvent la souiller; le foyer de la blessure est désinfecté par une irrigation soit d'alcool, soit de solution phéniquée, soit de solution titrée de chlorure de zinc, de sublimé etc...; enfin le trajet est drainé soigneusement de manière à éviter la stagnation des liquides putrides dans les anfractuosités.

b. — **Pansement proprement dit.** — Protéger la plaie et lui assurer les conditions les plus favorables pour la conduire vers la guérison, tel est le rôle du pansement proprement dit.

Pour obtenir ce résultat, les divers éléments de l'approvisionnement peuvent être utilisés, à la condition qu'ils soient absolument purs et par conséquent aseptiques, mais la conservation prolongée du linge (compresses, charpie, etc.) expose à toutes les imprégnations et, dans ces conditions d'impureté, la charpie surtout est d'un très dangereux emploi. On est donc amené à rechercher les tissus de nature à protéger la plaie et capables de conserver longtemps les qualités requises d'asepsie, ainsi que les substances actives qui modifient le plus sûrement les conditions défavorables de la plaie.

Parmi les matériaux transportés dans les voitures techniques de l'ambulance, nous trouvons d'un côté, comme élément de pansement, le coton cardé; de l'autre, comme principes actifs, l'alcool et l'acide phénique dont l'emploi mérite à juste titre la préférence.

Mais le pansement de Guérin dont les avantages sont incontestables, lorsqu'il s'agit de protéger efficacement une fracture et de l'immobiliser, n'est pas d'un emploi général possible; son application exige un temps fort long, nécessite une quantité relativement considérable de ouate, substance coûteuse, encombrante et d'un transport peu réalisable en grande quantité.

L'approvisionnement de cette substance qui s'élève à 90 kilos, permettra au médecin d'ambulance d'appliquer, dans quelques cas seulement, le pansement ouaté.

Avec les conditions actuelles de l'approvisionnement, on serait donc obligé dans la plupart des cas de recourir à la charpie ou aux compresses qui, bien qu'ayant leur utilité dans maintes circonstances, n'offrent pas toutes les garanties voulues pour entrer dans la composition des pansements antiseptiques.

Mais, disons-le encore, cette situation ne doit pas durer; l'étoupe purifiée de Weber et Thomas paraît appelée à remplacer la charpie. Des expériences faites ont été tout à fait favorables à la valeur de ce produit. Qu'elle fut appliquée à l'état de pansement humide après avoir été imprégnée d'une solution antiseptique, ou qu'elle fut employée comme pansement sec à l'état d'étoupe phéniquée préparée d'avance ou extemporanément, cette substance a été reconnue bien plus avantageuse que la gaze de Lister; cette gaze est, en effet, très coûteuse et elle perd rapidement, comme l'étoupe du reste, ses propriétés antiseptiques. Aussi le Comité de santé, après avoir mis à l'étude la question des pansements antiseptiques en chirurgie d'armée, a-t-il formulé les conclusions suivantes :

« 1° Le Comité renouvelle le vœu que l'étoupe blanchie et apprêtée suivant le procédé Weber et Thomas soit substituée à la charpie et qu'il ne soit plus fait d'achat de cette dernière substance; »

« 2° Il pense, dans l'état actuel de la science, que les pansements humides sont préférables aux pansements secs; ils sont plus efficaces et peuvent être préparés immédiatement; »

« 3° Le bichlorure de mercure doit être préféré à toute autre substance désinfectante dans la chirurgie d'armée, en raison de son activité, de son petit volume, de sa solubilité et de son prix peu élevé. »

Sans vouloir discuter les conclusions précédentes, parfaitement justifiées par l'expérience et basées sur un examen approfondi de la question, nous ne pouvons cependant pas passer sous silence les différentes objections que l'on peut opposer à l'emploi du sublimé et des pansements humides.

Le sublimé est une substance dangereuse non seulement à cause de ses propriétés toxiques, mais parce qu'il altère les vases de métal et surtout les instruments de chirurgie; il est irritant parfois, et, comme tous les agents antiseptiques non volatils, il a pour inconvénient de n'impressionner que les tissus avec lesquels il est en contact immédiat, de sorte que le moindre soulèvement du pansement expose la plaie à ne plus être protégée contre l'infection, ce qui est moins à redouter avec l'acide phénique ou l'iodoforme.

Quant aux pansements humides, leur emploi à l'ambulance

n'est pas avantageux, et nous nous en rapportons à la conclusion suivante de M. Chauvel, qui s'appuie sur l'opinion de nombreux chirurgiens militaires étrangers :

« Sur le champ de bataille, au poste de secours et même dans les ambulances de 1re ligne, les pansements secs sont à peu près seuls utilisables et doivent être préférés [1] ».

En effet, les pansements humides sont d'un emploi peu pratique pour les blessés à transporter ; non seulement ils doivent être enveloppés d'un tissu imperméable pour qu'ils ne se dessèchent pas, mais encore on doit les mouiller plusieurs fois par jour pour entretenir l'humidité des couches profondes du pansement, ce qui n'est pas d'une exécution facile pendant les évacuations.

Les pansements secs, au contraire, ont l'immense avantage de rester plusieurs jours en place et de permettre, avant d'être renouvelés, l'arrivée du blessé à destination.

Quoi qu'il en soit, l'étoupe purifiée de Weber offre évidemment, comme matière à pansement, une immense supériorité sur la charpie. Préférable à la jute, cette substance moelleuse, élastique et très absorbante convient parfaitement aux pansements humides ; de plus, elle peut être facilement rendue antiseptique, en la saturant par volatilisation d'acide phénique et, en cette qualité, elle peut être appliquée à l'état sec et constituer un pansement rare dont l'emploi nous paraît mieux indiqué à l'ambulance. Cette étoupe phéniquée peut être confectionnée extemporanément, en maintenant enveloppée dans du tissu imperméable pendant quarante-huit heures de l'étoupe purifiée en contact avec un papier brouillard, imbibé d'acide phénique à 10 p. 100.

Il ne s'agit plus alors que de savoir si l'étoupe préparée au sublimé ne serait pas préférable à l'étoupe phéniquée.

Ce n'est pas ici le lieu de reprendre l'étude du mode d'action des agents antiseptiques, cependant nous devons encore examiner quel parti on peut tirer de l'alcool, de l'acide phénique et des substances dont l'ambulance dispose ou pourrait disposer, comme principes actifs.

L'alcool, qui trouve place dans l'approvisionnement d'ambulance à l'état d'alcool à 90° ou camphré (3^{k},400 de l'un, 2^{k},700 de l'autre), est, suivant M. Perrin, un des meilleurs topiques à em-

[1] Chauvel : *Des meilleurs pansements employés dans la chirurgie d'armée en campagne.* Congrès français de chirurgie, avril 1885.

ployer sur les plaies d'armes à feu. L'alcool est un antiphlogistique puissant qui empêche le développement des germes, diminue la suppuration et offre des propriétés hémostatiques évidentes; ce liquide est facile à réapprovisionner, car on peut se le procurer partout; il peut être employé en injections, en irrigations et enfin comme topique; la quantité dont dispose l'ambulance permet l'emploi de cette méthode de pansement sur une assez large échelle.

L'acide phénique dont les propriétés antiseptiques sont unanimement reconnues, existe dans l'approvisionnement d'ambulance, mais encore en quantité insuffisante ($5^{k},400$), cela tient peut-être à la difficulté de transport d'une provision plus abondante.

Emporté à l'état de cristal, l'acide phénique doit être préalablement transformé en solution concentrée. Pour cela, on mélange 500 parties de cet acide cristallisé avec 28,3 parties d'eau, et de la sorte, on obtient une solution qui renferme 1 gramme d'acide phénique par centimètre cube.

Pour obtenir rapidement des solutions à 1 p. 100, 2 p. 100, etc., il suffit de mélanger à un litre d'eau 10 ou 20 centimètres cubes de la solution concentrée, et d'agiter énergiquement le mélange. On filtrera au besoin, afin d'éviter que l'acide phénique reste en suspension dans l'eau sous forme de gouttelettes huileuses.

Ainsi préparé l'acide phénique peut être employé au centième pour laver les membres blessés, tandis que la solution forte à 5 p. 100 servira à désinfecter les plaies et à entretenir les instruments, la solution à 2,5 p. 100 étant réservée à l'imprégnation de la charpie ou de l'étoupe destinée aux pansements phéniqués humides.

Nous n'avons ni à rappeler toutes les formes sous lesquelles l'acide phénique pourrait être utilisé, ni à revenir sur la discussion des avantages que l'on peut retirer de l'emploi de cette substance, ou des inconvénients qui peuvent résulter d'un usage immodéré ; nous nous bornerons à dire que l'acide phénique est une ressource précieuse et nécessaire qui trouvera souvent son application à l'ambulance.

L'acide acétique, usité comme antiseptique, ne figure que comme quantité tout à fait insuffisante dans l'approvisionnement ($0^{k},500^{gr}$); il ne pourrait être employé aux pansements qu'à titre exceptionnel.

Le perchlorure de fer, dont l'usage est surtout consacré comme hémostatique, n'a guère d'autre destination en campagne, si ce n'est dans certains cas de pourriture d'hôpital, et encore ce n'est pas à l'ambulance que cette indication se présentera.

Telles sont les substances dont est pourvue actuellement l'ambulance et que l'on peut déclarer tout à fait insuffisantes, non seulement comme quantités, mais comme variété.

Dans les conditions sédentaires du service hospitalier qu'un praticien adopte un pansement unique et l'applique de préférence, cela se conçoit; mais en campagne la diversité des pansements est indispensable; cette nécessité est la conséquence des idées particulières à chaque chirurgien et elle ressort des indications multiples qui dépendent et du caractère infini des lésions, et des circonstances spéciales, et du milieu variable dans lequel on opère.

Il y a donc lieu d'ajouter d'autres principes actifs à ceux qui existent déjà, par exemple : le sublimé, dont l'adoption paraît dès maintenant acquise; le chlorure de zinc, dont l'introduction est réclamée par de nombreux chirurgiens; et enfin l'iodoforme, qui réunit les conditions les plus avantageuses pour un premier pansement sur le champ de bataille.

Quelle que soit la composition de l'approvisionnement définitivement adoptée, il faut se rappeler que le point capital n'est pas dans l'action des antiseptiques, mais dans le soin que l'on met à s'en servir, précepte généralement admis aujourd'hui.

Que l'on emploie l'alcool, l'étoupe phéniquée, la ouate, etc., le pansement choisi sera assez épais, bien matelassé, suffisamment large pour recouvrir la région intéressée tout en étant composé le plus économiquement possible; il sera solidement fixé par des bandes de gaze ou de toile. Son action sera rendue plus efficace encore s'il réunit les conditions d'une compression soutenue et d'une contention exacte de la région blessée. En cas de fracture ou de lésion articulaire, l'immobilisation sera assurée, et c'est le troisième point qu'il nous reste à examiner.

En définitif, si nous étions appelé à donner notre opinion sur le meilleur pansement à employer à l'ambulance, nous désignerions le pansement mixte, avec poudre d'iodoforme composée, appliquée sur la plaie et enveloppement à l'aide d'étoupe au sublimé, le tout recouvert d'une lame de taffetas et fixé par une bande de gaze mouillée.

c. — **Compression et immobilisation.** — Tout en obtenant la fixité du pansement, il faut encore assurer l'immobilisation du membre ou de la région blessée. Pour fixer le pansement et en éviter le soulèvement pendant les manœuvres de transbordement des blessés, la bande de gaze mouillée, la bande mince de caoutchouc, les bracelets de caoutchouc recommandés par M. Perrin paraissent très convenables.

Pour réaliser l'immobilisation, les ressources de l'approvisionnement varient à l'infini, l'ambulance est munie de tout ce qu'il faut pour construire des appareils soit provisoires, soit définitifs.

Et, tout d'abord, ce sont les séries d'attelles en bois de toutes les dimensions, depuis les attelles palmaires jusqu'aux attelles pour fractures de la cuisse, au nombre desquelles on trouve l'attelle d'Isnard, dont l'application a donné d'assez bons résultats à Metz en 1870; la figure 208 donne une idée du procédé d'application.

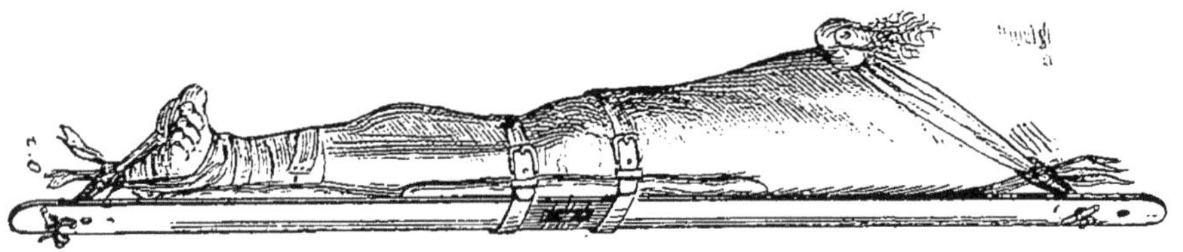

FIG. 208. — Attelle d'Isnard appliquée.

Viennent ensuite les pansements de Scultet tout préparés, puis les attelles conjuguées en fil de fer pour le bras, pour la jambe, etc., dont on peut se servir très utilement pour construire des appareils provisoires fort simples et d'une application très rapide.

Ce sont, en outre, les gouttières pour la jambe, pour la cuisse, pour le bras, etc., qui, doublées de leurs coussins matelassés, fourniront de bons appareils immobilisants, surtout si l'on a soin de les matelasser davantage et de les fixer sur le membre avec les lacs à boucle.

On peut également construire avec les bandes de zinc laminé d'excellentes gouttières; on les coupera avec les cisailles de ferblantier soit sur le modèle des gouttières de Raoult Deslonchamps (fig. 209), soit en forme d'attelles suivant les indications de Noizet et de Champenois.

Ces gouttières ou ces attelles matelassées avec le coton cardé ou l'étoupe, et maintenues à l'aide de lacs à boucle le long du membre pansé antiseptiquement, serviront très utilement à immobiliser les fractures ou les plaies articulaires.

Restent enfin, pour la confection des appareils provisoires, les attelles de bois collées sur carton et en dernier lieu toutes les pièces en bois que l'on peut couper avec la scie à main, pour improviser tout un matériel d'immobilisation en rapport avec les besoins du moment.

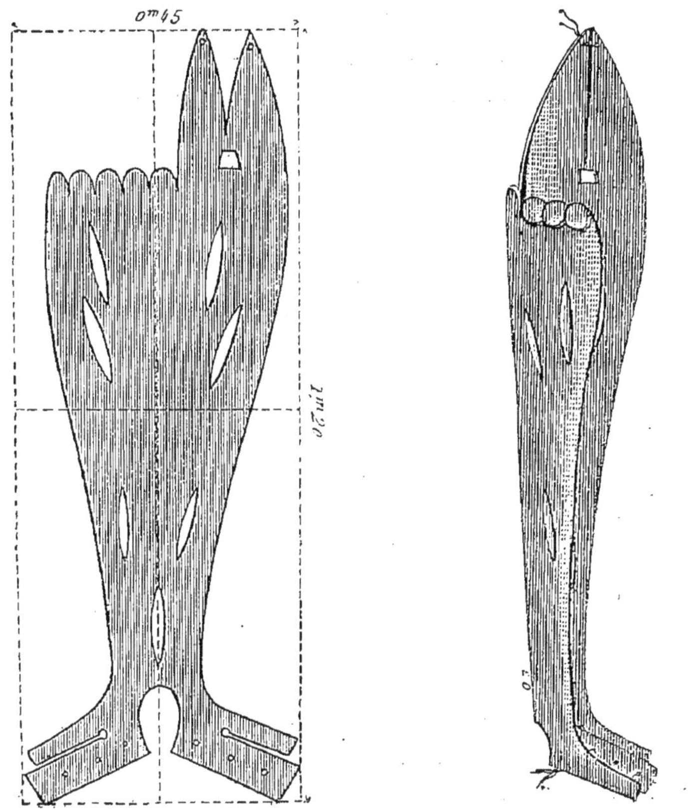

FIG. 209. — Gouttières de Raoult Deslonchamps, pour fracture de cuisse.

Nous n'avons pas à entrer dans les détails relatifs au mode d'application de ces différents appareils, mais nous devons reconnaître que malgré tout le soin employé à les construire, il sera difficile de leur donner toute la perfection voulue, pour permettre au transport de s'effectuer sans souffrance, et même pour éviter les complications qui peuvent résulter d'une contention incomplète ou d'une compression trop énergique. Ce sera aux chirurgiens appelés à utiliser ces objets destinés à l'immobilisation des membres, de rechercher ceux qui pourront le mieux convenir à chaque cas particulier.

Les appareils qui se moulent sur le membre blessé donnent évidemment de bien meilleurs résultats, mais ils sont d'une application longue et difficile ; c'est en premier lieu l'appareil de Guérin. qui convient parfaitement aux fractures compliquées et qui constitue en outre un des procédés les plus efficaces de la méthode antiseptique ; nous avons dit plus haut quel était l'obstacle à la généralisation de son emploi.

Après l'appareil de Guérin, il y a deux moyens de contention qui peuvent être appliqués par dessus le pansement antiseptique, ce sont l'appareil silicaté et l'appareil plâtré.

A l'ambulance, on doit donner la préférence à l'appareil plâtré. car les appareils silicatés ont pour inconvénient de ne pas permettre un transport immédiat, leur solidification nécessitant plus de vingt-quatre heures.

La provision de silicate de potasse qui s'élève à 3 kil. 300 restera donc souvent sans utilisation ; il n'en sera pas de même des 40 kilos de plâtre que l'on consacrera à la confection des gouttières et des attelles plâtrées bien plus avantageuses que la cuirasse complète.

Ces attelles seront faites avec huit à douze feuilles de gaze superposées et trempées dans la bouillie de plâtre ; appliquées sur les côtés du membre préalablement pansé, il suffira pour les modeler de les recouvrir d'une bande de toile, enroulée sur toute l'étendue du membre maintenu dans l'immobilité jusqu'à dessiccation du plâtre ; la bande étant alors enlevée, on fera sur ces attelles les entailles nécessaires et on les écartera sur les points qui ne devront pas être comprimés ; une bande sèche sera appliquée au besoin pour soutenir l'appareil ; pendant l'application de ces attelles le segment blessé doit être immobilisé par l'un des chirurgiens, de manière à assurer la contention des fragments. C'est là une opération laborieuse pour la jambe et particulièrement difficile à la cuisse.

En général, pour toute application de pansement ou d'appareil sur la partie supérieure du membre inférieur, il sera nécessaire soit d'employer un pelvi-support, soit à défaut de cet instrument spécial de placer sous les lombes du blessé un havre-sac de troupe ou une cuvette à pansement renversée, qui permettra de maintenir le membre soulevé, dans les conditions voulues pour pouvoir l'entourer du pansement. Un aide étant placé du côté du pied, pour l'extension, un autre maintient la partie supérieure de la cuisse ; l'un des chirurgiens fait la coaptation des fragments, tandis que son collègue s'occupe de l'application des pièces du pansement puis de l'appareil immobilisateur.

Le pansement terminé et l'appareil appliqué, le blessé est transporté par les infirmiers d'exploitation à un endroit déterminé de l'ambulance, c'est-à-dire parmi les blessés de même catégorie ou de même destination ultérieure ; sa fiche de diagnostic signale le degré de transportabilité et, de plus, indique que le pansement est complet et peut rester plusieurs jours sans être renouvelé.

En résumé, à cette division de l'ambulance, seront attachés de bons infirmiers panseurs et deux médecins exercés à l'application des appareils ; cette besogne, tout en exigeant une certaine dextérité, peut être confiée aux médecins les moins expérimentés.

Néanmoins, ceux-ci devront être au courant de la technique de l'antisepsie; ils prendront les plus grandes précautions de propreté et, à cet effet, ils disposeront de serviettes, de cuvettes, de savon, d'eau *bouillie*[1] et d'eau phéniquée en quantité suffisante.

D. — Opérations chirurgicales

Ce groupe devrait compter trois ou quatre médecins au moins, mais la participation de quatre médecins étant reconnue nécessaire dans les deux divisions précédentes, il ne reste plus que deux médecins disponibles.

Le plus souvent, on le voit, le médecin divisionnaire est obligé de disposer des médecins de régiment, ou doit demander l'adjonction d'un certain nombre de médecins détachés de l'ambulance du quartier général, afin que le service de l'ambulance divisionnaire puisse fonctionner avec toute l'activité désirable.

En effet, quelle que soit l'opération à pratiquer, une amputation par exemple, il faut un chirurgien opérateur, un médecin donnant le chloroforme et deux aides, l'un de ces aides pour comprimer l'artère principale, l'autre pour soutenir le membre blessé et faire les ligatures. Ces chirurgiens seront assistés, il est vrai, d'un certain nombre d'infirmiers de visite, et parmi ces infirmiers, se trouveront peut-être des étudiants en médecine qui pourront servir d'aides ; mais, en règle générale, on ne doit pas compter sur cette éventualité.

---

[1] L'eau bouillie, recommandée par Pasteur, est employée de préférence à l'eau phéniquée, par quelques chirurgiens, pour le lavage des plaies et le nettoiement des instruments.

Du reste, les infirmiers de visite attachés à ce groupe ne manqueront pas d'occupation, ils devront nettoyer les instruments de chirurgie, laver les éponges, préparer l'eau bouillie et les solutions phéniquées pour lotions, disposer les pièces à pansement, enfin, préparer les gouttières ou les attelles qui peuvent servir à fixer les membres opérés, etc. ; leur besogne comprendra encore bien d'autres soins importants à régler, mais il est inutile d'insister, car cette organisation des choses accessoires de l'opération est conforme aux dispositions adoptées dans la pratique journalière.

Le local choisi comme salle d'opérations, doit être bien éclairé; il sera pourvu, la nuit, des moyens d'éclairage les plus commodes, lanternes à souche, lampes ou bougies en quantité suffisante.

Les tables à opération transportées par les voitures de chirurgie y seront dressées ; mais trop étroites et peu stables, elles seront avantageusement remplacées par un meuble plus solide, elles serviront au besoin pour l'étalage des instruments de chirurgie, des cuvettes à pansement, du linge et des appareils.

Pour l'exécution de ces opérations, les instruments en service sont ceux que renferment les boîtes n°s 2 et 17, de l'arsenal 1859 ou n° 3 et n° 4 du nouvel arsenal. Cette provenance différente n'est pas sans importance, on le sait, car les instruments de l'arsenal 1859 sont non-seulement incomplets, mais encore d'une forme qui n'est plus en rapport avec les progrès réalisés par l'art opératoire ; la boîte à résections en particulier est tout à fait démodée. Néanmoins, le chirurgien habile pourra toujours tirer parti des instruments du vieil arsenal, pour pratiquer les amputations et les ligatures d'artères, qui constituent en majeure partie la chirurgie courante de l'ambulance.

Cette division ainsi organisée reçoit tous les blessés à opérer d'urgence, ou qui ne peuvent être transportés qu'après avoir été opérés. Les limites de ces indications sont très extensibles et très difficiles à préciser. En réalité, il ne faudrait pratiquer à l'ambulance que les opérations urgentes qui ne peuvent être différées sans danger pour la vie du blessé, mais il existe d'autres raisons d'intervention hâtive qui dépendent des circonstances spéciales dans lesquelles on se trouve.

Bref, les principales opérations à pratiquer immédiatement sont les suivantes :

a. La trépanation du crâne et l'extraction des esquilles, dans les cas d'enfoncement ou de fracture exposée, accompagnée d'accidents immédiats, tels que paralysie, stertor, phénomènes irritatifs, etc.;

b. La trachéotomie ou mieux encore la laryngotomie-crico-thyroïdienne, en cas de blessure du larynx avec menace d'asphyxie;

c. La laparotomie, la suture intestinale et le lavage de la cavité abdominale, si on a reconnu qu'une plaie pénétrante de l'abdomen s'accompagne d'épanchement stercoral. L'intervention est moins importante lorsque l'intestin blessé fait hernie, alors la suture de la plaie intestinale et la réduction de l'anse herniée, après lavage à l'eau bouillie ou phéniquée, peuvent suffire;

d. L'uréthrotomie externe et le placement d'une sonde à demeure pour les plaies irrégulières de la portion périnéale de l'urèthre ; parfois la laparotomie et la suture de la vessie dans le cas de plaie intrapéritonéale ;

e. Les procédés hémostatiques, en cas d'hémorrhagie primitive ou de blessure d'une artère importante avec menace d'hémorrhagie consécutive ;

f. L'amputation immédiate, nécessitée par les conditions suivantes : 1° hémorrhagie incoercible ou anévrysme diffus, impossible à traiter par la ligature ; 2° fracture d'un membre avec destruction et ablation considérable des parties molles, due à l'action d'un projectile de gros calibre ; 3° fracture avec lésions simultanées des gros vaisseaux et des nerfs ; 4° broiement complet des parties molles et des os, avec ou sans lésions des téguments ; 5° plaie pénétrante d'une grande articulation, accompagnée de désordres considérables des tissus périarticulaires et des os, ne permettant pas la résection ou la conservation ; 6° sphacèle traumatique et emphysème spontané ;

g. La résection primitive tout à fait exceptionnelle, si ce n'est celle de l'épaule, dans le cas de lésions bien limitées de la tête humérale ; enfin l'extraction des esquilles libres et des corps étrangers facilement accessibles ;

Opérations dont les indications sont discutées dans les traités de chirurgie d'armée et sur lesquelles nous n'avons pas à nous étendre plus longuement.

La plupart doivent être faites avec l'aide du chloroforme, lorsque le blessé désire être anesthésié et lorsqu'il peut suppporter la chloroformisation ; l'ambulance dispose à cet effet d'une quantité très suffisante de cet anesthésique : 8 kil. 400.

L'intervention opératoire doit être ajournée, lorsqu'il y a choc ou stupeur, et chaque opération doit être exécutée d'après les indications classiques.

Les amputations seront pratiquées avec toute la diligence possible, mais cependant sans précipitation, elles seront faites aussi complètes que cela sera nécessaire, sans mutilation inutile, et en évitant soigneusement la perte de sang De plus elles seront pratiquées avec toutes les précautions antiseptiques; les instruments employés seront constamment plongés dans une solution phéniquée forte, les chirurgiens et leurs aides auront les mains très propres et porteront des vêtements spéciaux, tels que sarreaux, tabliers, etc.; les éponges seront toujours maintenues aseptiques; les pansements seront faits avec de l'étoupe de Weber, ou, si l'on n'a pas mieux, avec de la charpie imbibée dans les liquides antiseptiques énumérés précédemment : solution d'acide phénique, alcool, alcool camphré, acide acétique dilué, etc., suivant les ressources de l'approvisionnement.

Chaque blessé, après avoir été opéré, puis pansé, reçoit une fiche de diagnostic dont la couleur indique le degré de transportabilité, et il est transporté dans l'endroit de l'ambulance correspondant à sa destination.

Là, indépendamment des soins chirurgicaux dont l'indication se présenterait secondairement, les blessés recevront les secours médicaux nécessaires ; leurs souffrances excessives seront calmées par des antispasmodiques et surtout par des injections de chlorhydrate de morphine, leur affaiblissement extrême sera combattu par les cordiaux et, en cas d'hypothermie, par les injections sous-cutanées d'éther.

De même les malades proprement dits recevront les soins médicaux appropriés à leur état et à leur affection.

E. — Classement des blessés en catégories, suivant le degré de transportabilité.

Le médecin chef, préoccupé sans cesse de maintenir son ambulance disponible pour les exigences du lendemain, fera disposer les blessés opérés et pansés, de manière à éviter toute confusion au moment où ils seront enlevés pour être évacués sur les hôpitaux préparés en arrière.

Ces évacuations ne peuvent s'effectuer en masse et sans distinction.

D'abord, il faut éviter l'affaiblissement de l'effectif des troupes, occasionné par l'éloignement des hommes qui pourraient reprendre leur service à bref délai; de plus, il y a des blessés qui ne sont pas en état de supporter les déplacements; enfin, parmi les blessés transportables il faut encore distinguer les blessés qui peuvent être transportés assis, de ceux qui doivent être transportés couchés, pour être dirigés sur les hôpitaux plus ou moins éloignés.

Il y a donc plusieurs groupes de blessés à constituer, en vue du transport et des soins ultérieurs; ce sont :

1° Les blessés légèrement atteints qui doivent être renvoyés à leur régiment, après l'affaire ;

2° Les blessés qui, pourvus d'un pansement simple et n'ayant subi qu'une opération peu importante, sont en état de marcher et peuvent être transportés assis et expédiés plus ou moins loin ;

3° Les blessés qui doivent être transportés couchés et dirigés sur l'hôpital le plus voisin, s'ils avaient trop à redouter d'un long transport ;

4° Les blessés mortellement atteints ou dans un état de gravité tel que le transport immédiat compromettrait l'existence, occasionnerait des souffrances trop vives ou entraînerait des complications inévitables.

Le triage des blessés appartenant à ces différentes catégories sera parfois très embarrassant et il sera souvent difficile de déterminer jusqu'à quel point le transport sera pénible ou dangereux. Pour cette répartition, le médecin chef appréciera l'efficacité des procédés d'immobilisation employés, les ressources offertes par les moyens de transport dont il dispose, principalement enfin, le siège et la gravité des blessures.

Ainsi, dans la première catégorie rentreront les contusions dues à l'action de projectiles arrivés à la fin de leur course, les plaies superficielles et toutes les blessures sans importance dont la guérison paraîtra prochaine.

Dans la deuxième catégorie on pourra ranger les sillons des parties molles, les plaies simples du cuir chevelu, de la face, du cou, etc., les blessures de la main et les fractures du membre supérieur munies d'un bon appareil.

Dans la troisième, ce seront les plaies articulaires du pied, les fractures de la jambe, les plaies simples du genou, les amputations. (Voir plus loin : *Service des évacuations.*)

Enfin, on considérera comme non transportables les blessés atteints de lésions sérieuses des cavités splanchniques, de fractures de la cuisse, du bassin, de la colonne vertébrale ou de plaies dont les complications nécessitent un repos absolu. Ces blessés sont autant que possible placés à l'écart dans un endroit où ils trouveront les soulagements nécessaires et les consolations d'un ministre des cultes, pour être remis aux mains de l'hôpital de campagne qui relèvera l'ambulance.

Il y aurait encore à mettre à part les prisonniers blessés ; les mesures d'isolement doivent varier suivant les circonstances.

En résumé, on classera les blessés d'après le degré de transportabilité, on réservera un emplacement spécial à chacun de ces groupes afin que tout s'exécute avec la plus grande régularité lorsqu'il s'agira d'organiser les convois d'évacuation. De plus, des indications apparentes seront affichées au-dessus de chaque série ; enfin, une mention particulière sera lisiblement inscrite sur la fiche de diagnostic, solidement attachée à la boutonnière de la capote des blessés, et le vêtement garantira cette fiche de la poussière et de la pluie qui pourraient la rendre illisible.

F. — Organisation des convois vers l'arrière.

L'officier d'administration ou l'officier du train chargé de diriger ce service important, fait préparer les voitures de réquisition et réunit les moyens de transport de l'ambulance, que viennent bientôt renforcer les voitures envoyées par l'hôpital de campagne.

Dès que cet hôpital est en état de fonctionner, le convoi est organisé ; on charge d'un côté les blessés à transporter couchés, de l'autre les blessés à transporter assis ; on réunit d'autre part les blessés qui peuvent marcher à la suite de ce premier convoi destiné à l'hôpital mobile.

De même, d'après l'ordre de mouvement, on peut former un deuxième convoi de blessés légèrement atteints, à diriger sur l'hôpital d'évacuation de la tête d'étapes, pour être évacués par les voies ferrées sur les hôpitaux de l'intérieur.

Les dispositions à prendre pour l'arrimage des voitures de réquisition, pour le chargement des blessés et pour l'organisation de chaque convoi, ont été étudiées au Titre Ier, chapitre IV; il est inutile d'y revenir.

Le médecin ou l'officier chargé de la direction d'un convoi, veille à ce que les listes spéciales des blessés évacués soient dressées avant le départ ; il règle le service des infirmiers désignés pour accompagner le convoi, et se munit des objets de pansement et des provisions nécessaires pour la durée du trajet. Les havresacs et les objets personnels que doivent conserver les blessés sont autant que possible chargés sur les mêmes voitures.

Tel est, lorsqu'on est maître du champ de bataille, le fonctionnement déjà si laborieux de l'ambulance, comme ensemble du service pendant et après le combat. Mais la situation est bien plus difficile encore, lorsque la division fait un mouvement rétrograde. En cas de retraite, le médecin divisionnaire désigne le personnel médical et subalterne qui doit rester auprès des blessés, et se replie en arrière avec le reste du personnel et du matériel.

Si, au contraire, la division marche en avant, le médecin en chef de l'ambulance peut, avec la 2e section, former une autre place de pansement qui va s'installer sur un autre point plus rapproché du combat.

Ce dédoublement de l'ambulance est facilement applicable au matériel qui comprend comme approvisionnement technique deux voitures de chaque genre, mais il semble bien difficilement réalisable avec un personnel si restreint; comment, en effet, former avec six médecins deux groupes suffisants pour assurer un service aussi complexe?

Au cas où ce fractionnement serait nécessaire et possible, le médecin en chef ferait en sorte, dans cette prévision, d'activer le travail entrepris par l'ambulance, et si l'excès de la tâche à accomplir ne permettait pas le départ immédiat d'une section, il en informerait le médecin divisionnaire; ce serait alors à l'ambulance du quartier général d'entrer en action.

En résumé, pendant le combat, le rôle principal des médecins de l'ambulance divisionnaire consiste surtout à préparer les blessés pour le transport vers l'hôpital mobile et sur les hôpitaux de l'intérieur, de sorte que la place de pansement représente un véritable atelier d'emballage et d'expédition, suivant la juste comparaison de notre regretté camarade Rapp.

Dans ce but, après avoir reçu les blessés et les avoir restaurés, les médecins les ont examinés; puis, ils ont procédé à l'application des pansements nécessaires pour le transport, ainsi qu'à l'exécution des opérations urgentes, laissant à l'hôpital de campagne le soin de faire les opérations moins pressantes, veillant surtout à la bonne confection des appareils, afin d'éviter ce qui s'est passé sur les champs de bataille de Metz, où l'on a beaucoup opéré dans les premières journées, mais où des blessés et des opérés sont restés plus de dix jours sans être pansés. Bref, les médecins de l'ambulance feront mieux d'assurer les premiers pansements et de préparer les blessés au transport d'évacuation, que d'employer tout leur temps aux opérations.

La besogne terminée, l'ambulance cède la place à l'hôpital de campagne. Le médecin-chef fait alors replacer dans les voitures le matériel disponible, et rejoint avec son personnel et le matériel la division qu'il ne doit pas abandonner plus de vingt-quatre heures, suivant l'idéal. Il rend compte de l'exécution du service et adresse, en double expédition, au médecin divisionnaire, un rapport concernant le fonctionnement de l'ambulance et le mouvement des blessés, c'est-à-dire l'état nominatif des hommes admis à l'ambulance et les listes des décédés et des évacués.

La recherche des blessés sur le terrain du combat pendant la nuit qui suit la bataille, la constatation de l'identité des morts et l'ensevelissement des cadavres touchent encore des questions qui intéressent tout particulièrement le service de santé de la division.

Ces diverses opérations sont l'objet de prescriptions règlementaires spéciales, relatives à la plaque d'identité et aux mesures à prendre pour l'inhumation; mais nous ignorons dans quelles conditions les médecins de l'ambulance seront appelés à organiser et à diriger ce funèbre service.

Il s'agit enfin de savoir dans quelles limites seront utilisés les procédés d'éclairage électrique, qui faciliteront considérablement l'exécution rapide de ces mesures sanitaires de la plus haute importance.

Les appareils locomobiles à la lumière électrique, du système Lemonnier et Sauter, destinés à explorer la nuit une grande étendue de terrain, pour reconnaître les mouvements et la position de l'ennemi, pourront s'appliquer très utilement à l'éclairage de la place principale de pansement, lorsque cet emploi ne présentera pas d'inconvénients sérieux au point de vue des opération tratégiques.

AMBULANCE DU QUARTIER GÉNÉRAL

Cette ambulance, classée comme ambulance n° 1, diffère très peu de l'ambulance divisionnaire. Le personnel est à peu près le même et il comprend :

6 médecins, dont 4 de réserve ;

6 officiers d'administration, dont 2 du cadre de réserve ;

3 aumôniers ou ministres des cultes :

2 pharmaciens auxiliaires ;

12 infirmiers de visite ;

3 commis aux écritures ;

113 infirmiers d'exploitation, dont 92 brancardiers ; plus le détachement du train, comprenant 2 officiers, dont 1 de réserve, 3 sous-officiers, 7 brigadiers, 6 soldats, 5 ordonnances et 71 conducteurs.

Le matériel comprend :

2 voitures de chirurgie ;

4 fourgons pour les deux chargements d'approvisionnement de réserve ;

1 voiture pour le personnel ;

Et enfin, comme moyens de transport pour les blessés :

20 paires de cacolets, 10 paires de litières, 6 voitures d'ambulance à quatre roues, 10 voitures légères d'ambulance à quatre roues, 10 voitures légères d'ambulance à deux roues, avec 22 chevaux de selle, 48 chevaux de trait et 33 mulets.

C'est en somme le même matériel que celui de l'ambulance divisionnaire, plus 2 voitures de transport à quatre roues et 4 voitures à deux roues.

Le rôle principal de l'ambulance du quartier général est de combler les vides qui peuvent se produire dans les ambulances divisionnaires ou dans le service régimentaire du corps d'armée ; elle reste à la disposition du général commandant le corps d'armée, mais elle peut fonctionner comme les ambulances divisionnaires.

ou renforcer l'une d'elles par l'une de ses sections, l'autre restant disponible. Son service spécial en marche, en station, et pendant le combat, nous amène à exposer l'ensemble des secours de première ligne dans un corps d'armée.

SERVICE EN MARCHE

En marche, la place de l'ambulance du quartier général et des trois autres ambulances du corps d'armée est déterminée par le règlement sur le service des armées en campagne, de la manière suivante :

Colonne de corps d'armée

1° SERVICE D'EXPLORATION ET DE SURETÉ :

La brigade de cavalerie en avant, plus ou moins loin,
Une batterie à cheval, s'il y a lieu,
Une ambulance n° 2 suivra normalement cette brigade.

2° AVANT-GARDE :

Détachement de cavalerie,
La 1re brigade d'infanterie.
L'état-major de la 1re division,
La demi-compagnie divisionnaire du génie,
Deux batteries montées.
Un détachement d'ambulance pris dans l'ambulance de la 1re division,
Un jour de vivres pour la cavalerie,
Le campement du corps d'armée.

3° GROS DU CORPS D'ARMÉE :

L'état-major du corps d'armée.
Le bataillon de chasseurs à pied,
Deux batteries montées,
La deuxième brigade d'infanterie,
L'ambulance de la 1re *division* (moins le détachement d'avant-garde),
La compagnie de réserve du génie,
L'artillerie de corps,
L'état-major de la 2e division,
La demi-compagnie divisionnaire du génie de la 2e division,

La 3e brigade d'infanterie,
4 batteries montées,
La 4e brigade d'infanterie,
L'ambulance de la 2e division.

4° TRAIN DE COMBAT :

Le parc du génie du corps d'armée.
Les 2 sections de munitions d'infanterie,
Les 4 sections de munitions d'artillerie,
L'équipage de pont.

5° ARRIÈRE-GARDE :

1 bataillon d'infanterie,
1 détachement de cavalerie.

6° TRAIN RÉGIMENTAIRE DU CORPS D'ARMÉE :

La gendarmerie du quartier général et les prisonniers,
L'ambulance du quartier général,
Le train du quartier général du corps d'armée, sections télégraphiques, etc.

7° CONVOI :

Le convoi composé des subsistances marche avec son escorte à la distance déterminée dans l'ordre du mouvement.

Comme on le voit d'après l'énumération précédente, l'ambulance du quartier général ne marche pas avec le train de combat derrière le gros du corps d'armée, mais à la tête du train régimentaire. Dans ce groupe dont fait partie le train du quartier général, se trouvent les voitures de la direction du service de santé qui marchent avec les voitures du quartier général.

Les hôpitaux de campagne prennent place dans le convoi; mais, dans les circonstances urgentes, sur la proposition du directeur du service de santé, ils peuvent marcher avec les trains régimentaires, immédiatement après l'ambulance du quartier général.

En marche, le rôle de l'ambulance du quartier général est sans importance, puisque le service de secours dans les parties les plus actives et les plus exposées de la colonne est assuré par les ambulances divisionnaires et par l'ambulance de cavalerie. Du reste, si elle avait à agir, elle le ferait dans les conditions que nous avons précisées pour l'ambulance divisionnaire.

Le schéma du corps d'armée en marche fera mieux ressortir l'ordre déterminé pour la formation en colonne d'un corps d'armée (fig. 210) :

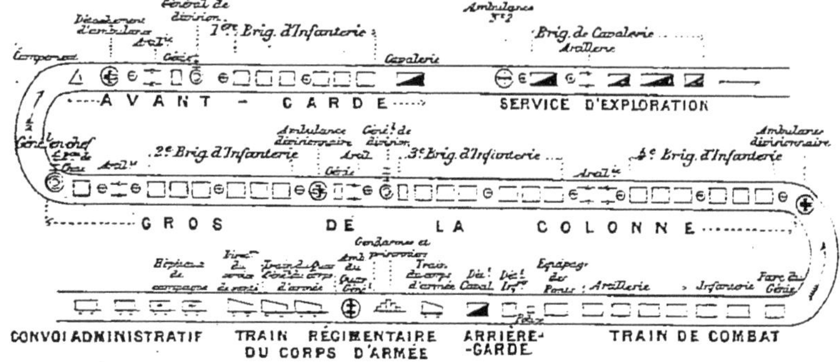

FIG. 210. — Colonne de corps d'armée.

mais, nous le répétons, cette marche s'exécutera rarement sur une seule route ; la colonne sera le plus souvent fragmentée, et alors chacune des ambulances marchera derrière la section du corps d'armée à laquelle elle appartient. Cette disposition en une seule colonne ne peut guère être adoptée que pour un défilé, après une revue de corps d'armée.

Dans la marche rétrograde, on le sait, les éléments des colonnes se trouvent dans un ordre inverse de celui qui est adopté pour la marche en avant ; le convoi précède, l'avant-garde devient arrière-garde.

SERVICE EN STATION

Au cantonnement, l'ambulance du quartier général s'installe comme l'ambulance divisionnaire, dans un local choisi par le chef de campement ; le fonctionnement de cette ambulance, soit pendant les périodes de marche, soit pendant les stationnements prolongés, est absolument parallèle à l'action des ambulances divisionnaires ; l'ambulance du quartier général relève et soigne les malades et les blessés de l'état-major général du corps d'armée, de l'artillerie de réserve et des services spéciaux.

SERVICE PENDANT LE COMBAT

Pendant le combat, cette formation sanitaire fournit aux autres ambulances du corps d'armée les éléments qui leur font défaut, et, suivant les circonstances, vient s'établir entre les deux ambulances divisionnaires ou se porte en avant, si, à un moment donné, ces ambulances se trouvent encombrées et ne peuvent pas suffisamment se rapprocher de leur division.

Cette situation est représentée par la figure 211 qui montre le dispositif d'un corps d'armée ayant ses deux divisions en ligne,

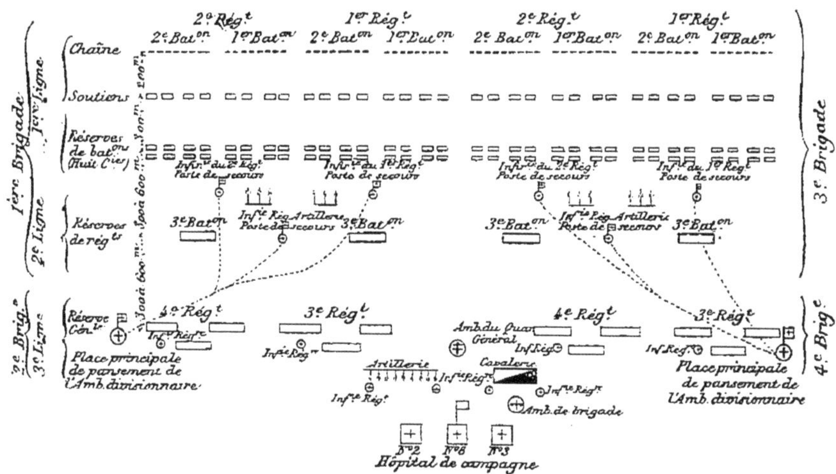

FIG. 211. — Dispositif de combat du corps d'armée.

sur un front de combat de 3 à 4 kilomètres; six postes de secours et les deux ambulances divisionnaires sont supposés en action ainsi que l'hôpital de campagne n° 6.

En résumé l'organisation et le fonctionnement de l'ambulance du quartier général n'offrent rien de bien spécial, c'est surtout une formation sanitaire de réserve.

AMBULANCES N° 2

AMBULANCE DE BRIGADE DE CAVALERIE

Nous l'avons dit plus haut, il y a deux sortes d'ambulances n° 2, l'ambulance de brigade de cavalerie, et l'ambulance des troupes de la défense mobile des places fortes. L'étude préalable de l'ambulance de la brigade de cavalerie nous permettra de suivre l'ordre de notre programme et de continuer l'exposé des secours de 1re ligne d'un corps d'armée.

Cette formation diffère notablement de l'ambulance n° 1; son personnel et son matériel sont bien moins considérables. En effet, elle doit être essentiellement légère; de plus son rôle, comme nous le verrons plus tard, est d'une importance bien moindre, et cependant dans certaines circonstances, cette ambulance est appelée à rendre de grands services : par exemple, lorsqu'elle suivra la cavalerie indépendante ou la brigade de cavalerie du corps d'armée en service de 1re ligne, c'est-à-dire lorsque les troupes qu'elle accompagnera auront perdu l'appui du corps principal.

PERSONNEL

L'ambulance n° 2 a, comme personnel :

1 médecin-major de 2e classe et 1 aide-major du cadre actif;

1 officier d'administration du cadre actif;

1 aumônier;

1 commis aux écritures et 4 infirmiers de visite dont 1 caporal;

11 infirmiers d'exploitation, dont (1 sous-officier et 2 caporaux);

Pas de brancardiers;

Un détachement du train, comprenant : 1 sous-officier, 2 brigadiers, 3 soldats, 3 ordonnances, 10 conducteurs.

MATÉRIEL

Le matériel de secours se compose d'un approvisionnement d'ambulance n° 2, comprenant instruments de chirurgie, objets de pansement et objets d'administration, renfermés dans des cantines chargées sur deux fourgons qui portent, en outre, les vivres et les bagages du personnel.

Les moyens de transport pour blessés se réduisent à 3 voitures d'ambulance à quatre roues, et à 3 voitures d'ambulance à deux roues; il n'y a ni cacolets, ni litières, par conséquent pas de mulets de bât; on compte en tout 9 chevaux de selle et 14 chevaux de trait.

Le matériel technique est transporté, nous venons de le dire, dans des cantines; ces cantines sont au nombre de 14, parmi lesquelles 2 cantines de pharmacie, 7 cantines de chirurgie, et 5 cantines d'administration.

Ces cantines n'ont pas la même disposition que les cantines régimentaires; les cantines de pharmacie sont composées de 2 tiroirs; la cantine n° 1 de chirurgie, seule, est formée de plusieurs étages divisés en compartiments et en cases libres ou avec tiroir; les autres cantines de chirurgie, de même que les cantines d'administration, sont de simples coffres à couvercle. Mais leur construction importe peu, il faut surtout connaître le contenu :

Pharmacie. — Les deux cantines de pharmacie nº 1 et nº 2 se composent de 2 tiroirs que l'on peut ouvrir, lorsque le panneau antérieur est rabattu. Ces tiroirs sont divisés en nombreux compartiments destinés à recevoir les flacons ou les boîtes.

CANTINE Nº 1

TIROIR SUPÉRIEUR

Huile d'arachides.	0k450
Camphre.	0.200
Sulfate d'alumine et de potasse (alun).	0.500
Sous-azotate de bismuth.	0.200
Acétate de plomb cristallisé.	0.250
Chlorate de potasse.	0.250
Silicate de potasse à 33-35º.	0.650
Bicarbonate de soude.	0.200
Soufre sublimé.	0.200
Alcool à 90º centésimaux (36º Cartier).	3k600
Alcoolat de mélisse composé.	0.200
Alcoolé de camphre concentré	0.450
Ether sulfurique alcoolisé	0.200
Glyzine (glycyrrhizine ammoniacale de Roussin.)	1.200
Papier à filtrer ordinaire.	2 ms
Flacon en verre blanc, large ouverture, non bouché, de 25 centil.	1

TIROIR INFÉRIEUR

Acide acétique concentré à 9º5.	0k125
Acide phénique cristallisé.	1.000
Acide sulfurique à 66º.	0.100
Ammoniaque liquide à 22º.	0.100
Kermès pour hommes (oxysulfure hydraté d'antimoine).	0.050
Tartrate pulvérisé d'antimoine et de potasse (émétique en paq. de 1 décigr.).	0.020
Azotate d'argent cristallisé.	0.010
Sulfate d'atropine (en paquets de 2 centig.).	0.001
Chloroforme.	2.000
Perchlorure de fer liquide à 30º.	0.250
Protochlorure de mercure à la vapeur (calomel en paq. de 1 gr.).	0.100
Chlorhydrate de morphine (en paquets de 2 centigr.)	0.003
Azotate de potasse.	0.100
Carbonate de potasse purifié.	0k100
Sulfate de zinc en cristaux.	0.050
Alcoolat de cochléaria composé.	0.100
Alcoolé de cannelle.	0.200
Alcoolé de digitale pourprée.	0.100
Alcoolé d'extrait d'opium.	0.200
Alcoolé d'iode.	0.200
Alcoolé de quinquina jaune,	0.100
Nitrate d'argent fondu (pierre infernale).	0.025
Collodion.	0.080
Extrait d'opium purifié (en pilules de 5 centigrammes).	0.010
Extrait de ratanhia.	0.150
Pilules de sulfate de quinine à 1 décigramme.	0.100
Poudre de rhubarbe exotique.	0.050
Flacon en verre blanc, ouverture ordinaire, non bouché, de 12 centil.	1

CANTINE Nº 2

Cette cantine offre la même disposition que la cantine nº 1, elle renferme :

TIROIR SUPÉRIEUR

Feuilles de thé hyswen.	0k300
Semence de lin.	5.000
Agaric amadouvier.	0.100
Cire jaune.	0.050
Eponges fines ordinaires.	0.025
Sulfate de quinine (en paquets de 1 gramme).	0k100
Eponges à la ficelle.	0.050
Cataplasme Lelièvre.	60 fs
Papier sinapisé.	100 —

Poudre d'ipécacuanha (en paquets de 1 gramme).	0k150	Mortier en porcelaine émaillée de 1 litre.	1
Sparadrap de diachylon gommé, sur 0m20 de largeur.	12 m.	Pilon en porcelaine émaillée, avec manche en bois.	1
Sparadrap vésicant sur toile cirée, de 0m22 de largeur.	1 —	Compte-gouttes ordinaires.	3
Percaline agglutinative (bandes de 1m de long sur 0m10 de large).	6	Spatule à grains d'émétique	1
Bouchons de liège, grands.	20	Spatules diverses en os.	2
— petits.	30	Ciseaux moyens (paire de).	1
		Éprouvette graduée, de 200 centimètres cubes.	1

TIROIR INFÉRIEUR

Fleurs de tilleul.	1k000	Entonnoir ordinaire, en verre blanc de 12 centil.	1
Sulfate de magnésie.	2.000	Entonnoir ordinaire, en verre blanc de 6 centil.	1
Extrait alcoolique de quinquina jaune.	0.100	Lampe à alcool, à crémaillère, avec bouilloire.	1
Glycérolé d'amidon.	1.200	Trébuchet à bascule et à colonne, avec série de poids de 30 gr. divisés.	1
Axonge benzoïnée.	0.800		
Pommade mercurielle.	0.250		
Vessies de porc.	6		
Pots de pharmacie. dits canons en faïence, non couverts, de 12 centil.	20		

La composition de ces cantines est très suffisante; elle comprend un trébuchet, un mortier, une lampe à alcool (objets nécessaires pour préparer les solutions), enfin tout un approvisionnement de médicaments très utiles. Pourquoi trouve-t-on parmi ces médicaments des substances que l'on ne voit pas figurer dans l'approvisionnement de l'ambulance divisionnaire? Ainsi par exemple : kermès, extrait de ratanhia, semence de lin, acide sulfurique à 66°, bicarbonate de soude, alcoolé de quinquina jaune; c'est ce que nous ne pouvons expliquer. Nous aurions encore à signaler bien d'autres points obscurs, qu'une note ajoutée à la colonne d'observations de chaque nomenclature devrait élucider; mais passons.

Chirurgie. — Les cantines de chirurgie, au nombre de 7, constituent la plus forte partie de l'approvisionnement.

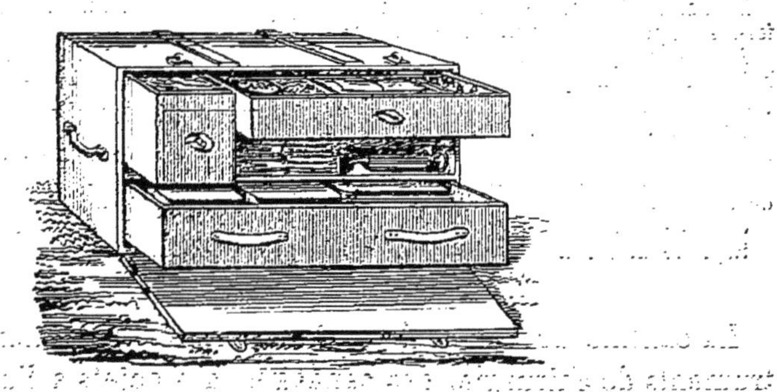

FIG. 212. — Cantine de chirurgie n° 1 de l'ambulance n° 2.

La première de ces cantines est la plus compliquée, elle est formée de trois étages divisés en plusieurs compartiments qui s'ouvrent en avant, comme le montre la figure 212.

Elle renferme les objets suivants :

TIROIR SUPÉRIEUR FORMANT APPAREIL

Bandes roulées.	1k000	Flacons carrés, petits, pour appareils de chirurgie, bouchés à l'émeri.	4
Petit linge à pansement ordinaire.	1.000	Boîte d'appareil, carrée, avec couvercle, en fer-blanc.	1
Petit linge à pansement fenêtré.	0.050	Boîte d'appareil, rectangulaire, sans couvercle, en fer-blanc.	1
Charpie.	0.200	Epingles.	500
Seringues à piston, en étain, à double parachute, petites, pour injections.	2	Seringues à injections, en verre.	2

PLAN INTERMÉDIAIRE

Cuvettes à pansement, en fer battu étamé, grandes.	4	Seringues à piston, en étain, à double parachute, de 0l20, pour pansement.	2
Irrigateur Eguisier de 50 centilitres.	1	Fiches de diagnostics, avec cordon	300
		Ruban de fil.	0k700
		Ventouses en verre.	4

TIROIR DE GAUCHE

Bandages herniaires, inguinaux simples, de droite.	2	Pelotes compressives de Larrey.	3
Bandages herniaires, inguinaux simples, de gauche.	2	Lacs en treillis, avec boucle, pour appareils à fractures.	60
Bandage herniaire, inguinal double.	1	Cordonnet de soie à ligatures.	0k020
		Fiches de diagnostics, avec cordon.	200

TIROIR INFÉRIEUR

Sondes coniques, (dans 1 boîte en fer-blanc, pour sondes uréthrales).	16	Boîtes d'instruments de chirurgie, de l'arsenal de 1859, complètes :	
Sondes œsophagiennes, (dans 1 boîte en fer-blanc, pour sondes œsophagiennes.)	3	N° 1, avulsion des dents.	1
Tubes à drainage, d'un mètre de longueur.	6	N° 2, amputations et trépan (grande boîte).	1
Flanelle pour frictions, en 0m80 de largeur.	2 m.	N° 17, résections des os.	1
Carnet de diagnostics.	1	Seringue de Pravaz avec trois aiguilles.	1
Registre médical.	1	Appareil d'Esmarch.	1
		Thermomètre à mercure, pour salles de malades.	1

La cantine de chirurgie n° 1 renferme principalement des instruments de chirurgie, des bandages, des objets à l'usage des malades, et des fiches.

L'ordination de cette cantine est assez défectueuse; pourquoi, par exemple, ne pas avoir réuni dans le même tiroir toutes les fiches de diagnostics et le registre médical? Quant à la composition de ce matériel chirurgical, n'est-il pas surprenant de voir que les boîtes n° 3 et n° 4 du nouvel arsenal sont complétées par la boîte n° 5, dite des couteaux de rechange, alors que celle-ci n'existe pas dans l'ambulance n° 1 où il y a 6 médecins, appelés à opérer bien plus souvent que les deux médecins de l'ambulance n° 2?

Les cantines suivantes sont des coffres dont le panneau supérieur fait couvercle et dans l'intérieur desquels sont disposés, sans ordre défini, le linge, les objets de pansement et les appareils ainsi répartis :

CANTINE N° 2

Bandes roulées (dont 15 bandes dites Spica).	10k000	Bandages en T.	5
Grand linge à pansement	20.000	Echarpes.	40
Bandages de corps.	15	Suspensoirs.	5
Bandages carrés.	5	Draps.	19k000
Bandages triangulaires.	10	Charpie comprimée.	4 000
		Coton cardé n° 1, comprimé.	1.000

CANTINE N° 3

Bandes roulées.	4k000	Petit linge à pansement fenêtré.	0k200
Petit linge à pansement ordinaire.	21.500	Charpie comprimée.	1.000
		Coton cardé n° 1, comprimé.	4.000

CANTINE N° 4

Coton cardé n° 1 comprimé.	3k000	Attelles conjuguées en fil de fer :	
Tabliers d'officiers de santé.	4	Pour fractures du bras.	5
Attelles en bois, pour fractures du bras.	15	— de l'avant-bras.	5
Attelles en bois, pour fractures de l'avant-bras.	10	— de la jambe.	5
Attelles en bois, pour fractures de la jambe.	15	Gouttières en fil de fer, pour le bras et l'avant-bras.	6
Attelles en bois, pour fractures de la cuisse.	5	Gouttières en fil de fer, pour la jambe.	6
Attelles palmaires.	5	Gouttières en fil de fer, pour la cuisse.	6
		Scie à main, petite.	1
		Bandes de carton.	6

CANTINE N° 5

Charpie comprimée.	2k800	Burettes de 500 grammes, pour l'huile à brûler.	4
Coton cardé n° 1, comprimé.	3.000	Ciseaux à lampe petits (paires de).	2
Coussins matelassés, pour gouttières diverses.	18	Caisses pour lanternes marines d'ambulance.	2
Lanternes marines pour ambulances.	2		

CANTINE N° 6

Charpie comprimée.	2k000	Bandages à fractures, pour la cuisse.	2
Coton cardé n° 1, comprimé.	5.000	Bandages à fractures, pour la jambe.	2
Gaze à pansement.	10 m.	Serviettes de toile, pour la toilette.	5
Taffetas gommé.	10 —	Torchons.	4
Bandages à fractures, pour le bras.	2	Musettes à pansement, vides.	3
Bandages à fractures, pour l'avant-bras.	2	Seaux en toile.	2

CANTINE N° 7

Coussins à fractures (10 grands, 20 moyens, 10 petits) 40

En réalité, rien n'indique à première vue le contenu des cantines susdites ; il eût été bon d'inscrire sur la paroi antérieure et sous le couvercle de chaque cantine les éléments principaux qui la composent; on eût ainsi évité la recherche toujours très longue des divers objets de pansement.

Administration. — Les cantines d'administration renferment des conserves, des objets à l'usage des malades, des ustensiles de cuisine et des fournitures de bureau ; ce matériel est complété par des objets portés en vrac ou enveloppés dans des bâches; en voici l'énumération :

CANTINE N° 1

Assiettes en fer battu étamé.	6	Casserole à queue articulée, en fer battu, de 1 litre.	1
Cuillères à soupe, en fer battu étamé.	6	Couvercle de casserole, en fer battu étamé, de 4 litres.	1
Fourchettes en fer battu étamé.	6	Couvercle de casserole, en fer battu étamé, de 3 litres.	1
Gamelles d'un litre, en fer battu étamé.	6	Couvercle de casserole, en fer battu étamé, de 2 litres.	1
Gobelets de 30 centilitres, en fer battu étamé.	6	Couvercle de casserole, en fer battu étamé, de 1 litre.	1
Pots à tisane, d'un litre, en fer battu étamé.	6	Ecumoire en fer battu étamé, petite.	1
Verres à boire, ordinaires.	4	Seaux ordinaires, sans couvercle, de 10 litres, en fer battu étamé.	2
Serviettes de toile, pour la toilette.	5	Seaux en toile.	2
Tabliers d'infirmiers.	4	Balance, dite de Roberval, de la portée de 2 kilogrammes.	1
Torchons.	8	Boite de poids de 2k000 en cuivre.	1
Entonnoir ordinaire, en fer-blanc, de 50 centilitres.	1	Cuillère à bouillon, en fer battu étamé, de 50 centilitres.	1
Etui en fer-blanc, pour pierre à repasser.	1	Cuillère à bouillon, en fer battu étamé, de 37 c. 5.	1
Fourchette de cuisine moyenne.	1	Mesures en fer-blanc, pour distribuer le vin, de 25 centil.	2
Casserole à queue articulée, en fer battu, de 4 litres.	1	Pierre à repasser et à aiguiser.	1
Casserole à queue articulée, en fer battu, de 3 litres.	1		
Casserole à queue articulée, en fer battu, de 2 litres.	1		

CANTINE N° 2

Bougeoirs en cuivre.	2
Lanternes carrées, portatives, avec lampe ou bougie.	2
Lanterne avec réflecteur et souche.	1
Ciseaux, grands (paire de).	1
— moyens —	1
Couperet, petit.	1
Couteau de cuisine, à abattre, grand.	1
Couteau de cuisine, à émincer, moyen.	1
Couteau de cuisine, à émincer, petit.	1
Couteaux de table, grands.	6
Tire-bouchon.	1
Marmites de campagne, en fer battu étamé, de 2 litres.	2
Sac d'outils complet.	1
Aiguilles diverses.	45
Bâtons de cire à cacheter.	2
Boite de plumes métalliques.	1
Canifs.	2
Crayons.	4
Encre noire.	0k250
Encriers.	2
Enveloppes diverses.	50
Epingles.	1k500
Ficelle fine.	0,100
Fil à coudre.	0,250
Grattoirs.	2
Papier à états (format moyen).	3 m^{s}
Papier blanc ordinaire.	3 m^{s}
Porte-plumes.	4
Règles diverses.	3

CANTINE N° 3

Bassin de lit, en étain.	1
Biberon en étain.	1
Cafetière à filtre de 12 tasses.	1
Crémaillère de campagne.	1
Gril à côtelettes, moyen.	1
Trépieds en fer forgé, petits.	2
Marmite de campagne, en fer battu étamé, de 20 litres.	1
Moulin à café, pour ambulance.	1
Hache.	1
Hachette.	1

CANTINE N° 4

Sac à denrées, ordinaire.	1
Sac à denrées, de 6 kilogrammes.	1
— de 12 —	1
Allumettes amorphes (boîte de 50 allumettes).	3
Bougies.	2k000
Chocolat.	2.000
Conserves de bouillon Liébig.	2.000
Conserves de viande.	4k000
Conserves de julienne.	4.000
Conserves de lait concentré.	0.500
Conserves de légumes, oseille.	2.000
Eau-de-vie.	1 lit.
Savon blanc.	0.500
1 boîte B, sel gris.	3.000

BACHES POUR COUVERTURES

Couvertures de laine grises.	10

BACHES POUR BRANCARDS

Brancards avec bretelles, pour ambulances.	4
Hampes pour fanions d'ambulance.	2
Brassards.	50
Fanions d'ambulance (1 tricolore, 1 portant la croix de la Convention de Genève).	2
Bêche.	1

TONNEAU CERCLÉ EN FER DE 30 LITRES, AVEC CHAÎNETTES, N° 1

Vin. 30 litres.

TONNEAU CERCLÉ EN FER DE 30 LITRES, AVEC CHAÎNETTES, N° 2

Eau. 30 litres.

EN VRAC

Cantine de comptabilité.	1
Chapelle de campagne, pour ambulance.	1

POUR MÉMOIRE

Chargements de voitures à 4 roues, pour transport de blessés.	3	Chargements de voitures à 2 roues. pour transport de blessés.	3

COMPOSITION DE L'AMBULANCE DIVISIONNAIRE DE CAVALERIE

Trois approvisionnements d'ambulance n° 2 forment le matériel de l'ambulance d'une division de cavalerie indépendante, qui comporte seulement six voitures à quatre roues pour le transport des blessés.

Le personnel de cette ambulance comprend :

6 médecins, dont 1 médecin-major de 1re classe ; 1 médecin-major de 2e classe du cadre actif ; 4 aides-majors, 2 du cadre actif et 2 de réserve ;

2 officiers d'administration, dont 1 de réserve ;

1 aumônier ;

2 pharmaciens auxiliaires ;

26 infirmiers, dont 3 commis aux écritures, 6 infirmiers de de visite et 17 infirmiers d'exploitation.

Enfin un détachement du train avec 1 officier, 3 sous-officiers, 4 brigadiers, 6 soldats, 5 ordonnances, 15 conducteurs.

Le médecin-major de 1re classe, chef de l'ambulance divisionnaire de cavalerie, est à la fois médecin-chef de la division.

SERVICE DES AMBULANCES DE CAVALERIE EN MARCHE

Le fonctionnement de l'ambulance de division de cavalerie indépendante, offre beaucoup d'analogie avec le service de l'ambulance de la brigade de cavalerie du corps d'armée, qui n'en est en quelque sorte que la réduction au tiers, il suffira donc, après avoir étudié l'ambulance d'une division indépendante de revenir sur les particularités du service de l'ambulance d'une brigade de cavalerie.

L'armée ne comprend actuellement, on le sait, que huit divisions de cavalerie indépendantes ; il n'existe donc en tout que huit ambulances divisionnaires de cavalerie ; celles-ci sont constituées de manière à pouvoir se diviser en trois fractions correspondant à chacune des brigades qui forment la division destinée à marcher en avant d'une armée. Ce fractionnement trouvera souvent son application, surtout lorsque la division sera déployée sur une zone très étendue, et qu'elle marchera en échelons sur plusieurs routes parallèles, plus ou moins éloignées les unes des autres.

En marche, les ambulances doivent rigoureusement occuper dans les colonnes la place qui leur est assignée; elles auront d'autant plus d'intérêt à ne pas s'écarter de cette place, que le moindre retard les mettrait dans l'impossibilité de rejoindre les troupes qu'elles doivent accompagner. Il faut donc qu'elles puissent suivre ces troupes aux allures rapides; c'est pourquoi ils n'ont ni mulets de bât, ni brancardiers.

Les infirmiers remplaceront les brancardiers, et trouveront parmi les cavaliers à pied, les aides nécessaires en cas de besoin.

La place de l'ambulance dans la colonne d'une division de cavalerie indépendante est fixée comme il suit, par le règlement sur le service des armées en campagne :

Colonne d'une division de cavalerie

1° AVANT-GARDE :

1re brigade;
Une batterie s'il y a lieu;
Un détachement d'ambulance;
Service de réquisition et de distribution du jour.

2° GROS DE LA COLONNE :

Etat-major de la division;
2e brigade;
Deux ou trois batteries;
3e brigade (moins un ou deux escadrons d'arrière-garde).

3° ARRIÈRE-GARDE :

Un ou deux escadrons.

4° TRAIN RÉGIMENTAIRE DE LA DIVISION.

5° CONVOI ADMINISTRATIF.

L'avant-garde étant formée par une brigade, le détachement de l'ambulance se composera probablement de la fraction correspondante, c'est-à-dire qu'il comprendra 2 médecins, 3 infirmiers de visite, 5 infirmiers d'exploitation, 2 fourgons d'approvisionnement et 2 voitures de transport à 4 roues.

La portion principale de l'ambulance divisionnaire de cavalerie marche avec le train de combat, comme l'ambulance divisionnaire

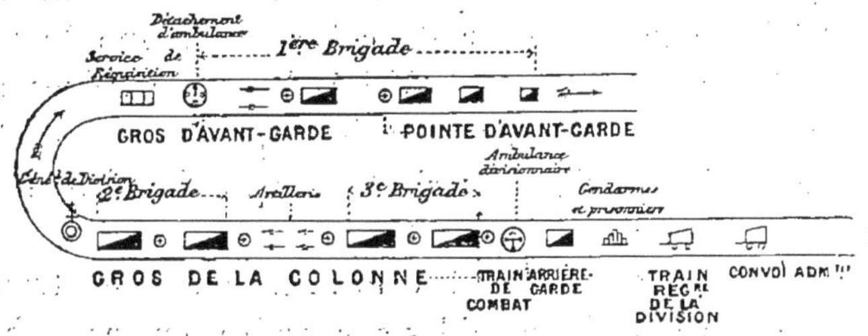

FIG. 213. — Colonne d'une division de cavalerie

d'infanterie ; et cette disposition peut être représentée par un croquis semblable (fig. 213).

Lorsque les deux brigades qui forment le gros de la colonne se sépareront pour marcher sur des routes distinctes, il est probable que la section principale de l'ambulance se dédoublera encore pour accompagner chacune des brigades.

Le relèvement des malades et des blessés est, nous l'avons vu, rendu très difficile par la mobilité de l'arme et par l'étendue du développement de cette troupe en première ligne, et bien pénible est la mission du médecin de cavalerie, soucieux de ne pas abandonner des hommes dont la situation réclame ses soins.

L'ambulance de cavalerie doit donc d'une part contribuer à activer le relèvement des blessés, lorsqu'il y a des engagements d'éclaireurs ou d'avant-postes, et d'autre part tirer tout le parti possible de ses attelages pour recueillir les nombreux malades que les fatigues du service d'exploration et de sûreté peuvent accumuler à un moment donné dans les infirmeries régimentaires.

Après avoir pansé les uns, soigné les autres, de manière à les rendre aptes à un transport ultérieur, le médecin-chef dirige les plus gravement atteints vers l'hôpital le plus voisin de la région, et il évacue les hommes transportables sur l'hôpital d'évacuation ou sur l'hôpital de campagne le moins éloigné, suivant l'ordre de mouvement.

La marche de la division à deux ou trois journées du corps d'armée crée une situation toute spéciale à son ambulance ; son isolement réclame, suivant les circonstances, des mesures particulières que nous pouvons déjà prévoir et qui cependant n'ont pas été déterminées par le règlement.

Pour saisir les difficultés du relèvement des malades et des blessés dans les périodes de marche, il suffit de jeter les yeux sur le schéma d'une division de cavalerie éclairant une armée, d'après la théorie générale des avant-postes réguliers (fig. 214).

On voit que l'étendue du front à couvrir par le cordon des vedettes d'une division peut atteindre 30 à 35 kilomètres, et que l'ensemble présente la forme d'un secteur dont la base est occupée par la ligne des vedettes, le sommet par la réserve et le milieu par les troupes de première et de deuxième ligne.

Les deux premières lignes sont formées de deux brigades accolées, chacune d'elles détachant un régiment en avant, pour constituer la première ligne.

L'autre régiment de chaque brigade reste en deuxième ligne et sert de soutien. On emploie à ce double service les régiments de cavalerie légère ou de dragons, la brigade de cuirassiers forme la réserve proprement dite, en troisième ligne.

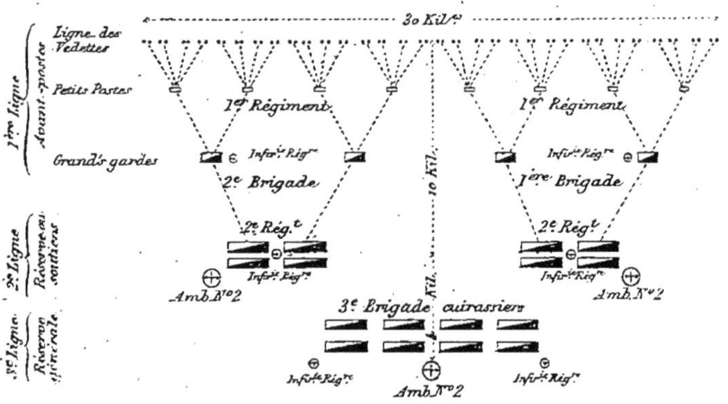

FIG. 214. — Position d'une division de cavalerie éclairant une armée.

On admet généralement que le cordon des éclaireurs peut être porté à 10 kilomètres environ des régiments de soutien. Chacun des deux régiments composant la deuxième ligne marche sur une des routes dont il dispose, de façon à se trouver derrière le centre du régiment de sa brigade, déployé en première ligne; il en est de même pour la brigade de réserve qui se maintient à environ 4 kilomètres de la deuxième ligne.

Si l'ambulance divisionnaire, telle qu'elle est constituée, restait à proximité de la brigade de réserve, elle serait trop éloignée des infirmeries des régiments de première ligne; aussi pour éviter les conséquences de cet éloignement, il est probable comme nous venons de le dire, qu'en pareil cas, l'ambulance divisionnaire se fractionnera en trois parties, et que chacune de ces trois fractions marchera avec les réserves de chaque brigade; c'est du reste ce que prévoit l'instruction du 27 juin 1876, sur le service de la cavalerie éclairant une armée, au § 26 intitulé : Ambulances, Convois, Subsistances.

« Les régiments en première ligne devant être excessivement mobiles, laissent avec le régiment de soutien de la brigade les forges, les voitures régimentaires et les hommes à pied. Chacune des trois sections d'ambulance marche avec le gros de la brigade à laquelle elle est affectée. »

SERVICE DE L'AMBULANCE DE CAVALERIE EN STATION

Abstraction faite des difficultés relatives au relèvement des blessés et des malades, le fonctionnement de l'ambulance de cavalerie, à l'arrivée au cantonnement et pendant le séjour, est analogue à celui de l'ambulance divisionnaire d'infanterie. Le médecin-chef s'installe dans les mêmes conditions, en faisant les réquisitions nécessaires; il organise de même le service de ses subordonnés; enfin, il prend les mesures voulues pour assurer l'évacuation des malades et des blessés.

En outre, au sujet du départ, l'instruction précitée dit encore : « Avant que les troupes quittent le cantonnement, les malades et les blessés sont recueillis par l'ambulance de chaque brigade ».

Il est évident qu'après les avoir recueillis, l'ambulance installera dans l'hôpital civil ceux qui ne seront pas transportables au loin, et évacuera immédiatement sur l'arrière ceux qui seront aptes au transport. Elle rejoint ensuite sans retard la place qui lui est assignée dans la colonne de la division en marche.

FONCTIONNEMENT PENDANT LE COMBAT

Les considérations qui précèdent, s'appliquent surtout à la première période des hostilités, lorsque la cavalerie indépendante ira vers la frontière à la recherche de l'ennemi. Déjà pourront avoir lieu des combats accidentels, successivement livrés par les éléments déployés de la division; chacune des ambulances de brigade assurera donc, pour son compte, les soins nécessaires aux hommes qui seront blessés dans ces engagements.

Mais ces rencontres seront en général peu meurtrières et le rôle chirurgical de l'ambulance sera très restreint. Il n'en sera pas de même lorsque la division se concentrera et prendra un dispositif de combat important, pour se mesurer avec les escadrons ennemis. Dès lors, les trois fractions de l'ambulance divisionnaire se réuniront pour fonctionner comme l'ambulance divisionnaire d'infanterie.

Les ressources sont à peu près les mêmes, avec cette différence déjà mentionnée que, pour le transport et le relèvement des blessés, l'ambulance de cavalerie n'a ni brancardiers, ni mulets de bât, ni cacolets, ni litières.

Lorsqu'un combat décisif de cavalerie aura lieu, tout porte à croire que le champ de bataille sera occupé par la cavalerie victorieuse et que la cavalerie battue se retirera rapidement sur le corps d'armée qu'elle précède. Dans la première hypothèse seulement, l'ambulance pourra fonctionner; alors, elle s'établira sur le terrain du combat ou tout à fait à proximité, de telle sorte que le relèvement des blessés sera facile et prompt, malgré l'insuffisance des voitures, surtout si l'on obtient qu'un certain nombre de cavaliers à pied vienne en aide aux infirmiers de l'ambulance. En conséquence, tout doit être prévu pour assurer ce service si important, dont l'exécution doit être activée en raison des plaies par armes blanches dont la complication fréquente, l'hémorrhagie, réclame une prompte intervention.

L'ambulance s'installe et s'organise sur les principes établis pour l'ambulance divisionnaire d'infanterie; elle fonctionne comme cette dernière; les blessés, d'abord examinés par un premier groupe de médecins, sont ensuite dirigés sur le groupe affecté aux pansements ou sur celui qui est chargé des opérations, puis ils sont classés suivant le degré de transportabilité, et en dernier lieu, ils sont évacués sur les hôpitaux.

Les ressources techniques dont peuvent disposer les médecins chargés des opérations, des pansements et des appareils, sont les suivantes :

INSTRUMENTS

Trois séries de boîtes, n° 3, n° 4 et n° 5 du nouvel arsenal (chaque ambulance de brigade ayant une série de ces instruments).

SUBSTANCES ET OBJETS DE PANSEMENT

Acide phénique.	3k000	Charpie.	30k000
Alcool.	10 800	Coton comprimé.	42.000
Alcool camphré.	1.350	Gaze à pansement.	30 m.
Bandes.	54.000	Taffetas gommé.	30 —
Grand linge.	60.000	Diachylon.	12 —
Petit linge.	66.000	Tubes à drainage.	18

APPAREILS

Bandages de Scultet (de chaque segment de membre).	6	Attelles conjuguées, en fil de fer, d'avant-bras.	15
Attelles palmaires.	15	Attelles conjuguées, en fil de fer, de jambe.	15
— de bras.	45	Gouttières en fil de fer : bras et avant-bras.	18
— d'avant-bras.	30	Gouttières en fil de fer : jambe.	18
— de jambe.	30	— — cuisse.	18
— de cuisse.	45	Lacs en treillis, à boucle, pour appareils à fractures.	180
Attelles conjuguées, en fil de fer, de bras.	15		

Il y a, en outre, pour les opérations nécessitant l'anesthésie, 6 kilos de chloroforme, et pour les malades à évacuer, 1,500 fiches de diagnostics.

Il est inutile d'insister davantage sur l'emploi de ces différents matériaux, dont l'approvisionnement semble bien en rapport avec l'effectif de la division de cavalerie (quatre à cinq mille hommes, y compris l'artillerie qui accompagne cette division).

Lorsque les corps d'armée sont en présence, la place de la cavalerie indépendante n'est plus en avant des troupes près d'en venir aux mains, elle se masse et passe en deuxième ligne, pour rentrer en lice lorsque la lutte grandit; son principal rôle consiste alors à menacer les flancs de l'ennemi, et à apporter dans le combat l'appoint de ses forces effectives.

Dans cette circonstance, lorsque la cavalerie se porte en avant, elle opère à l'aide d'un vaste mouvement tournant et prend ensuite son dispositif de combat. L'ambulance sera alors bien rarement à même de suivre ces évolutions, et elle n'arrivera le plus souvent qu'un certain temps après la fin du combat; mais qu'importe, elle s'installera d'après les ordres reçus et fonctionnera comme primitivement. Peut-être n'aura-t-elle à soigner que des soldats d'infanterie qui viendront des régiments voisins, tandis que les cavaliers blessés seront alors transportés dans l'ambulance divisionnaire d'infanterie plus ou moins rapprochée.

A la suite de ces mêlées, on comprend que les ambulances doivent soigner indistinctement les hommes qui y sont apportés, car le but général à atteindre est de contribuer à soulager toutes les victimes de ces luttes sanglantes et à organiser le plus rapidement possible les secours aux blessés sans distinction de provenance.

Service de l'ambulance de la brigade de cavalerie d'un corps d'armée.

Le rôle de l'ambulance divisionnaire étant bien compris, qu'y a-t-il de distinct dans le service de l'ambulance de la brigade de cavalerie d'un corps d'armée? C'est assurément la pénurie du personnel, mais on y suffira, en détachant des régiments de la brigade les médecins qui, au nombre de quatre, pourront constituer avec les médecins de l'ambulance, les groupes dont nous avons étudié l'action, dans le fonctionnement de l'ambulance divisionnaire, à la place principale de pansement.

En service de première ligne ou de sûreté, la brigade de cavalerie d'un corps d'armée, protégée en avant par la division de cavalerie indépendante et appuyée sur l'infanterie formée à petite distance en arrière, peut occuper un front très étendu et couvrir à elle seule un espace de 25 à 30 kilomètres; l'ambulance qui la suit est encore assujettie aux difficultés que nous avons signalées pour l'ambulance divisionnaire de cavalerie; mais, grâce à la proximité des ambulances divisionnaires d'infanterie, il sera facile de suppléer suivant les circonstances à l'insuffisance des moyens de transport de la brigade de cavalerie.

En somme, rien de bien déterminé pour assurer le service régulier de l'ambulance de la brigade de cavalerie, mêmes embarras et mêmes aléa que dans l'ambulance divisionnaire.

AMBULANCE DES TROUPES DE LA DÉFENSE MOBILE DES PLACES FORTES

Pour compléter ce qui est relatif aux ambulances n° 2, il nous reste encore à étudier le deuxième genre de ces ambulances, organisé pour accompagner les troupes de la défense mobile des places assiégées; mais ayant à exposer plus loin toute l'organisation des secours soit pour l'attaque, soit pour la défense des places fortes, nous ne voulons pas scinder cette étude, et nous renvoyons à ce chapitre spécial ce qui nous reste à dire de l'ambulance n° 2.

D'un autre côté, il nous semble plus avantageux de poursuivre notre programme et d'achever ce qui concerne le service des formations sanitaires qui marchent derrière le corps d'armée.

AMBULANCES N° 3

Pour cette même raison, nous remettons à un autre chapitre l'exposé des ambulances n° 3, dont l'étude nécessite des explications préalables sur l'organisation des colonnes opérant en Algérie ou dans les montagnes.

A consulter : RAVATON : *Chirurgie d'armée;* — LARREY : *Mémoires de chirurgie militaire*, t. I; — BÉGIN : art. Ambulance, *Dictionn. de médecine et de chirurgie prat.*, t. II, 1829; — DIDIOT : *Code des officiers de santé de l'armée de terre*, 1863, 1re partie, chapitres Ier et VIII (art. 3) et 2e partie, titre IV; — BOUDIN : *Système des ambulances des armées française et anglaise.* (*Annales d'hygiène et de méd. légale*, 2e série, t. III, 1855); — MICHEL LÉVY : art. Ambulance, *Dictionn. encyclop. des Sciences médicales*, Dechambre; — LEGOUEST : *Chirurgie d'armée*, chapitre XX; — FISCHER : *Handbuch der Kriegschirurgie*, t. II; — *Revue des médecins des armées*, Rozier, 1879; — LE FORT : *Chirurgie militaire*, 1873; — *Aide-mémoire de l'officier d'état-major en campagne*, 1884. — *Le service de santé dans les divisions de cavalerie en opérations.* — *Revue militaire de l'étranger*, 1875, n° 219; — DAUVÉ : *Rapport sur une manœuvre d'ambulance au camp de Châlons; Archives de médecine et de pharmacie militaires*, 1882, t. II; — VÉZIEN : *Note sur les couteaux d'ambulance. In. Rec. de Mém. de méd. milit.*, 3e série, t. XVIII, p. 429, 1868; — LONGMORE : *Gunshot Injuries*. London, 1877, section IX, chapitre Ier; — *The Medical and chirurgical History of the war of the Rebellion*, part. 3, vol. II, chapitres XIV et XV; — HEYFELDER : *Manuel de chirurgie de guerre*, trad. Rapp. 1875, chapitres II et III; — MORACHE : art. Service de santé militaire. *Dictionn. encyclop. des sciences médicales*, 2e série, t. VIII (Dechambre, 1874); — C. SARRAZIN : *Des ambulances en temps de guerre*, Lyon, 1873. — ESMARCH : *Verbandplatz und Feldlazareth*. Berlin, 1871; — RICHTER : *Allgemeine Chirurgie der Schussderletzungen im Kriege*. Breslau, 1877. *Eclairage des champs de bataille; La lumière électrique appliquée à la chirurgie militaire en temps de guerre :* Compte-rendu de la troisième conférence internationale des Sociétés de la Croix-Rouge. Genève 1885. — Longmore : *Treatise on Ambulances*.

CHAPITRE III

DES HOPITAUX DE CAMPAGNE

EMPLOI GÉNÉRAL DES ÉTABLISSEMENTS HOSPITALIERS EN CAMPAGNE

Les hôpitaux de campagne font partie des formations sanitaires de l'avant; ils sont destinés, dit l'article 3 du règlement sur le service de santé en campagne : « 1° à relever les ambulances dans la soirée ou, au plus tard, dès le lendemain du combat; 2° à continuer les évacuations; 3° à traiter sur place, et jusqu'à leur relèvement, les malades et les blessés non évacués; 4° à renforcer éventuellement l'action des ambulances sur le champ de bataille ».

Ce simple énoncé est la meilleure définition à donner de l'hôpital de campagne; le rôle de cet établissement sanitaire ne pouvait être plus exactement déterminé.

Autrefois, on donnait la désignation de mobiles à certains de ces hôpitaux, afin de spécifier encore davantage le principal but qu'ils devaient atteindre; il y avait alors deux catégories distinctes d'hôpitaux de campagne : les uns mobiles, marchaient avec le corps d'armée, de manière à s'établir le plus tôt possible à proximité du champ de bataille; les autres, dits sédentaires, suivaient en arrière, destinés à relever les hôpitaux mobiles et à traiter sur place les malades trop gravement atteints pour être transportés.

Actuellement, les hôpitaux de campagne ont tous le même emploi, ils deviennent à un certain moment sédentaires, lorsqu'ils sont temporairement immobilisés et passent alors du service de l'avant dans la zone de l'arrière, qui dépend du service des étapes.

Grâce à ces dispositions qui forment les hôpitaux de campagne d'après un type unique, leur organisation et leur fonctionnement se trouvent considérablement simplifiés.

Parmi les hôpitaux de campagne figurent les hôpitaux dits à destination spéciale, pour le traitement des maladies contagieuses; de même à côté d'eux fonctionnent simultanément les hôpitaux d'évacuation établis aux têtes d'étapes. Ces derniers reçoivent les malades et les blessés transportables, provenant des ambulances et des hôpitaux de campagne, et leur donnent les soins nécessaires, en attendant l'évacuation sur les établissements hospitaliers situés en arrière de la base d'opérations.

A ces hôpitaux d'évacuation se rattachent les dépôts de convalescents et d'éclopés qui reçoivent les hommes capables de reprendre leur service après quelques jours de repos ou de traitement, dépôts qui sont alors ouverts, suivant les besoins, le long des lignes d'étapes ou d'évacuation.

L'hospitalisation sur place est, en outre, assurée par les hôpitaux et les hospices permanents des territoires occupés, ainsi que par les hôpitaux auxiliaires créés par les sociétés de secours; ces établissements, distincts des formations sanitaires prévues pendant la paix, concourront pour une grande part au traitement des malades et des blessés derrière les armées en marche.

En dernier ressort, l'hospitalisation des malades évacués à l'intérieur est assurée par les hôpitaux militaires, civils ou auxiliaires, et enfin par les hôpitaux temporaires installés, suivant les besoins, dans des centres déterminés du territoire, villes ouvertes ou places fortes, centres où sont réunis, dès le temps de paix, des approvisionnements pour 50, 100 ou 200 malades. Ces hôpitaux temporaires n'ont rien de commun avec les hôpitaux de campagne dont nous nous occupons dans ce chapitre.

DISPOSITIONS GÉNÉRALES RELATIVES AUX HÔPITAUX DE CAMPAGNE

Les hôpitaux de campagne, au nombre de douze par corps d'armée, sont désignés par un numéro d'ordre : n°s 1, 2, 3, etc., de tel ou tel corps d'armée; ils étaient autrefois organisés pour 200 malades chacun; mais leur approvisionnement est réduit de moitié et ne comprend plus que l'une des sections prévues par l'article 87 du règlement, dont les dispositions générales se résument ainsi :

« Destinés à traiter à proximité du champ de bataille les blessés gravement atteints et à traiter sur place, au cours des opérations, les malades qu'il est impossible d'évacuer sur l'intérieur ou de diriger sur un établissement hospitalier de la contrée traversée, les hôpitaux de campagne font partie intégrante des corps d'armée. Tant que la présence de la totalité de ces hôpitaux n'est pas nécessaire dans les corps d'armée, le commandant de l'armée fixe le nombre de ceux qui doivent, jusqu'à nouvel ordre, marcher en seconde ligne et demeurer sous l'autorité du directeur des étapes. »

« Toutes les fois qu'un hôpital de campagne, temporairement immobilisé, entre dans la zone d'action du directeur des étapes, il passe sous l'autorité de ce directeur. »

ORGANISATION DES HÔPITAUX DE CAMPAGNE

L'exécution du service, dans chaque hôpital de campagne, est assurée par un personnel dont la composition est actuellement arrêtée; mais le matériel correspondant n'est qu'en formation. Les changements apportés n'étant pas encore connus, nous nous en tiendrons à la nomenclature de 1881 dans l'exposé qui va suivre.

PERSONNEL

Le personnel d'un hôpital de campagne comprend :

2 médecins-majors;
4 médecins de réserve ou de l'armée territoriale;
2 pharmaciens;
2 officiers d'administration;
3 commis aux écritures;
14 infirmiers de visite;
28 infirmiers d'exploitation;
7 soldats du train et 2 ordonnances.

MATÉRIEL

Le matériel comprend :

Un approvisionnement transporté par quatre fourgons;
Une ou deux voitures pour le personnel et pour les bagages;
11 chevaux de trait; 5 chevaux de selle.

L'approvisionnement d'hôpital de campagne, relativement plus complet que celui d'une ambulance n° 1, comporte :

5 caisses de pharmacie ;
4 caisses de chirurgie ;
8 caisses et 18 ballots de matériel d'administration.

L'arrimage de ces caisses et de ces ballots dans les fourgons est déterminé de la manière suivante :

1er fourgon	4 caisses de pharmacie (nos 1 à 4 inclus). 5 ballots d'administration (nos 1 à 5 inclus).
2e fourgon	1 caisse de pharmacie (n° 5). 4 caisses de chirurgie (nos 6 à 9 inclus). 2 ballots d'administration (nos 6 à 7 inclus).
3e fourgon	5 caisses d'administration (nos 10 à 14 inclus). 4 ballots d'administration (nos 8 à 11 inclus).
4e fourgon	3 caisses d'administration (nos 15 à 17 inclus). 7 ballots d'administration (nos 12 à 18 inclus).

Les médicaments, les objets de pharmacie, de chirurgie et d'administration renfermés dans ces caisses et enveloppés dans ces ballots, sont énumérés dans l'ordre suivant par la nomenclature :

Pharmacie

CAISSE N° 1

1 *boîte à 9 compartiments, A* :	
Alcool à 90°.	8k100
1 *boîte à 9 compartiments, B* :	
Huile d'arachides.	1.000
Acide phénique cristallisé	3.000
Acide tartrique purifié.	1.000
Alcool à 90°.	0.900
Alcoolé de quinquina gris.	1.800
Poudre de quinquina gris n° 1.	0.500
1 *boîte à 20 compartiments, C* :	
Huile de croton tiglium.	0.020
Citron (essence de)	0.050
Menthe poivrée (essence de)	0.020
Acide sulfurique à 66°.	0.100
Kermès pour homme.	0.050
Tartrate d'antimoine et de potasse pulv. (émétique).	0.050
Azotate d'argent cristallisé.	0.050
Sulfate de cuivre.	0.060
Protochlorure de mercure à la vapeur (calomel).	0.125
Bromure de potassium.	0.100
Carbonate de potasse pulvérisé.	0.100
Sulfate d'atropine.	0.001
Digitaline (en pilules de 1 milligr.)	0k00025
Chlorure de zinc, fondu en plaques.	0.030
Aloès socotrin pulvérisé.	0.025
Nitrate d'argent fondu.	0.100
Caustique de Vienne en poudre.	0.050
Sulfate de zinc en cristaux.	0.100
Poudre de gomme du Sénégal.	0.100
Poudre de jalap n° 1.	0.050
1 *boîte à 9 compartiments, D* :	
Extrait de belladone.	0.200
Extrait d'opium purifié.	0.250
Extrait de quinquina gris, aqueux.	0.500
Axonge benzoïnée.	1.000
Pommade mercurielle.	0.500
1 *boîte n° 6* :	
Feuilles de mélisse sèches.	0.500
1 *boîte n° 6* :	
Gomme du Sénégal blanche, choisie.	5.000

1 *boîte n° 6* :

Sulfate de magnésie.	5k000

1 *boîte n° 3* :

Espèces aromatiques.	0.250

1 *boîte n° 6* :

Espèces émollientes.	1k000

1 *boîte n° 6* :

Espèces pectorales.	1.010
Boîte d'emballage dite de 12 au paquet n° 5.	1

CAISSE N° 2.

1 *boîte à 9 compartiments, E* :

Glycérine de 29 à 30°.	8k000
Alcoolé de cannelle.	0.500

1 *boîte à 9 compartiments, F* :

Sous-azotate de bismuth.	1.000
Silicate de potasse à 33,-35°	5.000
Alcoole de camphre concentré.	1.000

1 *boîte à 12 compartiments, G* :

Huile de ricin.	0.250
Térébenthine (essence de).	0.200
Perchlorure de fer à 30°.	0.600
Alcoolat de cochléaria composé.	0.200
Alcoolat de mélisse composé.	0.200
Alcoolat de térébenthine composé.	0.200
Alcoolature d'aconit.	0.200
Alcoolé aromatique.	0.200
Alcoolé d'extrait d'opium.	0 200
Alcoolé d'iode.	0.200
Collodion.	0.200

1 *boîte à 12 compartiments, H* :

Chlorhydrate d'ammoniaque pulvérisé.	0.200
Chloroforme.	3.000
Protoxyde de plomb fondu pulvérisé.	0.650

1 *boîte n° 2* :

Feuilles de séné de Tripoli.	0k125

1 *boîte n° 3* :

Pilules de sulfate de quinine à 1 décigr.	0.250

1 *boîte n° 5* :

Fleurs de camomille romaine.	0.500

1 *boîte n° 7* :

Poudre de quinquina gris n° 2.	3.000
Boîte d'emballage dite de 12 au paquet n° 7 moyenne.	1

1 *boîte n° 10* :

Laminaire digitée.	0.050
Cire jaune.	0.100
Eponges fines ordinaires.	0.050
Papier épispatique d'Albespeyres.	100 files
Papier sinapisé.	250 —
Sparadrap de dyachilon gommé.	12 m.
Sparadrap vésicant, sur toile cirée de 0,22 de large.	5 —
Percaline agglutinative (bandes de 1 m. sur 0,10 de larg.).	5 —
Taffetas anglais (bandes de 0,10 sur 0,105).	10 —

CAISSE N° 3.

1 *boîte à 9 compartiments I* :

Amidon pulvérisé.	0k500
Acide phénique cristallisé.	1.000
Acétate de plomb cristallisé.	2.000
Azotate de potasse.	0.600
Chlorate de potasse,	0.500
Glyzine (glycyrrhizine ammoniacale de Roussin).	2.000

1 *boîte à 12 compartiments, J* :

Camphre.	0.500
Sulfate d'alumine et de potasse.	0.500
Magnésie décarbonatée.	0.100
Iodure de potassium.	0.250
Bicarbonate de soude pulvérisé.	0.250
Soufre sublimé.	0.200
Eau distillée simple.	5.000
Tannin.	0050
Extrait de ratanhia.	0.200
Poudre d'ipécacuanha.	0.250
Poudre de rhubarbe exotique.	0.100

1 *boîte à 12 compartiments, K* :

Acide acétique concentré à 9° 5.	0.125
Acide chlorhydrique à 22°.	0.100
Ammoniaque liquide à 22°	0.250
Ether sulfurique à 62°.	0.600
Hydrate de chloral.	0.100
Chlorhydrate de morphine (en paquets de 5 centigr.)	0.005
Sulfate de quinine.	0.200
Alcoolé de digitale pourprée.	0.100
Vin d'opium composé (laudanum de Sydenham).	0.100

1 boîte n° 2 :

Agaric amadouvier.	0k150

1 boîte n° 3 :

Semence de lin.	1.000

1 boîte n° 5 :

Feuilles de thé hyswen.	1.000

1 boîte n° 7 :

Fleurs de tilleul.	1.000
Cataplasme Lelièvre.	600 feuill.
Bouchons de liège grands.	100
Id. petits.	100
Vessies de porc.	6
Flanelle pour étamines	1
Couteau de pharmacie.	1

1 boîte n° 6 :

Ciseaux moyens (paire de).	1
Trébuchet à bascule et à colonne, avec série de poids de 30 grammes divisés.	1
Boîte de poids à 2 kil. 001, en cuivre.	1

1 boîte n° 7 :

Pots de pharmacie, dits canons en faïence.	2
Eprouvettes graduées.	2
Verres gradués pour eau distillée.	2
Spatules diverses en fer forgé.	
De 30 centimètres de long.	1
De 10 id.	1
De 15 id.	1
Spatule à grains d'émétique.	1
Spatules diverses en os.	2

1 boîte n° 8 :

Mortier en porcelaine émaillée.	1
id. biscuitée.	1
Pilon en porcelaine émaillée, avec manche en bois.	1
Pilon en porcelaine biscuitée, avec manche en bois.	1

1 boîte n° 12 :

Fioles à médecine, en verre blanc ou jaune de 125mm.	96

CAISSE N° 4.

Térébenthine (oléo-résine).	0k750
Emplâtre de diachylon gommé.	7.500

1 boîte n° 7 :

Fioles à médecine en verre blanc ou jaune, de 125 mill.	4
Flacon en verre blanc, ouvert. ord., non bouché, de 12 mill.	1
Id. id 3	1
Id. large ouvert., id. 25	3
Id. id. id. 12	1
Id. id. id. 6	1
Id. id. id. 3	1
Id. ouv. ordin., bouché à l'émeri, de 25	3
Id. large ouvert. id. 12	1
Id. id. id. 6	1
Id. id. id. 12	1
Id. id. id. 6	1
Id. id. id. 3	1

1 boîte n° 11 :

Flacons en verre blanc, ouv. ord. non bouché, de 1 l.	3
Id. id. 0,75	3
Id. id. 0,25	2
Id. larg. ouv. de 2 litre.	1
Id. id. 0,75	1
Id. bouc. à l'émeri. 0,50	1

1 boîte n° 9 :

Entonnoirs ordin. en verre blanc de 1 litre.	2
Id. id. 0,50	1
Id. id. 0,25	1

1 boîte n° 8 :

Balance dite de Roberval de 2 kilogr.	1
Papier à filtrer ordinaire.	3 mains.
Entonnoir à potions, en fer battu étamé, de 2 litres.	1
Pilulier de 25 canelures.	1
Tamis simple en crin.	1
Calicot à sparadrap, en 80 cent. de largeur.	25 m.
Sparadrapier à auge.	1

CAISSE N° 5.

Bassine à cul de poule et à fond rond, de 50 litres, en cuivre.	1
Couvercle de bassine à cul de poule et à fond rond, de 50 litres, en cuivre.	1
Poêlon en cuivre de 1 litre.	1
Couloir en étain de 1 litres.	1
Appareil à déplacement de 3 litres.	
Mortier en fonte tournée et polie avec pilon en fer aciéré.	1
Cuiller à distribuer les tisanes, en fer battu étamé.	1
Réservoir à tisane en fer battu, de 50 litres.	1
Réservoir à tisane en fer battu, de 10 lit.	1
Id. de 5 lit.	1
Seaux gradués avec couvercle de 15 litres, en fer battu étamé.	2
Carré à étamines simple.	1

Mesures en fer-blanc de 2 litres.	1	Mesures en fer-blanc de 5 centilitres.	1
Id. 1 litre.	1	Id. 2 id.	1
Id. 50 centil.	1	Id. 1 id.	1
Id. 20 id.	1		
Id. 10 id.	1		

L'agencement des boîtes à compartiments et leur mode d'emballage sont analogues aux dispositions adoptées pour l'approvisionnement des médicaments de réserve de l'ambulance n° 1. Il en résulte les plus grands embarras pour une mise en œuvre rapide; par exemple, si une circonstance impérieuse exigeait que l'hôpital de campagne fonctionnât comme une ambulance.

D'après l'énumération qui précède, on voit que l'hôpital de campagne se trouve pourvu d'un bien plus grand nombre de substances médicamenteuses que l'ambulance n° 1, et qu'il dispose en outre d'un matériel de pharmacie beaucoup plus important; on comprend en effet, que les conditions de stabilité prévue permettent à l'hôpital mobile d'assurer, sur une plus large échelle, la confection des nombreuses préparations pharmaceutiques nécessaires au traitement des malades.

Le tableau récapitulatif des médicaments, d'après leur usage thérapeutique, sera donné plus loin, lorsqu'il sera question du fonctionnement.

Chirurgie

CAISSE N° 6.

1 *boîte A :*	
Bougies en gomme élastique coniques.	8
Sondes coniques.	6
Sondes œsophagiennes.	2
Canules.	4
Tubes à drainage, d'un mètre de longueur.	6 m.
Flanelle pour frictions, en 0.80 de largeur.	6 m.
Gaze à pansement.	20 m.
Taffetas gommé.	10 m.
Bandages herniaires inguinaux, simples de droite.	2
Id. de gauche.	2
Id. double	1
Cuvettes à pansement, en fer battu étamé, grandes.	5
Boîtes d'instruments de chirurgie de l'arsenal de 1859 :	
N° 1 : avulsion des dents.	1
N° 2 : amputation et trépan (grande boîte).	1
N° 4 : couteaux de rechange.	1
N° 17 : résections des os.	1
N° 22 : autopsies.	1
Seringue de Pravaz avec trois aiguilles.	1
Appareil d'Esmarch.	1
Irrigateurs Eguisier de 1 litre.	2
Flacons carrés petits, pour appareils de chirurgie, bouchés à l'émeri.	8
Boîtes d'appareil carrée, avec couvercle en fer-blanc.	2
Boîtes d'appareil rectangulaire, sans couvercle, en fer-blanc.	2
Appareils de chirurgie.	2
Planchettes à visite garnies d'encrier	2
Cisaille de ferblantier (petit modèle).	1
Thermomètres médicaux.	3
Bandes de carton.	30
Catgut.	12 m.
Seringues à injections en verre.	5
Ventouses en verre.	5
1 boîte n° 10 : plâtre à mouler.	20 k.

CAISSE N° 7

Filasse épurée, goudronnée. 15 k.
Coussins à fractures. 18
Coussins matelassés pour gouttières diverses. 16
Tissu imperméable. 10 m.
Bandages à fractures:
Pr le bras. 2
Id. l'avant-bras. 2
Id. la cuisse. 2
Id. la jambe. 2
Attelles en bois pour fractures du bras. 6
Id. l'avant-bras. 4
Id. de la cuisse. 4
Id. de la jambe. 4
Attelles palettes palmaires. 6
Bande de zinc laminé n° 10. 1
Attelles en bois collées sur toile de coton. 2
Attelles conjuguées en fil de fer:
Pour fractures du bras. 2
Id. de l'avant bras. 2
Id. de la jambe. 2

Cerceaux à fractures, en fil de fer. 4
Gouttières en fil de fer :
Pour le bras et l'avant-bras. 4
Id. avec flexion à angle droit. 4
Pour la jambe. 4
Id. la cuisse et la jambe. 4
Lacs en treillis avec boucle, pour appareils à fractures. 50
Seringues à piston, en étain, à double parachute de 0.20, pour pansement. 2
Id. petites, pour injections. 2
Scie à main, petite. 1
Carnets de diagnostics. 1
Cordonnet de soie à ligatures. $0^{k}050$
Fiches de diagnostics, avec cordon. 500
Ruban de fil. $1^{k}500$
Registre médical. 1
Toile métallique. 2 m.

CAISSE N° 8

Bandes roulées (dont 40 bandes dites Spica). $32^{k}500$
Petit linge à pansemt. ordinaire. 40.000

Petit linge à pansement fenêtré. $0^{k}750$
Charpie comprimée. 15.250

CAISSE N° 9

Grand linge à pansement : $40^{k}000$
Bandages de corps. 25
Bandages carrés 5
Bandages triangulaires 8
Bandages en T. 5
Echarpes 100
Suspensoirs. 5

Draps fanons pour la jambe 6
Id. pour la cuisse. 4
Coussins ordinaires (grands, moyens et petits). 15
Draps. $21^{k}500$
Coton cardé n° 1 : comprimé. 20.000

La composition des instruments et des accessoires de chirurgie dont dispose l'hôpital mobile est, toutes proportions gardées, analogue à l'approvisionnement chirurgical de l'ambulance n° 1 : on y trouve de plus la boîte n° 22 pour autopsies, des thermomètres médicaux, des cerceaux à fractures en fil de fer, de la toile métallique destinée à la confection des appareils à fractures, suivant le modèle de Sarrazin (fig. 215), enfin de la filasse goudronnée, du catgut et du tissu imperméable.

Nous reviendrons plus loin sur l'examen détaillé de cet arsenal chirurgical.

Administration

CAISSE N° 10

1 boîte n° 6 : chocolat. 5 k.
Id. n° 7 : bougies. 5 k.
Beurre, demi-sel. 5 k.
Conserves de bouillon Liebig. 15 k.
Conserves de lait concentré. 5 k.
Conserves de légumes. 5 k.
Huile à brûler. 4 k.

Saindoux. 10 k.
Une boîte à 6 compartiments L :
Eau-de-vie. 2 lit.
Huile à manger 1 lit.
Vinaigre. 2 lit.
Bouteille en verre noir de 1 litre, vide. 1 lit.

CAISSE N° 11

Baril à denrées, cerclé en fer peint à l'huile, moyen. 1

Baril à denrées, cerclé en fer, peint à l'huile, petit. 1

Conserves de julienne. 15 k.

CAISSE N° 12

Marmites de campagne en fer battu étamé, de 50 litres. 4

Marmites de campagne, en fer battu étamé, de 30 litres. 2

CAISSE N° 13

Assiettes en fer battu étamé. 100
Crachoirs en fer battu étamé. 5
Gamelles d'un litre, en fer battu étamé. 50

Gobelets de 30 centilitres, en fer battu étamé. 50
Pots à tisane, en fer battu étamé (d'un litre). 100
Pantoufles (paires de) 25

CAISSE N° 14

Bassins de lit en étain. 2
Biberons en étain. 4
Urinoirs en étain. 8
Cuillers à soupe, en fer battu étamé. 50
Fourchettes en fer battu étamé. 50
Bougeoirs en cuivre. 4
Burette pour l'huile à brûler, de 2 litres. 1
Entonnoir en fer-blanc ordinaire de 3 lit. 1
Id. id. de 2 lit. 1
Couperet, grand. 1
Casserole en fer battu, de 10 lit. 1
Id. id. de 5 litres. 2
Id. id. de 3 id. 1
Couvercle de casserole en fer battu de 10 litres. 1
Id. id. de 5 litres. 2
Id. id. de 3 id. 1

Ecumoires en fer battu étamé, petites. 2
Seaux à bouillon avec couvercle, de 15 litres, en fer battu étamé. 3
Seau ordinaire sans couvercle, de 15 litres, en fer battu étamé. 1
Tamis en toile métallique pour bouillon 1
Appareils de pharmacie. 2
Cuillers à bouillon en fer battu étamé de 1 litre. 2
Cuillers à bouillon en fer battu étamé de 50 centil. 2
Cuillers à distribution en fer battu étamé de 37 centil. 5. 4
Id. id. 25 c. 2
Id. id. 18 c. 75. 2
Id. id. 12 c. 5. 2

CAISSE N° 15

Godets pour lampe veilleuse, en verre blanc. 10
Lanternes appliques avec lampe et réflecteur. 6
Lanternes carrées portatives avec lampe ou bougie. 2
Lanternes avec réflecteur et souche. 2
Seaux ordinaires sans couvercle, de 15 litres, en fer battu étamé. 6
Appliques pour lampe veilleuse avec réflecteur. 5

CAISSE N° 16

Egouttoir pour poêlon à friture, en fer-blanc. 1
Crémaillères de campagne. 2
Fourchette de cuisine, grande. 1
Fourchettes à distribution. 2
Gril à côtelettes, grand. 1
Id. moyen. 1
Pelles à feu pour fourneau. 2
Pincettes pour fourneau. 2
Poêle à frire, grande. 1
Id. moyenne. 1
Poêlon à friture, petit. 1
Réchauds ordinaires en tôle. 2
Coins divers pour fendre le bois (1 moyen, 1 petit). 2
Trépieds en fer forgé (1 moyen, 1 petit). 2
Romaine oscillante, garnie en acier, de la portée de 200 kil. 1
Hache. 1
Hachette. 1
Pelles de terrassier. 2
Pioches. 2
Serpe. 1

CAISSE N° 17

1 *boîte n° 10* :

Robinets divers en cuivre. 2
Numéros en zinc pour les effets des entrants. 100
Etui en fer-blanc pour fer à repasser. 1
Aiguille à emballer et à matelasser. 2
Ciseaux moyens (paire de). 2
Ciseaux à lampe. 1
Couteau de boucherie. 1
Couteau de cuisine à abattre, grand. 1
Couteaux de cuisine à émincer, grands. 2
Couteau de cuisine à émincer, petit. 1
Couteaux de table, grands. 6
Crochets de boucherie à maille et à crans. 2
Foret de tonnelier. 1
Fusil de boucherie. 1
Tire-bouchon. 1
Poids gradués pour les distributions :
Jeu complet pour le pain. 1
Id. la viande. 1
Mesures en fer-blanc pour distribuer le vin de 0,25 c. 2
Id. id. 18 c. 2
Id. id. 12 c. 2
Id. id. 6 c. 2
Mètre articulé en cuivre. 1
Bec-d'âne de menuisier. 1
Ciseau emmanché. 1
Ciseau à froid. 1
Lime plate. 1
Marteau ordinaire, grand. 1
Id. petit. 1
Mèches anglaises de vilebrequin, assorties. 2
Pierre à repasser et à aiguiser. 1
Pince ronde. 1
Tenailles de menuisier. 1
Tiers-point. 1
Tournevis. 1
Vilebrequin. 1
Vrilles. 1
Pointes diverses. 1 kil.

1 *boîte n° 5* :

Aiguilles diverses. 30
Boîtes de plumes métalliques. 2
Canifs. 3
Crayons. 12
Encriers. 2
Epingles. 1000
Fil à coudre. 1k250
Grattoirs. 3
Gomme élastique (morceaux de.) 3
Porte-plumes. 6

8 *boîte B* :

Thermomètre à mercure pour salles de malades. 1
Cadenas, grands. 2
Id. petits. 30
Id. moyens. 2
Feuille de boucherie. 1
Couteau de dépense. 1
Scie de boucherie 1

Bassines à distribution, en fer battu étamé.	2	Mesures en fer-blanc de 50 c.	1
Moulin à café pour ambulances.	1	Id. 20 c.	1
Seaux en toile.	5	Id. 10 c.	1
Balance, dite de Roberval, de la portée de 5 kil.	1	Id. 5 c.	
Boîte de poids de 2 kil. en cuivre.	2	Scie montée pour le bois.	1
Poids en fonte de fer, de 2 k.	2	Mèches diverses.	1 kil.
Mesures en fer-blanc de 2 lit.	1	Papier à états (format moyen).	3 m^{s}.
Id. 1 lit.	1	Papier à enveloppes carrées bulles.	5 m.
		Papier blanc ordinaire.	5 m.
		Porte-mèches.	0^{k}125
		Règles diverses.	4

Ballot n° 1 : couvertures de laine grise.	10
Ballot n° 2 : couvertures de laine grise.	10
Ballot n° 3 : couvertures de laine grise.	10
Ballot n° 4 : couvertures de laine grise.	10
Ballot n° 5 : couvertures de laine grise.	10
Ballot n° 6 : draps de lit en toile.	40
Ballot n° 7 : draps de lit en toile.	40
Ballot n° 8 : draps de lit en toile.	40
Ballot n° 9 : draps de lit en toile.	40
Ballot n° 10 : draps de lit en toile.	40
Ballot n° 11 : enveloppes pour paillasses.	30
Ballot n° 12 : enveloppes pour paillasses.	30
Ballot n° 13 : enveloppes pour paillasses.	30
Ballot n° 14 : chemises de coton.	80
Ballot n° 15 : torchons.	200

Ballot n° 16

Enveloppes pour paillasses.	10	Tabliers d'infirmiers.	30
Sacs à paille, grands.	100	Tabliers d'officiers de santé.	15
Sarreaux d'officiers de santé.	5		

Ballot n° 17

Bonnets de coton.	25	Serviettes de toile, pour la toilette	40
Chaussettes de laine (paires).	25	Sacs à denrées, ordinaires.	3
Chemises de coton.	70	Id. de 9 kil.	2
Chemises de molleton.	2	Vareuses en molleton, pour sous-officiers et soldats.	10
Ceintures de molleton.	10		

Ballot n° 18

Brancards avec bretelles pour les ambulances.	5	Brassards.	75
Hampes pour fanions d'ambulance.	2	Fanions d'ambulance (7 tricolores, 7 portant la croix de la Convention de Genève.)	14

FONCTIONNEMENT DES HÔPITAUX DE CAMPAGNE

Ordre en marche. — D'après le règlement sur le service des armées en campagne (art. 161) : « En marche, le groupe des hôpitaux de campagne qui fait partie intégrante du corps d'armée est commandé, sous la direction technique du médecin le plus élevé en grade, par l'officier commandant le détachement du train qui fournit les attelages. »

« Lorsqu'on prévoit des engagements avec l'ennemi, tout ou partie de ce groupe marche, selon ce qui est prescrit dans l'ordre de mouvement, soit en tête du convoi, soit à la suite d'une des sections du convoi des subsistances. »

« Dans les circonstances urgentes, le commandant des troupes peut ordonner, sur la proposition du directeur du service de santé, qu'un ou plusieurs hôpitaux de campagne marchent avec les trains régimentaires. Dans ce cas, les hôpitaux prennent place dans la colonne immédiatement après l'ambulance du quartier général. »

L'exécution du service pendant les périodes de marche, en station et pendant le combat, est réglée d'après les dispositions suivantes (Règlement sur le service de santé en campagne) :

EXÉCUTION DU SERVICE PENDANT LES PÉRIODES DE MARCHE

ART. 88. — « Lorsque l'absence d'hôpitaux permanents dans la contrée traversée, la destruction ou l'absence des voies ferrées, la pénurie des moyens de transport ou toute autre cause empêche l'évacuation des malades vers l'arrière, le commandement prescrit leur concentration dans une ou plusieurs localités choisies sur les lignes de marche. Les hôpitaux de campagne sont dirigés sur ces localités pour y assurer l'installation et le traitement des malades. »

EXÉCUTION DU SERVICE PENDANT LES SÉJOURS ET EN CAS DE STATIONNEMENT PROLONGÉ

ART. 89. — « En cas de stationnement prolongé, les commandants de corps d'armée ordonnent l'installation, à proximité des cantonnements, d'un ou de plusieurs hôpitaux de campagne. Ces hôpitaux reçoivent les malades susceptibles de se rétablir après traitement, sans qu'il soit nécessaire de leur faire quitter le théâtre des opérations. »

« Le groupe des hôpitaux de campagne disponibles est placé dans les cantonnements sous l'autorité supérieure du médecin le plus élevé en grade. »

EXÉCUTION DU SERVICE PENDANT LE COMBAT

EMPLOI SPÉCIAL DES HOPITAUX DE CAMPAGNE

Art. 90. — « Lorsque le commandant du corps d'armée prévoit un engagement à bref délai, il fait avancer le nombre d'hôpitaux de campagne présumés nécessaires. »

« Suivant le cas, ces hôpitaux restent groupés à la suite du corps d'armée, ou sont répartis entre les divisions. Ils marchent à la suite des sections de munitions. »

« Le combat étant engagé, le directeur du service de santé du corps d'armée (ou le médecin-chef de la division, en cas de répartition des hôpitaux entre les divisions), après s'être renseigné sur l'état des pertes éprouvées, désigne les hôpitaux qui doivent successivement entrer en action, et leur assigne leur rôle. »

« Habituellement, ces hôpitaux s'établissent à proximité des ambulances qu'ils relèvent, dans les conditions indiquées aux articles ci-dessus. »

« En cas d'engagement meurtrier, ou lorsque le front de bataille est très étendu, des hôpitaux de campagne peuvent être placés de façon à recevoir des blessés apportés directement des postes de secours sans passer par l'ambulance. »

« Le personnel des hôpitaux de campagne maintenus en réserve reçoit, s'il y a lieu, du directeur du service de santé du corps d'armée, l'ordre de se rapprocher du champ de bataille pour concourir au service des ambulances et hôpitaux établis. »

EMPLACEMENT DES HÔPITAUX DE CAMPAGNE

Art. 91. — « Les médecins-chefs des hôpitaux de campagne reçoivent du médecin-directeur l'indication du lieu où ils doivent installer l'hôpital, et de l'heure de leur arrivée. »

« En principe, les hôpitaux de campagne doivent être assez éloignés du théâtre du combat pour être à l'abri des projectiles, et assez rapprochés pour permettre aux voitures des ambulances de faire plusieurs voyages dans la journée. »

« On les établit de préférence dans des localités (bourgs, villages, fermes importantes) bien situées au point de vue hygiénique, placées à des nœuds de routes ou de chemins, et, si c'est possible, à proximité d'une voie ferrée ou navigable. On tient compte des ressources locales en bâtiments, en moyens de couchage, en moyens de transport et en vivres. La nature du sol et les qualités de l'eau sont l'objet d'un examen attentif. »

« On évite, dans les localités importantes, les rues populeuses. Des constructions neuves et très aérées, telles que châteaux, villas, fermes, granges, etc..., sont préférables aux bâtiments qui servent habituellement à des agglomérations humaines (lycées, couvents, casernes, etc.). »

« On réserve, à proximité de l'hôpital, des terrains d'accès facile, permettant de dresser des tentes en cas de besoin, et de former avec ordre les convois. »

« L'emplacement de l'hôpital de campagne est marqué comme celui de l'ambulance. »

INSTALLATION DE L'HÔPITAL DE CAMPAGNE

Art. 92. — « Le médecin-chef, après avoir fait les reconnaissances nécessaires, répartit les locaux en se conformant aux règles de l'hygiène. Les locaux affectés aux blessés et les latrines sont, à ce point de vue, l'objet d'une attention toute spéciale. »

« Les services généraux (pharmacie, bureaux, magasins, etc...) sont réunis dans un même bâtiment, situé, autant que possible, au centre du groupe de constructions occupées par l'hôpital. »

« Sur chaque bâtiment, on inscrit un numéro d'ordre, l'affectation du local et, s'il y a lieu, la contenance en lits. »

« En cas de nécessité, l'installation de l'hôpital est complétée par des tentes expédiées par le service de l'arrière ou par des baraques. »

Réquisitions. — Art. 93. — « Le médecin-chef procède ou fait procéder aux réquisitions nécessaires. »

« Ces réquisitions comprennent, avant tout, des objets de couchage. Lorsque ces objets font défaut dans la localité, ou s'y trouvent en quantité insuffisante, on emploie de la paille, en attendant que des lits, des sacs à paille, etc., aient pu être établis sur place.

Pour la construction de lits improvisés, on se conforme à la notice n° 8. » (Voir plus bas.)

« Les réquisitions de matériel de cuisine, de vivres et de denrées sont faites en même temps que celles des effets à l'usage des malades. »

« Des médecins de la localité ou des corvées des habitants peuvent être requis pour concourir au service de l'hôpital. »

« Enfin, dans le but d'accélérer l'évacuation des blessés de l'ambulance, le médecin-chef fait rassembler et, s'il y a lieu, garnir de paille les moyens de transport existants, et les met à la disposition du premier convoi du train qui amène des blessés à l'hôpital. »

EXÉCUTION DU SERVICE DE L'HÔPITAL

Art. 94. — « Dès que l'hôpital de campagne a reçu des malades ou des blessés, le service hospitalier est organisé de façon à se rapprocher, autant que possible de celui des hôpitaux militaires de l'intérieur. »

« Les malades et blessés sont répartis dans des locaux différents, les hommes atteints de maladies contagieuses sont isolés. »

« Un médecin est chargé de l'exécution des mesures hygiéniques avec l'assistance du pharmacien. Il prend soin des vêtements et veille à leur désinfection. »

CONSIDÉRATIONS GÉNÉRALES

SUR L'INSTALLATION ET LE FONCTIONNEMENT DES HOPITAUX DE CAMPAGNE

Un grand nombre des dispositions qui précèdent sont semblables à celles qui ont été promulguées par le règlement sanitaire allemand et qui ont été sanctionnées par les résultats obtenus en 1870 dans l'armée prussienne. Nous croyons donc utile d'ajouter aux articles cités plus haut, quelques détails puisés dans les instructions complémentaires de ce règlement concernant les lazarets de campagne.

INSTALLATION

Le règlement sanitaire allemand du 10 janvier 1878 insiste, à juste titre, sur l'installation hygiénique de l'hôpital de campagne; il recommande les mesures suivantes : 1° choisir comme emplacement une situation dans un espace découvert, permettant le libre accès et le renouvellement de l'air dans toutes les parties du bâtiment; 2° rejeter les constructions situées dans les quartiers étroits et, en général, celles qui sont impropres à une destination nosocomiale; 3° éviter, autant que possible, d'employer un trop grand nombre de petites maisons isolées ; 4° rechercher dans le voisinage de l'établissement un espace suffisant pour y dresser des tentes et des baraques.

L'annexe 6 de ce règlement donne encore d'importantes indications sur les constructions nécessaires à l'établissement d'un hôpital de campagne, mais les conditions posées paraissent bien difficiles à remplir, quant au nombre et à la distribution des locaux énumérés.

Indépendamment des salles de malades ou de blessés qui constituent la partie essentielle et qui doivent être suffisamment vastes et nombreuses, il faut des pièces spéciales pour les services annexes et pour l'exploitation.

Parmi ces différents locaux, les plus indispensables sont :

1° Une chambre pour la réception des malades et blessés ;

2° Une salle d'opérations, avec cabinet pour la conservation du matériel de chirurgie et pour le bureau du médecin-chef;

3° Le local de la pharmacie;

4° Une cuisine ;

5° Une cave et un magasin pour les vivres ;

6° Un magasin pour les armes ;

7° Une lingerie ;

8° Des logements pour le médecin de garde, pour l'officier d'administration et pour les infirmiers de service ;

9° Une salle des morts ;

10° Des lieux d'aisance.

En cas d'épidémie, variole, typhus, diphtérie, etc., on doit encore organiser des salles d'isolement et assurer, dans un endroit approprié, la désinfection des vêtements et du linge à l'aide des procédés habituellement mis en usage dans les hôpitaux militaires. Ce sont donc de nouvelles dépendances à ajouter à l'ensemble.

Si, d'un autre côté, on veut respecter la règle qui exige de 30 à 40 mètres cubes d'air par lit dans les salles de malades, on comprend qu'il sera difficile de trouver dans toutes les localités des bâtiments réunissant les conditions hygiéniques et présentant des pavillons annexes disposés sur le plan général d'un établissement hospitalier.

De là résulte la nécessité de créer des abris destinés à compléter les habitations ou les édifices qui peuvent servir à l'hospitalisation sur place, au voisinage du champ de bataille.

Nous n'avons pas à entrer dans les détails que comporte l'étude de l'installation hygiénique de l'hôpital, et il serait beaucoup trop long d'examiner les nombreux systèmes d'hôpitaux-baraques, et d'hôpitaux sous tentes dont les avantages ont été unanimement reconnus. Les premiers furent élevés à l'instigation de Michel Lévy pendant la guerre d'Orient. Cette idée, basée sur une connaissance profonde de l'hygiène, a trouvé si souvent son application depuis 1855 qu'il est impossible de suivre tous les progrès qui ont été réalisés et de signaler tous les spécimens de ces établissements temporaires, destinés surtout à atténuer toutes les influences d'encombrement, d'infection et de contagion. Nous ne pouvons que renvoyer aux traités d'hygiène et au livre si instructif de M. Le Fort ; nous nous bornerons à décrire les baraques et les tentes à établir autour des constructions qui peuvent servir de noyau à l'installation d'un hôpital de campagne.

Malgré les perfectionnements successivement apportés, il est bien difficile aujourd'hui de désigner un type réunissant les conditions recherchées, en vue d'un transport et d'une installation faciles : volume restreint, poids peu considérable, montage rapide, solidité de l'édifice, surface abritée suffisamment spacieuse, aération et ventilation parfaitement assurées et enfin modicité du prix.

Tout d'abord, il s'agit de distinguer les baraques des tentes :

Les baraques peuvent être construites rapidement et sans grands frais, mais elles ont pour inconvénient de n'avoir qu'une mobilité relative et elles sont susceptibles de s'infecter aussi rapidement que les constructions en pierre, de sorte que les tentes paraissent se prêter beaucoup mieux à l'installation hâtive d'un hôpital de campagne. En échange, les baraques sont des constructions plus solides, plus faciles à aménager, qui abritent beaucoup mieux les blessés et conviennent davantage à une installation de longue durée.

Le concours ouvert en 1885, à l'exposition d'Anvers, par le comité international de la Croix-Rouge, a donné lieu à des improvisations très ingénieuses.

Parmi les ambulances exposées et récompensées, nous nous contenterons de citer les baraques de Dœcker, de Tollet et de Ravenez.

La *tente-baraque Dœcker*, qui a obtenu la plus haute récompense, ne paraît cependant pas appellée à rendre tous les services que l'on pourrait attendre d'une construction si importante comme prix et comme poids.

Cette baraque, élevée sur un plancher composé de segments démontables, présente des murailles et une toiture constituées par des cadres de bois sur lesquels sont tendues des lames de feutre, doublées de carton. Le tout est imperméabilisé par un enduit spécial.

Les murailles et la toiture se décomposent en un certain nombre de panneaux réunis deux à deux par des charnières et susceptibles d'être emballés dans des caisses pour la facilité du transport.

Les baraques qui doivent être employées dans des climats ou très chauds ou très froids, ont des parois doubles, séparées par un coussin d'air qui maintient uniforme la température intérieure.

La baraque hôpital n° 1 occupe une surface de 65 mètres carrés et peut servir à l'hospitalisation de 12 ou 15 malades ou blessés. Elle comprend 2 salles, une chambre de service, un cabinet pour le médecin, un water-closet et un petit vestibule ; elle est pourvue de 10 fenêtres, de 4 portes et de registres de ventilation qui sont placés sous le rebord saillant de la toiture. Deux lanterneaux surmontent le faîtage.

Des poêles mobiles peuvent être facilement installés dans chacune des salles.

Cette construction est simple, solide et bien disposée au point de vue hygiénique ; son revêtement imperméable permet de la désinfecter facilement par des lavages. Mais, à côté de ces avantages évidents, il existe des inconvénients réels; entre autres le poids considérable (3,313 kilogrammes) et l'emballage encombrant qui nécessite 10 caisses, pesant vides, chacune 80 kilogrammes. Le prix est également assez élevé, (4,170 fr.), et enfin le montage demande 24 heures au moins.

En somme, cette construction ne peut être utilisée que dans le service de l'arrière pour constituer des pavillons provisoires aux hôpitaux d'évacuation ou aux infirmeries de gare.

La *baraque Tollet* (fig. 215), dont la destination est à peu près identique, se compose d'une ossature en fer formant charpente et d'une double paroi formée de panneaux en bois : les uns extérieurs, recouverts de feuilles de zinc, les autres intérieurs, de feuilles de tolle vernie; cette double paroi assure dans les pays à climat extrême l'uniformité de la température intérieurede l'ambulance.

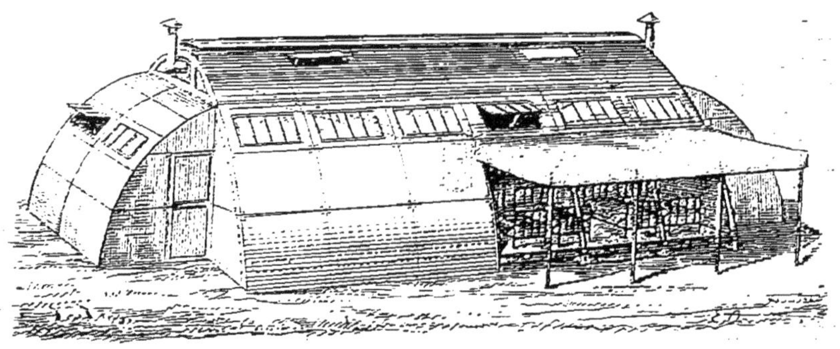

FIG. 215. — Baraque mobile, à doubles panneaux en bois, avec revêtement métallique : système Tollet, type C.

Le plancher est formé de lambourdes sur lesquelles se fixent des panneaux formant parquet.

L'aspect extérieur de la construction est analogue à celui de la grande tente d'ambulance Tollet. La forme générale est celle d'un dôme ogival, les extrémités du bâtiment se terminant par des croupes.

L'éclairement de l'intérieur est obtenu par 8 panneaux dont les châssis peuvent recevoir des vitres.

L'aération est assurée par des ouvertures réservées le long du faîtage. Les portes s'ouvrent de chaque côté des croupes.

Le chauffage peut se faire à l'aide de poêles spéciaux établis dans l'intérieur.

La surface couverte est de 70 mètres; la longueur est de 15 mètres sur 6 de large, la hauteur sous le faîtage étant de 3m80. Cette baraque peut abriter 12 malades au moins, chaque malade disposant de 15 mètres cubes d'air.

Le poids total de cette construction est d'environ 6,500 kilogrammes et le prix s'élève à 9,000 fr.

La construction est solide et très soignée, le montage n'offre aucune difficulté, 5 hommes peuvent le terminer en huit ou neuf heures.

Le poids considérable de l'édifice, et son prix relativement très élevé sont des inconvénients sérieux qui s'opposent à l'adoption de cet abri pour les hôpitaux de campagne.

La *baraque d'ambulance mobile de Ravenez* se compose d'une ossature en fer sur laquelle sont ajustées des toiles formant double paroi et dans l'intervalle desquelles on glisse des paillassons. Un plancher recouvre le sol. Le toit est en toile comme le reste des parois, mais la paroi interne forme voûte pour éviter les angles et régulariser la ventilation intérieure. Cette tente cube 229 mètres, elle peut contenir 12 lits, donnant ainsi un cube d'air de 19 mètres par malade. Un vernis spécial rend les toiles imperméables et incombustibles.

A défaut de baraques mobiles, l'installation de l'hôpital de campagne pourra se compléter par des constructions élevées à l'aide des matériaux trouvés sur place. Ces constructions devraient être établies sur un type uniforme, mais les prescriptions réglementaires n'ont actuellement rien prévu à cet égard. Il s'agit donc de choisir parmi les spécimens mis en expérience.

Les baraquements américains peuvent encore servir de modèles et c'est d'après un de leurs types que fut construit entièrement en bois le pavillon d'ambulance baraqué (fig. 214), présenté à l'Exposition de 1878, par la Société française de secours aux blessés. Il comprend une salle de 20 mètres de long, sur 7 mètres de large et 7 mètres de haut, ce qui donne à peu près 50 mètres cubes d'air par malade, le nombre des lits étant de 14. Plusieurs pièces sont ménagées aux deux extrémités : d'un côté, la salle d'opérations et deux chambres, l'une destinée aux infirmiers, l'autre à la lingerie; à l'autre extrémité, les water-closets, un magasin et une salle de bains.

La charpente se compose de poteaux en sapin supportant les fermes du comble et reliées par des traverses boulonnées sur ces poteaux. Les parements intérieurs et extérieurs de la construction

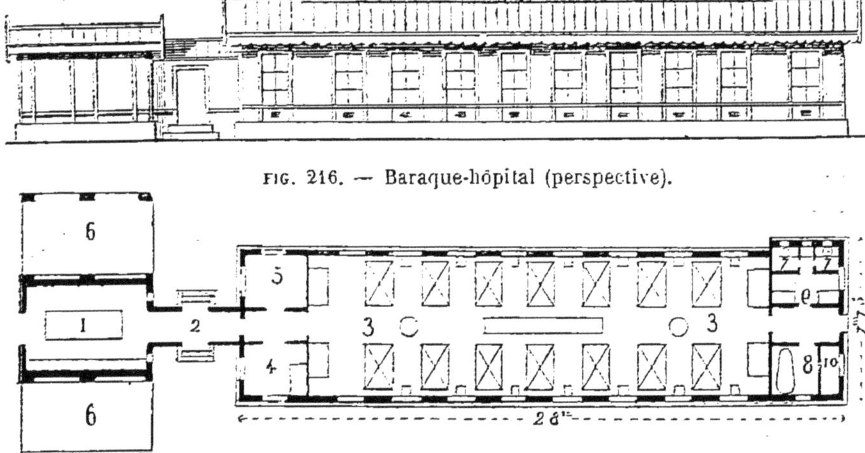

FIG. 216. — Baraque-hôpital (perspective).

FIG. 216 *bis*. — Baraque-hôpital (plan).

1, salle d'opérations : — 2, galerie ; — 3, grande salle ; — 4, salle pour les infirmiers ; — 5, lingerie ; 6, hangars ; — 7, water-closets ; — 8, salle de bains ; — 9, lavabo ; — 10, dépôt de matériel.

sont formés de panneaux en planches ; entre ces parements qui constituent une double paroi, il y a un espace libre formant couche d'air isolante.

La baraque est planchéiée, et le plancher est élevé de $0^{m}60$ au-dessus du sol ; elle repose sur un soubassement en briques, et le sol est recouvert d'une couche de béton. La salle est éclairée par 16 fenêtres ; des vasistas ménagés à la partie supérieure, assurent la ventilation, ainsi que des châssis disposés dans la partie surelevée de la toiture.

Cette construction présente beaucoup d'analogie avec les baraques qui furent élevées par les Allemands pendant la guerre de 1870 à Nancy, à Berlin, à Hambourg, à Francfort, à Calsruhe, etc. constructions dont les types sont représentés dans les ouvrages de Rühl, de Fischer, de Richter, de Peltzer, d'Esmarch, etc.

L'orientation, le groupement et la disposition des différents pavillons, varient suivant les conditions du terrain et selon l'importance et la destination de chaque établissement. De nombreux plans, figurés dans ces différents auteurs, exposent l'ensemble des constructions pour un nombre déterminé de malades et blessés.

Comme types de tente répondant le plus exactement aux qualités requises, nous avons à signaler la tente Le Fort, la tente d'ambulance modèle Riant, la tente Tollet, type B, et enfin la tente Mignot-Mahon.

La description détaillée de ces divers modèles nous entraînerait beaucoup trop loin, nous nous bornerons donc à donner quelques renseignements sommaires sur leur construction.

La *tente Le Fort* (fig. 217) se compose d'une charpente et d'une double enveloppe de toile. La disposition principale de la charpente consiste dans l'emploi d'un compas donnant point d'appui pour former le toit, et servant en même temps à établir et à maintenir invariable l'écartement des deux toiles qui constituent l'enveloppe.

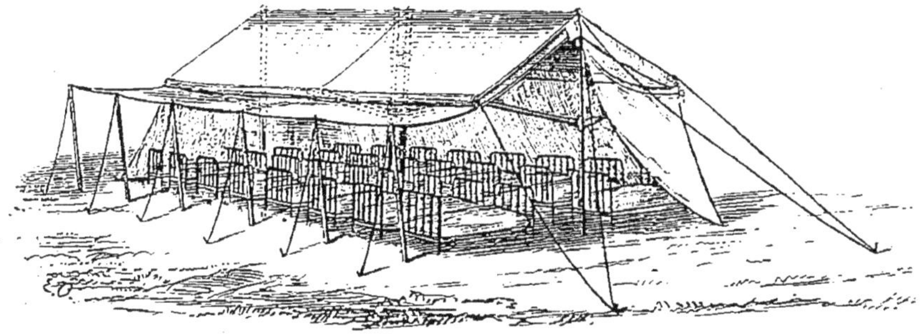

FIG. 217. — Tente Le Fort (deux sections sont accouplées).

Le squelette de la tente simple se compose de deux compas et de deux tiges verticales réunies au niveau du faîte, par une barre horizontale, glissée dans un fourreau formé par la toile intérieure. Le compas est formé par deux tiges de bois articulées, au centre, sur un cylindre métallique qui glisse librement le long du support vertical. L'extrémité libre des branches du compas traverse des ouvertures percées dans les bords de la toile, au niveau de l'arrête inférieure du toit et donne ainsi aux parois extérieures de la tente leur disposition spéciale ; de là, les deux toiles descendent parallèlement pour gagner le sol où elles se fixent par le moyen de quelques piquets.

Chaque section de tente peut contenir 8 malades ; quatre sections de tente, réunies bout à bout, peuvent couvrir un espace suffisant pour 32 lits ; le poids correspondant à un groupe de 4 tentes s'élève à 540 kilogrammes, de sorte qu'une voiture à deux chevaux peut porter 8 tentes, c'est-à-dire de quoi abriter 64 malades.

On estime à 87 fr., par lit. le prix d'achat de ces tentes à double paroi.

La tente Le Fort a pour avantage d'être peu coûteuse, simple et légère; de protéger efficacement les malades contre le froid et la chaleur, de leur donner un cube d'air suffisant et de pouvoir être disposée de manière à les laisser tout à fait en plein air, sous l'abri d'un large auvent obtenu en relevant les parois jusqu'au bord du toit.

L'emploi indispensable de piquets et la prise que ces tentes offrent au vent, constituent un inconvénient sérieux qui peut leur faire préférer les tentes de forme ogivale; néanmoins ces tentes sont appelées à rendre de grands services.

La *tente d'ambulance modèle Riant* (fig. 218), destinée à recevoir 12 blessés ou malades, est également formée d'une double paroi, l'une extérieure en toile à voile très forte, l'autre intérieure en toile de coton. Cette double enveloppe est soutenue par une charpente composée de 3 colonnes et d'un double faîtage. La ventilation est assurée par des ouvertures, portes, fenêtres et vasistas ; le chauffage est organisé d'après le système en usage pour les serres.

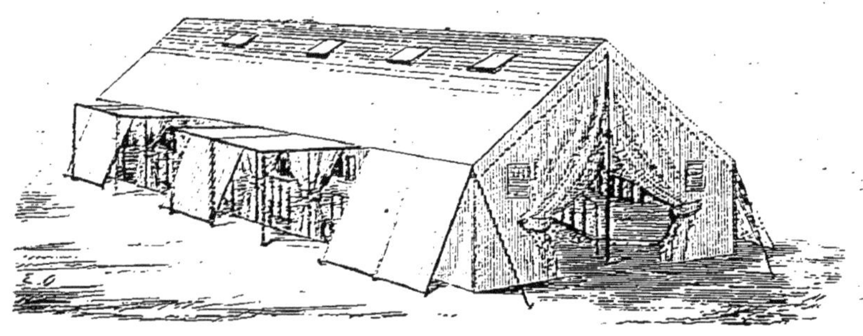

FIG. 218. — Tente d'ambulance, modèle Riant.

Cette tente, adoptée par la Société française de secours aux blessés, offre à ce point de vue un réel intérêt ; elle est très facile à monter et à démonter ; 4 hommes peuvent la dresser en une heure ; elle pèse environ 450 kilogrammes ; son prix s'élève à 1,200 fr.

La *tente Tollet type B* (fig. 219), après avoir été soumise à de nombreux essais en Algérie et en Tunisie, a été récemment adoptée par le Ministre, sur la proposition de la commission des modèles types. Elle paraît bien constituée au point de vue des dispositions qui favorisent l'éclairage, l'aération et la ventilation ; elle est surtout très solide et offre des conditions hygiéniques très avantageuses comme salle de blessés.

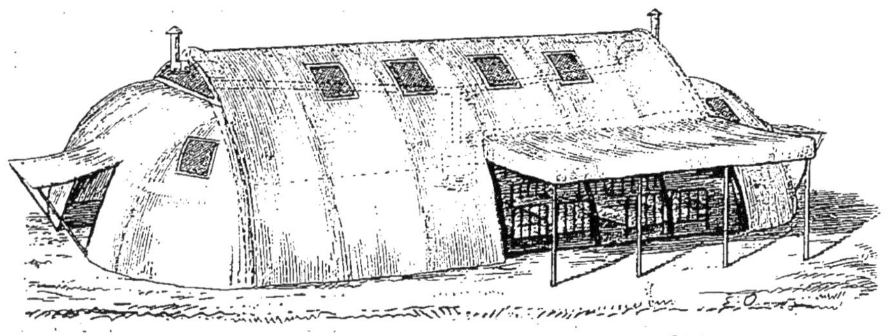

FIG. 219. — Tente d'ambulance, système Tollet, type B.

De forme ogivale elle présente, dans sa construction, beaucoup d'analogie avec la tente d'ambulance de champ de bataille.

Elle se compose d'une charpente métallique et d'une double enveloppe, l'une extérieure en toile et l'autre intérieure en coton, retenant entre elles un matelas d'air suffisant pour protéger l'intérieur contre la chaleur ou le froid.

La charpente métallique s'élève sur une semelle qui forme le cadre auquel se fixent les fermes réunies par les entretoises et surmontées d'un faîtage en bois ; toutes ces pièces étant reliées par des équerres et des plaques d'assemblage, maintenues par des boulons.

L'enveloppe extérieure en toile imperméable est fixée sur la charpente à l'aide de cordes que l'on attache aux trous ménagés dans la semelle qui forme l'assise de la tente.

La ventilation est assurée par 8 fenêtres qui s'ouvrent sur le haut des parois latérales, et par des ouvertures disposées au-dessus des portes placées à chaque croupe.

Ces fenêtres et ces ouvertures, garnies de toile à canevas, se recouvrent à volonté d'un volet en toile transparente. Des lès de cette même toile, interposés dans l'enveloppe, éclairent l'intérieur quand tout est fermé.

Le chauffage se fait aisément par un ou deux poêles dont les tuyaux passent dans une ouverture réservée près du faîtage du pignon.

Un plancher peut être disposé sur le sol de la tente.

Cette tente mesure 15 mètres de long sur 6 de large : elle peut contenir, dans le cas de nécessité, jusqu'à 20 lits de malades et 28 lits d'hommes valides, laissant à chacun d'eux de 12 à 18 mètres cubes d'air.

Son poids est de 1,300 kilos. Une seule voiture suffit à la transporter sur une bonne route ; son prix est de 3,000 francs. Le montage est facile, avec quatre hommes il se fait en 5 ou 6 heures.

Cette tente résiste parfaitement aux vents les plus violents. Elle est très solide et ne nécessite pas de piquets ; elle abrite parfaitement les blessés ; elle est très saine et peut se disposer en vérandah, l'enveloppe se relevant facilement sur les côtés.

La *tente Mignot-Mahon*, essayée récemment au camp du Rouet près de Marseille, a paru bien préférable à la tente Tollet ; elle réunit en effet la plupart des qualités désirables pour une tente de campagne.

La toile s'ajuste sur un agencement de divers éléments qui constituent le squelette de la construction.

Ce squelette se compose de deux grands montants, du faîtage, de piquets longs de 1m70, de traverses de galeries, d'une double rangée de petits piquets et de cordes de tension.

Tout cet ensemble est indépendant de la toile et se dresse préalablement. Celle-ci se dispose lorsque la charpente est établie, elle est fixée au sol par des piquets spéciaux ; l'élévation s'effectue ainsi sans que l'on soit gêné par l'action du vent.

Cette tente, dont l'aspect extérieur rappelle celui de la tente Tollet, recouvre une surface elliptique ayant 16 mètres de long, sur 10 de large. Les cordes de tension et la rangée de grands piquets se trouvent disposées sur tout le pourtour et à l'intérieur de la tente, ce qui permet de fixer une double enveloppe dans la partie inférieure, tout en évitant les inconvénients dus aux cordages et aux piquets extérieurs.

Le chapeau de la tente forme un plan incliné que l'on peut doubler à l'intérieur d'un velum. La partie inférieure de la toile peut se relever au pourtour, pour l'aération déjà largement assurée par les opercules ménagés dans la partie supérieure du chapeau.

Cette tente peut contenir 32 lits ou 38 brancards d'ambulance; son poids total est de 450 kilos et son prix s'élève à 1,400 francs; il suffit de trois heures pour le dressement et elle résiste parfaitement aux plus forts coups de vent.

Elle offre donc, à tous les points de vue, une supériorité marquée sur la tente Tollet et doit être préférée aux abris précédemment décrits.

Ces types de tentes sont ceux que l'on peut établir avec le plus

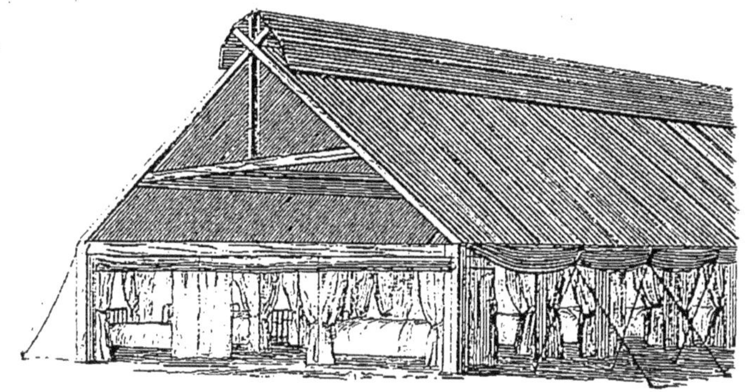

FIG. 220. — Tente-baraque de l'hôpital Cochin.

d'avantages. Il en est cependant d'autres que l'on peut construire sous la forme de tentes-baraques, conformément aux différents modèles qui ont été utilisés, en 1870, dans l'armée prussienne, et que l'on voit encore en service dans certains établissements hospitaliers de Paris, tels que Cochin et Beaujon. Ces tentes-baraques (fig. 220), dont le principe consiste dans l'emploi combiné des planches et de la toile, permettent d'assurer aux malades un abri efficace et une aération très abondante.

L'ambulance de la Grande-Gerbe, installée à Saint-Cloud par le baron Mundy, et considérée comme une bonne installation d'été, est complètement condamnée par M. Le Fort et par de nombreux médecins militaires appelés à traiter les malades qui y furent installés jusqu'au jour où elle fut démolie.

Les tentes-baraques qui la composaient étaient de simples hangars très froids en hiver, et leur installation imparfaite présentait de sérieux inconvénients pour un établissement permanent.

En somme, de toutes les constructions utiles à l'hospitalisation provisoire, c'est encore la tente d'ambulance Mignot-Mahon qui paraît le mieux convenir à l'hôpital de campagne.

Et même sera-t-il souvent plus avantageux de transformer en abri les halles, magasins, ateliers et hangars de toute espèce ; car il suffira de quelques planches et de quelques pièces de toile à voile, pour organiser sous ces toitures une installation bien autrement importante et favorable.

AMÉNAGEMENT

Indépendamment du choix et de l'édification des constructions destinées à recevoir les malades et les blessés, il faut encore assurer l'aménagement assez confortable des salles et leur désinfection la plus complète. La difficulté de transporter les moyens de couchage à la suite des armées oblige à recourir aux réquisitions pour compléter les objets d'exploitation qui constituent l'approvisionnement de l'hôpital mobile.

Les objets de couchage transportés par chaque hôpital de campagne sont : 50 couvertures, 200 draps de lit, 100 grands sacs à paille, et 100 enveloppes de paillasse.

Mais, comme le prévoit l'article 128 du *Manuel de l'infirmier militaire*, « il n'est pas toujours possible de trouver dans les villages et dans les fermes à proximité des ambulances, la quantité de lits nécessaires, et on doit en improviser avec les ressources qu'on a sous la main ».

« Avec de la paille, de la laine et des enveloppes en toile, on fait des paillasses et des matelas, et on établit des lits avec des planches et des tréteaux. »

« On peut aussi fabriquer un bois de lit assez solide de la manière suivante : on prend pour faire les pieds du lit quatre poteaux équarris, longs de 0^m90 à 0^m95. On les réunit deux à deux au moyen de planches de 0^m80 à 0^m90 de long et 0^m15 à 0^m20 de large. Les extrémités du lit ainsi constituées, on forme les parois latérales avec deux planches de 2 mètres de longueur et de 0^m20 à 0^m25 de largeur, qui sont fixées aux poteaux de manière à être distantes de 0^m40 à 0^m45 du sol. Le lit est complété avec 4 ou 5 planchettes plus étroites qui, placées transversalement et à plat au-dessus des précédentes, en forment le fond. Ces diverses parties sont clouées et solidement fixées entre elles. »

L'aménagement doit en outre comprendre : l'organisation du chauffage, de l'éclairage ; l'installation d'une salle de bains, de lavabos, d'un local à désinfection, des latrines, etc. ; enfin l'ameublement : armoires, tables, chaises, en un mot tout ce qui est nécessaire à une installation temporaire. C'est à l'aide de réquisitions que l'on pourvoira à ces différents besoins.

FONCTIONNEMENT

Après avoir choisi l'abri qui constitue l'hôpital, réparti les locaux entre les différents services et préparé le matériel nécessaire au couchage des malades ou blessés à recevoir, le médecin-chef informe le directeur du corps d'armée que l'hôpital de campagne est prêt à fonctionner. Sur cet avis, l'ambulance procède immédiatement à l'évacuation des malades ou des blessés, elle organise les convois, et, pour activer cette besogne, l'hôpital envoie les voitures de réquisition dont il peut disposer.

Il faut alors assurer l'alimentation et le traitement des malades ou blessés qui sont hospitalisés. Le soin de pourvoir à l'alimentation revient aux officiers d'administration; les ustensiles transportés, dont nous avons donné la longue énumération, suffisent amplement à la préparation et à la distribution des aliments; les quelques conserves faisant partie de l'approvisionnement pourront satisfaire aux premiers besoins, les réquisitions compléteront le reste.

EXÉCUTION DU SERVICE MÉDICAL

Lorsque le corps d'armée stationne ou marche sans combattre, l'hôpital de campagne appelé à fonctionner peut être exclusivement consacré au traitement des malades proprement dits.

Par contre, l'hôpital qui s'ouvre aussitôt après un combat sera affecté spécialement à des blessés; parfois encore, la composition de l'hôpital sera mixte, c'est-à-dire qu'elle comprendra des fiévreux et des blessés à traiter.

Suivant ces diverses destinations, les mesures à prendre pour l'organisation générale du service médical devront naturellement varier. L'hôpital est approvisionné en conséquence sur une base de 100 lits.

Approvisionnement médical et matériel chirurgical. — Les ressources techniques classées d'après leur usage courant ou leur emploi thérapeutique, sont les suivantes :

1° MÉDICAMENTS POUR L'USAGE INTERNE

Narcotiques.—Alcoolé d'extrait d'opium, 200 gr.; extrait d'opium, 250 gr.; chlorhydrate de morphine, 5 gr.; laudanum, 100 gr.; alcoolé de digitale, 100 gr.; digitaline, 0 gr. 5; chloral, 100 gr.; bromure de potassium, 100 gr.; extrait de belladone, 200 gr.; alcoolé d'aconit, 200 gr.; sulfate d'atropine, 1 gr.

Anesthésiques. — Chloroforme, 3,000 gr.; éther sulfurique à 62°, 500 gr.

Stimulants. — Alcool à 90°, 9,000 gr.; alcoolé de cannelle, 500 gr.; alcoolat de mélisse, 200 gr.; mélisse, 500 gr.; alcoolat de cochléaria, 200 gr.; extrait de quinquina gris, 500 gr.; poudre de quinquina gris n° 1, 500 gr.; poudre de quinquina gris n° 2, 3,000 gr.; alcoolé de quinquina gris, 1,800 gr.; camomille, 500 gr.; thé, 1,000 gr.; tilleul, 500 gr.; essence de menthe poivrée, 20 gr.; alcoolat de térébenthine composé, 200 gr.; oléo-résine de térébenthine, 200 gr.

Astringents. — Extrait de ratanhia, 200 gr.; tannin, 50 gr.

Toniques fébrifuges.— Sulfate de quinine (pilules), 250 gr.; sulfate de quinine, (poudre) 200 gr.

Emollients.— Gomme du Sénégal, 500 gr.; poudre de gomme du Sénégal, 100 gr.; espèces pectorales, 1,000 gr.; glyzine, 2,000 gr.; semence de lin, 1,000 gr.

Tempérants. — Azotate de potasse, 600 gr.; carbonate de potasse, 100 gr.; chlorate de potasse, 500 gr.; iodure de potassium, 250 gr.; bicarbonate de soude, 250 gr.; essence de citron, 50 gr.; acide tartrique, 1,000 gr.

Eméto-cathartiques. — Aloès, 25 gr.; huile de ricin, 250 gr.; huile de croton, 20 gr.; kermès, 50 gr.; émétique, 50 gr.; magnésie décarbonatée, 100 gr.; sulfate de magnésie, 5,000 gr.; calomel, 125 gr.; poudre d'ipéca, 250 gr.; poudre de jalap, 50 gr.; poudre de rhubarbe, 100 gr.; feuilles de séné, 125 gr.

Absorbants.— Sous-azotate de bismuth, 1,000 gr.

2° MÉDICAMENTS POUR L'USAGE EXTERNE

Topiques.— Amadou, 150 gr.; éponges, 50 gr.; cire, 100 gr.; laminaire digitée, 50 gr.

Caustiques acides. — Acide acétique, 125 gr.; acide chlorhydrique, 100 gr.; acide sulfurique à 66°, 100 gr.

Caustiques alcalins. — Ammoniaque, 250 gr.; caustique de Vienne, 50 gr.

Caustiques métalliques. —Nitrate d'argent fondu, 100 gr.; azotate d'argent cristallisé, 50 gr.; sulfate de cuivre, 60 gr.; chlorure de zinc fondu, 30 gr.

Vésicants.—Sparadrap vésicant, 5 mètres; papier sinapisé, 250 feuilles; papier épispastique, 100 feuilles; essence de térébenthine, 200 gr.

Résolutifs.— Alcoolé d'iode, 200 gr.; pommade mercurielle, 500 gr.; chlorhydrate d'ammoniaque, 200 gr.

Astringents. — Acétate de plomb, 2,000 gr.; protoxyde de plomb fondu, 650 gr.; alun, 500 gr.; perchlorure de fer, 600 gr.; sulfate de zinc, 100 gr.; alcoolé aromatique, 200 gr.; espèces aromatiques, 250 gr.

Antiseptiques. — Acide phénique, 4,000 gr.; camphre, 500 gr.; alcoolé de camphre, 1,000 gr.

Antipsoriques.— Soufre, 200 gr.

Emollients.—Amidon, 500 gr.; axonge benzoïnée, 1,000 gr.; huile d'arachides, 1,000 gr.; glycérine, 8,000 gr.; espèces émollientes, 1,000 gr.; cataplasme Lelièvre, 600 feuilles; eau distillée simple, 500 gr.

Adhésifs. — Collodion, 200 gr.; percaline agglutinative, 5 mètres; taffetas anglais, 10 bandes; sparadrap de diachylon, 12 mètres; emplâtre de diachylon, 150 gr.; silicate de potasse, 5,000 gr.

D'après cette énumération, on voit que certaines substances sont des médicaments de première nécessité, tandis qu'il en est d'autres d'un emploi exceptionnel, mais qui cependant devaient être prévus; enfin on constate que les préparations officinales du service courant peuvent être prescrites, puisque le matériel de pharmacie est approvisionné en conséquence.

Les instruments et les objets accessoires de chirurgie dont dispose l'hôpital mobile sont provisoirement ceux des boîtes nos 1, 2, 4, 17 et 22 de l'arsenal de 1859, ils comprennent en outre deux seringues de Pravaz, deux appareils d'Esmarch, des sondes, etc... Plus tard, ces instruments seront remplacés par ceux des boîtes nos 3, 4, 5 et 19 du nouvel arsenal. Cet approvisionnement spécial de chirurgie diffère donc peu de celui de l'ambulance, on y a simplement ajouté la boîte d'autopsies, des thermomètres médicaux, au nombre de six et des seringues à pansement. Nous n'avons pas à revenir sur l'emploi de ces différents instruments et sur la composition des boîtes qui les renferment.

Les objets de pansement et les appareils transportés par l'hôpital mobile comprennent :

Linge à pansement.	80k750	Gouttières en fil de fer, de bras et d'avant-bras, dans l'extension.	4
Charpie.	15.250	Gouttières en fil de fer, de bras et d'avant-bras, dans la flexion à angle droit.	4
Ouate.	20.000	Gouttières en fil de fer : pour la jambe.	4
Filasse goudronnée.	15.000	Id. pour la cuisse et la jambe.	4
Catgut.	12 m.	Attelles en bois, collées sur toile de coton.	2
Cordonnet de soie à ligatures.	50 m.	Coussins à fractures.	18
Gaze à pansement.	20 m.	Coussins matelassés.	16
Taffetas gommé.	10 —	Bande de zinc laminé.	1
Tissu imperméable.	10 —	Cerceaux à fractures.	4
Tubes à drainage.	6	Lacs à boucle.	50
Bougies de gomme.	8	Toile métallique.	2 m.
Sondes œsophagiennes.	2	Bandes de carton.	30
Attelles en bois, palmaires.	6	Plâtre.	20 kil.
Id. pr fract. du bras.	6	Silicate de potasse.	5 —
Id. de l'avant-bras.	4		
Id. de la jambe.	4		
Id. de la cuisse.	4		
Attelles conjuguées en fil de fer, de bras.	2		
Id. d'avant-bras.	2		
Id. de la jambe.	2		

Pour terminer cet exposé, rappelons enfin que les voitures techniques transportent 10 brancards, 1,000 fiches, 4 carnets de diagnostics et un certain nombre d'objets accessoires.

En somme, l'approvisionnement de l'hôpital de campagne, en

médicaments et en objets de pansement, comprend tout ce qu'il faut pour soigner 100 malades ou blessés ; cet approvisionnement est aussi complet et aussi varié qu'on peut le souhaiter dans un hôpital temporaire, et il paraît devoir largement suffire pour un temps assez long à l'exploitation de cet établissement.

Organisation du service. — Pour organiser le service médical de l'hôpital qu'il dirige, le médecin-chef forme, suivant les circonstances, soit deux divisions de fiévreux, soit deux divisions de blessés, soit deux divisions distinctes; il se réserve la plus importante, ou celle qui correspond à son aptitude chirurgicale ou médicale; le deuxième médecin-major fait également fonction de médecin traitant. Les aides-majors et les infirmiers de visite sont répartis dans chaque service.

Les aides-majors concourent au traitement des malades, d'après les indications des médecins traitants ; l'un d'eux assure le service de garde. Dans chaque division de malades ou de blessés, ils tiennent un état récapitulatif des hommes en traitement et rassemblent toutes les observations. Ces renseignements qui relatent les constatations faites à l'entrée, les complications et les changements survenus ultérieurement, enfin les opérations pratiquées, sont indispensables aux médecins appelés dans la suite à continuer le traitement, lorsque l'hôpital de campagne est relevé par l'hôpital auxiliaire. Un résumé de ces observations, véritable journal de la maladie, devrait de même suivre les malades qui passent des formations sanitaires de l'avant dans les hôpitaux de l'arrière.

Le fonctionnement de l'hôpital de campagne présente encore trois points principaux à examiner :

1° Réception des malades et des blessés ;
2° Traitement — —
3° Sortie — —

A. — Réception des malades et des blessés.

Le service du bureau des entrées n'offre rien de spécial, il consiste à réunir des renseignements sur l'idendité des malades, à les inscrire sur le registre principal des entrées, à recevoir les dépôts, à établir les billets de salle.

A l'arrivée de chaque convoi, pendant qu'on remplit les formalités administratives, le médecin de garde consulte les fiches de diagnostics, veille au déchargement des voitures et désigne, pour chaque malade ou blessé, la division sur laquelle il doit être dirigé ; il fait les prescriptions concernant le régime et assure les soins les plus urgents.

Dès que le malade est arrivé à sa division, il reçoit les aliments qui lui ont été prescrits ; on le nettoie, on lui donne du linge propre, on le couche aussi bien que possible et on le traite suivant la nature et la gravité de sa blessure ou de sa maladie.

B. — **Traitement.**

Les médecins traitants et les aides-majors, informés de l'arrivée du convoi, se rendent dans leurs divisions respectives, procèdent à l'examen des malades et des blessés qu'ils ont à soigner et assurent dans les conditions habituelles les premiers soins.

La première visite qui suivra l'installation de l'hôpital, le jour d'un combat, nécessitera naturellement une activité toute particulière. Dans ces conditions, le service chirurgical de l'hôpital, s'exécute en quelque sorte comme dans une ambulance. Les médecins traitants assistés de leurs aides, après avoir examiné chaque blessé, renouvellent le pansement ou rectifient l'appareil, pratiquent les opérations urgentes.

Lorsque l'hôpital fonctionne depuis quelque temps, le service se fait comme à l'intérieur ; le médecin traitant passe deux visites par jour, prescrit les médicaments et le régime, surveille et assure l'application des pansements et des appareils et pratique avec l'assentiment du médecin-chef les opérations dont l'indication se présente.

Même au début de l'installation, l'hôpital de campagne ne fonctionne pas toujours comme au lendemain d'un combat, pour ne traiter que des blessés ; il y a des circonstances dans lesquelles son rôle consiste à ne soigner que des fiévreux, par exemple en cas d'épidémie ; des mesures spéciales d'isolement et d'assainissement, sur lesquelles nous n'avons pas à insister, sont prises en conséquence.

Exposer le traitement des affections spéciales qui se présentent suivant la saison, le climat, les conditions telluriques, etc., en un mot, suivant les causes générales des maladies des armées en campagne, nous entraînerait à passer en revue toute la médecine d'armée et à reprendre l'étude des influences favorables au développement des maladies et des épidémies qui sévissent sur les troupes en marche. Ce n'est point là le but que nous nous proposons d'atteindre.

De même, si nous voulions simplement esquisser la thérapeutique chirurgicale primitive et secondaire des principales lésions livrées aux soins des médecins attachés à l'hôpital de campagne, nous aurions à parcourir tout le domaine de la chirurgie d'armée.

La méthode générale à suivre repose sur l'appréciation saine et exacte des indications chirurgicales ; tantôt la conservation doit être la règle, tantôt c'est l'intervention opératoire qui devient nécessaire. En principe, le mode de traitement doit varier suivant des conditions multiples et il faut tenir compte de l'état du blessé, du genre de sa blessure et enfin du milieu et des circonstances dans lesquelles on opère.

Grâce aux progrès réalisés, les résultats obtenus par la conservation l'emportent de beaucoup sur les succès plus ou moins chanceux d'une intervention opératoire radicale ; avec de bons procédés d'immobilisation, de bons pansements antiseptiques et une observation scrupuleuse des règles de l'hygiène chirurgicale, les médecins de l'hôpital de campagne peuvent espérer actuellement une diminution notable de la mortalité et des résultats fonctionnels, bien meilleurs que par le passé.

L'amputation, opération urgente à l'ambulance dans nombreux cas, est bien plus souvent pratiquée à l'hôpital de campagne, mais alors comme traitement secondaire.

La résection, rarement indiquée sur le champ de bataille, peut être faite avec succès dans certaines lésions articulaires, surtout comme intervention tardive. L'extraction des esquilles et le drainage antiseptique seront d'une application courante à l'hôpital de campagne. Ici, enfin, se présenteront toutes les opérations spéciales dont il est facile de se faire une idée, en songeant aux différents genres de lésions qui peuvent résulter de l'action des armes de guerre : blessures de l'abdomen, de la poitrine, de la tête, fractures des membres, plaies articulaires, lésions des vaisseaux, des nerfs, etc.

Quelle que soit l'intervention, le succès sera d'autant mieux assuré que les chirurgiens s'entoureront des précautions antiseptiques, aujourd'hui si particulièrement recommandées ; à cet égard, les ressources de l'hôpital de campagne sont à peine suffisantes ; on trouve cependant une amélioration dans l'approvisionnement, ainsi, on voit figurer de la filasse goudronnée et du catgut qui n'existaient pas dans le matériel d'ambulance.

Les procédés de conservation tireront également un profit réel d'un matériel chirurgical plus complet. Les moyens d'immobilisation sont, il est vrai, plus variés ; parmi les appareils à fractures, on trouve deux mètres de toile métallique, destinés à la construction des gouttières de Sarazin (fig. 221), dont ne disposait pas l'ambulance. La confection des appareils plâtrés et silicatés sera naturellement d'un emploi journalier, et ce sera grâce à une application bien soignée de ces moyens de contention que l'on pourra obtenir l'évacuation des blessés atteints de fractures, et, par suite, éviter l'encombrement de l'hôpital et son immobilisation prolongée.

En somme, que l'on ait à traiter des fiévreux ou des blessés, l'efficacité des secours chirurgicaux ou médicaux dépendra de l'observation rigoureuse des principes d'hygiène et de l'application

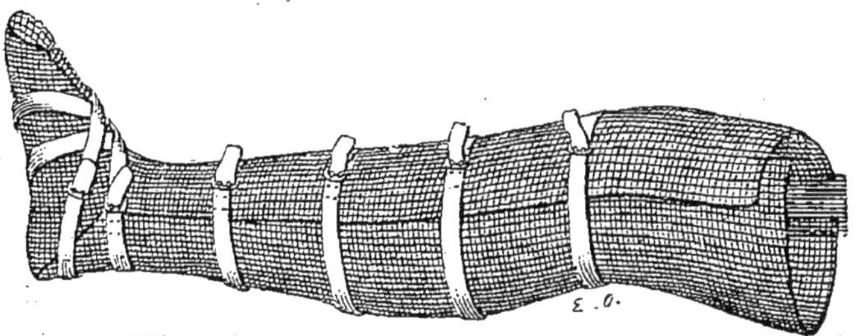

FIG. 221. — Appareil en toile métallique de Sarazin.

exacte et judicieuse des connaissances acquises par l'étude des maladies des armées et par une expérience chirurgicale consommée. Comme conclusion, il faut donc admettre la nécessité de placer dans les hôpitaux de campagne des médecins militaires instruits et habiles, et on évitera de confier un service d'une telle importance à des médecins inexpérimentés, n'ayant pas étudié à fond la médecine et la chirurgie d'armée.

C. — **Sortie.**

La sortie régulière des malades ou des blessés est motivée soit par la guérison, soit par le décès, soit par la nécessité d'une évacuation.

Les hommes guéris, si leur blessure ou leur maladie était légère, sont renvoyés à leur régiment ou dirigés sur le dépôt de convalescents, les mesures à prendre en vue de cette sortie sont les mêmes qu'en temps de paix.

La sortie par décès nécessite les formalités qui sont déterminées par le règlement sur le service de santé en campagne, il en est de même des mesures à prendre pour l'inhumation.

La sortie par évacuation est réglée par les dispositions adoptées pour le service général des évacuations.

Nous reviendrons plus loin sur cette partie du service de santé en campagne ; ce qui doit nous intéresser actuellement, ce sont les moyens d'obtenir que l'hôpital de campagne soit disponible le plus rapidement possible; ces moyens sont principalement les sorties par évacuation et le relèvement par l'hôpital auxiliaire.

A cet effet, le médecin-chef dirige sur l'hôpital d'évacuation les malades et les blessés devenus transportables; ce seront par exemple, comme blessés : les amputés et les hommes atteints de coups de feu des parties molles, ou de fractures simples ; comme malades : les rhumatisants, les hommes affectés d'ophthalmie, de dysenterie, de syphilis, etc.....; les maladies contagieuses, au contraire, seront maintenues sur place, de même que les blessures graves de la colonne vertébrale, de la poitrine, de l'abdomen, ou avec menace d'hémorrhagie.

Malgré tous les soins les mieux entendus, il restera donc des malades et des blessés non transportables qui exigeront le stationnement de l'hôpital.

Quand, par suite des circonstances, l'hôpital de campagne perdra le contact de son corps d'armée, de telle sorte que le rapport journalier ne parviendra plus, le médecin-chef fera connaître cette situation et adressera ses rapports et ses demandes à l'autorité médicale placée près du commandement supérieur dont il dépend.

L'hôpital est momentanément immobilisé et passe du service de première ligne dans le service de l'arrière jusqu'au jour de son relèvement.

En résumé, l'hôpital de campagne, grâce à son matériel restreint, doit, dès le soir d'une affaire, arriver à proximité du combat, puis s'installer dans un local favorable ; il dispose les objets de couchage, réquisitionne le matériel nécessaire, recueille les blessés provenant des ambulances et des postes de secours, les soigne et les prépare au transport, les expédie sur l'ambulance d'évacuation, enfin se fait relever par l'hôpital auxiliaire pour être prêt à une nouvelle installation.

DISPOSITIONS EN CAS DE MOUVEMENT RÉTROGRADE

« ART. 95. — En cas de mouvement rétrograde de l'armée, les hôpitaux de campagne établis restent avec leurs blessés sous la protection de la Convention de Genève. »

« Le personnel maintenu sur place, conformément à la Convention de Genève, y reste jusqu'à ce que le traitement des blessés soit parfaitement assuré. » *(Règlement sur le service de santé en campagne.)*

Ce serait ici le lieu de passer en revue l'ensemble des services de l'avant et de signaler les nombreuses difficultés qui peuvent entraver le fonctionnement harmonique des formations sanitaires de première ligne.

Cette question réglée théoriquement est loin d'être résolue au point de vue pratique; elle exige une étude complète et approfondie et prête à des considérations très étendues sur le matériel et le personnel sanitaires et qu'il est impossible de résumer en quelques mots.

C'est à l'œuvre surtout qu'on peut reconnaître les imperfections d'une organisation si complexe, et il faut compter sur les efforts et l'expérience des médecins-directeurs chargés de mener à bonne fin ce travail considérable.

A consulter. — MICHEL LÉVY : *De la salubrité des hôpitaux militaires en temps de paix et en campagne.* (*Bulletin de l'Académie de médecine*, avril 1862.) — LARREY (H.) : *Discussion sur la salubrité des hôpitaux.* (*Bull. de l'Acad. de méd.*, 1861-1862.) — GRUBY : *Sociétés et matériel de secours pour les blessés militaires* (exposition de 1878), Lacroix 1884. — ALLEMAGNE : *Kriegs-Sanitats-Ordnung*, 1878. Trad. Rapp in *Revue des médecins des armées de terre et de mer*, t. IX et X. — ZUBER : *Histoire médicale de la guerre de* 1870-1871. (Armée allemande.) *Archives de médecine militaire*, 1884. — DIDIOT : *Etablissements hospitaliers en campagne.* (*Code des officiers de santé*, Paris 1863, 1re partie, t. III). — LEGOUEST : *Chirurgie d'armée*, Paris 1863. — FISCHER : *Handbuch der Kriegschirurgie*, t. II. — ESMARCH : *Verbandplatz und Feldlazareth*, Berlin 1871. — PELTZER : *Die deutschen Sanitatszüge in Kriege gegen Frankreich und der Dientz als Etappenartz*, 1871. — PELTZER : *Ueber Huelfs Lazaretzüge und das zu ihrer Einrichtung erforderliche Matérial.* (*Deustche Militarztliche Zeitschrift* 1879.) — RICHTER : *Allegemeine Chirurgie der Schutssverletzungen in Kriege* 1877. — RUHL : *Uber provisorische Feld-Spitalsanlagen*, Wien 1872.

LIVRE III

SERVICE DE SANTÉ EN CAMPAGNE

SERVICE DE L'ARRIÈRE

CHAPITRE PREMIER

HOPITAUX DE CAMPAGNE TEMPORAIREMENT IMMOBILISÉS

DÉPOTS DE CONVALESCENTS ET D'ÉCLOPPÉS

D'après le règlement sur le service de santé des étapes que nous aurons à analyser plus loin, les formations sanitaires de l'arrière constituent deux groupes destinés : le premier, à l'hospitalisation sur place ; le second, à l'évacuation.

Le premier groupe comprend, comme organes de fonctionnement, les hôpitaux temporairement établis dans la zone de l'arrière, pour traiter sur place les malades et les blessés qui ne peuvent être transportés ; un ou plusieurs de ces hôpitaux, établis en dehors des grandes lignes de ravitaillement, peuvent être destinés à isoler et à traiter jusqu'à guérison les hommes atteints de maladies épidémiques ou contagieuses.

Outre les hôpitaux de campagne, le service de santé utilise les hôpitaux et les hospices permanents du pays occupé, et les hôpitaux auxiliaires créés par les sociétés locales ou par les particuliers.

Les établissements de ce premier groupe relèvent habituellement du commandant d'étapes le plus voisin.

Les hôpitaux de campagne, qui appartiennent d'abord au service de l'avant, passent en quelque sorte sans transition dans le service de l'arrière, lorsqu'ils sont immobilisés. C'est pourquoi il nous semble inutile de scinder l'étude des formations sanitaires de l'arrière destinées à l'hospitalisation sur place. Le fonctionnement de l'hôpital de campagne est, en effet, absolument le même dans les deux situations; sa direction supérieure seule est déplacée.

§ I. — HOPITAUX DE CAMPAGNE TEMPORAIREMENT IMMOBILISÉS

DISPOSITIONS GÉNÉRALES

« Art. 97. — Toutes les fois qu'un hôpital de campagne entre dans la zone de l'arrière ou s'y établit, il passe immédiatement sous l'autorité du directeur des étapes. »

« Lorsque des commandements territoriaux particuliers sont créés en pays occupé, les hôpitaux de campagne qui se trouvent établis dans la zone d'un de ces commandements, relèvent du commandant territorial. »

« Dans l'un et l'autre cas, le personnel affecté à chaque hôpital de campagne doit rester groupé. Il n'est fait de prélèvement sur ce personnel qu'en cas d'urgence et sur l'ordre du directeur des étapes ou du commandant territorial. »

EXÉCUTION DU SERVICE

« Art. 98. — Les hôpitaux de campagne fonctionnent sur place soit jusqu'à leur relèvement, soit jusqu'au moment où les malades, qui y sont traités, sont guéris ou évacués sur d'autres établissements. »

« Pour l'exécution du service hospitalier, on se conforme aux articles 43 à 55 ». (Cités au chapitre des ambulances, page 252).

« Lorsque par suite de l'état sanitaire, l'hôpital doit être agrandi ou déplacé, le médecin-chef adresse ses demandes au médecin-chef du service de santé des étapes. En cas d'urgence, il prend l'initiative de ces changements et en rend compte. »

« Avant d'être dirigés sur l'hôpital d'évacuation, les malades sont classés, suivant la gravité de leur état, en catégories correspondant à celles qui doivent être adoptées, pour leur transport ultérieur. Le médecin-chef tient compte, pour le choix et le classement des hommes à évacuer, non seulement de l'état général et de la nature de la blessure, mais aussi de l'éloignement de l'hôpital et des soins qui peuvent être donnés pendant la route. L'état des malades, ainsi classés, est remis au commandant d'étapes qui en assure l'envoi au médecin-chef de l'hôpital d'évacuation. »

ÉVACUATION DES MALADES

« Art. 99. — La destination à donner aux malades évacués soit quotidiennement, soit à dates périodiques, est notifiée au médecin-chef de l'hôpital, par le commandant d'étapes dont il relève. Lorsque les ordres font défaut, le médecin-chef les provoque par la même voie. »

RELÈVEMENT DES HÔPITAUX DE CAMPAGNE

« Art. 100. — Les hôpitaux de campagne sont relevés, soit par des hôpitaux improvisés sur les lignes d'étapes au moyen des ressources locales, soit par les hôpitaux auxiliaires de la Société française de secours aux blessés. »

« Chaque médecin traitant remet lui-même ses malades à son successeur; il lui transmet également les observations et tous les documents qui peuvent l'éclairer. Au moment du relèvement, lorsque l'état des malades l'exige, les effets à leur usage et les objets de couchage sont laissés à l'établissement arrivant qui en donne décharge. Quand il est possible, il est procédé à un échange de matériel. »

« Le médecin-chef de l'hôpital relevé adresse au médecin-chef du service de santé des étapes un rapport sommaire sur l'état des malades, et fait les demandes nécessaires pour le recomplètement de son matériel. »

HOPITAUX A DESTINATION SPÉCIALE

« Art. 101. — Les hôpitaux destinés à l'isolement et au traitement des hommes atteints de maladies épidémiques ou contagieuses, sont organisés sur l'ordre du général commandant l'armée, dans les conditions voulues pour éviter la propagation des épidémies. L'approvisionnement nécessaire à leur fonctionnement est complété d'après leur destination et conformément aux propositions du directeur du service de santé de l'armée. »

« Les malades sont installés dans des abris légers et susceptibles d'être complètement détruits; des locaux sont réservés à l'assainissement et à la désinfection de la literie et des vêtements. »

« Ces établissements sont signalés par un fanion jaune. Leurs abords sont interdits à la troupe. »

« Les malades reçus dans ces hôpitaux ne sont jamais évacués sur une autre formation sanitaire. Un dépôt spécial de convalescents leur est annexé, s'il y a lieu. »

« Lorsque la fermeture de ces hôpitaux est ordonnée, les abris provisoires créés, la paille, la literie, les effets, sont toujours détruits par le feu; le personnel et le matériel sont toujours soumis à des mesures de désinfection ou de police sanitaire. »

« Cette prescription ne doit être éludée sous aucun prétexte. Elle est exécutée sur l'ordre du médecin-chef, qui demeure responsable de son exécution immédiate. »

ÉTABLISSEMENTS PERMANENTS DES PAYS OCCUPÉS

ORGANISATION

« Art. 102. — Les hôpitaux et les hospices du territoire occupé sont utilisés par l'armée dans la mesure du possible. »

« Leur organisation incombe au médecin-chef du service de santé des étapes, qui provoque auprès du directeur des étapes les ordres nécessaires. »

« Suivant les circonstances et suivant l'importance de l'établissement, le traitement des malades et des blessés est assuré : soit par un hôpital de campagne, soit par un personnel hospitalier provenant de la réserve de personnel mise à la disposition du médecin-chef du service de santé des étapes, conformément au règlement sur le service des étapes, soit par un personnel spécialement désigné à cet effet. »

« Le matériel nécessaire est fourni par les ressources locales, ou, s'il y a lieu, par les dépôts d'approvisionnement. »

« Le médecin-chef règle le service comme dans un hôpital de

campagne; il se concerte, à cet effet, avec l'administration de l'établissement. »

Pour compléter le système d'hospitalisation organisé en arrière des armées, nous avons encore à étudier, comme annexes, les dépôts de convalescents, les dépôts d'éclopppés, et nous passerons ensuite au deuxième groupe du service de l'arrière comprenant l'ensemble du service d'évacuation, hôpitaux d'évacuation, infirmeries de gîte d'étapes, etc.

§ II. — DÉPOTS DE CONVALESCENTS

« Les dépôts de convalescents ont pour but », dit l'article 110 du règlement, « d'éviter l'évacuation à grande distance ou le maintien dans les hôpitaux des militaires qui sont capables de reprendre leur service après quelques jours de repos ou de traitement. »

Un dépôt de convalescents est établi dans le rayon occupé par les hôpitaux de campagne, à proximité de l'hôpital d'évacuation. Il est destiné à recevoir; 1° les hommes atteints de blessures ou de maladies légères qui viennent, soit des corps de troupes, soit des ambulances; 2° les hommes épuisés par les fatigues de la campagne; 3° les hommes sortant des hôpitaux de campagne, et ayant besoin de quelques jours de repos avant de reprendre leur service.

Les dépôts de convalescents sont organisés par le directeur des étapes; ils fonctionnent, autant que possible, conformément aux prescriptions du Règlement sur le service de santé à l'intérieur.

Les articles suivants doivent être rappelés à cet égard :

« ART. 106. — Il est attaché à chaque dépôt de convalescents un personnel d'officiers, de médecins militaires et de sous-officiers, composé d'après les fixations arrêtées par le Ministre. L'officier le plus élevé en grade ou le plus ancien, à grade égal, a le commandement et l'administration du dépôt. »

« ART. 107. — Le médecin-chef de service dirige le service de santé. Il soumet au commandant du dépôt ses propositions concernant les mesures de police et d'administration intéressant les malades. Il s'assure, chaque jour, de la bonne qualité des denrées alimentaires et des boissons destinées aux convalescents; il déguste les aliments préparés pour eux; ses observations sont journellement consignées sur un registre semblable à celui des hôpitaux. »

« En matière de discipline, son autorité s'exerce sur les convalescents dans les mêmes conditions que dans les infirmeries des corps de troupes. »

« Les militaires désignés pour les dépôts de convalescents sont dirigés sur ces dépôts, soit en détachement, soit isolément.

« Dans le premier cas, le chef du détachement est porteur d'une feuille d'évacuation; dans le second, chacun des isolés est pourvu d'un billet d'entrée ou d'une feuille de route. »

« Art. 108. — Les militaires envoyés directement de leur corps à un dépôt de convalescents sont munis d'un billet du modèle des billets d'entrée à l'hôpital. »

« Art. 115. — Le commandant du dépôt veille à ce que les hommes se livrent chaque jour à tous les soins de propreté d'usage. Lorsque la saison, la localité et le climat le permettent, on leur fait prendre des bains froids. »

« Le médecin-chef de service désigne chaque jour les hommes qui ne peuvent pas prendre ces bains; il détermine, en outre, les heures qui lui paraissent le plus favorables; il fixe la durée des bains. »

« Art. 116. — Sur la proposition du médecin-chef de service, le commandant du dépôt fait faire aux convalescents des promenades hygiéniques, sous la conduite de sous-officiers commandés à cet effet. Il pourvoit aussi à l'installation de quelques jeux désintéressés dans l'intérieur du dépôt. »

« Art. 118. — La garde du dépôt est commandée chaque jour par le commandant d'armes, qui, de concert avec le commandant du dépôt, et d'après la nature du service et des localités, détermine la force du poste de police. »

Bref, le service de santé est assuré par un des médecins de l'hôpital d'évacuation ou par un médecin militaire désigné par le médecin-chef de service; le dépôt est administré comme un corps de troupes, les hommes vivent à l'ordinaire, ils reçoivent une ration de vin, sont astreints à des promenades hygiéniques et sont soumis à une discipline sévère, sous l'autorité d'un officier commandant le dépôt. Dès la guérison complète, les blessés sont remis aux soins de la commission d'étapes qui les dirige sur leurs régiments respectifs.

Les moyens de couchage sont fournis par réquisitions ; en outre, il est attribué un approvisionnement de dépôt de convalescents

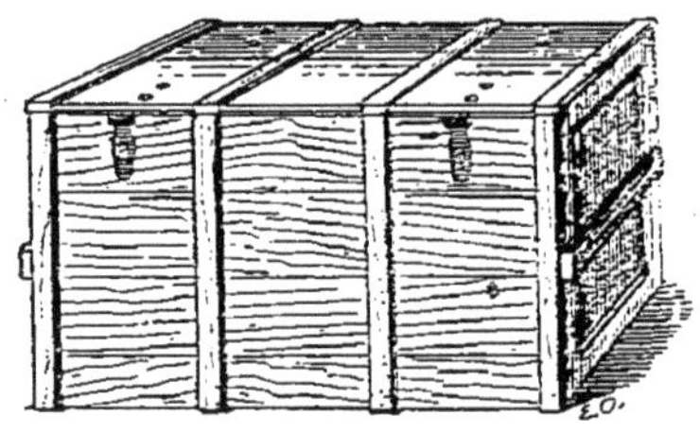

FIG. 222. — Caisse assemblée et ferrée.

par corps d'armée ; cet approvisionnement est renfermé dans des caisses assemblées et ferrées, analogues à celles de l'approvisionnement de l'hôpital de campagne (fig. 222) et comprend : 4 de pharmacie et 2 de chirurgie, contenant les objets suivants, d'après la nomenclature :

Pharmacie

CAISSE N° 1

1 *Boîte à 9 compartiments, A :*	
Glycérine de 29 à 30°	5k000
Alcoolé de camphre concentré.	1.800
Alcoolé de quinquina gris.	5.000
Alcoolé de quinquina jaune.	5.000
1 *Boîte à 9 compartiments, B :*	
Huile d'arachides.	1, 000
Sous-azotate de bismuth.	2, 100
Acétate de plomb cristallisé.	4.000
Alcool à 90° cent.	0,900
Eau distillée simple.	1, 000
1 *Boîte à 20 compartiments, C :*	
Kermès pour homme.	0, 100
Tartrate d'antimoine et de potasse pulvérisé.	0, 020
Azotate d'argent cristallisé.	0, 010
Sulfate de cuivre.	0, 100
Chloroforme.	0, 200
Chlorhydrate de morphine.	0, 100
Nitrate d'argent fondu.	0, 015
Protochlorure de mercure à la vapeur (calomel).	0, 100
Caustique de Vienne.	0, 300
Extrait d'opium	0k030
Collodion.	0, 150
Flacons en verre blanc, ouverture ordinaire, non bouchés, de 0.12.	3
Flacons en verre blanc, large ouverture non bouchés, de 0 12.	3
Flacon en verre blanc, ouverture ordinaire, bouchés à l'émeri, de 0.12.	1
1 *Boîte n° 6 :*	
Sparadrap de diachyl. gommé.	20 m.
1 *Boîte n° 6 :*	
Semence de lin.	5k000
1 *Boîte n° 6 :*	
Cire jaune.	0.050
Agaric amadouvier.	0.050
Papier sinapisé.	100 f.
Sparadrap vésicant sur toile cirée de 0.22.	1 m.
Percaline agglutinative.	2 band.
Taffetas anglais.	5 —
Cataplasme Lelièvre.	540 f.

CAISSE N° 2

1 Boite à 9 compartiments, D:

Camphre.	1k000
Sulfate d'alumine et de potasse.	2.000
Azotate de potasse.	1.000
Carbonate de potasse purifié.	0.700
Chlorate de potasse.	1.000

1 Boite à 9 compartiments, E :

Soufre sublimé.	1.400
Amidon.	1.000
Silicate de potasse à 33, 35°	2.000
Glyzine.	3.000

1 Boite à 12 compartiments, F :

Acide acétique concentré à 9° 5.	0.250
Acide phénique cristallisé.	0.250
Ammoniaque liquide à 22°.	0.250
Ether sulfurique à 62°.	0.300
Perchlorure de fer liquide, à 30°.	0.300
Sulfate de zinc en cristaux.	0.500
Alcoolé d'extrait d'opium.	0.500
Poudre d'ipécacuanha.	0 250

1 Boite n° 2 :

Pilules de sulfate de quinine.	0.150

1 Boite n° 3 :

Eponges fines ordinaires.	0k040

1 Boite n° 4 :

Acide tartrique purifié.	3.000

1 Boite n° 7 :

Sulfate de magnésie.	7.500

1 Boite n° 7 :

Sulfate de magnésie.	7.500

1 Boite n° 8 :

Espèces pectorales.	1.665

1 Boite n° 8 :

Espèces pectorales.	1.665

1 Boite n° 8 :

Espèces pectorales.	1.670

1 Boite n° 3 :

Vessies de porc, grandes.	6
Compte-gouttes ordinaires.	2

1 Boite n° 4 :

Bouchons de liège, grands.	65
Bouchons de liège, petits.	100

CAISSE N° 3

1 Boite n° 4 :

Racine de guimauve, sèche, ratissée.	0k600

1 Boite n° 7 :

Racine de guimauve, sèche, ratissée.	2.200

1 Boite n° 4 :

Racine de guimauve	2.200

1 Boite n° 5 :

Pommade mercurielle.	0.500

1 Boite n° 5 :

Pots de pharmacie, dits canons en faïence, non couverts, de 12 cent.	3

1 Boite n° 7 :

Feuilles de thé hyswen.	2k000

2 Boites n° 11 :

Fleurs de tilleul.	10.000

1 Boite n° 6 :

Entonnoir ordinaire en verre blanc, de 50 c.	1
Id. de 25 c.	1
Verres gradués pour eau distillée.	2
Axonge benzoïnée.	5k600
Poudre de poivre cubèbe.	10 000
Boîte d'emballage, dite de 12 au paquet n° 4, petite.	1

CAISSE N° 4

1 Boite n° 7 :

Mortier en porcelaine de 1 lit.	1
Pilon en porcelaine émaillée, avec manche en bois.	1

1 Boite n° 11 :

Fioles à médecine en verre blanc ou jaune de 250 mil.	20
Id. 125 mil.	50

1 Boite n° 11 :

Flacons en verre blanc, ouverture ordinaire, non bouchés de 1 lit.	2
Id. de 0.75.	1
Flacons en verre blanc, ouv. ordinaire, non bouchés de 0.50.	2

Flacons en verre blanc, ouverture ordinaire, non bouchés, de 0.25.	2
Id. de 0.06.	2
Id. de 0.03.	2
Flacons en verre blanc large ouverture, non bouchés, de 1 lit.	2
Id. de 0.75.	1
Id. de 0.50.	2
Id. de 0.25.	2
Id. de 0.06.	2
Flacons bouchés à l'émeri, ouv. ordinaires.	2
Flacons bouchés à l'émeri, large ouvertures.	2

1 *Boîte n° 11* :

Papier à filtrer ordinaire.	3 m^s
Spatule à grains d'émétique.	1
Spatules diverses en os.	2
Ciseaux moyens (paire de).	1
Balance dite Roberval, de la portée de 2 kil.	1
Trébuchet à bascule et à colonne avec série de poids de 30 grammes.	1
Boîte de poids de 2 k. 001.	1
Cuiller à distribuer les tisanes, en fer battu étamé.	1
Réservoir à tisane, en fer battu étamé, de 10 litres.	1
Id. de 5 lit.	1

Chirurgie et Administration

CAISSE N° 5

Bandes roulées (dont 40 dites Spica).	25k000
Grand linge à pansement : 10,000	
Bandages de corps.	10
Bandages carrés.	5
Bandages triangulaires.	10
Bandages en T.	5
Echarpes.	25
Suspensoirs.	5
Draps.	5k000
Petit linge à pansement ord.	25.000
Charpie comprimée.	10,000
Coton cardé (n° 1) comprimé.	5,000
Gaze à pansement.	20 m.
Serviette de toile p^r la toilette.	1

CAISSE N° 6

Cuvettes à pansement, en fer battu étamé, grandes.	2
Gobelets de 30 centil., en fer battu étamé.	10
Pots à tisane de 1 litre, en fer battu étamé.	10
Boîtes d'instruments de chirurgie de l'arsenal de 1859 (avulsion de dents).	1
Seringue de Pravaz avec 3 aiguilles.	1
Attelles en bois pour fractures du bras.	6
Id. de l'avant-bras.	4
Id. de la jambe.	4
Id. de la cuisse.	4
Irrigateur Eguisier, de 1 litre.	1
Seringue à piston, en étain à double parachute, de 20 centilitres pour pansements.	1
Seringues à piston, en étain à double parachute, petites, pour injections.	4
Lampe à alcool à cremaillère, avec bouilloire.	1
Bouilloires en cuivre, de 2 litres.	2
Bougeoir en cuivre.	1
Baignoire de bras, en zinc.	1
Baignoire de pieds, en zinc.	1
Entonnoir ordinaire, en fer blanc, de 25 centilitres.	1
Lanternes carrées portatives, avec lampe ou bougies.	1
Passoire, petite.	1
Réchaud ordinaire en tôle.	1
Cadenas, petits.	12
Tire-bouchon.	1
Bougies.	500 gr.
Aiguilles diverses (1 étui à aiguilles).	20
Epingles.	1,000
Ficelle fine.	0k150
Fil à coudre.	0.025
Ruban de fil.	0.150
Seringues à injection en verre.	10
Ventouses en verre.	5

Cet approvisionnement correspond, à peu de choses près, à celui d'une infirmerie régimentaire. En effet, le service de santé du dépôt est analogue à celui d'un régiment : le médecin chargé d'assurer le service passe chaque matin la visite, fait les pansements, prescrit les médicaments et le régime, dirige sur l'hôpital d'évacuation ou sur l'hôpital le plus voisin les malades dont l'état présenterait quelque aggravation.

§ III. — DÉPOTS D'ÉCLOPPÉS

Les dépôts d'écloppés, établis sur les lignes d'étapes, reçoivent les hommes momentanément indisponibles qui proviennent des corps de troupes ; ces hommes qui n'ont besoin que d'un repos de courte durée, sont réunis par les soins du commandement. Ces dépôts, d'abord établis par les corps d'armée, passent sous l'autorité de la direction des étapes, quand l'armée poursuit sa marche en avant.

Le commandement de chacun de ces dépôts est confié à un officier assisté du cadre nécessaire à l'administration et à la surveillance. Le service médical est assuré, autant que possible, par un médecin militaire.

Les écloppés, comme les convalescents, peuvent être employés dans la localité même, au service de patrouilles, de plantons, etc., et lorsqu'ils sont jugés suffisamment rétablis, sont dirigés sur leur corps, autant que possible par petits détachements.

Récapitulation

Si maintenant nous cherchons à représenter schématiquement (fig. 223) le service de l'arrière et les trois échelons de secours formant le service de l'avant d'un corps d'armée : nous avons, en première ligne, l'échelon des infirmeries régimentaires ou des postes de secours, comprenant huit infirmeries régimentaires d'infanterie, deux de cavalerie, quatre ou cinq d'artillerie, en tout quatorze ou quinze infirmeries ; en deuxième ligne, ou comme deuxième échelon, les quatre ambulances du corps d'armée ; en troisième ligne et comme troisième échelon, les hôpitaux de campagne ; enfin, en arrière, les hôpitaux de campagne temporairement immobilisés, les hôpitaux à destination spéciale, les hôpitaux permanents des pays occupés, les hôpitaux auxiliaires, les dépôts

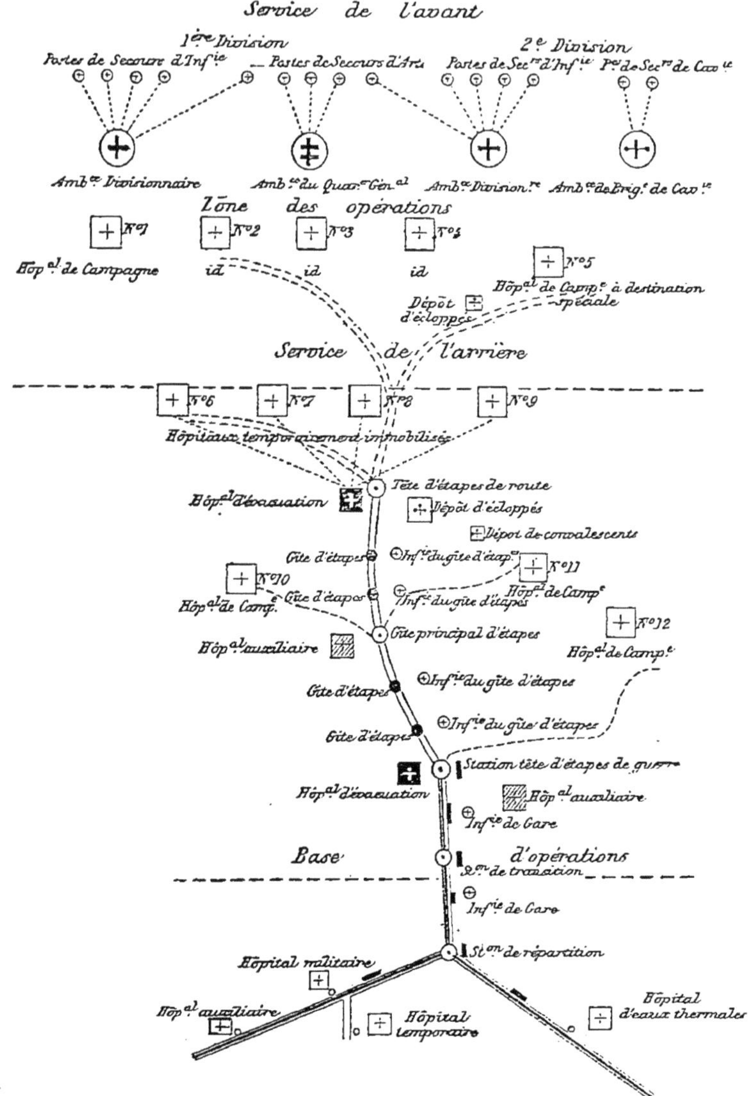

FIG. 223. — Croquis figuratif du service de santé en campagne.

d'écloppés et de convalescents, et toutes les formations sanitaires du groupe destiné à l'évacuation.

CHAPITRE II

SERVICE DES ÉTAPES ET SERVICE DES ÉVACUATIONS

DÉFINITIONS

La nécessité de rendre le plus tôt possible à l'armée active les hôpitaux de campagne, la crainte d'un encombrement pernicieux de malades et de blessés, l'intérêt de donner à ces malades des soins plus complets dans des hôpitaux éloignés du théâtre de la guerre, et mieux pourvus de toutes choses; tels sont les motifs qui portent à évacuer les malades et les blessés des hôpitaux de campagne vers les hôpitaux établis sur le sol de la patrie, loin des opérations militaires.

Par évacuation, on entend donc le transport en arrière et la dissémination des malades et des blessés, dans le but :

1° De débarrasser les armées d'opération des hommes devenus temporairement ou définitivement impropres au service;

2° D'éviter l'encombrement des hôpitaux et l'agglomération des malades au voisinage des armées;

3° De procurer aux malades et blessés les plus grandes ressources pour leur prompt rétablissement.

Les évacuations se font soit par les routes carrossables, soit par les voies navigables, soit par les voies ferrées. Ces dernières voies de communication, étant les plus rapides, sont celles qu'on utilise le plus souvent.

L'importance du service des évacuations est considérable; les dispositions adoptées pour le régler s'appuient sur le système de fonctionnement des étapes, tel qu'il a été admirablement établi en

Allemagne, service qui consiste surtout à assurer les mouvements de personnel et de matériel, ainsi que la continuité et la facilité des échanges entre les armées et le territoire national.

ORGANISATION GÉNÉRALE DU SERVICE DES ÉTAPES

En France, actuellement, le service des étapes proprement dit ne comprend qu'une partie des services de l'arrière. L'ensemble de ces derniers services a été organisé pour permettre au commandant en chef de consacrer toute son attention à la direction des opérations militaires, et éviter qu'elle soit absorbée par les préoccupations journalières du service de l'arrière dont les obligations sont ainsi résumées : « Fournir aux armées les vivres de chaque jour, les munitions, les hommes et le matériel de remplacement, renvoyer en arrière les malades, les blessés, et tout ce qui peut embarrasser dans la marche en avant; assurer la régularité et la continuité de ces mouvements sur les voies de terre qu'il ne faut pas encombrer, sur les voies de fer qu'il convient d'utiliser avec le plus grand ordre et sans aucune déperdition de force; créer ou rétablir les lignes postales ou télégraphiques, pourvoir à la sécurité de la zone d'arrière et aux besoins multiples des troupes établies dans cette zone ou la traversant; exploiter les ressources du pays; enfin organiser et administrer le territoire ennemi occupé [1] ».

Cette tâche complexe est répartie entre deux services généraux, celui des étapes et celui des chemins de fer, qui doivent fonctionner dans une concordance absolue, sous une direction unique.

DIRECTION GÉNÉRALE DES CHEMINS DE FER ET DES ÉTAPES

Dans ce but, on a constitué une Direction générale des chemins de fer et des étapes qui, d'après les instructions qu'elle reçoit sur les opérations en exécution ou en projet, et sur les besoins qui en résulteront pour les armées, est chargée de l'exécution des mesu-

---

[1] Rapport au Ministre de la guerre : *Règlement sur le service des étapes.*

res destinées à pourvoir à ces besoins, assure l'unité de fonctionnement et coordonne les efforts des services parallèles des étapes des diverses armées avec ceux des organes qui centralisent le service des chemins de fer, au grand quartier général et au ministère de la guerre.

Le Directeur général des chemins de fer et des étapes qui, placé sous l'autorité du major général, réside au grand quartier général des armées, a pour attributions la haute direction du service des chemins de fer au delà de la base des opérations et la haute surveillance du service des étapes, entre cette base d'opérations et la zone occupée par les armées.

On entend par *base d'opérations* la ligne qui limite la région d'où partent les approvisionnements et les ressources de toute nature destinées aux troupes qui opèrent; cette ligne est déterminée, dès le début de la guerre, par le Ministre, d'accord avec le commandement en chef des armées; elle délimite sur le territoire national deux zones distinctes pour le service des chemins de fer et celui des étapes; l'une, située *en deçà* de la base des opérations, relève du Ministre de la guerre; l'autre, située *au delà* de cette base, relève du commandement en chef des armées et constitue le ressort de la Direction générale des chemins de fer et des étapes.

Le service des chemins de fer comprend tout ce qui concerne les transports stratégiques par les voies ferrées, soit pour la mobilisation ou la concentration des troupes, soit pour le ravitaillement et pour les évacuations. Ces transports stratégiques se divisent en deux catégories : ceux qui ont lieu au delà de la base des opérations et ceux qui ont lieu en deçà de la base des opérations; ils se terminent, près de la zone occupée par l'armée, à la *station tête d'étapes de guerre*.

Dans la première zone, située en deçà de la base d'opérations, les transports sont assurés par les Compagnies de chemins de fer, sous la direction et la responsabilité de la Commission Supérieure des chemins de fer instituée dès le temps de paix auprès du Ministre de la guerre; au delà de la base d'opérations, ils sont exécutés : 1° par les Compagnies sous la direction d'une Délégation de la Commission Supérieure de chemins des fer aux armées; 2° par des sections techniques du génie, sous l'autorité de la Direction des chemins de fer de campagne, de sorte que le personnel est entièrement militaire au delà des *stations de transition* points à partir desquels l'exploitation ne peut plus être confiée aux Compagnies.

DIRECTION DES ÉTAPES

Le service des étapes, organisé par armée, comprend l'ensemble des services de l'arrière autres que celui des chemins de fer; la direction en est confiée, sous la haute surveillance du Directeur général des chemins de fer et des étapes, à un officier général, dépendant du commandement et secondé par un état-major et par des chefs de service représentant les divers services généraux : artillerie, génie, intendance, service de santé, prévôté, trésorerie, postes et télégraphie militaire.

Les organes d'exécution du service des étapes sont les commandants d'étapes, les troupes d'étapes et les agents des services qui viennent d'être énumérés.

On désigne sous le nom général de *ligne d'étapes* l'ensemble des communications organisées en vue de faciliter et de régulariser les échanges continus du personnel et du matériel entre une armée et les régions d'origine des corps d'armée qui la composent.

Sur la plus grande partie de leur développement, ces communications sont établies par voies ferrées et donnent lieu à des transports dirigés par le service des chemins de fer.

Dans chaque corps d'armée à l'intérieur, il est désigné une gare de chemin de fer dite *station point de départ d'étapes*, sur laquelle on dirige en principe les transports de personnel, de matériel et d'approvisionnement prenant leur origine dans la circonscription territoriale du corps d'armée et destinés à l'armée ou provenant de l'armée et à destination des établissements et dépôts de la région.

La dénomination de lignes d'étapes convient plus spécialement aux communications par routes que le service des étapes organise, en prolongement du service des chemins de fer utilisés par l'armée. Les *lignes d'étapes de route* s'étendent des *stations têtes d'étapes de guerre* à la *zone des opérations* de l'armée (soit à deux marches environ des cantonnements du gros des corps d'armée);

les extrémités de ces lignes portent le nom de *têtes d'étapes de route*.

Au delà des têtes d'étapes de route, tous les mouvements de personnel et de matériel sont réglés directement par le commandement des troupes et les chefs de service de l'armée proprement dite.

Les lignes d'étapes sont jalonnées par les *gîtes d'étapes*, distants d'une marche, c'est-à-dire de 20 ou 30 kilomètres; chacun de ces gîtes est pourvu d'un *commandement d'étapes* qui exécute les ordres du Directeur des étapes; chaque commandement est composé d'un personnel dont l'effectif et la composition varient suivant le but particulier et l'importance du commandement.

Les commandements de têtes d'étapes de route sont mobiles et se déplacent avec tout leur personnel, de manière à se maintenir à deux marches du corps d'armée.

Quand une ligne d'étapes s'allonge, on la divise en circonscriptions d'étapes, en échelonnant, à trois ou quatre marches les uns des autres, *des gîtes principaux d'étapes* qui forment centre de commandement et de ravitaillement, et auxquels sont subordonnés les commandements de gîtes intermédiaires.

Indépendamment des lignes principales d'étapes de route, on est conduit, dans certains cas, à en établir d'autres parallèlement aux voies ferrées, pour soulager le service des chemins de fer sur un parcours plus ou moins étendu. Ces lignes auxiliaires peuvent être utilisées pour les évacuations. A défaut de commandant d'étapes dans les gîtes d'étapes touchant aux voies ferrées, le commandement est confié au commandant de gare.

Enfin, on se sert dans la plus large mesure, pour le transport des approvisionnements et du matériel encombrant, et pour les évacuations, des lignes de navigation (fleuves, rivières, canaux) situées dans la zone des étapes.

Lorsque les lignes de communication des armées qui ont franchi la frontière sont trop étendues pour pouvoir être surveillées efficacement par le Directeur des étapes de chacune de ces armées, la zone d'action de chacun de ces directeurs est limitée à la portion du territoire ennemi le plus voisin de la lutte. Le commandement en chef peut alors créer entre cette zone et le territoire national des commandements territoriaux particuliers.

En résumé, de la station point de départ d'étapes à la région qui est occupée par les armées d'opération, on distingue d'abord deux grandes zones : l'une, en deçà de la base des opérations, reste sous l'action du Ministre; l'autre, au delà de la base des opérations, passe sous l'autorité du commandement en chef des armées représenté par le Directeur général des chemins de fer et des étapes; dans cette deuxième zone fonctionnent parallèlement le service des chemins de fer et le service des étapes. La zone d'exploitation des chemins de fer au delà de la base des opérations se subdivise en deux sections secondaires : l'une s'étend entre la base des opérations et les stations de transition; dans cette section, l'exploitation reste encore confiée à la Compagnie, mais la direction du service est transmise à la Délégation de la Commission Supérieure des chemins de fer; l'autre section, située au delà des stations de transition, appartient tout entière à la Direction des chemins de fer de campagne, secondée par les sections techniques d'ouvriers de chemins de fer de campagne et par les compagnies d'ouvriers de chemins de fer du génie. Cette dernière section se termine à la station tête d'étapes de guerre.

Au delà, les communications s'établissent par les routes, et alors intervient seule la Direction du service des étapes jusqu'à la tête d'étapes de route.

Le tableau dressé à la page suivante représente les diverses zones que traverse une ligne d'étapes :

EN DEÇA DE LA BASE D'OPÉRATIONS — (MINISTRE DE LA GUERRE)	AU DELA DE LA BASE D'OPÉRATIONS — (COMMANDANT EN CHEF DE L'ARMÉE)							
COMMISSION SUPÉRIEURE DES CHEMINS DE FER —	DIRECTION GÉNÉRALE DES CHEMINS DE FER ET DES ÉTAPES							
COMMISSION DE LIGNE — COMMISSIONS DE GARE —	*Base d'opérations*	DÉLÉGATION DE LA COMMISSION SUPÉRIEURE DES CHEMINS DE FER — COMMISSION DE LIGNE — COMMISSIONS DE GARE —	*Station de transition*	DIRECTION DES CHEMINS DE FER DE CAMPAGNE — COMMISSION DES CHEMINS DE FER DE CAMPAGNE — COMMANDEMENTS DE GARE DES CHEMINS DE FER DE CAMPAGNE —	*Station tête d'étapes de guerre*	DIRECTION DES ÉTAPES — COMMANDEMENTS D'ÉTAPES —	*Tête d'étapes de route*	ZONE DES OPÉRATIONS

SERVICE DES CHEMINS DE FER

EXPOSÉ GÉNÉRAL DE L'ORGANISATION DES TRANSPORTS EN CHEMIN DE FER

Avant d'exposer ce que le service de santé des étapes présente de spécial, il nous semble nécessaire d'ajouter quelques explications sur le service des chemins de fer, car les articles du règlement qui concernent l'organisation des transports d'évacuation par les voies ferrées sont très sommaires et exigent une définition préalable des termes spéciaux employés. De plus, pour être bien comprises, les dispositions énoncées réclament une connaissance complète des mesures adoptées pour les transports stratégiques qui comprennent les évacuations.

Les transports stratégiques, c'est-à-dire les transports de troupe et de matériel par grandes masses, en vue d'une guerre imminente et pendant le cours des opérations, se divisent, nous l'avons déjà dit, en deux catégories :

1° En deçà de la base d'opérations, les transports sont ordonnés par le Ministre de la guerre et exécutés par les Compagnies nationales sous la direction et la responsabilité de la *Commission Supérieure des chemins de fer* avec la coopération des *commissions de ligne* et des *commissions de gare;* ils comprennent les transports de mobilisation et de concentration en entier, les transports de ravitaillement et d'évacuation en deçà de la base d'opérations;

2° Au delà de la base d'opérations, les transports sont ordonnés au nom du commandant en chef de l'armée, par la *Direction générale des chemins de fer et des étapes;* ils sont exécutés, jusque et y compris les stations de transition, par les Compagnies nationales sous la direction de la *Délégation de la Commission Supérieure des chemins de fer* à l'armée, avec la coopération des commissions de ligne et des commissions de gare déjà citées ; au delà des stations de transition par les sections techniques d'ouvriers de chemins de fer de campagne et par les compagnies d'ouvriers de chemins de fer du génie, sous l'autorité de la Direction des chemins de fer de campagne secondée par les *Commissions de chemins de fer de campagne* et les *commandements de gare;* ils comprennent les transports de troupes actives nécessités par les opérations militaires dans leur entier et les transports de ravitaillement et d'évacuation au delà de la base d'opérations.

COMMISSION SUPÉRIEURE DES CHEMINS DE FER

Les questions relatives à l'emploi des chemins de fer par l'armée sont étudiées par la Commission Supérieure des chemins de fer, instituée près du Ministre de la guerre et chargée, en temps de paix, de la préparation des plans de concentration et de marche par les voies ferrées, et, en cas de mobilisation, de la direction supérieure des transports.

Cette commission a, comme organes spéciaux : les commissions d'étude, pour la préparation ; les commissions de ligne et les commissions de gare, pour la direction et la surveillance des transports stratégiques.

Elle exerce, d'après les ordres qu'elle reçoit du Ministre, les pouvoirs les plus étendus pour l'exécution des transports stratégiques. Pour tout ce qui se rattache à l'exécution de ces transports, elle est le seul intermédiaire entre le Ministre de la guerre et les autorités territoriales, d'une part, et les administrations centrales des Compagnies, d'autre part; elle siège en permanence au ministère de la guerre, pendant toute la durée des transports stratégiques; elle peut déléguer une partie de ses pouvoirs à une commission exécutive prise dans son sein.

Au moment où paraît le décret de mobilisation, elle avise les Compagnies, veille à l'entrée immédiate en fonctions des commissions de lignes et d'étapes, s'assure que tout est prêt pour l'exécution des transports et surveille les commissions de lignes et d'étapes, dès leur entrée en fonctions; enfin, pour les transports de ravitaillement et d'évacuation en deçà de la base d'opérations, elle centralise toutes les demandes de transports, en provenance ou à destination de l'armée; ces demandes lui sont adressées par la Direction des chemins de fer de campagne, ainsi que par les divers services du Ministère de la guerre et les autorités territoriales à l'intérieur; elle répartit ces transports sur les diverses lignes, en fait surveiller l'exécution par les commissions de lignes, et règle, d'accord avec sa délégation à l'armée, le mouvement des trains traversant la base d'opérations.

Telles sont les attributions de la Commission Supérieure des chemins de fer au moment des opérations militaires; en outre, cette commission fonctionne en temps de paix pour préparer l'exécution des transports de mobilisation, de concentration, de ravitaillement et d'évacuation, d'après les plans proposés par la commission d'études.

COMMISSIONS D'ÉTUDES

La commission d'études instituée auprès de chacune des six grandes lignes de chemins de fer, est chargée, sous la direction de la Commission Supérieure, de faire les études nécessaires pour que le réseau, le matériel et le personnel des Compagnies puisse être utilisé de la façon la plus complète, dans l'exécution de ces transports stratégiques ; elle dresse les plans de marche des trains, et rédige les ordres de mouvements à adresser aux troupes, soit pour la mobilisation de réserve, soit pour la concentration d'un ou de plusieurs corps d'armée sur des points déterminés.

Ces études sont faites en temps de paix; elles cherchent à résoudre, suivant chaque hypothèse, les questions les plus importantes, telles que choix des itinéraires, nombre des trains à employer, gares à désigner et à organiser comme gares de départ, de halte-repas ou comme points d'arrivée, enfin les mouvements à exécuter par voies de terre, concurremment avec les transports par voies ferrées. Ces indications servent à la Commission Supérieure pour déterminer la gare point de départ d'étapes de chaque corps d'armée, à proximité des dépôts et des établissements qui lui sont affectés.

La commission d'études prépare aussi l'organisation des transports de ravitaillement et d'évacuation, d'après la situation des grands dépôts de matériel, des magasins, arsenaux et hôpitaux qui sont affectés aux besoins de chaque corps d'armée.

COMMISSIONS DE LIGNE

Lorsque la mobilisation est décidée, les commissions d'études deviennent des commissions de ligne ; ces commissions reçoivent les instructions de la Commission Supérieure; elles fonctionnent comme des agents d'information et de contrôle de cette commission, et exercent leur autorité sur les commissions de gare.

Au moment de la mobilisation, chaque commission de ligne parcourt la ligne avant le début des transports, pour voir si tout est en état; puis dès que les transports sont commencés, elle siège en permanence dans la résidence qui lui est assignée, assure la continuité des opérations, et en cas d'accident, informe les autorités militaires des changements qui sont apportés dans le départ, la marche et l'arrivée des trains.

COMMISSIONS DE GARE

Les commissions de gare siègent sur chaque ligne, dans les stations déterminées par la Commission Supérieure ; elles reçoivent les ordres des commissions de ligne, règlent toutes les dispositions locales à prendre pour les transports prescrits par la Commission Supérieure, assurent les distributions de vivres, les soins à donner aux malades et aux blessés, ainsi que le logement des militaires isolés et des troupes de passage. Elles se composent d'un capitaine ou officier supérieur, *commissaire militaire*, et d'un agent de la compagnie, *commissaire technique*.

Le commissaire militaire exerce dans les gares les fonctions d'un commandant de place; il veille, pour les transports de ravitaillement et d'évacuation (en restant toujours dans sa spécialité), au complet accomplissement des dispositions adoptées par la Commission Supérieure et qui lui ont été communiquées par la commission de ligne.

Le commissaire technique surveille le mouvement des trains.

Les commissions de gare ont différentes attributions spéciales; selon le rôle qu'elles ont à remplir, ces commissions prennent les dénominations suivantes : 1° commission de gare de mobilisation; 2° commission d'embarquement; 3° commission de station halte-repas; 4° commission de bifurcation; 5° commission de débarquement; 6° commission de point de départ d'étapes ; 7° commission de station-magasin; 8° commission de station de transition; 9° commission de station tête d'étapes de guerre.

On appelle *stations-magasins*, les gares où se concentre le matériel d'un corps d'armée maintenu disponible à une distance plus ou moins considérable du théâtre de la lutte ; sur chaque ligne, entre ces stations et le corps d'armée, sont échelonnés des trains chargés de munitions et de subsistances, destinés à un moment donné à approvisionner le corps d'armée et que l'on désigne sous le nom d'*en-cas mobiles*. Ces trains, lorsqu'ils retournent à vide, sont généralement utilisés pour le transport des blessés.

Il est inutile d'insister sur le rôle spécial des diverses commissions énumérées plus haut ; leur désignation le précise suffisamment. Certaines sont temporaires, telles les commissions de mobilisation et d'embarquement ; d'autres sont permanentes, par exemple les commissions halte-repas, de bifurcation, etc. ; enfin, il en est de mobiles, ainsi les commissions de station-magasin, de station de transition, etc.

Lorsque le service à prévoir comporte dans une même gare, l'organisation de commissions de diverses sortes, il n'en est constitué qu'une seule chargée d'assurer tous les services ; le personnel militaire attaché à ces commissions varie alors d'après la destination. Ainsi, par exemple, dans les stations haltes-repas se trouve organisé un service d'alimentation qui comprend un officier d'administration, des commis et des ouvriers d'administration.

DÉLÉGATION DE LA COMMISSION SUPÉRIEURE

Au delà de la base d'opérations, les transports sont exécutés sous la Direction générale des chemins de fer et des étapes par la Délégation de la Commission Supérieure, jusques et y compris les stations de transition. Par les relations journalières qu'elle entretient, d'une part avec la Commission Supérieure, de l'autre avec la Direction des chemins de fer de campagne, la Délégation assure l'ensemble le plus complet dans le service des transports.

DIRECTION DES CHEMINS DE FER DE CAMPAGNE

Au delà des stations de transition, chaque Direction militaire des chemins de fer de campagne fait exécuter les instructions du Directeur général des chemins de fer et des étapes. Elle se compose d'un général, d'un ingénieur des chemins de fer, d'un officier supérieur du génie, d'un officier supérieur d'artillerie, d'un sous-intendant, d'un médecin-major de 2e classe, d'un officier d'administration, etc... Elle dirige tous les transports par voies ferrées entre les différentes fractions de l'armée et les stations de transition; elle se tient en communication constante et journalière avec la Commission Supérieure et sa délégation, et avec les commissions de gare des stations de transition.

COMMISSIONS DES CHEMINS DE FER DE CAMPAGNE

Les commissions des chemins de fer de campagne, qui entrent en fonctions au moment désigné par la Direction des chemins de fer dont elles dépendent, sont chargées de l'exploitation des sections de voies ferrées au delà des stations de transition; elles sont composées d'un officier supérieur, d'un officier du génie, d'un ingénieur en chef des chemins de fer, et d'un fonctionnaire de l'intendance; elles disposent d'un personnel d'exécution composé d'ouvriers de chemins de fer du génie et d'employés du service de la voie et de l'exploitation, pris dans le personnel des Compagnies qui est astreint au service militaire.

Ces commissions, qui reçoivent leurs instructions de la Direction des chemins de fer de campagne, sont chargées des travaux de construction, de réparation, d'entretien et de destruction de la voie; de plus, elles surveillent le mouvement des trains réguliers et spéciaux sur les sections qu'elles exploitent, et elles sont chargées de la police des trains et des gares, ainsi que du service des infirmeries de gare et des haltes-repas pour les troupes transportées.

Elles se concertent avec les autorités d'étapes pour les mesures de protection de la voie, des gares et des trains, et sont en relations constantes avec la Direction des étapes de l'armée à laquelle leur réseau est affecté.

COMMANDEMENTS DE GARE DES CHEMINS DE FER DE CAMPAGNE

Les commandements de gare résident dans les gares principales qu'exploitent les commissions de chemins de fer de campagne; ces commandements, composés d'un officier (commandant militaire), d'un chef de gare, et d'un personnel adjoint technique et militaire, de composition variable suivant l'importance et la destination de la gare, sont les agents d'exécution locaux des différents services que doit assurer la commission des chemins de fer de campagne; ils reçoivent à cet effet les instructions de cette commission.

Les commandants de gare sont en relations constantes avec les commandants d'étapes établis dans la localité; ils se concertent avec eux pour tout ce qui concerne le débarquement et l'embarquement du personnel et du matériel; le logement et l'alimentation des troupes appelées à stationner, les distributions de vivres au personnel du service des chemins de fer, la sécurité et la défense de la gare et de la voie, dans le rayon du commandement d'étapes.

A défaut de commandant d'étapes, le commandant de gare peut être chargé du service des étapes. Dans les localités, stations têtes d'étapes de guerre, il est toujours établi un commandant d'étapes, en même temps qu'un commandant de gare.

Exécution des transports stratégiques.

Après avoir retracé brièvement l'organisation des chemins de fer en deçà et au delà de la base d'opérations, il nous reste encore à dire quelques mots des transports stratégiques. Ces transports en deçà de la base d'opérations sont d'abord ceux de la mobilisation et de la concentration.

Les transports de mobilisation s'exécutent d'après un plan qui indique l'heure et les gares où doit avoir lieu l'embarquement pour chacun des groupes composés des éléments suivants : fractions de corps détachés, réservistes, chevaux de réquisition, matériel, vivres, etc... La mobilisation commence le deuxième jour pour l'armée active et le sixième jour pour l'armée territoriale; elle doit être terminée le onzième jour, alors commence la concentration.

On appelle concentration, la marche des corps de troupes du lieu de garnison à la base d'opérations; les mouvements de concentration, nous le rappelons, commencent par la cavalerie chargée d'éclairer le pays et de le protéger contre les partis ennemis. Les ordres de mouvements sont transmis par la Commission Supérieure des chemins de fer aux commissions de ligne qui donnent les instructions nécessaires aux différentes commissions de gare échelonnées sur la ligne où s'étend leur action.

Il faut de 104 à 105 trains pour transporter un corps d'armée sur les lignes à double voie; et il peut circuler sur ces lignes 36 trains par 24 heures.

Les transports stratégiques assurent, en outre, les transports de ravitaillement qui comprennent les munitions, vivres, voitures, ambulances, etc.; il faut 3 ou 4 trains quotidiens pour le ravitaillement d'un corps d'armée. Ces trains se succèdent de six en six heures, temps nécessaire au déchargement du train précédent. Enfin ces transports comprennent les évacuations qui se font, en partie, à l'aide des wagons à marchandises, qui ont apporté les ravitaillements.

Après avoir exposé ces notions générales qui servent de base à la puissante organisation du service si complexe des évacuations, voyons ce que dit le règlement au sujet du service de santé des étapes.

SERVICE DE SANTÉ DES ÉTAPES

CHEF DE SERVICE

« Art. 61[1]. — Le chef du service de santé des étapes est un médecin principal, assisté d'un personnel ainsi composé : 2 médecins-majors dont un de réserve, 1 pharmacien-major, 1 officier d'administration des hôpitaux de réserve, 5 infirmiers dont un commis aux écritures et deux infirmiers de visite. »

PERSONNELS D'EXÉCUTION

« Art. 62. — Les personnels d'exécution du service de santé des étapes comprennent : 1° les personnels des diverses formations sanitaires placés sous l'autorité du directeur des étapes; 2° une réserve de personnel. A l'exécution de ce service concourt également le personnel des établissements créés par les sociétés de secours. »

---

[1] Règlement ministériel du 21 août 1884, sur l'organisation et le fonctionnement du service des étapes.

FONCTIONS DU CHEF DE SERVICE

« ART. 63. — Le médecin-chef du service des étapes dirige l'ensemble du service de santé de l'arrière, sous l'autorité du directeur des étapes et d'après les instructions du directeur de service de santé de l'armée. »

« Il organise par lui-même ou par ses délégués : d'une part, l'hospitalisation sur place; d'autre part, l'évacuation des malades ou blessés. Il règle l'emploi de la réserve de personnel mise à sa disposition, et se concerte avec les délégués de la Société française de secours aux blessés pour utiliser les ressources fournies par cette société. »

« Il transmet à ses subordonnés des instructions spéciales concernant : les établissements du pays occupé à installer pour le service de l'armée, les objets à réquisitionner de préférence, les besoins extraordinaires à signaler à l'assistance privée. »

« Pour les détails d'exécution, il se conforme aux dispositions du règlement sur le service de santé en campagne qui sont ainsi énoncées : »

« Le médecin-chef du service de santé des étapes a, indépendamment des attributions communes aux directeurs du service de santé, les attributions spéciales définies ci-après : »

« Il assure le fonctionnement régulier du service de santé de l'arrière; il active les évacuations depuis les têtes d'étapes de route jusqu'aux stations de répartition; il organise l'hospitalisation des malades et blessés non transportables; il provoque les mesures nécessaires pour que les hôpitaux de campagne, temporairement immobilisés et devenus disponibles, rejoignent promptement leur corps d'armée. »

« A cet effet, il entretient des relations suivies avec le chef d'état-major du directeur des étapes, et soumet à ce directeur des propositions concernant : 1° l'exécution des mesures spéciales d'hygiène dans les campements, cantonnements, hôpitaux, etc., longtemps occupés; la désinfection méthodique des champs de bataille; 2° les ordres à donner pour le déplacement, le changement d'affectation, le relèvement des hôpitaux de campagne établis dans la zone de l'arrière; pour la reconstitution de leur matériel et leur mise en route lors de leur relèvement; 3° les mesures à prendre pour l'établissement, le long des lignes d'étapes, des infirmeries de gîte d'étapes, des hôpitaux auxiliaires ou des hôpitaux d'étapes organisés au moyen des ressources locales; 4° le déplacement, le fractionnement et le fonctionnement régulier des hôpitaux d'évacuation; 5° l'organisation, la mise en route, l'itinéraire et la destination des transports d'évacuation (trains sanitaires, convois d'évacuation par terre et par eau). »

ORGANES DE FONCTIONNEMENT

« Art. 64. — Les organes de fonctionnement du service de santé des étapes, ou formations sanitaires des étapes, constituent deux groupes destinés : le premier, à l'hospitalisation sur place; le second à l'évacuation[1].

« Le premier groupe comprend : les hôpitaux de campagne temporairement établis dans la zone de l'arrière, pour traiter sur place les malades et blessés qui ne peuvent être transportés ; à ces hôpitaux de campagne s'ajoutent les hôpitaux et hospices permanents du pays occupé et les hôpitaux auxiliaires; ces établissements relèvent habituellement du commandant d'étapes le plus voisin. »

« Le second groupe comprend comme organes de fonctionnement :

1° Les hôpitaux d'évacuation, placés à chaque tête d'étapes de route, à chaque station tête d'étapes de guerre et, s'il y a lieu, à la station de répartition; (les hommes désignés pour être évacués y sont reçus, triés, puis classés par catégories, et soignés jusqu'au moment de leur mise en route);

2° Les infirmeries de gare et de gîte d'étapes établies sur tout le parcours des lignes d'évacuation; (elles assurent l'alimentation des blessés et des malades de passage, recueillent au besoin ceux qui ne peuvent continuer leur route et assurent leur transport dans un hôpital voisin);

3° Les transports d'évacuation (trains d'évacuation sur les voies ferrées, convois d'évacuation sur les voies de terre et sur les voies d'eau), organisés conformément aux dispositions du règlement sur

---

[1] Art. 4. — Règlement sur le service de santé en campagne.

les transports par chemins de fer et du règlement sur le service de santé en campagne. »

FRACTIONNEMENT DU SERVICE

« Art. 65. — Dans chaque commandement d'étapes important (têtes d'étapes de route, gîtes principaux d'étapes, stations têtes d'étapes de guerre), un médecin remplit les fonctions de chef de service, et centralise l'ensemble du service de santé au point de vue des rapports avec les commandants d'étapes et avec le chef du service de santé des étapes. Ces fonctions sont remplies, en général, par le médecin-chef le plus ancien des formations sanitaires établies dans le ressort; exceptionnellement, par un médecin désigné à cet effet. »

« Le Directeur des étapes peut prescrire que certaines formations sanitaires relèveront immédiatement du chef de service de santé des étapes; dans ce cas, les médecins-chefs restent en rapport direct avec les commandants d'étapes pour les affaires locales. »

« Les médecins-chefs de service soumettent au commandant d'étapes des propositions concernant :

Les mesures d'hygiène et de police sanitaire que nécessite le passage des malades ou le voisinage d'établissements hospitaliers;

L'organisation du service de santé local au moyen des ressources disponibles; les réquisitions à exercer à cet effet, et les baraquements à construire;

L'organisation des convois d'évacuation sur les routes ou sur les voies navigables. »

SERVICE DE SANTÉ DANS UNE TÊTE D'ÉTAPES DE ROUTE

« Art. 66. — A chaque tête d'étapes de route, fonctionne un hôpital d'évacuation ou une section d'hôpital d'évacuation. »

« Le médecin-chef de l'hôpital d'évacuation dirige le service. »

« Il a pour mission principale de maintenir constamment la liaison entre le service de santé de première ligne et celui des étapes, et d'assurer la destination des malades et des blessés évacués journellement par les ambulances. »

« Il reçoit les colonnes d'évacués des corps d'armée et les dirige, selon leur destination, soit sur l'hôpital d'évacuation d'une station tête d'étapes de guerre, soit sur les hôpitaux du pays ou sur les dépôts d'écloppés. »

« Il organise, avec le concours du commandant d'étapes, les convois de réquisition pour le transport des évacués ; il se concerte avec le service de l'intendance, pour l'utilisation, quand elle est possible, des voitures régulières ou autres employées au service des subsistances et voyageant à vide dans la direction des convois d'évacuation. »

SERVICE DANS UN GITE PRINCIPAL D'ÉTAPES DE ROUTE

« ART. 67. — Dans un gîte principal d'étapes de route fonctionne :

Soit un hôpital de campagne,

Soit un hôpital auxiliaire de la Société française de secours aux blessés,

Soit un établissement du pays utilisé par l'armée. »

« Cet établissement remplit habituellement un double rôle : d'une part, il permet d'hospitaliser les malades non transportables ; d'autre part, il concourt au service de l'évacuation. »

« Relativement à ce dernier service, il est chargé :

1° De recevoir les convois d'évacuation et d'assurer la continuation de leur mouvement vers leur destination finale ;

2° De réunir les militaires à évacuer provenant des hôpitaux du ressort et d'en former des convois d'évacuation. »

« Le médecin-chef se concerte avec le commandant d'étapes, dans les conditions prescrites à l'article précédent. »

SERVICE DANS UN GITE ORDINAIRE D'ÉTAPES

« ART. 68. — Dans un gîte ordinaire d'étapes fonctionne : soit un établissement du pays utilisé pour le service de l'armée, soit une infirmerie de gîte d'étapes de route. »

« Cette dernière est organisée au moyen de ressources locales par le commandant d'étapes. »

« Les dispositions de l'article précédent sont applicables à cet établissement. »

SERVICE DANS UNE STATION TÊTE D'ÉTAPES DE GUERRE

« Art. 69. — A chaque station tête d'étapes de guerre fonctionne un hôpital d'évacuation, auquel sont rattachés le personnel et le matériel nécessaires pour le service des trains sanitaires improvisés. »

« Le médecin-chef de cet hôpital en dirige le service. Il se concerte avec le commandant d'étapes et les représentants du service des chemins de fer pour l'emplacement, l'installation, l'extension de l'hôpital d'évacuation. »

« Il reçoit les convois d'évacués, fait un dernier triage et désigne définitivement : d'une part, ceux qui doivent être évacués vers l'intérieur; d'autre part, ceux qui doivent être dirigés soit sur un hôpital voisin, soit sur un dépôt de convalescents. »

« Il préside à l'aménagement des trains sanitaires improvisés et des convois de malades, et veille à la bonne installation des militaires évacués dans les trains ordinaires. Pour ce service, il se concerte avec le commandant de gare, et, s'il y a lieu, demande le concours du commandant d'étapes. »

« En règle générale, tout train d'évacuation partant de l'armée est dirigé sur la gare où doit se faire la répartition. Cependant, quand il y a possibilité et utilité, ce train peut recevoir une destination directe jusqu'à une station point de départ d'étapes. »

SERVICE DE SANTÉ DANS UNE STATION DE RÉPARTITION

« Art. 70. — Lorsqu'une station affectée à la répartition des malades ou blessés a été désignée au delà de la base d'opérations, une section d'hôpital d'évacuation y fonctionne dans les conditions prévues au règlement sur les transports militaires par chemins de fer. » (Voir plus loin.)

PERSONNEL DE RÉSERVE

« Art. 71. — Le personnel de réserve est principalement destiné à assurer l'exécution du service de santé dans les hôpitaux improvisés sur les lignes d'étapes, et, en cas de besoin, dans les trains d'évacuation. Sa composition est fixée par le Ministre. Le directeur des étapes lui assigne un lieu de rassemblement, et donne les ordres nécessaires pour ses déplacements successifs. »

« Tant que ce personnel est groupé, il est placé sous les ordres du médecin le plus élevé en grade. »

ORGANISATION DU SERVICE DES ÉVACUATIONS

Avec la connaissance des dispositions générales qui règlent le fonctionnement du service des étapes et l'exécution du service de santé qui en dépend, nous pouvons maintenant étudier l'organisation des évacuations.

Ce dernier service comprend trois divisions principales :

1° Le triage des malades transportables et leur expédition;

2° Le transport de ces malades et l'organisation des secours sur le trajet parcouru;

3° La dispersion et la répartition des malades dans les établissements de l'intérieur où ils doivent être désormais traités.

Telles sont les trois séries d'opérations que nous allons examiner successivement.

Dans la première, nous verrons le fonctionnement des hôpitaux d'évacuation situés, l'un à la tête d'étapes de route, l'autre à la station tête d'étapes de guerre.

Dans la deuxième, nous étudierons l'organisation des transports par les routes, par les voies navigables et par les voies ferrées, et, en même temps, nous verrons le service des infirmeries de gîte d'étapes, des infirmeries de gare et des hôpitaux de la région traversée.

Dans la troisième partie, qui traite de la répartition et de la dispersion des malades dans les hôpitaux de l'intérieur, il nous restera à faire connaître l'organisation des hôpitaux temporaires.

1° HOPITAUX D'ÉVACUATION

Le soin de préparer les malades au transport et de les classer, pour assurer dans les meilleures conditions l'exécution des éva cuations, revient aux hôpitaux d'évacuation installés à la tête de chaque ligne d'évacuation (voies de terres, voies ferrées, voies d'eau).

Sur chaque ligne d'étapes, deux hôpitaux sont habituellement établis, l'un au gîte tête d'étapes de route, l'autre à la station tête d'étapes de guerre; ils reçoivent les malades et les blessés que leur envoient, à l'aide des transports réglementaires ou des voitures de réquisition, les ambulances et les hôpitaux de campagne des deux corps d'armée, qui sont habituellement desservis par la même ligne d'étapes.

Le rôle du médecin-chef de l'hôpital d'évacuation établi à la tête d'étapes de route consiste, dit le règlement, à maintenir la liaison entre le service de santé de première ligne et celui des étapes, et à assurer la destination des malades et des blessés évacués journellement par les ambulances. Cet hôpital reçoit les colonnes d'évacués des corps d'armée et les dirige, selon leur destination, soit sur l'hôpital d'évacuation de la station tête d'étapes, soit sur les hôpitaux du pays ou sur les dépôts d'éclopés.

Quant à l'hôpital établi à la station tête d'étapes de guerre, son but principal est de recevoir les convois d'évacués, de faire un dernier triage pour distinguer définitivement, d'une part, les malades qui doivent être évacués vers l'intérieur, d'autre part, ceux qui doivent être dirigés soit sur un hôpital voisin, soit sur un dépôt de convalescents. Cet hôpital d'évacuation doit, en outre, assurer le traitement de ces malades et blessés, en attendant que soient prêts les trains qui doivent les emmener. Les médecins les préparent au transport, les classent suivant la gravité et font procèder à leur embarquement.

Au lieu d'examiner en détail le rôle spécial de l'hôpital installé à la tête d'étapes de route, nous nous bornerons pour le moment à exposer les dispositions analogues qui règlent le service de l'hôpital d'évacuation établi à la station tête d'étapes.

PERSONNEL ET MATÉRIEL DES HÔPITAUX D'ÉVACUATION

Le personnel d'un hôpital d'évacuation comprend :

1 médecin-major et un aide-major du cadre actif;

4 médecins de réserve ou de l'armée territoriale;

1 pharmacien;

2 officiers d'administration, dont un du cadre ;
4 commis aux écritures ;
8 infirmiers de visite ;
34 infirmiers d'exploitation.

La composition de ce personnel est à peu près la même que celle d'un hôpital de campagne ; la moitié du personnel subalterne est fournie par l'armée territoriale.

Le matériel de l'hôpital d'évacuation comprend :

Deux approvisionnements d'hôpital de campagne, complétés par trois approvisionnements de train d'évacuation. (Ces derniers approvisionnements de train sont versés à l'hôpital d'évacuation de la station tête d'étapes, lorsque l'hôpital d'évacuation fonctionne à une tête d'étapes de route.)

Lorsque le nombre des évacués devient inopinément très considérable et rend insuffisantes les fixations réglementaires, le personnel est renforcé par prélèvements sur la réserve du personnel sanitaire des étapes ; le matériel est complété à l'aide des ressources locales ou par celles des stations-magasins.

Il n'est point attribué de voitures, ni de détachement du train aux hôpitaux d'évacuation ; leur personnel, leur matériel et leurs approvisionnements sont transportés, sur l'ordre du Ministre, aux stations têtes d'étapes de guerre, lorsque ces stations ont été arrêtées par le Directeur général des chemins de fer et des étapes ; à partir de ce point, ils sont conduits, quand ils doivent être déplacés, soit par chemins de fer, soit par les voitures des convois, ou par des voitures de réquisition.

EMPLOI DES HÔPITAUX D'ÉVACUATION

L'analogie qui existe entre les éléments constitutifs des hôpitaux d'évacuation et ceux des hôpitaux de campagne s'explique facilement, puisqu'il y a bien des points communs dans le fonctionnement de ces établissements, surtout en ce qui concerne le traitement des malades et des blessés. Cependant, la destination des hôpitaux d'évacuation est bien distincte, attendu qu'ils sont appelés spécialement à fonctionner comme des bureaux de transit et d'expédition où il faudra classer les malades et les préparer au transport et à l'embarquement. Outre les dispositions relatives à l'installation de l'hôpital et au traitement des malades, ce service assure donc tout ce qui a rapport aux préparatifs du transport.

Voici, à ce sujet, ce que dit le règlement sur le service de santé en campagne :

INSTALLATION

« Art. 105. — A la station tête d'étapes de guerre, le fonctionnement d'un hôpital d'évacuation nécessite des locaux spacieux, situés dans le voisinage immédiat de la gare. Le service des étapes, dont relève l'hôpital, détermine, de concert avec le service des chemins de fer, son emplacement, ainsi que celui de l'annexe en cas de fractionnement. Lorsque l'on prévoit un stationnement prolongé, le médecin-chef provoque l'envoi d'un nombre suffisant de tentes, ou même la construction de baraquements. »

« La répartition des locaux est faite de la manière suivante :

1° Salle d'attente où sont réunis les malades et blessés, pendant la formation des trains d'évacuation ;

2° Salles pour les malades et blessés qui ont besoin d'un traitement hospitalier ;

3° Local d'isolement pour les hommes atteints de maladies contagieuses. »

EXÉCUTION DU SERVICE

« Art. 106. — Les malades et blessés transportables sont réunis à l'hôpital d'évacuation. »

« Ils sont aussitôt visités et, suivant leur état, désignés définitivement pour être dirigés vers l'intérieur, ou maintenus soit dans un hôpital du pays occupé, soit dans un dépôt de convalescents. »

« Le service est réglé comme dans un hôpital de campagne. »

« Le médecin-chef de l'hôpital d'évacuation mentionne sur son rapport journalier le nombre des hommes à évacuer, classés par catégories ; le médecin-chef du service de santé des étapes provoque les ordres nécessaires pour l'organisation des trains et convois d'évacuation. »

CLASSEMENT DES HOMMES A ÉVACUER

« Art. 107. — Les malades et blessés, destinés à être évacués par les voies ferrées, sont classés dans l'une des trois catégories suivantes, en tenant compte des indications déjà fournies sur leur état :

a. Malades et blessés ne pouvant être transportés que dans les *trains sanitaires permanents ;*

b. Malades et blessés pouvant être transportés dans les *trains improvisés ;*

c. Malades et blessés pouvant être transportés dans les *trains ordinaires.* »

« Les malades et blessés de cette dernière catégorie sont évacués journellement dans des voitures à voyageurs, réservées à cet effet dans un certain nombre de marches de trains. Les deux premières catégories comprennent des hommes qui sont ordinairement dirigés sur les hôpitaux du territoire. »

« Les hommes atteints de maladies contagieuses et dirigés sur les hôpitaux à destination spéciale sont l'objet de mesures particulières, ordonnées par le médecin-chef de l'hôpital d'évacuation. »

« Les aliénés sont accompagnés d'un nombre suffisant d'infirmiers. »

« Les hommes soupçonnés de simulation sont toujours envoyés dans des établissements dirigés par un médecin militaire. »

FRACTIONNEMENT DES HÔPITAUX D'ÉVACUATION

Les hôpitaux d'évacuation peuvent être fractionnés soit sur l'ordre du médecin-chef du service de santé des étapes, soit, en cas d'urgence, par le médecin-chef de l'hôpital.

« Lorsque, par suite des nécessités de la guerre, des blessés sont dirigés sur un point plus en avant ou en arrière de la tête de ligne d'évacuation, le médecin-chef y transporte immédiatement une section de son hôpital ; il rend compte au médecin-chef du service de santé des étapes. »

En outre, une section d'hôpital d'évacuation peut être appelée à fonctionner à la station affectée à la répartition des malades et des blessés.

Observations générales sur l'organisation et le fonctionnement des hôpitaux d'évacuation.

En somme, l'hôpital d'évacuation de la station tête d'étapes est habituellement installé dans une halle ou un des magasins de la gare des marchandises, qui est aménagé de façon à pouvoir abriter les malades et les blessés ; des cloisons sont disposées de manière à transformer ces hangars et à les diviser pour les approprier aux divers services annexes de l'hôpital; au besoin on complète cette installation par des constructions provisoires ou par des tentes d'ambulance. On réserve une salle d'attente et une salle pour les opérations et les pansements ; on établit des latrines et une cuisine ; on installe une salle d'isolement ; on ménage, aussi convenablement que possible, les salles de malades et de blessés, on les pourvoit par réquisition des objets de couchage qui complètent ceux de l'approvisionnement réglementaire.

Cette installation, analogue à celle d'un hôpital de campagne, sera faite selon les meilleures conditions hygiéniques, dans des locaux suffisamment vastes pour recevoir au moins 100 malades ou blessés ; ces locaux seront assez rapprochés de la voie pour que le transport à la salle d'attente, et de là aux trains d'évacuation, s'effectue le plus rapidement possible.

A l'entrée des malades, les fiches de diagnostics et les billets d'hôpital fourniront déjà des renseignements qui seront utilisés pour le placement de ces malades dans les locaux correspondant à leur destination ultérieure : malades à évacuer sur les hôpitaux de l'intérieur, malades à garder momentanément, malades convalescents.

Le traitement des malades et des blessés à évacuer est surtout dirigé en vue des transports qu'ils doivent subir ; on les réconforte, on les panse, on les munit de bons appareils ; le pansement de Guérin semble à cet égard le plus favorable. On rectifie les pansements qui ont été dérangés par le premier transport ; on soigne, suivant les règles énoncées précédemment, les malades et blessés à maintenir et à diriger sur un hôpital voisin, ainsi que les hommes légèrement atteints, de manière à les guérir le plus rapidement possible pour les envoyer au dépôt de convalescents. On veille avec soin à ce que ces convalescents ne soient pas évacués par erreur vers les hôpitaux de l'intérieur.

La désignation des hommes susceptibles d'être évacués est la partie la plus difficile. Cette besogne très délicate doit commencer par l'élimination des hommes dont l'affaiblissement, la maladie ou la blessure ne permet pas l'évacuation.

Les instructions précitées sont trop peu explicites, elles ne désignent que les simulateurs, les aliénés, les malades atteints d'affections contagieuses, et on peut se demander s'il faut comprendre dans ce nombre la diphtérie, la dysenterie, le choléra, la fièvre typhoïde, le typhus, les fièvres éruptives, la pourriture d'hôpital, la syphilis, etc...

En ce qui concerne les blessés, le règlement laisse également indécises les indications à suivre ; le problème est, il est vrai, très loin d'être résolu. Cependant, d'après l'expérience des guerres récentes, on estime, en général, que le transport est relativement peu dangereux avant le début de la période de réaction et que pendant cette période, on ne doit s'y décider que dans les cas d'extrême urgence.

Il est admis, de plus, que les blessés atteints de coups de feu pénétrants du crâne, du thorax ou de l'abdomen, de fractures de la cuisse, du bassin ou du genou, doivent être transportés le moins possible et le moins loin possible.

De même le transport à de grandes distances semble encore contre indiqué à la suite de grandes opérations : résections articulaires, amputations et désarticulations importantes.

D'un autre côté, on reconnaît sans conteste que les blessés atteints de fractures de la jambe, du pied ou du membre supérieur peuvent, à la condition d'être munis de bons appareils (pansement de Guérin, gouttières de Raoult Deslonchamps, de Sarazin, etc.), supporter un transport relativement long,

Il existe dans le règlement du service de santé de l'armée russe une instruction très importante relativement aux mesures à prendre en vue des évacuations : nous croyons utile d'en citer quelques-unes des principales dispositions qui ont été traduites et publiées par M. Redard, dans son rapport si complet sur le transport par chemin de fer des blessés et malades militaires :

« Les malades soumis aux évacuations seront réunis par groupes, suivant les indispositions dont ils sont frappés et ces groupes seront rigoureusement dirigés sur leurs régions d'évacuation respectives. Ces groupes seront constitués de la manière suivante :

a. Les convalescents, c'est-à-dire les hommes dont le rétablissement sera ralenti par l'anémie consécutive aux maladies et aux blessures; les hommes épuisés par un séjour prolongé dans des localités malsaines, par un service trop pénible ou par une nourriture insuffisante, et dont les forces ne peuvent revenir qu'après un repos de longue durée;

b. Les malades atteints d'affections fébriles aiguës, d'inflammations des voies respiratoires, de péritonite, de rhumatisme articulaire aigu, etc.;

c. Les malades atteints de maladies infectieuses (typhus abdominal, pétéchial et récurrent, dysenterie et diarrhée dysentériforme, fièvres éruptives et intermittentes, etc.);

d. Les malades affectés d'ophthalmies simples ou purulentes;

e. Les syphilitiques et les vénériens;

f. Les militaires atteints de maladies chroniques (phthisie, maladies du cœur, cachexie paludéenne, scorbut);

g. Les blessés. »

Le triage des malades et des blessés à transporter a été complètement passé sous silence par le règlement; nous pensons donc qu'il est intéressant de reproduire ici les propositions formulées par Götting et Zur Nieden telles qu'elles ont été consignées dans le rapport du Dr Redard.

« D'après Götting et Zur Nieden :

A. — *Ne sont pas transportables*, les malades ou blessés qui présentent :

1° Des blessures récentes et à la période de réaction dans la région de la tête, de la poitrine, de l'abdomen; des traumatismes et des corps étrangers des yeux, des plaies de l'intestin;

2° Des plaies du larynx ou des parties voisines (par exemple de la base de la langue) avant la trachéotomie;

3° Des blessures récentes ou à la période de réaction des grandes articulations avant l'application d'appareils inamovibles;

4° Des fractures compliquées (surtout celles par armes à feu) de la mâchoire inférieure ou des os les plus importants pendant la période de réaction, avant l'application d'appareils inamovibles;

5° Des fractures récentes, ou à l'état de réaction, du crâne, de la colonne vertébrale, des os de la poitrine, du bassin, des deux épaules;

6° Des fractures compliquées d'entorses ou de luxations graves, avant l'application d'appareils convenables ;

7° La gangrène, les lésions de troncs nerveux importants, l'attrition, sans lésion de la peau, des parties molles; les blessures très étendues, même lorsqu'elles sont superficielles; les brûlures importantes ;

8° Des hémorrhagies :

a. Par lésion des artères ou veines, à la suite d'opérations, etc.;

b. Par lésion d'organes internes (intestin, cerveau, poumon, estomac) chez des malades atteints de typhus, de scorbut;

9° Des fractures avec chevauchement, même lorsqu'elles ont été récemment réduites;

10° Des inflammations récentes des organes internes importants ou de leurs séreuses (poumons, cœur, intestin, vessie, etc.);

11° Des empoisonnements, avant qu'on ait déterminé d'une façon précise leur nature;

12° Des insolations;

13° Des signes d'aliénation mentale ;

14° Des maladies épidémiques et contagieuses (choléra, fièvre jaune, peste, diphthérie, syphilis, pourriture d'hôpital); le transport de semblables malades présentant, au point de vue de la contagion et de la diffusion, de très grands dangers. »

B. — « *Sont transportables sous certaines conditions* : (Le transport des blessés de cette catégorie dépend des moyens de transport que l'on a sous la main, de la durée du voyage à effectuer, de la vitesse de la marche du train, et surtout de l'état des blessés au moment de l'évacuation.)

1° Les blessés dont la guérison est avancée et qui ne présentent pas de lésions graves d'organes internes ou des yeux ;

2° Ceux qui ont des blessures du larynx, de la base de la langue, après la trachéotomie et avant la période de réaction ;

3° Ceux qui ont des fractures récentes ou anciennes bien immobilisées et en dehors de la période de réaction ;

4° Des fractures compliquées d'os peu importants, après l'application d'appareils;

5° Des fractures par armes à feu du crâne, de la colonne vertébrale, du thorax, du bassin, lorsque leur guérison est assez avancée pour que la trépidation du wagon ne soit pas nuisible;

6° Des entorses et des luxations, bien immobilisées ;

7° Des lésions de petites branches nerveuses, des contusions, des brûlures de peu d'importance et superficielles en voie de guérison, qui ne peuvent s'aggraver pendant le transport;

8° *a*. Des hémorrhagies venant de vaisseaux peu importants et traitées par des moyens sûrs (ligature, etc.), avant ou après la période de réaction ;

b. Des maladies (comme le typhus, etc.) à la période où des hémorrhagies ne sont plus à craindre ;

9° Des hernies récentes, réductibles et facilement maintenues par des bandages, lorsque le blessé est dans un état de santé satisfaisant;

10° Des inflammations des organes internes en voie de guérison, lorsque la convalescence est assez avancée;

11° Des maladies mentales peu graves, lorsqu'on peut disposer d'un nombre de gardiens suffisant ;

12° Quelques maladies contagieuses (syphilis, diphthérie, typhus), mais à la condition que l'on possède des moyens prophylactiques parfaits. »

C. — « *Sont transportables les malades ou blessés atteints :*

1° De lésions superficielles de la peau, du tissu cellulaire de la tête et du tronc et même de blessures plus profondes des muscles sans lésion des os ou de vaisseaux et nerfs importants;

2° Des blessures du même genre des membres, sans lésion du larynx, de la trachée ou de la racine de la langue;

3° De contusions ou entorses légères des articulations;

4° De lésions légères de la peau et des os, lorsqu'il n'existe pas de fissure de ces derniers;

5° Des mêmes lésions dans les régions de la tête et du tronc.

6° De luxations de l'épaule, du coude ou de la main, ainsi que de petites articulations ; de fractures des orteils, des doigts, des os de la main, de la clavicule, de l'omoplate après réduction;

7° De contusions, de brûlures, congélations légères, qui permettent de coucher les blessés sans douleur ;

8° D'hémorrhagies venant de vaisseaux importants et définitivement arrêtées par des moyens puissants;

9° De hernies que l'on peut exactement contenir;

10° De catarrhes des organes digestifs et respiratoires, de la vessie, des yeux, des oreilles ; de fièvres catarrhales légères ;

11° De fièvres chroniques, de rhumatismes musculaires, de lésions inflammatoires de la peau, d'œdèmes ; de maladies internes en voie de guérison, pendant la convalescence ; de delirium tremens sans accès ;

12° De syphilis, de blennorrhagie et autres affections syphilitiques sans phénomènes inflammatoires sérieux.

Ce sont des principes analogues que notre règlement ou une instruction complémentaire devrait énoncer, comme base de la méthode à adopter pour le classement des blessés à évacuer des formations sanitaires de l'avant sur l'hôpital d'évacuation; ces prescriptions donneraient encore des indications précises sur le groupement des malades destinés à être dirigés vers les établissements de l'intérieur par les commissions de répartition.

Bref, le triage des blessés et des malades à transporter est une opération qui exige un discernement tout spécial et qui impose une lourde tâche au médecin-chef de l'hôpital d'évacuation.

En effet, il s'agit non seulement de distinguer pour les maintenir à l'hôpital les hommes non transportables, mais d'établir, parmi les malades et blessés destinés aux évacuations, des catégories distinctes et assez nombreuses.

Les dispositions à prendre pour ce triage seront parfois modifiées d'après les ordres transmis par le directeur du service de santé des étapes, mais il y aura toujours à tenir compte du genre et de la nature des maladies ou blessures des militaires hospitalisés.

Le classement préalable des malades et des blessés évite tout retard, lorsqu'il s'agit de les embarquer dans un train ou de les organiser en convois; il faut donc assurer journellement cette besogne.

Selon le type du train en formation, les malades et les blessés sont réunis dans la salle d'attente installée près du quai d'embarquement; les feuilles d'évacuation sont établies et, à l'heure fixée pour l'occupation du train, le personnel procède au chargement des wagons, en observant les précautions que nous exposerons plus loin à l'article : *Trains d'évacuation.*

Des dispositions analogues sont prises par l'hôpital d'évacuation établi à la tête d'étapes de route, pour organiser les convois de malades et de blessés.

2° ORGANISATION DES TRANSPORTS D'ÉVACUATION

A. — ÉVACUATION DES BLESSÉS ET DES MALADES LE LONG DES LIGNES D'ÉTAPES ROUTIÈRES

Sur le théâtre des opérations, et dans un rayon de plusieurs marches, les routes seules sont utilisées pour les transports des blessés de l'avant vers l'arrière; elles le sont encore au dehors de cette première zone, de la tête d'étapes de route à la station tête d'étapes de guerre. Le transport s'effectue habituellement le long des lignes d'étapes, mais parfois aussi sur les voies latérales de communication, suivant un parcours désigné à l'avance, de manière à ne pas gêner les mouvements stratégiques.

Le service des évacuations par les voies carrossables est bien plus pénible que celui des évacuations par les voies ferrées, il faut évidemment plus de soins pour organiser un convoi de voitures, et bien plus de temps pour évacuer les blessés sur une route, que pour les diriger en arrière par un train sanitaire.

Les ressources, comme moyens de transport, sont bien moindres et les obstacles sont bien plus nombreux; aussi faut-il tenir grand compte de ces difficultés, puisque les évacuations par les routes sont de toute nécessité. Ainsi, tout d'abord, la distance à parcourir pour atteindre l'hôpital d'évacuation situé à la tête d'étapes de route exige deux à trois journées de marche.

Cet hôpital établi soit dans un bâtiment approprié, soit dans des baraquements construits à proximité des voies principales qui desservent la tête d'étapes de route, est installé dans des conditions déjà mentionnées. Les locaux aménagés offriront une étendue plus ou moins grande suivant l'importance de la ligne d'étapes, et devront présenter proportionnellement plus de place que l'hôpital de la station tête d'étapes, car on peut supposer que l'hôpital d'évacuation de tête de route, fonctionnant comme un premier filtre, ne laissera passer vers l'hôpital d'évacuation de la station tête d'étapes qu'une partie des malades et des blessés reçus.

La tâche, bien qu'étant à peu près la même, est évidemment plus importante en raison du mouvement plus actif des malades et des blessés; et, d'un autre côté, son rôle comme agent expéditeur se distingue par l'organisation des transports sur routes qui diffère notablement de celle des trains d'évacuation.

Les convois d'évacuation, d'après le règlement, s'effectuent au moyen : 1° des voitures de transport appartenant aux ambulances; 2° des voitures spéciales appartenant à la Société française des secours; 3° des voitures auxiliaires spécialement aménagées à cet effet.

Les transports à dos de mulet ne doivent être utilisés que dans les pays inaccessibles aux voitures.

L'absence d'un matériel de transport attaché spécialement à l'hôpital d'évacuation, permet de supposer que les convois organisés par cet hôpital de tête d'étapes de route seront formés en grande partie à l'aide des voitures auxiliaires et des équipages qui auront apporté les ravitaillements. L'aménagement de ces voitures, les dispositions à prendre pour les former en convoi, et les précautions à observer pour le chargement des blessés ont été l'objet d'une étude spéciale au chapitre des brancardiers; il est donc inutile d'y revenir.

Le classement et la répartition des blessés à évacuer par ces convois, se feront comme la préparation pour le transport en chemin de fer; on formera trois classes de malades et de blessés : les uns à transporter assis, les autres à transporter couchés, et enfin, parmi ceux-ci, les hommes qui ont besoin des plus grands ménagements.

Le règlement sur le service de santé en campagne est si sobre de détails à ce sujet, que nous croyons utile de mentionner certaines dispositions adoptées à l'étranger.

En Autriche, les convois organisés pour le transport par les routes ordinaires doivent se composer de 100 malades au maximum. Le nombre des voitures dépend de la gravité des blessures ou de la nature des maladies; en général, on compte une voiture pour deux grands malades ou quatre ou cinq petits malades; un médecin escorte chaque convoi, ayant sous ses ordres un sous-officier et un détachement d'infirmiers comprenant en moyenne un infirmier pour dix malades. Le médecin du convoi est renseigné sur la gravité et la nature de la blessure ou de la maladie des hommes qu'il accompagne.

Lorsqu'il n'existe pas de station d'arrêt sur la route à parcourir, le convoi est pourvu d'un cuisinier muni des ustensiles de cuisine et des provisions nécessaires.

Le tableau de marche fait mention des haltes à faire, il désigne, en outre, le point vers lequel les voitures doivent être dirigées après le licenciement du convoi.

Notre règlement ne prévoit que les soins à donner sur le parcours, il laisse absolument de côté tout ce qui concerne les soins à donner pendant le trajet, ainsi que la manière d'alimenter les blessés entre deux étapes.

« Le service médical, dit-il, est confié à un personnel désigné par le médecin-chef du service des étapes ; l'alimentation et le logement sont assurés par le service des étapes ; une garde de police peut être mise à la disposition du médecin qui dirige l'évacuation. »

« Dans les gîtes d'étapes fonctionne soit un hôpital de campagne, soit un hôpital auxiliaire, soit un hôpital du pays, établissements qui alors doivent recevoir les convois d'évacuation et assurer la continuation de leur mouvement vers leur destination finale, et forment, au besoin, de nouveaux convois d'évacuation avec les militaires provenant des hôpitaux du ressort. »

De même, dans les gîtes ordinaires d'étapes, des infirmeries dites de gîte d'étapes, sont organisées au moyen des ressources locales et concourent à l'exécution des évacuations dans la même mesure que les hôpitaux des gîtes principaux d'étapes.

Les convois de malades évacués trouvent donc à chaque gîte d'étapes les soins, les aliments et un abri pour la nuit. A cet effet, tout est tenu prêt pour réchauffer les malades, pour les alimenter, et les réconforter dès leur arrivée.

L'organisation des secours est analogue à ce qui est prévu sur les voies ferrées. Elle doit être plus complète encore, car bien souvent la rigueur de la saison et les souffrances éprouvées ne permettront pas de laisser, toute une nuit, les malades couchés sur les voitures ; dans ce cas, il y aura lieu soit de remiser ces voitures sous des hangars, soit d'assurer le transbordement des malades, en vue de leur installation pour la nuit dans les salles spéciales ; ou bien il faudra activer le transport et l'assurer d'une façon continue à l'aide de relais. En raison même de ces circonstances, les exigences des secours pendant le transport sur les routes seront plus complexes que sur les voies ferrées ; les incidents du voyage seront encore plus nombreux, et il sera bien plus difficile de tout prévoir et de tout organiser avec une rigoureuse exactitude.

Bref, le commandant d'étapes, informé de l'heure d'arrivée de chaque convoi et du nombre de blessés transportés, fait disposer à l'avance les locaux nécessaires pour les abriter pendant la halte; il fait préparer en assez grande quantité le bouillon, les aliments, etc., et il veille à ce que l'hôpital ou l'infirmerie de gîte d'étapes ait toujours assez de lits vacants pour recevoir les blessés qui ne pourraient pas être transportés plus loin.

Dès l'arrivée du convoi à destination, le médecin chargé de l'accompagner rend compte au médecin-chef de l'hôpital d'étapes ou d'évacuation, et au médecin-chef du service des étapes, des incidents survenus et du nombre des malades décédés ou abandonnés dans les hôpitaux de la route suivie; il rejoint ensuite la formation sanitaire à laquelle il appartient. C'est alors à l'hôpital d'évacuation de la station tête d'étapes qui vient de recevoir les malades du convoi, de faire un nouveau triage et d'assurer l'exécution des différentes dispositions exposées ci-dessus.

B. — ORGANISATION DES CONVOIS D'ÉVACUATION PAR EAU

Aux termes du règlement : « Toutes les fois que le transport des malades et des blessés gravement atteints peut être opéré par eau, la Direction des étapes organise de préférence les convois par eau ».

« Suivant les circonstances et suivant l'importance de la navigation, on emploie : 1° les transports de l'Etat ou des grandes compagnies sur mer; 2° les bateaux à vapeur ou les remorqueurs à touage pour la navigation fluviale ; 3° les bateaux plats à halage sur les canaux et rivières. Les bateaux aménagés suivant les indications de la notice n° 11, constituent de véritables hôpitaux flottants dans lesquels le service est exécuté comme dans un hôpital de campagne. »

La question des transports par les voies navigables offre une importance moins grande assurément que le transport des blessés par chemin de fer, et, cependant, ces voies d'évacuation présentent de sérieux avantages que l'expérience de la guerre turco-russe a fait encore ressortir.

Le transport par eau ne s'exécute pas, il est vrai, avec la même rapidité et les mêmes facilités; mais ce genre de transport est bien plus agréable pour les malades et les blessés les plus graves; le transport par mer a même donné d'excellents résultats, bien qu'inférieur au transport sur fleuves au point de vue du bien-être des passagers.

On trouve, dans les guerres récentes, de nombreux exemples d'utilisation des cours d'eau pour l'évacuation des blessés. Ainsi, dans la guerre de Sécession, en Amérique, ces voies furent d'une grande ressource. De même, dans la campagne de Bosnie et d'Herzégovine, l'Autriche en obtint d'excellents résultats qui décidèrent le gouvernement autrichien à créer des ambulances flottantes. (Décret du 28 avril 1878.)

Dans l'expédition du Tonkin, les évacuations par les fleuves et les rivières furent utilisées sur une vaste échelle, pour activer et faciliter le transport des blessés, surtout après les affaires de Bac-Ninh et pendant les opérations sur les rives du Song-Cau. Des jonques tout à fait analogues aux chalands qui servent sur nos canaux au transport du charbon et des grosses marchandises furent aménagées très ingénieusement pour recevoir les blessés et servir, en quelque sorte d'ambulances flottantes.

Cet aménagement consistait le plus souvent à garnir la cale, d'un plancher recouvert de paille, et à exhausser le pont sur de forts madriers, pour permettre la circulation de l'air et faciliter le va-et-vient. Un coin était réservé pour la cuisine. Une pirogue était installée en vue des opérations à pratiquer; enfin, d'autres embarcations étaient affectées au logement des coolies porteurs et des infirmiers.

L'étude des évacuations par eau, d'abord très sérieusement préparée par les essais américains, puis spécialement élaborée par les médecins autrichiens, a été discutée à plusieurs reprises en France, dans les conférences générales de la Société de secours aux blessés. Les divers côtés de la question qui avait été parfaitement posée par M. Riant, à la séance du 1er juin 1882, ont été examinés d'une manière toute particulière par MM. du Cazal et Zuber, au point de vue : 1° de l'utilisation des fleuves et des canaux, 2° de la transformation d'un bateau de canal en ambulance flottante, et 3° de l'organisation du service.

De leur travail très intéressant et très complet sur l'état du réseau des canaux et des fleuves de la France, il résulte que les évacuations peuvent parfaitement s'effectuer par les principales lignes allant de la frontière dans le centre. Ainsi, après avoir dressé le tableau des voies navigables les plus importantes de la France, nos collègues établissent que le réseau nord-est, par exemple, offre trois lignes d'évacuation sur le parcours desquelles on trouve des centres importants comme points de ravitaillement ou d'embarquement, et ils démontrent, à l'aide de cartes très claires, que la disposition de ce réseau se prête très bien au service d'évacuation; en outre, ils indiquent les moyens les plus simples et les plus pratiques de transformer en bateaux-ambulances, les bateaux plats généralement employés dans le réseau du nord-est.

D'après le plan de transformation établi sur leurs indications

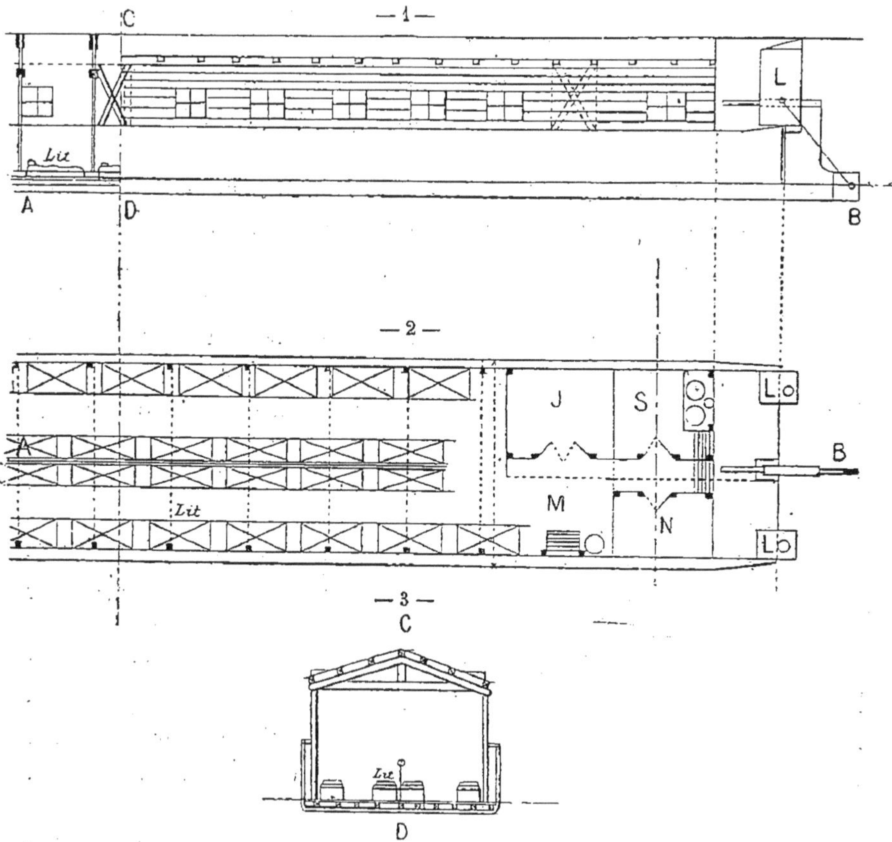

FIG. 224. — 1, élévation et coupe longitudinale du bateau-ambulance; — 2, coupe horizontale suivant A B; — 3, coupe verticale, suivant C D.

(L'arrière du bateau est seul représenté, l'avant n'est qu'en partie figuré sur les coupes interrompues.)
J. Salle d'opérations; — L. Latrines; — M. Escalier et poêle; — N. Magasin; — S. Cuisine.

par M. Joyant, ingénieur des chemins de fer de l'Est, il suffirait de recouvrir le pont de ces bateaux d'une construction très simple formant une baraque destinée à abriter les blessés (fig. 224) et à établir les locaux annexes, cuisine, logement des médecins, magasins, latrines, etc.

Dans la salle des malades, longue de 23 mètres sur $4^m,50$ de large, on pourrait installer quarante brancards disposés sur quatre files; cette salle serait éclairée par vingt-deux fenêtres, l'espace par malade serait de 28 mètres cubes.

Le prix de revient de cette transformation s'élèverait au maximum à 6,000 francs.

Avec quatre bateaux réunis, on obtiendrait un convoi donnant place à un nombre de blessés égal à celui que contient un train sanitaire. Ce convoi, placé sous la direction d'un médecin-major assisté d'un personnel suffisant, pourrait parcourir soixante-dix kilomètres par jour, en marchant jour et nuit. Le service de l'ambulance pendant le trajet fonctionnerait comme dans un train sanitaire et avec de grands avantages au point de vue de l'aération des salles, de la stabilité des couchettes, des facilités de pansement et surtout à l'abri de tous les embarras qui peuvent surgir sur une ligne ferrée, sans cesse encombrée par les transports de ravitaillement.

Le transport par eau serait malheureusement interrompu en hiver par l'accumulation des glaces. Actuellement, en France, ce service d'évacuation par eau est en grande partie réglementé, comme il l'est depuis longtemps en Autriche.

DISPOSITIONS RÉGLEMENTAIRES DIVERSES [1]

« Le transport par eau des malades et des blessés doit être préféré à tout autre mode, quoiqu'il soit plus lent et qu'il expose à de nombreux détours. Il permet d'évacuer les hommes les plus gravement atteints qui ne pourraient supporter le transport en chemin de fer, et qui constituent précisément le plus grand danger pour l'armée d'opération et pour les militaires traités dans les hôpitaux de campagne. »

« On distingue les évacuations par mer et les évacuations par fleuves et canaux. Les premières sont souvent moins avantageuses que les secondes, en raison de la difficulté de l'embarquement, de

---

[1] Notice n° 11 du Règlement sur le service de santé en campagne.

l'impossibilité d'aérer le faux-pont, du mal de mer et des secousses que les gros temps font éprouver aux blessés. »

« Les règles générales fixées pour les évacuations s'appliquent aux évacuations par eau. »

« Chaque navire aménagé à cet effet, ou chaque convoi de bateaux peut être considéré comme un hôpital de campagne, et reçoit un approvisionnement analogue à celui des trains sanitaires improvisés. »

« Le personnel technique chargé de la conduite du convoi reçoit ses instructions du directeur des étapes. »

« Le médecin qui commande l'évacuation n'a pas à intervenir dans le service technique; il assure l'aménagement du convoi, l'embarquement des malades, les soins médicaux pendant le transport. »

« On observe pour ces évacuations les règles suivantes : »

1° Evacuations par mer

« Le médecin directeur, ou son délégué, se rend à bord des navires nolisés pour en examiner l'aménagement et faire préparer l'installation des malades. »

« Les couchettes existant à bord sont réservées pour les hommes les plus grièvement atteints et pour les officiers. Les matelas et les paillasses dont on peut disposer sont rangés dans l'entrepont symétriquement, et de façon à permettre la libre circulation des médecins et des infirmiers. Lorsque les lits sont disposés parallèlement à l'axe, les mouvements du navire sont moins sensibles aux malades; lorsque, au contraire, ils sont placés perpendiculairement à l'axe, le service est plus facile. Le médecin devra se guider d'après les circonstances. »

« A défaut d'objets de couchage, on y supplée en étendant, à droite et à gauche, une épaisse couche de paille recouverte de toiles à voiles. Les hamacs peuvent aussi être utilisés avantageusement. »

« Les hommes évacués ne sont placés sur le pont qu'en cas de nécessité; on choisit alors ceux qui sont le moins gravement atteints, et on les abrite sous des tentes. »

« Le médecin s'informe des ressources en matériel qui se trouvent à bord, afin de suppléer à celles qui font défaut. Si les approvisionnements du bord sont insuffisants pour l'alimentation des évacués, il provoque, auprès du service de l'intendance, l'ordre de faire opérer, par les magasins de l'armée, les cessions dont il est fait mention sur les chartes parties. »

« Lorsque l'installation des malades est terminée, le médecin visite de nouveau le bâtiment ; il s'assure que toutes les dispositions ordonnées sont prises ; il pourvoit aux besoins qui pourraient exister et que les règlements n'ont pu prévoir. »

« Il donne ensuite avis au capitaine que rien ne s'oppose plus au départ. »

« Les principes qui viennent d'être posés s'appliquent surtout aux évacuations effectuées par des navires de commerce nolisés par l'administration militaire, pour de courtes traversées et pour des cas urgents. »

« Quand il y a lieu d'établir un service régulier d'évacuation par mer, les bâtiments-hôpitaux de la marine organisés pour cette destination sont affectés à ce service. »

« Lorsque l'armée ne dispose pas de cette précieuse ressource, l'administration doit chercher à se procurer des navires de commerce, installés dans les mêmes conditions. »

« L'expérience prouve que les navires, quels que soient les soins d'assainissement qu'on prenne, s'infectent quand ils servent, pendant un certain temps, au transport des malades et blessés. On doit donc chercher à les remplacer le plus fréquemment possible, en ne perdant pas de vue qu'un aménagement spécial, et en apparence salubre, ne compense jamais les dangers d'une occupation trop prolongée. »

2° Evacuations par fleuves et canaux

« Sur les fleuves et canaux, les convois d'évacuation comprennent un certain nombre de bateaux plats (4 ou 6 au plus), remorqués au moyen de bateaux à vapeur, ou halés par des chevaux. »

« On disposera rarement de bateaux à vapeur transportant, comme en mer, un grand nombre de blessés ; en pareil cas, on organise l'installation des hommes évacués d'une façon analogue à celle qui a été décrite pour les navires. »

« Les bateaux plats mentionnés ci-dessus reçoivent, par les soins de l'administration centrale (en territoire national) ou par les soins des commandants d'étapes (dans la zone de l'arrière), un aménagement spécial. Le fond des bateaux est pourvu d'un plancher inaccessible aux eaux d'infiltration; sur ce plancher, on bâtit une baraque légère, recouverte de toile ou de carton goudronné. »

En somme, l'organisation des transports par eau est destinée à réaliser une amélioration bien désirable; elle permettra d'éviter les difficultés qui entourent le service médical des lignes d'étapes routières et les accidents fâcheux qui résultent d'un transport prolongé sur des voitures médiocrement suspendues et mal abritées. Elle donnera toutes les facilités de procurer aux malades et aux blessés les soins que l'on ne trouve que dans un hôpital. C'est donc une institution importante à créer et à régler dès le temps de paix.

Les dispositions élémentaires à prendre pour l'aménagement des bateaux, doivent être connues de tout le personnel sanitaire de l'armée, ainsi que les manœuvres propres à l'embarquement et au débarquement des blessés.

L'embarquement des malades sur les transports de l'Etat se fait à l'aide du cadre-hamac, en usage dans la marine pour le couchage et le transport des malades et blessés. Cette manœuvre s'exécute très méthodiquement, grâce à des cordages et à des poulies de transmission qui hissent le cadre sur le navire et le font passer par des ouvertures du plancher, pour l'amener dans le compartiment réservé à l'ambulance. Ce mode de chargement tout à fait spécial intéresse uniquement le service du bord et ne trouve pas son application sur les bateaux-ambulances, où le transbordement des malades et blessés pourra se faire comme les manœuvres d'embarquement en wagon. Le bateau étant à quai, les brancards seront apportés par les brancardiers qui les feront passer aux mains des infirmiers placés dans le bateau préalablement aménagé; ceux-ci se chargeront de leur installation dans les cabines ou dans les compartiments destinés à les recevoir.

Le service de santé ne dispose, jusqu'à ce jour, d'aucune ambulance flottante, mais on connaît les ressources que peuvent fournir, en matériel pour l'évacuation des malades et des blessés, les différents réseaux de voies navigables; on sait de plus, suivant les différentes hypothèses d'une campagne, quels sont les points les plus favorables pour l'embarquement des blessés. Il ne reste qu'à appliquer aux moyens de transport de la navigation, les transformations proposées par MM. Zuber et du Cazal.

C. — SERVICE DES ÉVACUATIONS SUR LES LIGNES D'ÉTAPES DE CHEMINS DE FER

Trains d'évacuation.

INFIRMERIES DE GARE

L'importance des transports de ravitaillement met à la disposition du service de santé de l'armée d'opération un matériel considérable, qui retournerait à vide vers l'intérieur, s'il n'était utilisé pour le rapatriement des malades et des blessés.

Le matériel roulant, destiné au transport des vivres et des munitions, ne peut être employé au transport des malades et des blessés qu'après avoir été préalablement approprié à cet usage; il y a donc des mesures spéciales à prendre, pour transformer rapidement les wagons à marchandises qui viennent d'être déchargés; enfin, il faut tout prévoir et préparer à l'avance, pour éviter de paralyser le mouvement régulier des trains.

Afin de combattre les nombreux obstacles et les difficultés de toutes sortes, il a donc fallu combiner l'exécution régulière de tous les transports militaires sur les voies ferrées dans des conditions telles que les transports soient effectués sans interruption et sans retard, tout en assurant les différents services. Une organisation complexe règle l'ensemble en conséquence.

Les dispositions réglementaires qui régissent le service des transports d'évacuation par voies ferrées, sont déterminées par le Règlement général pour les transports militaires par chemins de fer, dont nous allons reproduire textuellement divers articles, en évitant de répéter ce qui a déjà été dit au sujet des hôpitaux d'évacuation et d'anticiper sur les paragraphes suivants, qui traitent de la répartition des malades et des blessés.

Cet exposé nous amènera à étudier les différents aménagements susceptibles d'être proposés pour améliorer le transport des blessés;

et puis nous verrons en particulier comment ces systèmes peuvent être perfectionnés, pour être appliqués à la construction des trains sanitaires permanents, qui feront l'objet d'un paragraphe spécial.

DISPOSITIONS RÉGLEMENTAIRES

DIRECTION DU SERVICE

« Art. 152. — Le Directeur général des chemins de fer et des étapes règle, d'après les propositions de l'inspecteur général du service de santé des armées, l'ensemble des mouvements nécessités par les évacuations des malades et blessés. »

« Les mesures de détail d'exécution sont concertées, pour chaque armée, entre le directeur du service de santé, le directeur des étapes et la commission de ligne ou de chemins de fer de campagne correspondante. Ils échangent des communications journalières sur tout ce qui peut intéresser le service des évacuations. »

ORGANISATION DES LIGNES D'ÉVACUATION

« Art. 153. — En général, les lignes ferrées utilisées pour le service des évacuations sont les mêmes que celles qui servent au transport des troupes; elles aboutissent comme ces dernières, d'une part aux stations têtes d'étapes de guerre, et, d'autre part, à des gares points de départ d'étapes. »

« A chaque station tête d'étapes de guerre, un hôpital d'évacuation assure l'embarquement des malades et blessés dans les trains d'évacuation. Sur le parcours des lignes, des infirmeries de gare fournissent la nourriture et les médicaments aux évacués de passage. Une annexe de l'hôpital d'évacuation établie dans une localité importante, à proximité de la base d'opérations, organise la répartition des malades et blessés dirigés sur l'intérieur. »

TRAINS D'ÉVACUATION

EMPLOI DU MATÉRIEL ROULANT DES COMPAGNIES

« Art. 157. — Les voitures à voyageurs de 1re, 2e et 3e classes sont réservées aux militaires atteints de blessures légères et pouvant être transportés assis. »

« Les wagons de 1re et 2e classes sont affectés aux officiers, ainsi qu'aux malades qui ont le plus besoin de ménagements ; ceux de 3e classe servent pour les moins souffrants. »

« Les voitures à voyageurs ne reçoivent pas d'aménagements spéciaux. »

« Les wagons à marchandises, aménagés pour les transports de troupes, ne sont utilisés pour le transport des militaires malades ou blessés pouvant voyager assis, que dans les cas d'absolue nécessité. »

« Les wagons à marchandises couverts servent au transport des militaires blessés ou gravement malades qui doivent être transportés couchés. »

« Ces wagons reçoivent des aménagements spéciaux (lits de camp, lits ou brancards suspendus, moyens d'éclairage, etc.). »

« Les voitures qui ont servi à l'évacuation des malades et blessés ne seront employées à de nouveaux transports à destination de l'armée qu'après avoir été désinfectées. La désinfection sera pratiquée, immédiatement après le débarquement, par les soins du service de santé du point d'arrivée. »

ORGANISATION DES TRANSPORTS D'ÉVACUATION

« Art. 158. — Les transports d'évacuation ont lieu par :

1° Des voitures à voyageurs dans les trains ordinaires ou en trains spéciaux.	Pour les malades ou blessés assis.
2° Les trains sanitaires permanents. 3° — improvisés.	Pour les malades couchés.

« A chaque train d'évacuation sont affectés un ou plusieurs médecins, un officier ou adjudant élève d'administration du service des hôpitaux et le nombre d'infirmiers nécessaire. »

« Le médecin le plus ancien commande l'évacuation ; au point de vue des relations avec les agents de l'exploitation, il remplit les fonctions du chef de la troupe embarquée, telles qu'elles sont définies par l'art. 59 du présent règlement. »

« L'exécution du service médical est assurée conformément aux dispositions du règlement sur le service de santé en campagne; les militaires évacués sur l'intérieur doivent emporter avec eux tous leurs effets d'habillement, mais jamais leurs armes. »

« Art. 162. *Précautions à prendre dans la formation des trains.* — Dans les trains spéciaux, les wagons contenant les malades ou blessés qui réclament les plus grands ménagements, sont toujours placés dans le milieu du train où les secousses et les chocs sont moins sensibles; dans les trains ordinaires, les voitures contenant les malades ou blessés sont placées au milieu du train. »

Transport de malades et de blessés assis

« Art. 161. — Les malades et blessés en état de voyager assis peuvent être transportés par les trains ordinaires dans des voitures à voyageurs de 1re, 2e et 3e classes. »

« Ce transport par les trains ordinaires est souvent employé pour évacuer les malades et blessés, légèrement atteints, sur les hôpitaux et dépôts de convalescents établis le long des voies ferrées dans la zone de l'arrière. Des places sont réservées à quelques infirmiers de l'hôpital d'évacuation. »

« En cas d'urgence, des trains spéciaux peuvent être organisés au moyen de voitures à voyageurs pour le transport de malades voyageant assis, afin de parer aux agglomérations subites de malades et de blessés à la suite d'épidémies ou d'engagements importants. Ces évacuations portent le nom de : *convois de malades*. »

« En règle générale, ces trains ne voyagent que de jour. Une infirmerie de gare, désignée à cet effet, assure l'alimentation et procure le logement. »

Trains sanitaires permanents

« Art. 159. — Les trains sanitaires permanents sont composés de voitures spécialement construites ou aménagées pour le transport des malades et blessés les plus grièvement atteints, qui ne pourraient supporter le transport par les voitures ordinaires et qu'il importe cependant, dans l'intérêt de l'armée, d'évacuer du théâtre des opérations. »

« Ils sont organisés, dès le temps de paix ou pendant la période de préparation à la guerre, dotés d'un personnel spécial et répartis par le Ministre entre les différentes armées, sur les propositions de l'inspecteur général du service de santé des armées. »

« Chaque voiture porte l'insigne de la Convention de Genève et la désignation de : « *Train sanitaire permanent n°* . »

« Ces trains constituent de véritables hôpitaux roulants et sont administrés comme tels. Le service médical s'y fait sans interruption, l'alimentation est préparée dans le train lui-même. »

Trains sanitaires improvisés

« Art. 160. — Les trains sanitaires improvisés se composent de voitures couvertes à marchandises des compagnies de chemins de fer, qui reçoivent au moment du besoin, par les soins des hôpitaux d'évacuation, un aménagement temporaire facile à placer et à enlever. »

« Le fanion de la Convention de Genève, accompagné du fanion national, est arboré sur la première voiture. En outre, sur chaque wagon, on inscrit un numéro d'ordre, et l'on place alternativement sur l'une ou l'autre des faces latérales, l'insigne de la Convention de Genève. »

« Lorsque le train, après avoir débarqué les hommes évacués, est employé à d'autres transports, ces insignes sont enlevés et ne demeurent que sur les voitures qui rapportent à l'hôpital d'évacuation les objets d'aménagement. »

« L'exécution du service est confiée à un personnel fourni par l'hôpital d'évacuation et désigné par le médecin-chef de cet hôpital. Ce personnel aménage, avec le concours des agents des gares, les voitures des trains improvisés, installe les malades et blessés, et assure le service médical pendant la route. »

« L'alimentation est assurée par les infirmeries de gare. »

DISPOSITIONS CONCERNANT LES TRAINS SANITAIRES IMPROVISÉS

« Article premier[1]. *Choix des wagons.* — Le service des che-

[1] Appendice V, chap. Ier. Règlement général du 1er juillet 1874, pour les transports militaires par chemins de fer.

mins de fer livre au service de santé, dans les gares déterminées à cet effet, les trains composés conformément aux dispositions prévues. »

« Les wagons sont choisis de préférence parmi ceux qui possèdent des moyens d'aération (fenêtres, volets, etc.) et qui se trouvent dans le meilleur état possible. Ils sont pourvus des appareils d'éclairage admis pour les transports de troupes. »

« La désinfection des véhicules, lorsqu'elle est indispensable, doit être effectuée avant l'installation des aménagements ; elle est toujours exécutée à la diligence du service de santé, ainsi qu'il va être dit ci-après. »

« Art. 2. *Formation du train.* — Parmi les trente-cinq voitures dont se compose, au maximum, chaque train improvisé, quelques-unes sont utilisées pour le transport du personnel (médecins et infirmiers), des effets et des vivres. »

« Le tableau suivant indique l'ordre dans lequel doivent être placés, autant que possible, les divers véhicules :

1 fourgon de service ;
6 wagons de malades ou blessés;
1 wagon (pour l'équipement, les effets, le linge sale);
6 wagons de malades ou blessés ;
1 wagon (pour les médecins et le comptable) ;
5 wagons de malades ou blessés ;
1 wagon (pour les vivres, les médicaments et les couvertures);
6 wagons de malades ou blessés ;
1 fourgon d'arrière-train. »

« Les trains sanitaires improvisés sont assimilés aux trains de voyageurs en ce qui concerne le nombre et la position des freins. »

« Les wagons à marchandises munis de freins ne peuvent être employés pour le transport des malades et blessés, en raison des trépidations occasionnées par la manœuvre des freins au moment des arrêts. »

« L'attelage des wagons doit être l'objet d'une attention spéciale, afin d'éviter les secousses, au moment du départ et de l'arrêt des trains. »

« La formation des trains, ainsi que la désinfection des wagons dont il est parlé à l'article précédent, peuvent s'effectuer dans une gare voisine de la station tête d'étapes de guerre, s'il doit en résulter des facilités pour le service. »

« Art. 3. *Observation générale.* — Les règles tracées ci-dessus doivent être observées chaque fois que les circonstances le permettent. »

« En cas d'urgence, et sur l'ordre du Directeur général des chemins de fer et des étapes, des trains ou fractions de train qui auront servi au transport des troupes, pourront être utilisés tels qu'ils sont formés, pour les évacuations de malades et blessés. Les wagons recevront seulement les aménagements nécessaires. Les trains ainsi organisés serviront de préférence aux évacuations à courte distance. »

DEVOIRS DU SERVICE DE SANTÉ

« Art. 4. *Prescription générale.* — Le service de santé prend livraison des trains dans les formes prévues par les règles militaires relatives à l'exécution des transports de troupes d'infanterie. C'est à lui qu'incombe le soin de faire nettoyer et désinfecter, s'il y a lieu, les wagons, de les aménager, d'embarquer les malades et blessés et d'assurer le service médical pendant la route. »

« Art. 5. *Désinfection.* — Les wagons sont d'abord balayés et lavés à grande eau à l'intérieur et à l'extérieur. On procède ensuite, si les circonstances le permettent, à une désinfection sommaire, en employant l'un des procédés ci-après : »

« Si l'on dispose d'une locomotive avec tuyau d'ajutage, des jets de vapeur surchauffée ou d'eau bouillante sont dirigés sur les parois des wagons et notamment dans tous les coins. Ce procédé simple, expéditif et efficace, sera, autant que possible, employé de préférence à tout autre. »

« On peut utiliser, dans le même but, soit le chlorure de chaux (1 pour 100), soit l'acide phénique (2 à 3 p. 100), soit le sublimé (1 pour 1,000). Toutes les parties des wagons sont lavées avec ces solutions, au moyen de brosses à manche ou de balais ordinaires. »

ART. 6. *Aménagement des wagons de malades et de blessés.* — « Les aménagements pour coucher les malades ou blessés sont réunis à l'avance. On emploie, à cet effet, les brancards ordinaires munis de paillasses ou de matelas et disposés sur les appareils de suspension dont la description figure dans la notice jointe au présent appendice. »

« En cas d'urgence, des aménagements de fortune peuvent être employés en observant les précautions suivantes : »

« Afin d'éviter les inconvénients inhérents à l'emploi de la paille de couchage répandue sur les planchers des wagons, on peut faire usage de paillasses. »

« Les coins des paillasses, laissés vides, sont ficelés de manière à servir de poignées. »

« Les brancards ordinaires placés directement sur le plancher des wagons constituent un mode de couchage qui ne doit être employé qu'en cas de nécessité. Pour éviter la transmission des trépidations de la voiture, il faut, autant que possible, interposer entre le brancard et le plancher un objet élastique. A cet effet, les extrémités des hampes peuvent être appuyées soit sur deux botillons de paille, soit même sur deux fagots de bois. »

« Les paillasses ou brancards sont toujours disposés selon l'axe du wagon, trois de chaque côté. Chaque wagon peut ainsi recevoir six hommes couchés ; en cas de besoin, on transportera un septième malade en plaçant une couchette perpendiculairement à l'axe du wagon, la tête appuyée contre l'une des portes latérales. Cette septième place est réservée pour l'homme le moins gravement atteint. »

ART. 7. *Ustensiles à placer dans chaque wagon de malades ou blessés.* — « Chaque voiture de malades et blessés, indépendamment des aménagements ci-dessus décrits, reçoit les ustensiles suivants :

1° Un seau d'aisance inodore, avec un approvisionnement suffisant de sulfate de fer ou de tout autre désinfectant ;

2° Un bassin de lit ;

3° Un urinoir ;

4° Un seau contenant de l'eau pure ;

5° Un seau contenant de la tisane ;

6° Une lanterne spéciale brûlant de la bougie de gros calibre ;

7° Un pliant ;

8° Un nombre suffisant de verres, cuillers, etc. »

Art. 8. *Aménagement des wagons destinés au personnel et au matériel.* — « Les wagons destinés au transport du personnel (médecins et infirmiers), des vivres et des effets ne comportant pas d'aménagements spéciaux, le comptable fera placer le matériel dans les véhicules désignés à cet effet, d'après les instructions du médecin qui commande l'évacuation. »

« Le premier wagon est exclusivement réservé au linge sale et aux effets des malades et blessés, ces effets ne devant rester, en aucun cas, dans les wagons aménagés pour les hommes. »

« En cas de besoin, un baquet contenant un liquide désinfectant est installé dans ces wagons pour recevoir le linge sale. »

« Les pièces de pansement souillées sont apportées au mécanicien au moment des arrêts et brûlées dans le foyer de la locomotive. »

« Le deuxième wagon, destiné aux médecins et au comptable, doit être de préférence une voiture à voyageurs de 1re ou de 2e classe. »

« Le 3e wagon contient : 1° la cantine médicale, les couvertures, le linge de corps, etc.; 2° un approvisionnement de vivres de réserve (bouillon concentré, conserves de viande, de lait, vin, café, etc.), pour le cas où le train subirait un retard prolongé avant l'arrivée à une infirmerie de gare ; 3° une marmite de campagne et une petite provision de combustible comme en-cas. »

« Le quatrième wagon contient quelques brancards ou paillasses, ou au besoin des bancs mobiles. Il sert au transport des effets des infirmiers et reçoit en outre les hommes qui ne sont pas de service auprès des malades. En règle générale, les infirmiers sont répartis dans les wagons de malades et blessés à raison d'un par wagon. »

Art. 9. *Personnel du train* — « Le personnel nécessaire à la conduite d'un train sanitaire improvisé, varie avec l'état des hommes évacués et la nature des maladies ou des blessures. Les fixations suivantes répondent à la moyenne des besoins :

Médecins.	2
Médecin auxiliaire.	1
Comptable.	1
Infirmier commis aux écritures.	1

Infirmiers d'exploitation.	2 sous-officiers. 2 caporaux. 30 soldats.
Infirmiers de visite.	1 caporal. 3 soldats.

« Le médecin-chef de l'hôpital d'évacuation décide, au départ du train, si ce personnel doit être renforcé ou diminué et donne les ordres nécessaires. »

« Chaque train est accompagné d'un serrurier. »

ART. 10. *Aération des wagons de malades et de blessés.* — « Pour assurer l'aération des wagons de malades et blessés, dans des conditions aussi satisfaisantes que possible, les volets quand ils existent sont ouverts d'un côté. On cloue sur les ouvertures un morceau de gaze de pansement plié en double et rendu incombustible; cette disposition évite l'introduction dans les wagons de la poussière et de la fumée souvent mêlée d'étincelles. »

« Pendant les arrêts de quelque durée, on ouvre les deux portes des wagons, si l'état de la température le permet. »

ART. 11. *Chauffage des wagons de malades et blessés.* — « Le chauffage des trains improvisés peut être assuré au moyen des bouillottes en usage sur les réseaux de chemins de fer. »

« Si le froid est rigoureux et si les approvisionnements disponibles sont suffisants, on place une bouillotte sous chaque brancard. Habituellement quatre bouillottes installées aux quatre coins de chaque wagon suffisent. En cas de nécessité, les hommes les plus gravement atteints reçoivent des bouteilles ordinaires dont on renouvelle l'eau chaude. »

« Toutes les fissures des wagons sont bouchées avec soin, au moyen de papier, de paille ou de linge, etc.; une couverture est clouée sur l'une des deux baies latérales. »

« ART. 12. *Inscriptions et signes distinctifs.* — Chaque wagon porte une inscription à la craie indiquant son numéro d'ordre dans le train et son affectation. »

« Le fanion de la Convention de Genève, accompagné du fanion national, sera arboré sur la première voiture. En outre, chaque wagon portera sur l'une de ses faces latérales l'insigne de la Convention de Genève (soit sur une plaque de tôle préparée à l'avance, soit sur un carré d'étoffe blanche portant une croix rouge). »

« Art. 13. *Embarquement des malades et blessés.* — Le médecin qui commande l'évacuation se concerte, au point de départ, avec le commandant ou commissaire de gare, afin que l'embarquement des malades et blessés soit effectué, autant que possible, sur un quai abrité, en utilisant, au besoin, les salles d'attente des voyageurs comme dépôt provisoire. »

« Les malades qui peuvent marcher sont conduits par les infirmiers qui les aident à monter en wagon et les font coucher immédiatement aux places assignées. »

« Quant aux malades et blessés couchés, chacun d'eux doit être embarqué sur un brancard qu'il conserve pendant tout le trajet. Trois infirmiers suffisent pour la manœuvre de chaque brancard. »

« Les médecins ont soin de faire placer dans les wagons du milieu du train, les hommes dont l'état exige l'assistance médicale pendant la route. »

« Art. 14. *Service médical.* — Le médecin qui commande l'évacuation règle le service de tout le personnel qui accompagne le train.

« Avant le départ, il s'assure notamment que chaque homme est installé dans les meilleures conditions, que les seaux à tisane et à eau ont été remplis, et que les listes d'évacuation sont régulièrement établies. Il fait les recommandations les plus expresses pour que les seaux d'aisances ne soient jamais vidés pendant la marche du train. »

« Pendant les arrêts, il passe une revue rapide des malades et blessés, il désigne ceux qui, ne pouvant continuer leur route, doivent être laissés aux infirmeries de gare, il fait remettre aux commandants ou commissaires de gare les corps des hommes décédés, après que l'acte de décès a été établi par le comptable qui accompagne le train. Il veille à ce que les malades qui peuvent descendre des wagons soient conduits par les infirmiers, soit aux latrines, soit au réfectoire. Il prend des mesures pour qu'aucun homme ne sorte de la gare. »

NOTICE

SUR L'INSTALLATION DES APPAREILS DE SUSPENSION DES BRANCARDS DANS LES TRAINS IMPROVISÉS (SYSTÈME DU COLONEL BRY)

Description des appareils.

« Les trains sanitaires improvisés sont formés de wagons à marchandises dans lesquels on place, de chaque côté de la porte, une paire de traverses de suspension munies de ressorts élastiques. »

« Chaque traverse est fixée, d'une part, par chacune de ses extrémités aux parois du wagon, au moyen d'un dispositif composé d'un boulon d'attache à large tête et à griffes, d'un écrou pourvu d'une béquille destinée à faciliter le serrage et à s'opposer

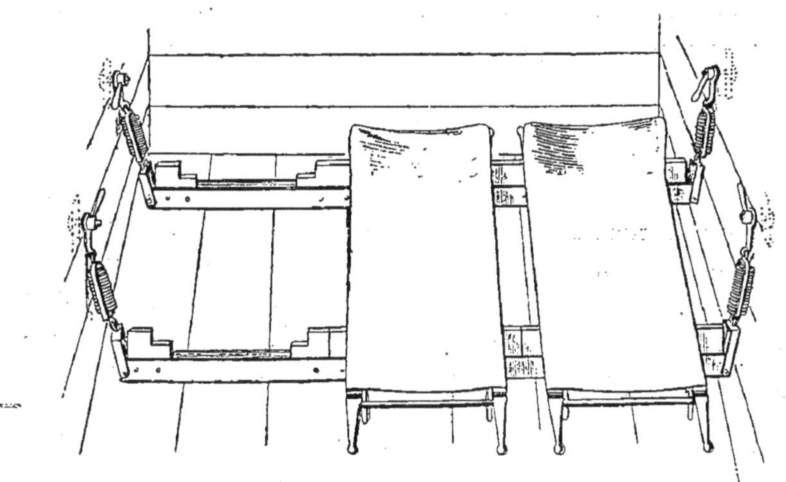

FIG. 225. — Installation des appareils de suspension des brancards (Système Bry).

au desserrage, d'une plaque à piton et de deux ressorts à boudin, maintenus dans une chape (fig. 225); d'autre part, chaque traverse est arrêtée au plancher du wagon par une courroie de brêlage qui vient s'engager dans l'anneau carré d'un piton à vis fixé sur le fond du wagon. »

« Quatre supports, deux aux bouts, deux intermédiaires, déterminent sur chaque traverse les emplacements des brancards et les maintiennent latéralement. »

« Ce système, qui n'exige aucune modification préalable aux voitures, permet de transporter 6 hommes couchés par wagon. »

Montage des appareils dans les wagons.

« Avant de monter les traverses, percer dans chacune des deux parois latérales du véhicule quatre trous destinés à recevoir les boulons d'attache. »

« Pour assurer la régularité dans la position de ces trous et déterminer les points où ils doivent être pratiqués, on emploie un gabarit, fausse équerre double, formée d'une règle et de deux branches mobiles d'inégale longueur. La règle est percée de deux trous de 16 millimètres de diamètre; ces trous servant de guides pour l'emplacement des trous à pratiquer sur les côtés de la voiture. La règle porte du côté de la plus longue branche l'inscription : « tête ».

« Pour faire usage du gabarit, le placer contre l'un des côtés de la voiture, l'extrémité « tête » touchant le fond du wagon, les branches reposant sur le plancher par leur extrémité inférieure; tracer l'emplacement des trous des boulons d'attache ou les amorcer en introduisant une mèche de 14 à 15 millimètres de diamètre dans les trous de la règle; faire successivement la même opération sur les autres parois latérales du wagon qui doivent être percées de boulons d'attache. »

« Achever le perçage des trous dont l'emplacement a été indiqué ou amorcé. »

« Dévisser les écrous à béquille et engager les boulons d'attache, de dehors en dedans, dans les trous pratiqués à cet effet dans les côtés des voitures; faire pénétrer les griffes dans le bois en frappant sur la tête des boulons placés en dehors. »

« Disposer quatre traverses dans chaque voiture, le côté portant la courroie de brêlage tourné vers le fond du wagon pour les deux traverses extrêmes, ou de tête, et dans le sens contraire, pour les deux traverses intermédiaires. »

« Appliquer les plaques à piton contre les côtés de la voiture, les tiges taraudées des boulons engagées dans les trous des plaques;

remettre les écrous en place, et les serrer jusqu'à refus au moyen de leur béquille. »

« Dans le cas où l'épaisseur de la paroi du wagon serait trop faible pour permettre de serrer les écrous à fond, il y aurait lieu d'interposer des cales en bois, d'épaisseur convenable, entre la tête des boulons et les parois du wagon. »

« Après la mise en place des traverses, visser les pitons des anneaux de brêlage dans le plancher, exactement en regard de la courroie de brêlage et à environ 25 centimètres des traverses; amener l'anneau de brêlage dans le sens de la largeur de la voiture; brider chaque traverse en engageant la courroie dans l'anneau carré, et boucler la courroie en serrant fortement. »

« Pour mettre en place dans les wagons les brancards portant les malades, les introduire et les disposer un à un sur chaque paire de traverses, la tête tournée vers le fond de la voiture dans l'ordre suivant : le premier brancard d'une des deux rangées sera placé à l'extrémité la plus éloignée de la porte d'entrée; le deuxième brancard, à l'extrémité voisine de la porte d'entrée; le troisième, entre les deux premiers; on procède de même pour la seconde rangée. »

« Les brancards étant mis en place, resserrer les courroies de brêlage de manière à atténuer, autant que possible, le mouvement des traverses dans le sens longitudinal de la voiture; renouveler cette précaution, si besoin est, pendant la route. »

Outillage et accessoires nécessaires pour le montage des appareils de suspension (système Bry)

Gabarits	5	pour 100 traverses
Vilebrequins	5	
Mèches de vilebrequins (de 0^m15) — anglaises	10	
Mèches de vilebrequins (de 0^m15) — ordinaires.	10	
Vrilles de 6 à 7 millimètres	10	
Maillets	6	
Cales en bois blanc, de 1 décimètre de côté sur 3 centimètres et demi d'épaisseur, percées en leur milieu d'un trou de 16 millimètres de diamètre	10	

CONSIDÉRATIONS GÉNÉRALES SUR LES TRAINS SANITAIRES

DE L'EMPLOI SPÉCIAL DES TRAINS SANITAIRES PERMANENTS

On entend par *trains sanitaires permanents*, les trains qui, pourvus de tous les moyens nécessaires au transport, au couchage et au traitement des malades ou blessés gravement atteints, conservent cette affectation pendant toute la durée de la guerre.

Ces trains, composés de wagons-ambulances aménagés plus ou moins confortablement et de voitures destinées aux services annexes (wagons-cuisine, wagon-magasin), fonctionnent comme de véritables hôpitaux roulants qui relient les hôpitaux d'évacuation aux établissements hospitaliers du territoire national.

En raison de leur usage absolument spécial, il est parfois difficile de disposer de ces trains à proximité de l'armée d'opération, de sorte qu'on ne peut pas compter sur eux pour assurer les évacuations urgentes, à effectuer dès le lendemain d'une action importante ou pendant les mouvements stratégiques préparatoires; alors devient nécessaire l'emploi des trains auxiliaires, c'est-à-dire des trains sanitaires improvisés, formés à l'aide des véhicules qui ont amené les combattants et les ravitaillements.

Les trains sanitaires permanents sont particulièrement réservés à transporter, pendant plusieurs jours et à de longues distances, des soldats gravement blessés ou malades, qui proviennent des hôpitaux de l'arrière. La marche de ces trains peut être réglée de manière à ce qu'ils reviennent, à des intervalles déterminés, vers les hôpitaux d'évacuation; ils assurent ainsi d'une manière périodique les évacuations des grands blessés à rapatrier et contribuent, pour une large part, à faciliter le relèvement des hôpitaux de campagne temporairement immobilisés.

DE L'AMÉNAGEMENT DES WAGONS A BAGAGES POUR LA FORMATION DES TRAINS SANITAIRES EN GÉNÉRAL

On a complètement abandonné aujourd'hui l'idée de créer des trains sanitaires, composés de wagons de construction spéciale et de destination exclusive, car le prix de ces trains de luxe est beaucoup trop élevé; et, c'est pour cette raison que la Société française de secours aux blessés qui, en 1873, avait présenté à l'exposition de Vienne, un train sanitaire type, véritable modèle dans le genre, n'en a pas fait construire d'autres depuis.

Pour éviter cet écueil, le baron Mundy, médecin en chef de l'Ordre des chevaliers de la croix de Malte, a recherché les moyens de transformer les fourgons à marchandises en wagons-ambulances aussi confortables que possible, tout en conciliant les exigences de l'économie et la crainte de ne pas rendre impropres à leur affectation primitive les wagons mis à la disposition de l'Ordre.

Dans ces conditions, l'Ordre des chevaliers de la croix de Malte a pu, grâce à des dons spéciaux, constituer 26 trains sanitaires complets.

En France, la création des trains sanitaires, laissée à l'initiative des Sociétés de secours, est restée jusqu'à ce jour sans résultat; mais la question a été reprise récemment par la Commission Supérieure des chemins de fer, et bientôt des trains sanitaires, organisés pour le transport des grands blessés, seront constitués à l'aide de wagons à marchandises transformés.

Les modifications à apporter aux wagons ordinaires pour les approprier au transport des blessés ont été étudiées à différentes reprises et particulièrement par les conférences internationales qui se sont réunies à Vienne, en 1873, et à Paris, en 1878; les conclusions principales de ces discussions importantes furent les suivantes :

1° Eviter comme trop dispendieuse la construction de trains spéciaux pour le service sanitaire ;

2° Aménager, dès le temps de paix, les fourgons à bagages de telle sorte qu'ils puissent être rapidement appropriés au transport des blessés, en temps de guerre ; transformations préalables comportant le percement d'une porte à chaque extrémité du wagon, de manière à permettre au personnel de circuler facilement d'un bout à l'autre du train ; modifications ayant en outre pour but d'assurer le bien-être des blessés, à l'aide de dispositions particulières concernant la ventilation, l'éclairage, le chauffage et la suspension de ces wagons.

Jusqu'à ce jour, la Commission Supérieure des chemins de fer a repoussé l'application générale de ces transformations, s'appuyant sur les dépenses qu'elles entraîneraient pour les Compagnies et sur certaines difficultés, au point de vue des transactions commerciales.

Enfin, un dernier problème restait encore à résoudre, celui d'un aménagement intérieur du wagon qui pût soustraire le blessé aux fatigues du transport; et d'abord il s'agissait de remédier à la résistance excessive des ressorts de suspension. A cet effet, on avait proposé d'enlever, au dernier moment, deux lames de chaque ressort; mais cette mesure acceptée à l'étranger par quelques compagnies est absolument rejetée. Le travail que nécessite ce démontage demande un temps assez long; et de plus, il en résulte de graves mécomptes, lorsqu'il faut remettre les ressorts en état pour rendre aux wagons leur destination primitive.

En somme, de toutes les transformations réclamées pour l'aménagement extérieur des fourgons à marchandises, aucune ne semble réalisable comme application générale, et c'est pour cette raison qu'en Allemagne, les Compagnies se sont décidées à créer des voitures à voyageurs de 4e classe, qui, utilisées en temps de paix au transport des voyageurs debout, servent en temps de guerre aux évacuations.

Actuellement, en France, les Compagnies sont disposées à construire spécialement quelques wagons à marchandises atteignant le même but que ces wagons de 4e classe allemands; ces véhicules utilisés en temps ordinaire au transport de certaines marchandises spéciales expédiées en grande vitesse, (marée, œufs, lait, fruits, légumes, etc....) seront réunis au moment de la mobilisation et fourniront des trains sanitaires permanents pour toute la durée des hostilités.

Des trains spéciaux, au nombre de douze environ, constitueront ainsi une ressource précieuse pour le transport à grandes distances, des blessés qu'il serait impossible, à moins d'inconvénients sérieux, de livrer aux trains sanitaires improvisés.

L'aménagement extérieur et intérieur des wagons-ambulances, et l'équipement des fourgons des services annexes, destinés à constituer ces trains sanitaires permanents, sont encore à l'étude, mais le modèle type sera bientôt en état d'être expérimenté.

DISPOSITION DES FOURGONS A MARCHANDISES, UTILISÉS POUR LES TRAINS SANITAIRES IMPROVISÉS

Avant d'exposer les idées qui ont présidé à la construction du wagon transformé et de présenter en détail les différents éléments qui composent le train sanitaire permanent, nous croyons utile de revenir sur les différents modes d'aménagement proposés pour les trains sanitaires improvisés. A ce propos, nous donnerons d'abord un aperçu de la disposition habituelle des wagons ordinaires à marchandises, puis nous étudierons les différents systèmes destinés à approprier ces wagons au transport des blessés, le but idéal étant d'obtenir que ces trains auxiliaires soient établis d'une manière aussi confortable que les trains sanitaires permanents.

Parmi les véhicules à marchandises, les wagons couverts à volets et les fourgons à bagages, seuls peuvent être employés au transport des blessés, mais dans des conditions qui laissent à désirer.

Les wagons couverts à volets comportent une caisse montée sur un châssis, lequel repose sur quatre ressorts de suspension à lames étagées; la caisse a environ 6 mètres de long sur $2^{m}80$ de large; une baie de $1^{m}50$ sert d'entrée sur le milieu de chaque face du véhicule, elle se ferme au moyen d'une porte roulante. Des ouvertures, au nombre de quatre généralement, sont pratiquées sur chaque face et se ferment au moyen de volets rabattants ou glissants.

Pendant la marche du train, toute communication entre les wagons est donc impossible puisque les portes s'ouvrent sur les côtés. Le plancher de la caisse est élevé au-dessus de la voie d'environ $1^{m}15$; un marche-pied généralement composé d'une barre de fer, posée à plat, permet l'accès à l'intérieur, mais ne peut être employé que par des personnes alertes.

Les ressorts de suspension à feuilles étagées, établis pour supporter d'ordinaire un chargement de huit à dix mille kilogrammes, ont seulement une flexibilité de 16 à 18 millimètres par tonne et cette suspension manque, par conséquent, de douceur.

Les wagons à marchandises sont munis de ressorts de choc et de traction, et s'attellent au moyen de tendeurs à vis; mais ces organes, calculés pour résister aux efforts énormes qui se produisent au moment des démarrages et dans les mouvements de recul des lourds trains de marchandises, ne possèdent pas la douceur nécessaire pour amortir les chocs de moindre importance que produit encore, sur les véhicules en marche, une traction saccadée ou inégale.

En résumé, les dispositions des wagons à volets, tels qu'ils sont établis pour les transports de marchandises, ne se prêtent pas favorablement au service sanitaire : la suspension des véhicules manque de douceur ; chaque joint de rail donne lieu à des trépidations verticales fatigantes ; enfin ce matériel subit des secousses violentes au moment des démarrages et des arrêts et il est sujet à des mouvements de lacets saccadés, lorsque le train marche sur une voie en mauvais état.

Les fourgons à bagages présentent une partie de ces inconvénients, bien que les barres d'attelages et les ressorts de choc soient mieux établis. La plupart de ces fourgons dits à vigie sont munis sur certaines lignes d'un frein à main, dont l'action imprime au véhicule porte-frein de fortes trépidations, aussi doit-on éviter d'y placer des malades et les réserver aux services annexes des trains d'évacuation.

En somme, wagons à marchandises et fourgons présentent des dispositions défectueuses au point de vue du transport des malades et des blessés et, pour obvier aux inconvénients graves qui résultent de l'insuffisance des ressorts, il est essentiel d'adopter les moyens de suspension qui amortissent aussi efficacement que possible la trépidation et les chocs. Par ces moyens on cherche : 1° à atténuer les secousses transmises dans le sens vertical ; 2° à limiter les oscillations latérales ; 3° à amortir les saccades et les chocs produits par une traction irrégulière ou par les arrêts.

Enfin l'aménagement des wagons à marchandises et des fourgons à bagages ne comporte rien de ce qui est nécessaire pour assurer le chauffage, l'éclairage et la ventilation réglée. Il est donc tout à fait indispensable que les véhicules destinés à composer les trains sanitaires permanents soient établis avec des installations spéciales pour ce service.

Insuffisance des modifications réglementaires appliquées à l'aménagement des trains sanitaires improvisés

Le système de suspension du colonel Bry, qui a été adopté pour neutraliser la résistance des ressorts des wagons à marchandises, ne peut pas être considéré comme le mode le plus avantageux de suspension ; ainsi que nous le verrons plus tard, cet appareil offre de nombreux inconvénients. De même les mesures spéciales recommandées par le règlement en prévision du chauffage, de l'aération et de la ventilation paraissent généralement insuffisantes. Quant à l'éclairage, il sera, paraît-il, obtenu soit à l'aide d'une lanterne spéciale à bougie, soit à l'aide de la lanterne militaire, placée dans chaque wagon au moment de la mobilisation. Cette lanterne, fixée à une longue chaîne rivée à un piton vissé au milieu du plafond du wagon, peut être accrochée au-dessus de l'une ou de l'autre des portes, mais ne fournit qu'un éclairage imparfait.

Bref, les modifications adoptées pour l'aménagement des wagons destinés à la formation des trains sanitaires improvisés, ne paraissent pas répondre aux exigences du transport à longues distances des malades et des blessés qui ont besoin de beaucoup de ménagements ; elles ne peuvent pas avantageusement être appliquées aux trains sanitaires proprement dits.

ÉTUDE SOMMAIRE DES SYSTÈMES PROPOSÉS POUR L'AMÉNAGEMENT DES WAGONS-AMBULANCES

Parmi les questions relatives au service de santé en campagne, il n'en est guère qui aient été l'objet d'études plus nombreuses et plus spéciales que celle de l'aménagement des wagons destinés à transporter des blessés. Les perfectionnements apportés sont infinis.

De ces systèmes, les uns sont applicables au wagon à marchandises tel qu'il est établi, les autres nécessitent une modification plus ou moins importante.

Entre tous les systèmes proposés pour l'aménagement intérieur de wagons à marchandises, c'est encore le procédé recommandé par le règlement du 1er juillet 1874, qui paraît le plus simple et le plus rapide à mettre en œuvre.

En cas urgent, il suffit de placer sur le plancher du wagon des paillasses et des sacs à paille bien garnis et d'interposer au besoin une couche de paille sous ces paillasses, ou bien de disposer, selon les conditions de l'instruction précitée, les brancards recouverts soit d'une paillasse, soit d'un matelas, de manière à éviter la transmission trop directe des vibrations. On arrive ainsi à transporter sans accidents fâcheux, des blessés dont la lésion ne risque pas trop de s'aggraver ; mais ce procédé par trop primitif manque de confortable, lorsqu'il s'agit de blessés graves à expédier sur un long parcours. Il faut alors perfectionner le couchage des blessés : on y parvient soit à l'aide des brancards spéciaux, parmi lesquels le brancard de Gauvin est de beaucoup le plus favorable, soit à l'aide d'appuis ou d'attaches élastiques.

La suspension des brancards dans les wagons, employée très utilement en Amérique, puis en Allemage dans la guerre de 1870, fut condamnée par le congrès international tenu à Vienne en octobre 1873, les divers engins de suspension essayés offrant, pour la plupart, des inconvénients inhérents aux oscillations plus ou moins considérables qu'ils imprimaient aux brancards.

En pratique le système le plus avantageux doit réunir les conditions suivantes :

1° Matériel facilement transportable et peu coûteux pour qu'il puisse être approvisionné en suffisante quantité et se trouver emmagasiné dans tous les trains de ravitaillement allant vers l'armée ;

2° Adaptation solide, facile et rapide à tous les fourgons à marchandises, de telle sorte que tous les véhicules arrivant aux stations têtes d'étapes de guerre, chargés de troupe ou de ravitaillements, puissent être transformés sur-le-champ et ramener sans retard les malades évacués ;

3° Suspension élastique mais suffisamment ferme, amortissant les secousses verticales et les trépidations, diminuant les à-coups et les chocs, sans exagérer les oscillations latérales et les mouvements de lacets, très pénibles pour les hommes couchés sur des brancards suspendus à des attaches trop longues ;

4° Suspension individuelle pour éviter les mouvements transmis aux brancards associés.

Sur ces données nous avons à examiner les principaux systèmes proposés et, pour cela, nous n'avons qu'à consulter les documents qui abondent dans les publications étrangères, minutieusement analysées dans les intéressants mémoires de M. Piqué, de M. Gross et dans le rapport si détaillé de M. Redard. Nous avons aussi à tenir compte des critiques si judicieuses que ces travaux renferment, ainsi que des objections présentées par M. Riant soit à la Société de médecine publique (séance du 22 juin 1881), soit dans les conférences générales de la Société de secours aux blessés (1881 et 1882.)

Ces systèmes peuvent être classés en trois groupes principaux, savoir :

1° Suspension sur ressorts, supports ou chevalets reposant sur le plancher du wagon : ressorts de Grund, ressorts de Peltzer; supports élastiques de Gruby, supports à montants articulés et à crochets élastiques de Beaufort; brancards-lits de Desprez; chevalets de Zipperling, de Mundy, etc...

2° Suspension par attaches aux parois ou au plafond du wagon, comprenant : crochets de Le Fort, de Beaufort, de Redard, de Desprez; pinces de Hambourg; traverses Bry, barres flottantes, etc...

3° Systèmes complexes, exigeant un aménagement préalable, destiné à permettre la suspension des brancards par attaches aux parois latérales et à des montants disposés dans l'intérieur du wagon : système américain; système allemand; système de Bonnefond, etc...

On pourrait encore distinguer un quatrième groupe comprenant les systèmes mixtes, c'est-à-dire composés de couchettes suspendues et de couchettes reposant sur des appuis-supports. Dans ce groupe rentreraient les appareils de Morache, le système des trains wurtembergeois, etc.

1er groupe. — Ressorts, chevalets ou supports reposant sur le plancher du wagon

Les appareils de ce genre paraissent en général les plus solides et les plus rationnels, mais la construction des meilleurs de ces ressorts est très onéreuse et c'est là le véritable obstacle.

De plus, les ressorts simples n'atténuent que les secousses dans le sens vertical et laissent toute la violence aux chocs et aux à-coups dus aux démarrages et aux arrêts brusques.

Ce groupe est d'abord représenté par le *support de Gründ* et ses modifications. Cet appareil, jugé le meilleur par la commission prussienne, en 1868, consiste en un demi-ressort de voiture, à feuilles d'acier étagées, dont une extrémité est fixée au plancher par quatre vis, tandis qu'à l'autre sont adaptées deux roulettes qui permettent au ressort d'entrer en jeu.

Une pièce en U disposée sur le milieu de la portion convexe du ressort, reçoit les traverses en bois sur lesquelles reposent trois brancards placés l'un à côté de l'autre, dans le sens de la longueur du wagon.

Il suffit d'un ressort à chaque extrémité de ces trois brancards associés.

Cet appareil de suspension peut s'adapter à tous les wagons à marchandises, il est très doux et très favorable au transport des malades, et il a donné des preuves de son efficacité et de sa solidité; mais il est d'un prix assez élevé (7 thalers par ressort) et ne permet pas de placer plus de 6 brancards dans un wagon. Enfin les traverses gênent la manœuvre d'embarquement et embarrassent le passage entre les brancards.

Système Richter. — Pour pouvoir transporter un plus grand nombre de blessés par wagon, Richter a perfectionné le système de Gründ en disposant sur chaque ressort une double potence, en forme de T, qui supporte les brancards (fig. 226). Quatre supports ainsi modifiés suffisent pour soutenir six brancards reposant dans les entailles des traverses.

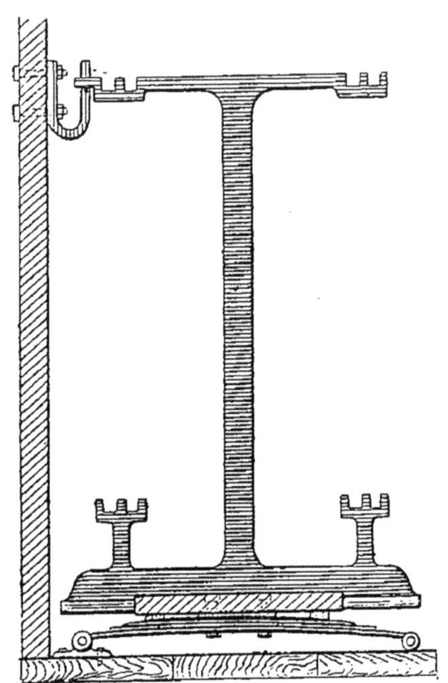

FIG. 226. — Système de suspension de Richter.

Grâce à cet arrangement, les brancards ne peuvent se déplacer, ni dans le sens longitudinal, ni dans le sens transversal; enfin, pour obvier aux secousses, la barre transversale supérieure est terminée, du côté de la paroi de la voiture, par un anneau reçu dans un ressort en forme de crochet et fixé à cette paroi. Avec huit supports et autant de ressorts en forme de crochet, on peut installer très rapidement douze blessés dans un wagon.

Appareil de Lipowsky. — Ce système, conçu dans le même ordre d'idées, mérite également d'être cité; il a pour avantage de pouvoir être aménagé très rapidement dans les wagons.

Cet appareil, exposé en 1873, à Vienne, par Lipowsky de Heidelberg, consiste à assembler deux cadres glissant l'un dans l'autre (fig. 227); l'appareil intérieur soutient deux brancards superposés reposant sur quatre ressorts fixés au plancher du cadre extérieur. On peut y placer les brancards réglementaires.

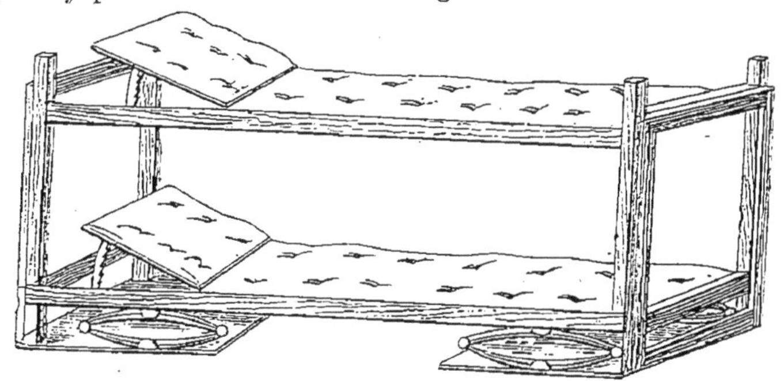

FIG. 227. — Appareil de Lipowsky.

Un système analogue, comprenant deux couchettes superposées et montées sur des cadres élastiques a été imaginé par M. le comte de Beaufort.

Ressort de Peltzer. — Ces ressorts, en forme de C, beaucoup

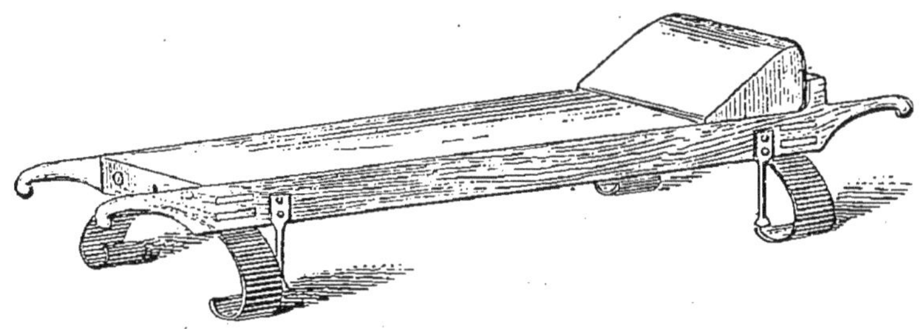

FIG. 228. — Brancard à ressorts de Peltzer.

plus simples que les précédents, se composent de deux lames métalliques transversales recourbées à leurs extrémités, pour constituer les pieds du brancard, ces lames étant fixées par leur milieu à chaque traverse du brancard (fig. 228). Ce mode d'appui empêche les déplacements latéraux et amortit sensiblement la trépidation, mais n'atténue pas les chocs. Il a été appliqué avec avantage aux brancards-lits des trains sanitaires autrichiens.

Supports élastiques de Gruby. — Le brancard de Gruby, disposé pour le transport par voiture ou wagon, repose sur deux tabourets qui se composent de deux planchettes, entre lesquelles se trouvent quatre ressorts à boudin cylindrique en spirale simple, qui tiennent ces planchettes en écartement. Les secousses des voitures sont amorties de haut en bas par le mouvement des ressorts, les mouvements latéraux et ceux d'avant en arrière sont atténués par le balancement des tabourets.

Supports élastiques de Beaufort. — Ce système, exposé en 1878 par la Société de secours, se compose comme premier modèle, d'un cadre suspendu par quatre ressorts à boudin articulés à l'aide de chaînes, aux angles d'un cadre extérieur faisant socle ; c'est un

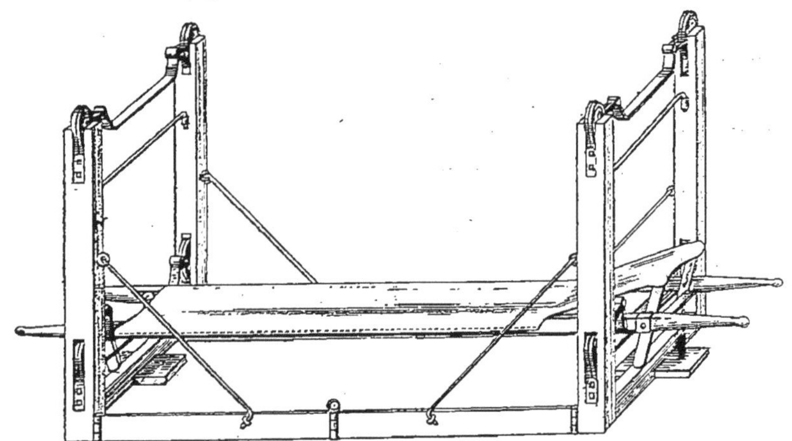

FIG. 229. — Support élastique de Beaufort (nouveau modèle).

appareil très encombrant et n'offrant aucun avantage, puisqu'il faut autant de supports que de brancards.

L'autre modèle de Beaufort se compose de deux supports indépendants l'un de l'autre, avec montants pourvus de ressorts en spirale double, terminés par des crochets qui reçoivent les hampes des brancards.

Les ressorts en spirale double sont moins fragiles que les ressorts d'acier en C, d'abord essayés par M. de Beaufort; le fer qui sert à leur construction offre une grande souplesse et n'est pas exposé à se briser; de plus, les crochets très courts dont ils sont munis n'offrent aucun des inconvénients dus aux oscillations.

Ces supports permettent de placer trois brancards à chaque extrémité du wagon. Il y a des dispositions de plusieurs genres; le plus complet reçoit deux étages de brancards, chacun de ces brancards étant suspendu isolément (fig. 229).

Ce dernier modèle de support Beaufort mérite d'être encore expérimenté, car il se prête à tous les agencements intérieurs des wagons, notamment à celui que réclame la communication entre les véhicules d'un train.

Chevalets de Zipperling. — Ces chevalets, placés directement sur le plancher du wagon, supportent les brancards sur des barres échancrées pour recevoir les hampes.

Mundy qui recommande particulièrement la suspension fixe, emploie également des chevalets en bois de hêtre, fixés par des traverses en bois qui présentent des entailles rembourrées de cuir, dans lesquelles s'engagent les hampes du brancard.

Ce mode de suspension, qui offre de réels avantages, exige que les ressorts du wagon soient adoucis ou que les brancards soient garnis de matelas très épais, conditions parfois difficiles à remplir.

Système de Godorezky. — Ce système se compose d'un bloc en bois, suffisamment élevé, que l'on fixe au plancher du wagon et sur lequel on place de fortes barres en bouleau maintenues par le milieu. Aux extrémités libres de ces barres, se trouve adaptée une tige de fer verticale, pourvue de forts crochets destinés à recevoir les hampes de deux brancards superposés. Ce mode de suspension serait, dit-on, parfait; les blessés transportés n'auraient éprouvé ni secousse ni cahot.

Un autre appareil de Godorezky a été exposé en 1878, il se compose de ressorts constitués par des planches fixées transversalement en étages sur un montant en bois de sapin, boulonné au plancher du wagon.

Nous croyons, comme M. Gross, cette installation bien compliquée et le matériel nécessaire bien encombrant.

Même reproche pourrait être adressé au *brancard-lit de Desprez*, qui se compose d'un cadre avec colonnes à ressort compensateur, sur lequel reposent le brancard.

Une autre disposition de cet inventeur consiste à placer horizontalement aux extrémités du brancard un cylindre à ressort compensateur, adapté à des courroies terminales qui forment appui élastique.

Supports en caoutchouc du système wurtembergeois. — Ces supports furent employés, en 1870, par l'ambulance wurtembergeoise qui convertit les wagons de voyageurs de 3e classe, en installant dans chaque wagon seize brancards en deux rangées superposées. Les brancards inférieurs étaient placés sur le plancher, les pieds et les côtés portaient sur des tampons en caoutchouc, tenant ainsi lieu de coussinets pour amortir les chocs dans tous les sens (fig. 230).

Ce moyen nécessite un approvisionnement coûteux et les résultats ne sont pas constants, car le caoutchouc perd rapidement sa souplesse et devient très dur en hiver.

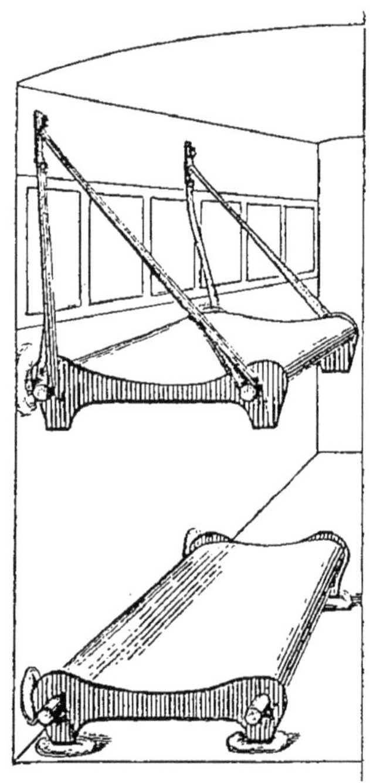

FIG. 230. — Supports en caoutchouc, système wurtembergeois.

Dans les wagons ainsi aménagés, les brancards supérieurs étaient attachés par de fortes sangles de chanvre aux parois du wagon. Ce système mixte, qui fut très apprécié en 1878, semble aujourd'hui peu pratique.

Une construction très simple remplit le même but que les tampons de caoutchouc; elle consiste à adapter au brancard réglementaire des ressorts en spirale, près de l'articulation du pied et du châssis; la valeur de cette disposition n'a pas été démontrée par l'expérience.

2e Groupe. – Suspension par attaches aux parois latérales et au plafond.

Crochet de Le Fort. — Le système Le Fort (fig. 99) consiste à suspendre le brancard entre quatre crochets élastiques. L'élasticité de ces crochets est obtenue par un enroulement en spirale formant ressort à boudin et à pompe; l'une des extrémités du crochet peut s'accrocher à un piton fixé dans la paroi du wagon, l'autre reçoit la hampe du brancard. Avec cet appareil, tout wagon à marchandises peut être utilisé, pourvu que l'on fixe de chaque côté quatre pitons aux parois latérales et quatre pitons au plafond.

Ces ressorts sont peu encombrants, d'un transport facile et d'un prix peu élevé (2 francs par crochet); mais l'élasticité s'épuise vite, les ressorts se faussent et le système est peu efficace contre les secousses. Il exagère même les oscillations que les cordages employés pour fixer les brancards ne peuvent atténuer.

Système Redard. — L'appareil de Redard (fig. 100) est un perfectionnement du système Le Fort : dans la continuité de deux crochets en S, est interposé un double ressort à boudin, moins flexible que le ressort simple de Le Fort, conservant plus longtemps son élasticité et n'ayant pas l'inconvénient de se fausser. De plus, l'élasticité du ressort de Redard s'exerce par étirement ou traction, tandis que l'élasticité du ressort Le Fort s'obtient par l'affaissement.

Ces crochets, comme ceux de Le Fort, se fixent au plafond et aux parois latérales du wagon; adaptés à des tiges beaucoup trop longues, ils ont l'inconvénient déjà signalé et nécessitent l'emploi de cordages qui, fixés d'un côté aux hampes ou aux traverses d'écartement des brancards, et, de l'autre, au plancher ou aux parois du wagon, immobilisent les brancards par des tractions en sens opposé.

Pour adapter ce système aux fourgons à bagages, M. Redard place deux brancards superposés dans chaque angle du wagon, le brancard supérieur est supporté par quatre crochets fixés au plafond, le brancard inférieur est suspendu par quatre crochets s'attachant aux hampes du brancard supérieur. Il en résulte que le poids des huit brancards chargés, qui trouvent place dans le wagon, est supporté par le plafond. Dans les conditions ordinaires, il est impossible de compter sur une résistance suffisante de cette paroi du wagon et de garantir la solidité et la sécurité du système ; aussi M. Redard l'a-t-il modifié en prenant un point d'attache sur la paroi latérale du wagon pour les deux crochets externes du brancard inférieur.

Chaque crochet coûte cinq francs ; l'assortiment complet pour un wagon contenant huit brancards s'élèvera donc à cent soixante francs, dépense relativement minime. Ce système présente de plus l'avantage d'être peu encombrant et de pouvoir s'adapter à tous les fourgons à bagages, à la condition cependant de les munir préalablement d'anneaux fixés aux parois. Par contre, la mobilité excessive et le balancement des brancards le rendent absolument impropre au transport des blessés.

Ces ressorts à étirement sont très efficaces contre les chocs, mais ils ne peuvent être utilisés qu'à la condition d'être adaptés à des attaches très courtes ; il faudrait alors quatre poteaux dressés dans le milieu du wagon, pour donner appui à ces crochets et permettre la suspension individuelle.

Système de Desprez. — Le crochet à ressort compensateur de Desprez (fig. 101), déjà décrit au chapitre des brancardiers, se prête à des dispositions analogues.

Système de Hambourg. — Ce mode de suspension tient son nom de la ville qui a équipé, pour la campagne de 1870, des trains sanitaires munis de ces pinces dites de Hambourg. Il consiste à suspendre les brancards aux traverses de bois du plafond, au moyen de pinces spéciales, dites griffes du diable, c'est-à-dire construites de telle façon que plus la charge est lourde, plus la pince se resserre et a de prise sur la traverse. Une vis permet de mieux assurer l'adaptation de la pince.

Aux branches inférieures de la pince s'adaptent, à l'aide d'anneaux, un ressort à boudin de forme particulière et terminé par un crochet, qui sert à fixer une corde solide ou une tige de fer présentant deux anses (fig. 231). Dans ces anses, disposées à la distance convenable, sur chacune des quatre pinces formant l'appareil, on peut suspendre deux brancards l'un au-dessus de l'autre.

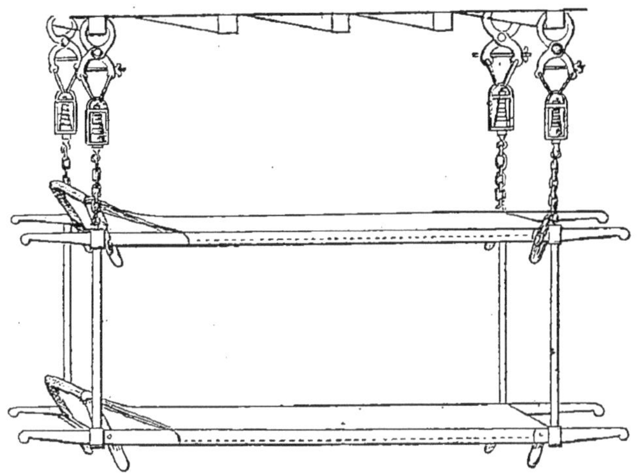

FIG. 231. — Système de suspension avec pinces de Hambourg.

Comme les systèmes précédents, cette disposition amortit les secousses verticales, mais elle n'empêche pas les oscillations et elle rend également solidaires les deux brancards accouplés, de telle sorte que tous les mouvements de l'un se communiquent à l'autre. De plus, son prix est très élevé, l'aménagement d'un wagon revient à quatre cents francs; enfin il faut être sûr de la solidité du plafond du wagon, et les traverses doivent être assez saillantes pour donner prise aux pinces.

En somme, le système de Hambourg présente les principaux inconvénients des attaches à longue suspension; il est d'un prix trop élevé et ne s'adapte pas assez promptement et assez sûrement. C'est donc un système à rejeter.

Système Bry. — Cet appareil, imaginé par le colonel d'artillerie Bry, est jusqu'à présent le seul système adopté par le Ministère de la guerre; il en existe un approvisionnement suffisant pour le transport de trente mille blessés; les médecins français ont donc intérêt à le connaître dans tous ses détails.

Cet appareil, on le sait, se compose d'une paire de traverses de suspension pouvant recevoir trois blessés et munies à chacune de leurs extrémités de forts ressorts élastiques à double boudin, dans le genre de ceux du modèle Redard. Deux de ces traverses de suspension sont disposées à chaque extrémité du wagon qui peut ainsi recevoir six brancards.

Sachant que six blessés seulement trouvent place dans un wagon pourvu de ce système, on voit qu'un train sanitaire, composé de vingt-huit voitures et comprenant vingt-trois wagons-ambulances, ne peut transporter que soixante-dix-huit malades ou blessés couchés.

Un inconvénient réel résultera de l'absence de communication entre les véhicules, car il sera tout à fait impossible au médecin qui accompagne ce train de porter secours aux blessés pendant la marche, il ne pourra intervenir que pendant les arrêts; il faut donc espérer que le personnel sanitaire sera suffisant pour permettre de placer un infirmier dans chaque wagon et d'exercer ainsi une certaine surveillance.

Ce système doit, en échange, offrir des avantages sérieux, puisqu'il a été placé en première ligne et adopté par la Commission Supérieure des chemins de fer; en effet, il est d'un prix modéré, l'installation du wagon revenant à cent francs; il est peu encombrant, d'une adaptation facile et prompte; cinq minutes suffisent pour agencer un wagon; cependant il offre des inconvénients nombreux que nous devons signaler :

1° Les supports disposés en travers de la caisse gênent les manœuvres de transbordement des brancards chargés;

2° Le peu d'espace qui reste entre les brancards rend difficile les soins à donner aux blessés;

3° Les ressorts sont insuffisants pour le poids qu'ils doivent supporter;

4° La tension des courroies de brêlage n'empêche pas les oscillations, et le moindre mouvement d'un des blessés se transmet à ceux qui reposent sur les mêmes traverses.

5° Le perçage des trous pour les boulons d'attache offre quelques difficultés sur certains wagons, dont les parois sont ferrées à la hauteur du gabarit.

Bref, cet appareil doit être réservé au transport des malades et ne peut guère convenir à celui des blessés sérieusement atteints; il n'est pas applicable aux trains sanitaires permanents, car les traverses disposées dans la largeur du wagon empêchent toute circulation dans la longueur du train.

Système Bry, n° 2. — Ressorts à lames. — Avec le premier groupe des appareils à suspension, il nous resterait encore à décrire le deuxième système du colonel Bry, dans lequel les ressorts à boudin sont remplacés par une lame élastique courbe, fixée aux parois du wagon à l'aide de courroies; mais il nous semble inutile d'étudier cet appareil aujourd'hui abandonné.

Les traverses Bry sont construites sur le modèle des *perches flottantes de Fischer*, disposées par couple aux extrémités du wagon et suspendues à l'aide de courroies.

Ressorts à pincettes de la Société de secours. — Nous laisserons également de côté ce mode de suspension, composé de ressorts plus simples que ceux de Hambourg et plus solides que les crochets de Le Fort, mais qui atteignent vite la limite de flexibilité et doivent être rejetés, comme tous les systèmes à longues attaches et à brancards accouplés.

Sangles de suspension des brancards suisses. — Sangles très fortes, de cuir ou de chanvre, dont les anses terminales embrassent les hampes des brancards-couchettes, et dont le plein porte un anneau solidement cousu, qui s'attache à des crampons vissés dans la paroi du wagon. Ce procédé de suspension se rapproche beaucoup de celui des couchettes supérieures du train wurtembergeois.

Avant de passer à l'étude du 3e groupe, mentionnons encore les *cadres de transformation du système Beaufort* et les *chevalets de la Société de secours* : ces systèmes, analogues aux précédents, évitent l'inconvénient des attaches prises sur un plafond peu solide; ils consistent à soutenir par deux paires de chevalets, des poutres auxquelles sont suspendues quatre cordes qui supportent deux ou trois paires de brancards superposés.

Signalons aussi le *système de suspension de Zawodowsky*, dit système russe, remplissant le même rôle que les appareils précédents. Les cordes qui supportent les brancards superposés sont attachées aux extrémités de barres flexibles, fixées par le milieu à une corde transversale (fig. 232). Le système est assez économique, mais il exige vingt minutes de pose et paraît assez défectueux à cause de la mobilité excessive des brancards ; on ne parvient à éviter le balancement qu'en les brêlant à l'aide de cordages passés dans les anneaux rivés au plancher.

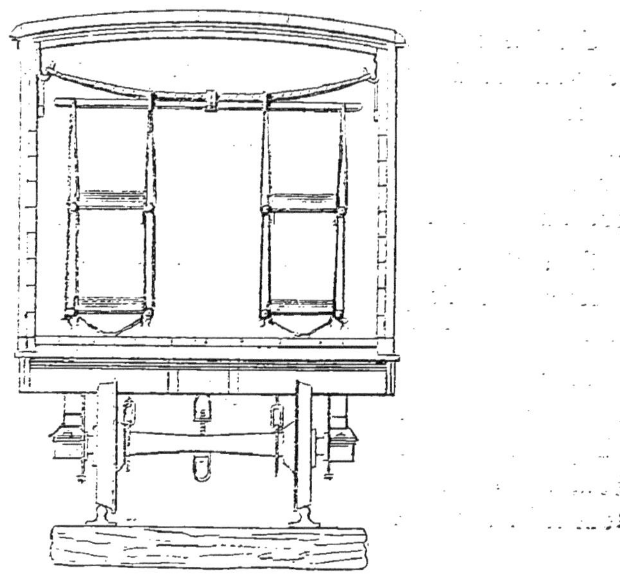

FIG. 232. — Système de suspension de Zawodowsky.

Nous n'avons aucun intérêt à prolonger cet exposé, car tous les appareils de ce deuxième groupe sont entachés d'un inconvénient commun : le peu de stabilité des brancards et la transmission de tous les mouvements aux brancards associés ; cette dernière objection ne s'applique pas aux systèmes mixtes et aux brancards superposés dont la suspension est combinée de manière à les laisser indépendants.

3e Groupe. — Systèmes complexes exigeant un aménagement préalable du wagon.

Ces systèmes occupent une très large place parmi les moyens qui offrent le plus de valeur, comme mode d'aménagement des trains sanitaires modernes. Pour l'installation des appareils qui dérivent de ce groupe, la construction des wagons à marchandises doit être préalablement modifiée. En premier lieu, des portes sont percées aux extrémités, et des plates-formes relient les wagons entre eux; puis l'aération est assurée par des ouvertures pratiquées au plafond, et enfin des lampes sont disposées pour l'éclairage ainsi qu'un poêle pour le chauffage.

Système américain. — Ce système qui fut adopté, en 1870, pour les voitures de quatrième classe réservées aux trains sanitaires prussiens, consiste à recevoir l'extrémité des hampes des brancards dans d'épais et solides anneaux de caoutchouc accrochés par l'intermédiaire d'une courroie à de fortes chevilles fixées à des poteaux allant du plancher au plafond du wagon (fig. 233).

Ce système serait assez bon, si le caoutchouc n'avait le grave inconvénient de perdre son élasticité en hiver et de se rompre lorsqu'il n'est pas suffisamment épais.

Pour obvier aux accidents qui peuvent résulter de la rupture de ces anneaux, on a disposé un crochet de sûreté au-dessous de chaque anneau; néanmoins, ce système, autrefois reconnu très bon, a dû céder la place aux appareils suivants dont il n'offre pas tous les avantages.

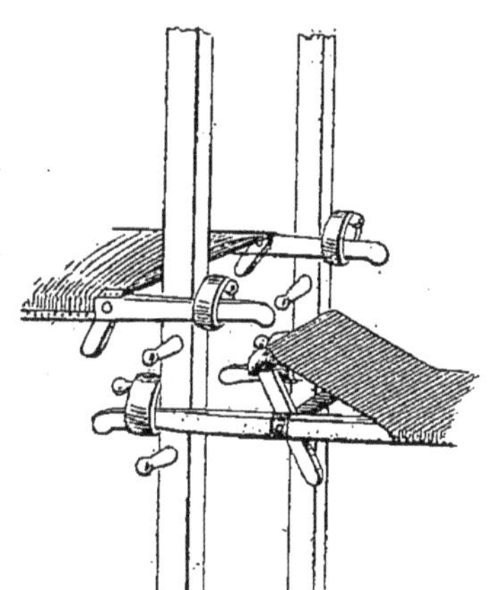

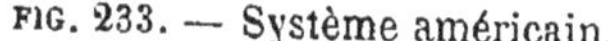

FIG. 233. — Système américain.

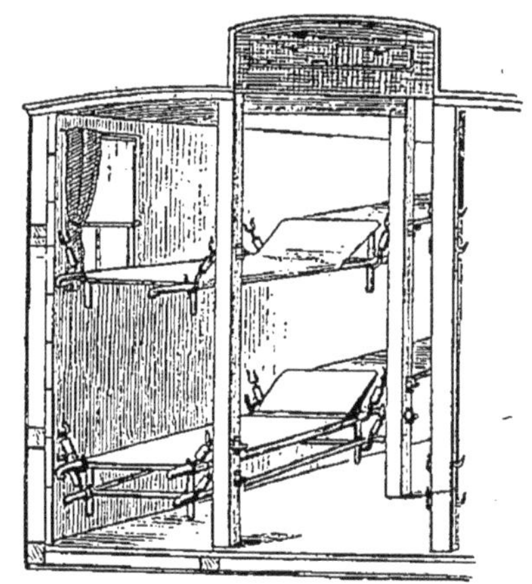

FIG. 234. — Système allemand.

Système allemand. — D'après le mode adopté par l'administration militaire allemande, les couchettes sont suspendues à des crochets assez courts fixés aux montants et aux parois du wagon, à l'aide de ressorts dont le jeu est limité par une tige de sûreté qui garantit toute rupture de ressort (fig. 234).

Ce mode de suspension est presque fixe et rigide; les crochets élastiques suppléent simplement à l'insuffisance des ressorts du wagon, pour amortir les chocs dans les arrêts brusques et les à-coups de la traction saccadée. Chaque wagon contient dix brancards disposés sur deux étages, six le long d'un côté et quatre de l'autre, afin de laisser une place pour un poêle et une table.

Les blessés les plus gravement atteints sont couchés sur les brancards inférieurs, qui sont garnis de matelas plus larges que les supérieurs. C'est un système excellent pour le transport des malades ayant besoin de grands ménagements.

Système Bonnefond. — Le type, construit par M. l'ingénieur Bonnefond et appliqué aux wagons-ambulances de la Société française de secours aux blessés, consiste à faire reposer des couchettes, d'une forme spéciale, sur des tringles en fer dont une extrémité s'articule sur un piton fixé à la paroi du wagon ou à un poteau intérieur, l'autre extrémité pénétrant dans une applique clouée à la paroi latérale (fig. 235).

Le wagon, établi dans les conditions indiquées plus haut, c'est-à-dire avec une porte à chaque extrémité, peut recevoir huit couchettes, chaque angle étant occupé par deux couchettes superposées.

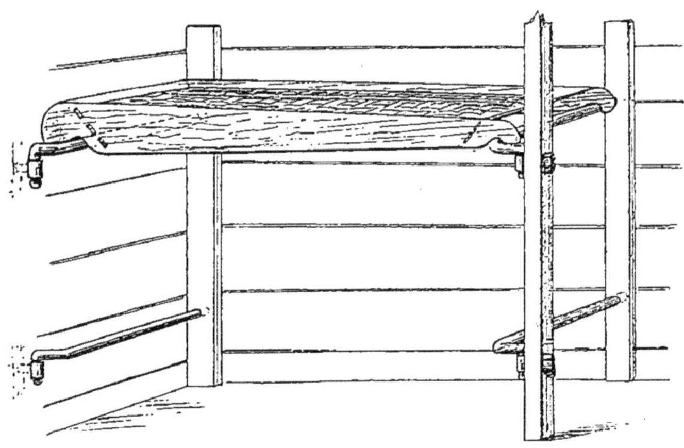

FIG. 235. — Système de suspension de Bonnefond.
La couchette supérieure seule est en place.

Pour supporter les huit couchettes qui meublent un wagon, il faut seize barres d'appui, huit pitons, huit appliques et quatre montants.

Les couchettes sont formées d'un cadre traversé par des sangles entre-croisées ; les grands côtés du cadre offrent un prolongement qui constitue la poignée pour le transport de la couchette, et présente sur le bord inférieur une entaille destinée à reposer sur la tringle d'appui.

Ces couchettes, recouvertes d'un matelas, ressemblent à celles qui garnissent les cabines d'un navire. Les tringles de fer sur lesquelles reposent les couchettes sont rigides ; l'extrémité reçue dans un des trous de la planche formant applique est droite en prolongement de la tige de la tringle ; l'autre extrémité qui s'engage dans un piton, offre une double courbure combinée de manière à éloigner suffisamment la tringle de la paroi du wagon ou du poteau correspondant, pour faciliter les manœuvres d'installation et le déplacement de la couchette.

Les pitons qui reçoivent les crochets qui terminent l'extrémité coudée des tringles, n'offrent rien de spécial ; ils sont vissés avec écrou à des endroits déterminés des parois extrêmes du wagon et sur les montants.

Les appliques sont percées à la hauteur voulue de deux trous destinés à recevoir l'extrémité externe des barres d'appui des deux couchettes.

Ces appliques sont clouées aux parois latérales du wagon, les unes à l'extrémité, les autres à une distance déterminée par la longueur des couchettes.

Les poteaux vont du plancher au plafond du wagon et sont disposés de manière à compléter l'appareil de support des couchettes.

Les différents éléments qui entrent dans la construction de ce modèle sont très simples ; le prix est peu élevé, l'ensemble des pièces nécessaires à l'aménagement intérieur d'un wagon coûte environ deux cents francs. A cette somme, il faut ajouter le prix des couchettes et des matelas, le prix de chaque couchette non garnie étant de seize francs.

Cette disposition, qui est adoptée en principe pour les trains sanitaires permanents de l'armée, exige encore quelques perfectionnements.

Les couchettes, reposant directement sur les tringles, subissent toutes les secousses imprimées à la caisse du wagon. On propose pour atténuer la trépidation, d'interposer comme coussinet entre la barre d'appui et la poignée, un anneau de caoutchouc ; mais ces anneaux seront insuffisants et d'un usage très précaire; dans le même but, on a cherché à disposer sous les poignées des couchettes, des lames d'acier faisant ressort; mais ces lames gênent le maniement des couchettes et sont trop faibles pour amortir les chocs un peu forts.

Le moyen d'éviter la transmission des chocs dans la longueur fait encore défaut. On parviendra probablement à diminuer la trépidation, en établissant les barres d'appui sur un assemblage de chevalets indépendants des parois et reposant sur des coussinets de moquette, disposés dans l'encastrement des socles vissés au plancher.

La pose des pitons et des appliques du système Bonnefond réclame un temps assez long, mais ce retard est sans importance, car cette besogne peut être faite à l'avance.

Système Morache. — Le moyen proposé, en 1870, par M. Morache, pour disposer les wagons à marchandises au transport des blessés, consiste à placer d'un côté six lits en deux rangées et de l'autre quatre, l'espace resté libre de ce côté étant occupé par un poêle, une table et une petite armoire. Les cinq lits inférieurs reposent sur un cadre fixé à des ressorts à roulettes du modèle Gründ; les

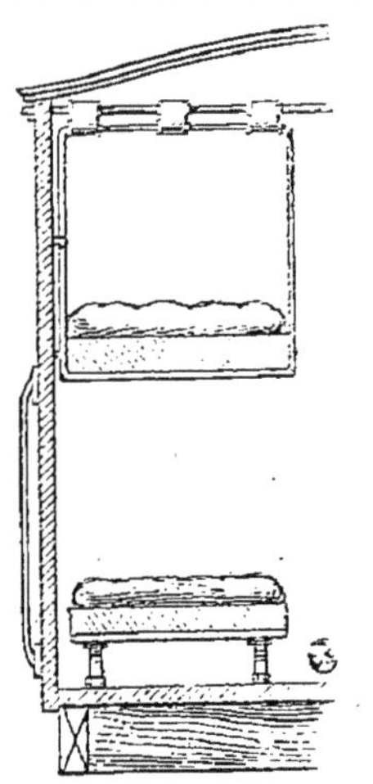

FIG. 236. — Système de Morache.

cinq lits supérieurs sont suspendus au moyen d'anneaux de gutta-percha fixés, d'une part, à un cadre métallique entourant le lit, de l'autre, à une traverse (fig. 236).

Le wagon, ainsi aménagé à l'intérieur, doit être percé d'une porte à chaque extrémité pour le relier au wagon voisin, et, de plus, il doit être muni des appareils de chauffage, d'éclairage et de ventilation.

C'est encore une combinaison de deux systèmes qui, bien qu'un peu compliquée, mérite d'être signalée; son principal inconvénient est l'emploi du caoutchouc dont la solidité laisse toujours à désirer.

En somme, parmi les différents systèmes appropriés à la suspension des brancards ou des couchettes, les uns peuvent être en quelque sorte improvisés au moment de la mobilisation, les autres, plus complets et plus parfaits, doivent être préparés à l'avance et emmagasinés, soit pour être adaptés en temps opportun à toute espèce de wagon à marchandises, soit pour être installés au dernier moment dans des wagons construits spécialement pour former des trains sanitaires permanents.

Lorsqu'il s'agit d'aménager les wagons à marchandises destinés à la formation d'un train sanitaire improvisé et de choisir parmi les systèmes expérimentés, l'appareil de suspension qui réunit les conditions les plus avantageuses, l'embarras est très grand. Les uns sont trop coûteux, trop encombrants, trop longs à installer; d'autres sont sans efficacité contre les secousses et d'une utilité contestable; d'autres enfin n'offrent que des garanties médiocres comme solidité, et gênent le va-et-vient exigé par le chargement des blessés et pour les soins à leur donner pendant la marche du train.

La nécessité d'avoir ce matériel en réserve dans certaines gares et l'avantage de pourvoir, au moment d'une campagne, tous les trains allant vers l'armée, des objets nécessaires au transport des blessés, réclament une détermination définitive à cet égard. Il faut espérer que la Commission Supérieure se prononcera en faveur de nouveaux appareils.

S'il nous fallait fixer un choix parmi les systèmes précédemment cités, nous donnerions la préférence aux supports qui, reposant sur le plancher, peuvent recevoir deux brancards superposés et suffisamment séparés pour permettre aux blessés de se tenir sur leur séant.

Ces supports plus ou moins élastiques doivent remplir les conditions de stabilité voulues, tout en n'occupant qu'un volume restreint. Grâce à leur disposition qui comporte un double plan de brancards, on pourra placer au moins huit blessés dans chaque wagon et réserver un espace suffisant dans l'intervalle de ces cadres qui seront habituellement dressés dans les angles du véhicule et à une certaine distance des parois.

Il y aurait encore à étudier les nombreuses dispositions qui intéressent l'hygiène et la salubrité des wagons destinés au transport : éclairage, ventilation, chauffage, désinfection, etc. ; ce sont autant de questions qui nécessiteraient une analyse spéciale, mais que nous abandonnons comme étant tout à fait du ressort de l'hygiène.

COMPOSITION D'UN TRAIN SANITAIRE PERMANENT ET DÉPENSES NÉCESSITÉES

Les trains sanitaires permanents étant destinés à transporter au loin les malades et blessés gravement atteints, doivent être pourvus de tout ce qui est indispensable à un véritable hôpital. Ces trains se composent donc de wagons réservés aux malades et aux blessés, et de wagons destinés aux services spéciaux, cuisine, magasins, installation du personnel et de l'approvisionnement chirurgical et pharmaceutique.

Il serait trop long d'exposer l'organisation des différents modèles destinés à chacun de ces services; la description de ces diverses installations est très clairement présentée dans le mémoire de M. Gross que nous avons déjà cité, et nous renvoyons à ce travail pour les détails complémentaires.

Nous nous bornerons à signaler comme très pratique le type du train sanitaire adopté en Autriche par l'Ordre des chevaliers de la croix de Malte, et nous rappellerons à ce sujet les règles recommandées par le baron Mundy, pour la transformation des wagons à marchandises, affectés à ces trains sanitaires.

Le train sanitaire de l'Ordre de Malte est, en principe, composé de 20 wagons dont 16 wagons-ambulances et 4 wagons d'exploitation (un pour le commandant et les médecins, un wagon-cuisine et deux wagons-magasins).

Chaque wagon-ambulance devant recevoir 10 couchettes, un train peut suffire au transport de 160 blessés. Chaque train est approvisionné des médicaments, instruments et objets de pansement nécessaires.

Les principes d'après lesquels sont opérées les modifications des wagons destinés à la formation de ces trains sanitaires, sont les suivants : 1° l'embarquement doit être facile, rapide et sûr; 2° le service exige que l'on puisse communiquer d'un wagon à l'autre dans toute la longueur du train; 3° l'aération par les fenêtres latérales ayant pour inconvénient de laisser entrer la fumée et la poussière, d'occasionner des courants d'air, et d'être trop froide en hiver, doit être assurée par un moyen plus efficace qui consiste à aérer les wagons, en amenant l'air par de larges entailles pratiquées dans le toit et recouvertes d'une sorte de lanterneau; 4° la suspension des wagons à marchandises manque d'élasticité, il faut adoucir les ressorts.

Les modifications exécutées, selon ces données, dans la construction extérieure des wagons autrichiens, coûtent 521 florins (1,250 francs environ).

Quant à l'aménagement intérieur des wagons-ambulances, la question du couchage des blessés n'était pas la seule à résoudre, le cubage d'air par blessé, le chauffage des voitures et l'aération des wagons étaient aussi du plus haut intérêt.

La suspension des couchettes présente de nombreux inconvénients : nécessité de fixer des crochets dans les parois des wagons, transmission à la couchette des oscillations imprimées à la voiture, etc., etc...; aussi, Mundy préfère-t-il le système de support sur chevalets comme plus sûr, plus solide, plus agréable pour les malades et plus commode pour le service.

D'après ce plan, les couchettes sont disposées sur deux étages et placées contre les parois latérales du wagon.

Un endroit est réservé aux water-closets. Le chauffage se fait au moyen d'un poêle; le wagon est meublé d'une table, d'un banc et de deux pliants pour les malades qui peuvent se lever.

Les malades couchés peuvent disposer d'une planchette mobile pour prendre leurs repas et pour écrire; un thermomètre, un lavabo, quelques porte-manteaux, deux lanternes complètent le mobilier de la voiture-ambulance.

Le matériel de l'hôpital est représenté dans chaque wagon par des bassins-urinoirs, des plats à barbe, des gobelets, etc.....

Les dépenses exigées pour l'aménagement intérieur d'un wagon-ambulance s'élèvent à 850 florins (2,125 francs); l'appropriation complète d'une voiture à marchandises, convertie en wagon-ambulance revient donc à 1,371 florins (3,380 francs environ).

Le train complet est composé, avons-nous dit, de 16 voitures-ambulances et de 4 voitures d'exploitation. Parmi ces dernières, le wagon-cuisine est celui qui semble le plus indispensable, car on ne peut pas toujours savoir si le train arrivera à l'heure déterminée à la station halte-repas. Des arrêts forcés ou des retards imprévus peuvent occasionner de graves embarras, si le train n'est pas pourvu de l'approvisionnement et du matériel nécessaires pour la préparation des aliments. D'un autre côté, le besoin d'un régime spécial pour les grands malades exige que tout train sanitaire en marche soit, comme hôpital, tout à fait à même d'apprêter les aliments prescrits, le bouillon, les tisanes, etc.

Cependant le fonctionnement de ces wagons-cuisines laisse beaucoup à désirer; la cuisson des aliments est assez difficile pendant la marche du train à cause des chocs incessants qui déplacent les ustensiles employés et font déborder les liquides qu'ils renferment.

Le wagon des médecins est installé dans des conditions analogues à celui qui figurait dans le train exposé, en 1878, par la Société française de secours aux blessés; il est divisé en quatre chambres s'ouvrant sur le couloir central et meublées d'un fauteuil-lit, d'une table et d'un lavabo. Mundy considère comme inutile le wagon destiné aux infirmiers.

Les deux autres wagons d'exploitation servent de magasins destinés à transporter, l'un le combustible et le linge sale, l'autre une réserve de matériel comprenant couvertures, matelas, etc...; ils sont divisés par deux cloisons en compartiments disposés pour maintenir en ordre les objets transportés. Les médicaments, les instruments et les objets de pansement sont renfermés dans une cantine d'un modèle spécial.

Le prix de ces wagons d'exploitation est très élevé, l'ensemble de leur aménagement coûte environ 8,875 francs, ce qui porte la valeur totale d'un train à 61,995 francs, le chiffre d'estimation des wagons-ambulances étant de 53,080 francs environ.

Pour avoir une idée de l'importance que l'on peut donner à un train sanitaire, on n'a qu'à lire dans le règlement sanitaire allemand la longue énumération des wagons qui composent le train sanitaire réglementaire.

Ce train, qui peut transporter 220 blessés, comprend 30 wagons-ambulances à 10 lits et 11 wagons spéciaux ainsi constitués : 1 wagon de médecins, 2 wagons d'infirmiers, 1 wagon-cuisine, 2 wagons à provisions, 1 wagon pour le combustible et enfin 1 wagon d'approvisionnement de réserve.

Les trains sanitaires russes, pendant la guerre de 1877-78, se composaient seulement de 22 voitures transportant 250 blessés soit couchés, soit assis.

La trop grande longueur d'un train offre de graves inconvénients ; aussi, est-ce avec juste raison que le règlement autrichien fixe à 19 voitures le nombre de véhicules qui doivent figurer dans un train sanitaire, les voitures de différentes destinations étant ainsi réparties dans la longueur du train :

1 fourgon avec frein, dit wagon de sûreté ;
6 wagons de malades ;
1 wagon de médecin avec frein ;
1 — pour les provisions ;
1 — cuisine ;
1 — pour les infirmiers et employés, avec frein ;
7 — de malades ;
1 — magasin.

En général, les trains sanitaires doivent comprendre 25 véhicules au plus, et être composés de façon à transporter 200 malades ; la répartition des wagons doit être réglée de manière à placer les voitures avec frein en tête, en queue et au milieu du train. Cette dernière disposition est moins nécessaire, lorsque les freins sont mis en action par le système à air comprimé.

PRINCIPALES DISPOSITIONS APPLIQUÉES EN FRANCE AU TRAIN SANITAIRE PERMANENT, EN CONSTRUCTION

En France, le train sanitaire, commandé à la Compagnie des chemins de fer de l'Ouest[1], se composera de 27 fourgons qui devront toujours être entretenus en parfait état ; en temps ordinaire, ces fourgons seront affectés au transport des marchandises en grande

[1] Projet de MM. Clérault et Ameline, ingénieurs des chemins de fer de l'Ouest.

vitesse, et ne sortiront pas du réseau de la compagnie, de manière à pouvoir être réunis rapidement pour composer le train. Un panneau peint en blanc et l'inscription : « *ne doit pas sortir du réseau* » les désigneront facilement au personnel. Ces fourgons seront tous pourvus des installations propres au service sanitaire, dont les unes à demeure, les autres amovibles seront déposées dans un magasin pour être installées au moment de la mobilisation.

Ce train devra être mis à la disposition de l'autorité militaire, dans un délai de 15 jours à partir de la réquisition.

Les modifications apportées à la construction des fourgons et les aménagements spéciaux au service sanitaire entraîneront sur les dépenses de construction des fourgons, une dépense supplémentaire qui ne sera pas supérieure à 60.000 francs pour les 23 véhicules composant le train, plus 4 véhicules pour rechange ; cet excédent sera payé par l'Etat, ainsi que les frais d'acquisition du matériel d'exploitation et d'approvisionnement de ce train.

L'Etat aura à payer en outre : 1° une somme annuelle pour l'entretien des pièces composant les aménagements qui sont spéciaux au transport des blessés ; 2° une somme pour l'installation de ces aménagements, dans les fourgons, à chaque mobilisation.

Les principales modifications à apporter aux fourgons ordinaires concernent :

1° La suspension ;
2° La communication entre véhicules ;
3° L'éclairage et la ventilation.

Dispositions relatives à la suspension

Les fourgons seront munis, au moment de la mobilisation, des attaches employées pour les voitures à voyageurs et de ressorts de suspension spéciaux, fournissant une flexibilité de 65^{mm} qui est celle des voitures de deuxième classe. Cette suspension est supérieure à celle que l'on obtient par l'enlèvement de quelques lames aux ressorts ordinaires des fourgons, établis pour porter un chargement de cinq tonnes.

Des expériences ont démontré que la suspension avec ressorts de 65^{mm} de flexibilité, ainsi montés, était suffisamment douce, et que le transport à longue distance était parfaitement supporté par des hommes couchés sur un simple matelas reposant directement sur le plancher; on a remarqué, de plus, que dans les fourgons ainsi suspendus, le bruit du roulement était beaucoup moins gênant que dans les véhicules dont on avait modifié les ressorts par la suppression de quelques lames.

Dispositions permettant la communication entre les véhicules du train.

La communication sera établie entre les véhicules à l'aide d'une porte à simple panneau percée à chaque extrémité ; la facilité et la sûreté du passage seront obtenues par une passerelle garnie de chaque côté d'une galerie complète, analogue à celle qui relie les voitures des trains d'émigrants de la Compagnie générale transatlantique. De chaque côté de la passerelle, sera disposé un tablier en toile formant soufflet; ce tablier sera porté par deux tubes en cuivre s'emboîtant à fourreau, pour permettre le jeu des tampons.

En temps ordinaire, les portes de communication seront fermées et les passerelles conservées en magasin.

Seuls, les fourgons de tête et de queue qui porteront, l'un le linge sale et l'autre les provisions de réserve, ne seront pas disposés pour communiquer avec le reste du train.

Dispositions diverses assurant la propreté, l'éclairage et l'aération des véhicules.

Le plancher du fourgon sera percé d'une ouverture fermée par une trappe destinée à faciliter le nettoyage, et par laquelle on jettera au dehors les liquides et les matières des seaux d'aisances; un tapis en linoléum recouvrira le plancher et facilitera les lavages, tout en évitant la pénétration de la poussière par les interstices des frises de ce plancher.

Les portes latérales seront munies de fenêtres mobiles, analogues à celles des voitures de voyageurs; des fenêtres avec cadre mobile, à soufflet, seront placées dans le panneau supérieur des portes de communication sur les passerelles.

Un large lanterneau existera dans le milieu du plafond; les faces antérieure et postérieure de ce lanterneau seront seules vitrées, et pourront s'entr'ouvrir à l'aide d'un levier d'une manœuvre facile.

Ces dispositions assureront largement l'aération et la clarté du wagon, sans qu'il en résulte de gêne pour les blessés; elles permettront de ventiler, suivant la température extérieure, et d'éviter, autant que possible, l'entrée de la poussière et de la fumée, à la condition d'utiliser les vasistas ouvrant à l'opposé de la direction du train.

Ultérieurement, on pourra encore perfectionner le système de ventilation, soit en disposant sous le plancher un syphon amenant de l'air dans un vase rempli d'eau, soit en ajustant un aspirateur sur la toiture, ainsi qu'il est adapté à certaines voitures à voyageurs, ou bien encore en réunissant les deux dispositions.

Dispositions particulières à l'aménagement des fourgons affectés aux services spéciaux.

Le train sanitaire, composé de 23 véhicules (il y aura 4 véhicules destinés à servir de rechange), comprendra 16 véhicules d'ambulance et 7 véhicules pour les services spéciaux. Ces 23 véhicules seront ainsi disposés dans le train, après la machine et le tender:

1 fourgon avec vigie et frein (il portera le combustible et le linge sale);
1 — pour les médecins;
8 — pour les blessés;
1 — pour les infirmiers;
1 — pour la cuisine;
1 — allége de la cuisine;
8 — pour les blessés;
1 — pour la lingerie, la chirurgie et la pharmacie;
1 — avec frein et vigie (il portera les provisions).

Tous ces véhicules seront pourvus du frein continu, automatique, à air comprimé (westinghouse); de plus, les fourgons pour les médecins, les infirmiers, la cuisine et la lingerie porteront une plate-forme avec escalier pour le service du train, et une manœuvre à la main pour les freins.

L'aménagement intérieur des wagons pour les blessés comporte, comme nous l'avons déjà dit, un système de suspension spécial pour les couchettes au nombre de huit. Ces couchettes, placées deux à deux, au-dessus l'une de l'autre, seront suffisamment espacées en hauteur pour permettre aux blessés de se tenir sur leur séant, sans être exposés à toucher le plafond du fourgon ou le fond de la couchette supérieure; ces dispositions offriront de nombreux avantages au point de vue du bien-être des blessés, de la facilité des soins à leur donner et de la manœuvre des couchettes. Le chargement des blessés ne s'effectuera que par les portes latérales.

Le mobilier des fourgons de blessés, sera complété suivant la nécessité par les objets déjà alloués aux trains improvisés; l'éclairage y sera assuré par la lanterne militaire et par une lanterne-applique accrochée aux montants du wagon. Le mode de chauffage est encore à l'étude; on adoptera probablement le calorifère en usage dans les wagons-poste.

Le fourgon des médecins présentera les mêmes dispositions et le même ameublement que le fourgon des blessés. En disposant des rideaux glissant sur des tringles posées dans la longueur du véhicule, on réservera un couloir central, pour permettre de traverser la voiture, sans déranger les médecins qui reposeront dans les lits en fer ou sur des couchettes semblables à celles des blessés.

Le fourgon des infirmiers sera aménagé comme celui des blessés.

Les fourgons pour la cuisine, allége de cuisine, pharmacie et lingerie porteront tous les aménagements (armoires, casiers, réservoirs, etc.) que comporte leur affectation spéciale. Ils seront garnis au moment de la mobilisation du mobilier et des ustensiles qui leur sont nécessaires. Enfin, les deux fourgons de tête et de queue seront des fourgons à vigie où se tiendront les conducteurs du train, et l'intérieur du premier sera aménagé pour recevoir des caisses où l'on enfermera le linge sale; le second sera pourvu de casiers devant recevoir le combustible et les provisions de réserve.

Pour réaffecter ces voitures spéciales au transport des marchandises qu'elles sont destinées à recevoir en temps ordinaire, il suffira d'enlever le lanterneau supérieur et de fermer la baie du plafond avec une trappe solidement vissée; on condamnera de même les portes des extrémités du wagon. Les passerelles et les galeries seront démontées et seront conservées en magasin ainsi que les objets accessoires de l'aménagement.

DU NOMBRE DES TRAINS NÉCESSAIRES AUX ÉVACUATIONS

Il est difficile de fixer d'une façon absolue le nombre de trains sanitaires à équiper, pour répondre aux évacuations nécessaires en temps de guerre.

D'après l'expérience des guerres récentes, Hausser a pu établir que pour suffire aux évacuations il fallait environ 30 trains à 220 places par train, pour assurer le transport de 4,000 blessés, chiffre correspondant à une armée de 50,000 hommes.

D'après Fischer, du 23 avril 1870 au 5 mai 1871, c'est-à-dire en neuf mois, il passa à Nancy 83 trains sanitaires avec 17,383 malades et blessés et 305 trains ordinaires transportant 127,852 malades. En outre, 147,000 malades passaient par Wissembourg.

De son côté, Mundy estime que le nombre des malades et des blessés évacués sur l'Allemagne par chemins de fer, pendant cette campagne, a atteint le chiffre de 400,000 hommes.

D'après Peltzer, 12 p. 100 des évacués furent transportés en trains sanitaires et 88 p. 100 en trains ordinaires.

Pour ce service d'évacuation si admirablement organisé, l'armée allemande disposait, en 1870, de vingt et un trains sanitaires comprenant neuf trains prussiens, un saxon, un hanovrien, un rhénan, un hessois, quatre bavarois, deux wurtembergeois, un badois et un hambourgeois.

C'est à 258,550 que s'élève le chiffre des évacuations mentionnées par le rapport du grand état-major russe, à la suite de la guerre russo-turque. De ce nombre, 84,5 p. 100 furent transportés par les trains sanitaires, et 15,5 p. 100 seulement par les trains ordinaires.

Sur ces données, Richter admet qu'il suffit de préparer, par corps d'armée de 25,000 hommes, 2 trains de 20 wagons à 10 blessés, pour constituer le matériel nécessaire au transport de 4,000 blessés graves par corps d'armée.

Ces prévisions dépassent de beaucoup les dispositions projetées en France, où le nombre des trains sanitaires permanents restera bien longtemps encore réduit au chiffre de 10 à 12 au plus. Aussi, jusqu'à nouvel ordre, faut-il surtout compter sur les trains sanitaires improvisés.

SERVICE MÉDICAL DES TRAINS D'ÉVACUATION EN GÉNÉRAL

Les dispositions récentes du règlement suppriment les ambulances de train parce que cette formation ne comporte pas un type invariable.

Le personnel et le matériel à affecter à un train d'évacuation varient avec l'effectif et l'état des hommes transportés. Ils peuvent être fournis par l'hôpital d'évacuation dont la composition est réglée en conséquence.

Jusqu'à ce jour, le matériel d'un train sanitaire se composait : 1° d'une cantine médicale ; 2° de plusieurs caisses contenant des objets à l'usage des malades ; et 3° de ballots formés de couvertures, de sacs à paille et de brancards.

Bien que ces conditions aient été modifiées, nous croyons utile d'énumérer les différentes substances et les objets contenus dans la cantine médicale dont la composition sera probablement maintenue pour les trains improvisés. Nous étudierons ensuite le rôle du médecin chargé d'escorter un train sanitaire.

Cantine médicale

PLAN SUPÉRIEUR

Case de droite.

Feuilles de mélisse sèches.	0k100
Feuilles de thé hyswen.	0.500
Fleurs de tilleul.	0.150
Agaric amadouvier.	0.050
Cataplasme Lelièvre.	12 flles
Papier sinapisé.	25 flles
Flanelle pour frictions (en 0,50 de largeur).	1 m.

Case du milieu.

Acide acétique concentré à 9° 5.	0k050
Ammoniaque liquide à 22°.	0.030
Ether sulfurique à 62°.	0.100
Perchlorure de fer liquide à 30°.	0.060
Glycérine de 29 à 30°.	0.250
Chlorhydrate de morphine (en solution au 20e).	0k050
Alcool à 90° centigrades (36° Cartier).	0.900
Glyzine (glycyrrhizine ammoniacale de Roussin).	0.200
Vin d'opium composé (laudanum de Sydenham).	0.050
Vin cordial (mélange pour).	0.234
En réserve :	
Flacon en verre blanc de 0.25	1
Id. id. 0.12	1
Id. id. 0.06	1

Case de gauche :

Fioles à médecine en verre blanc ou jaune de 125 mill.	20

PLAN INTERMÉDIAIRE

Case de droite :

Bandes roulées.	1k000
Petit linge à pansement, ordinaire.	4.000

Case de gauche :

Sparadrap de diachylon gommé, sur 0,20 de long, dans un étui en carton.	2 m.

En réserve :		Irrigateur Eguisier de 1 litre.	1
Bouchons de liège (grands).	20	Lampes à alcool, à crémaillère, avec bouilloire.	2
Id. id. (petits).	20	Bougies (8 au paquet).	1k000
Cuvettes à pansement, en fer battu étamé (petites).	2		

PLAN INFÉRIEUR

Case de droite formant appareil :		Flacons carrés, petits, pour appareils de chirurgie, bouchés à l'émeri.	4
Eponges fines ordinaires.	0k010	Boite d'appareils, carrée, avec couvercle en fer-blanc.	1
Sondes coniques.	6	Id. rectangulaire, avec couv. en fer-blanc.	1
Canules	2	Ciseaux petits (paires).	2
Bandes roulées.	1k000	Cordonnet de soie à ligatures.	0k025
Petit linge à pansement, ordinaire	1.000	*Case de gauche :*	
Charpie.	0.400	Charpie comprimée (en paquets de 100 gr.).	0 600
Seringue de Pravaz, avec 3 aiguilles.	1	Bougeoirs en cuivre.	2
Tourniquet de J.-L. Petit.	1		
Seringue à piston, en étain, à double parachute, pour injections (petite).	1		

En somme, les substances faisant partie de cet approvisionnement, sont des médicaments de premier secours, médicaments stimulants, réconfortants ou calmants. L'alcool et le perchlorure de fer figurent comme seuls médicaments à pansement ; il n'y a pas d'acide phénique. En outre, comme instruments de chirurgie ce sont : une seringue de Pravaz, un tourniquet de J.-L. Petit et quelques sondes. L'approvisionnement chirurgical du train sanitaire permanent n'est pas encore déterminé ; il sera évidemment beaucoup plus important.

EXÉCUTION DU SERVICE MÉDICAL

Le service du médecin qui escorte un train d'évacuation exige une grande activité, une expérience spéciale, et toutes les aptitudes nécessaires à la bonne direction d'un service hospitalier ; ce service réclame, en outre, des connaissances particulières et l'intervention constante d'une autorité réelle.

En effet, le médecin chef de train ayant sous sa dépendance l'officier comptable et les infirmiers, doit veiller au maintien de l'ordre et de la discipline, pour organiser rapidement l'installation des blessés dans les divers compartiments du train et obtenir qu'ils soient d'autant mieux installés qu'ils sont plus gravement atteints ; il est responsable de tous les accidents qui peuvent se produire dans le trajet et il doit de plus assurer tout secours aux blessés et leur prodiguer tous les soins exigés.

Ces diverses obligations concernent : 1° le service pendant la formation du train; 2° le service pendant la marche du train; 3° le service à l'arrivée.

INSTALLATION DES MALADES ET BLESSÉS

Pendant la formation du train, le soin le plus important s'applique au chargement des blessés; cette besogne doit s'exécuter sous les yeux du médecin qui, ayant reçu les feuilles d'évacuation, utilise les renseignements particuliers à chacun des malades et fait procéder avec toutes les précautions nécessaires à l'embarquement des malades et blessés alités. Il surveille donc le chargement des blessés dans les wagons, et fait en sorte de confier cette manœuvre à un seul groupe d'infirmiers bien exercés.

Pour les blessés à transporter assis, les infirmiers désignés les disposent dans les compartiments des voitures à voyageurs, de façon à laisser les coins aux plus souffrants et à éviter tout désordre pendant cette installation.

Les blessés à transporter couchés sont placés de manière à occuper la place du wagon la mieux appropriée au siège de leur blessure, afin de faciliter les soins qui seraient nécessaires pendant le trajet.

Pour mettre en place dans un wagon les brancards chargés, il faut, en général, trois infirmiers : deux reçoivent le brancard présenté par les porteurs à l'entrée du wagon; ils le dirigent vers la place qu'il doit occuper et le soulèvent à la hauteur voulue, pour que le troisième infirmier n'ait plus qu'à le mettre en place et à l'assujettir.

La mise en place du brancard sur les traverses du système Bry, est, nous le rappelons, assez difficile; elle exige qu'un des trois infirmiers, placé entre la traverse de tête et le fond du wagon, s'apprête à recevoir les hampes de l'extrémité têtière du brancard, pour le disposer à l'endroit convenable sur les échancrures de la traverse. Ces infirmiers installent d'abord les deux brancards latéraux, puis le troisième brancard dans l'intervalle des deux autres.

Pour la manœuvre de chargement sur les barres d'appui du système Bonnefond, un infirmier doit se placer entre la paroi latérale du wagon, dans l'emplacement même que doivent occuper les couchettes; il reçoit la première à mettre en place, c'est-à-dire la supérieure, qui est soulevée à hauteur des barres d'appui par les deux autres infirmiers; après avoir fait reposer le bord de la couchette sur ces barres d'appui, il se retire pour permettre aux deux porteurs de faire glisser la couchette jusqu'à l'extrémité des tringles, mouvement qui termine la manœuvre.

La même opération s'exécute pour la couchette inférieure; l'infirmier placé le long de la paroi du wagon doit se tenir courbé sous la couchette supérieure déjà installée, afin de pouvoir engager sur les deux tringles inférieures le bord correspondant de la deuxième couchette; ensuite, il se retire pour permettre aux infirmiers de pousser cette couchette jusqu'à la rencontre de la paroi du wagon.

Pour la mise en place des brancards sur les crochets du système de Beaufort ou Redard, les deux infirmiers qui portent le brancard le soulèvent à la hauteur des crochets supérieurs, le troisième infirmier engage chacune des hampes dans les crochets correspondants. Cette opération s'exécute de même pour le brancard inférieur.

Chacun des systèmes de suspension comporte une manœuvre analogue.

L'embarquement successif des malades à transporter alités, quel que soit l'aménagement intérieur des wagons, est précédé du transport de ces malades à proximité du train. Si le train est à quai, il suffira aux porteurs de déposer les brancards chargés, en regard de chacun des wagons, et de les placer perpendiculairement à la direction du train, de telle sorte que les têtières des brancards soient dirigées vers la porte d'entrée de chaque wagon, pour faciliter l'embarquement.

Si le train ne peut pas aborder le quai dans toute sa longueur, les brancardiers, au lieu de déposer les brancards sur le quai, les apportent jusqu'à proximité de l'entrée du wagon à occuper; là, ils aident à l'embarquement, en élevant le brancard à la hauteur du plancher du wagon, pour le passer aux mains des infirmiers; 3 ou 4 brancardiers sont nécessaires à cette manœuvre; ils procèdent comme dans la manœuvre à quatre porteurs, en saisissant des deux mains chacune des poignées du brancard dont ils présentent l'extrémité têtière aux infirmiers qui sont dans le wagon.

Lorsque le médecin-chef le jugera nécessaire, les infirmiers pourront faire l'échange des brancards et des couchettes sur le quai d'embarquement ou dans l'intérieur du wagon ; mais il sera plus simple de faire le transbordement des blessés dans les locaux mêmes de l'hôpital d'évacuation.

Lorsque l'embarquement des malades est terminé, le médecin-chef règle le service des infirmiers d'exploitation dont il dispose ; il fait monter un de ces infirmiers dans chacun des wagons, et lui fait les recommandations particulières pour les malades qu'il doit servir. Cet infirmier a pour rôle d'entretenir la propreté du wagon de surveiller le chauffage, de régler la ventilation et de répondre aux exigences du service courant des malades ou des blessés.

Les soins étant ainsi assurés, le médecin-chef informe le commandant de gare que le train est prêt à partir.

SERVICE PENDANT LA MARCHE

Pour un trajet très long, le service médical pendant la marche du train consiste à faire régulièrement deux visites par jour, visites qui ne peuvent s'exécuter qu'à la condition d'une communication entre les wagons. Ces visites ont pour but de vérifier les pansements, d'assujettir les appareils, de prescrire les médicaments et le régime. De plus, dans l'intervalle des visites, le médecin doit répondre à toutes les éventualités, arrêter les hémorrhagies, combattre les accidents de toutes sortes qui peuvent survenir ; dans ce cas, il utilise comme aides, les infirmiers de visite attachés à la conduite du train. Enfin il constate quels sont les malades qui ne peuvent sans danger réel être transportés plus loin, afin de les remettre aux soins des infirmeries de gare établies sur le trajet.

Les distributions de vivres et le service d'exploitation s'exécutent dans les mêmes conditions qu'à l'ambulance, sous la surveillance de l'officier d'administration.

Pour un trajet très court, le service régulier devient inutile. D'autre part, les wagons des trains improvisés n'étant pas en communication, la visite des malades ne pourra se faire que pendant les arrêts. Ces arrêts ne seront pas toujours suffisants et l'assistance du médecin pendant la marche sera parfois réclamée par des blessés qui resteront plusieurs heures sans être secourus.

On objecte que cet inconvénient existe indépendamment de cette disposition fâcheuse, que les secousses imprimées au wagon rendent très difficile l'application des pansements pendant la marche, et qu'on est très gêné pour soigner les blessés étendus sur les couchettes ou sur les brancards. Enfin, on prévoit que le médecin sera le plus souvent obligé, pendant l'arrêt, de faire descendre les blessés du train, pour les soigner dans la salle de pansement de l'infirmerie de gare.

Dans cette circonstance, le médecin du train doit surveiller le transbordement des blessés à visiter en route et mentionner sur la feuille d'évacuation la mutation, si le blessé n'étant pas en état de reprendre la place qu'il occupait dans le train, est maintenu à l'infirmerie de gare.

Pour assurer les secours urgents aux grands blessés, on les réunira dans un même wagon où en temps ordinaire se tiendra le médecin. En tout cas, il faut que de chaque wagon, on puisse faire un signal au conducteur du train, lorsqu'il y aura un malade ou un blessé réclamant des soins médicaux urgents.

SERVICE A L'ARRIVÉE A DESTINATION

Le médecin chef de train remet les feuilles d'évacuation au médecin d'étapes chargé de la dispersion des blessés; il rend compte des événements qui sont survenus pendant la marche, et fournit les renseignements sur l'aggravation constatée chez les malades et les blessés qu'il a pu soigner momentanément.

Enfin, il veille à ce que le débarquement des blessés s'effectue avec toutes les précautions désirables. Cette manœuvre s'effectue comme l'embarquement; les infirmiers divisés par groupes sortent les brancards des wagons et les présentent aux brancardiers qui assurent le transport à l'infirmerie de gare. Si ces derniers sont trop peu nombreux, les infirmiers déposent momentanément les blessés sur le quai d'embarquement, où les brancardiers viennent ensuite les relever.

Lorsque le transbordement des malades est terminé, le train est remis en marche, nettoyé et désinfecté, puis réapprovisionné pour retourner à vide sur le théâtre des opérations.

INFIRMERIES DE GARE

DÉFINITION

Aux ambulances provisoires de gare, qui avaient autrefois l'importance des hôpitaux d'évacuation on a substitué les infirmeries de gare; cette désignation nouvelle indique suffisamment que ces infirmeries n'ont plus l'étendue des attributions qui étaient réservées aux ambulances provisoires de gare. Elles ont pour mission de réconforter les malades et les blessés de passage, de les panser, si cela est nécessaire, et exceptionnellement, d'en conserver quelques-uns, mais seulement le temps nécessaire pour préparer leur transport dans un hôpital de la localité, improvisé au besoin par le service de santé.

ORGANISATION ET EMPLOI

Le personnel et le matériel varient suivant l'importance de la gare et l'activité du mouvement d'évacuation.

Le personnel, fourni par l'armée territoriale ou par la Société française de secours aux blessés, est fixé de la manière suivante, pour répondre aux besoins ordinaires : un médecin traitant, un médecin auxiliaire, un comptable, treize infirmiers, dont un commis aux écritures, deux infirmiers de visite et dix infirmiers d'exploitation.

Lorsqu'il y a lieu de renforcer ce personnel, le médecin-chef du service des étapes ou le directeur général du service de santé, suivant le cas, provoquent les ordres nécessaires.

Les infirmeries de gare sont organisées en deçà de la base d'opérations, par les soins de l'administration centrale ; au delà, par les soins de la Direction générale des chemins de fer et des étapes. Elles relèvent du commissaire ou du commandant de gare intéressé, au point de vue de la discipline et du service intérieur de la gare.

Les infirmeries de gare sont établies dans les gares et bifurcations importantes.

Elles sont destinées :

1° A pourvoir à la nourriture des malades ou des blessés traversant la gare dans les trains d'évacuation;

2° A donner les secours médicaux urgents et à recevoir les blessés dont l'état se serait aggravé pendant le voyage, au point de ne pouvoir leur permettre d'aller plus loin;

3° A procurer avec l'assistance des autorités militaires locales le logement aux malades pendant les arrêts prolongés des trains;

4° A assurer au besoin l'évacuation des malades ou blessés provenant des établissements hospitaliers du voisinage.

Les infirmeries de gare, n'étant destinées qu'à recevoir momentanément les malades et les blessés, doivent être installées dans le voisinage d'établissements hospitaliers que l'on crée au besoin, et sur lesquels elles évacuent promptement les hommes qui ne peuvent continuer leur route.

Un service alimentaire doit toujours être prêt à fonctionner dans les infirmeries de gare[1].

Des mesures sont prises pour que les distributions de vivres puissent être faites dans les voitures mêmes à tous les malades qui ne sont pas en mesure de se déplacer.

Le service des infirmeries de gare pouvant être confié à la Société française de secours aux blessés, cette Société est tenue d'y assurer l'alimentation dans les conditions règlementaires.

EMPLACEMENT

L'infirmerie de gare est installée à l'écart soit dans un des bâtiments disponibles de la gare, soit dans une construction légère, élevée à cet effet.

Elle comprend : 1° une salle pour les malades; 2° une salle de visite; 3° une cuisine tisanerie; éventuellement un réfectoire et une salle pour les malades et pour les blessés gravement atteints.

On recherche pour les salles de malades des locaux bien aérés;

---

[1] Les principales gares désignées pour l'installation de ces infirmeries sont :
Reims, Epernay, Troyes, Soissons, La Fère;
Dôle, Dijon, Montargis, Nevers, Moulins, Chagny, Lyon;
Orléans, Tours, Mantes, Poitiers, Vierzon, Bourges, Nantes,
Argentan, Le Mans, Mézidon, Vitré, Rennes;
Castres, Toulouse, Carcassonne, Montpellier.

en cas de besoin, on active la ventilation en pratiquant des lanterneaux dans le faîtage. La capacité normale de ces salles est calculée à raison de 20 mètres cubes par homme.

Nous nous contenterons d'ajouter que cette infirmerie habituellement installée dans une des dépendances de la gare, à proximité de la voie, comprendra le plus souvent une cuisine aménagée et pourvue d'un matériel suffisant pour l'alimentation de 200 malades de passage, une salle réfectoire, un cabinet pour le médecin et le matériel de pansement, une salle de pansement bien éclairée avec 5 ou 6 lits, salle où seront transportés, pendant l'arrêt des trains, les blessés dont le pansement se serait dérangé ou qui exigeraient des soins difficiles à donner dans l'intérieur du wagon.

Le traitement des malades et des blessés qui ne pourront continuer la route sera assuré par l'hôpital du lieu, ce qui rend inutile l'approvisionnement complet d'hôpital de 50 lits, alloué autrefois à l'ambulance provisoire de gare.

3° RÉPARTITION DES MALADES ET BLESSÉS SUR L'INTÉRIEUR

Après avoir étudié le rôle de l'hôpital d'évacuation comme bureau expéditeur, nous venons d'examiner l'exécution des transports d'évacuation : convois par eau, convois par routes, trains d'évacuation, et enfin le fonctionnement des infirmeries de gîte d'étapes et des infirmeries de gare; il nous reste encore à voir la troisième partie du service des évacuations, qui n'est pas moins importante que les précédentes, c'est-à-dire la répartition des malades et des blessés dirigés sur les hôpitaux de l'intérieur.

DISPOSITIONS RÉGLEMENTAIRES RELATIVES A L'ORGANISATION DU SERVICE

« Art. 115[1]. — La répartition des malades et blessés est faite aux stations désignées à cet effet, à proximité de la base d'opérations, d'après un plan d'ensemble établi par le Ministre, qui fait connaître au commissaire militaire de chacune de ces stations les territoires des corps d'armée, sur lesquels devront être dirigés les trains d'évacuation de chaque corps d'armée.

---

[1]Règlement sur le service de santé en campagne.

« Chaque jour, ce commissaire reçoit de chacun des directeurs du service de santé des régions territoriales assignées, l'avis télégraphique du nombre de places disponibles dans l'ensemble des établissements de la région. D'après les indications, et de concert avec le médecin-chef de l'hôpital-annexe (et, s'il y a lieu, avec un délégué de la Société française de secours aux blessés militaires, le commissaire fait régler par le service des chemins de fer (commission de gare, commission de ligne, commission supérieure selon le cas), le mouvement et la composition des trains d'évacuation; il désigne la gare, point de départ d'étapes, sur laquelle chacun des trains sera dirigé. »

EXÉCUTION DU SERVICE

« Art. 116. — En règle générale, chacun des trains subit à la station de répartition un simple temps d'arrêt consacré à la révision minutieuse du train.

« On évite aux malades et aux blessés tout transbordement qui ne serait pas indispensable. Ceux dont l'état se serait aggravé, les hommes atteints de maladies contagieuses, les écloppés ou les malades qui auraient été dirigés par erreur sur les hôpitaux du territoire sont débarqués et, suivant le cas, soignés à l'hôpital ou dirigés sur un dépôt de convalescents.

« Les malades et les blessés arrivés antérieurement et devenus transportables sont placés dans le train.

« La feuille d'évacuation reçoit les modifications nécessaires, et le médecin du train est mis au courant des besoins des malades.

« Exceptionnellement, à la suite de grandes batailles ou d'épidémies graves, les trains peuvent être réorganisés complètement à la station de répartition. »

DESTINATION ASSIGNÉE AUX TRAINS D'ÉVACUATION

Art. 117. — « Ainsi qu'il vient d'être dit, les trains sont dirigés sur la station point de départ d'étapes de la région de corps d'armée, où les malades et blessés doivent être hospitalisés. Ils y sont reçus par le directeur du service de santé qui fixe immédiatetement la sous-répartition dans les divers hôpitaux, hospices ou établissements de l'assistance volontaire de la région, en évitant de changer la composition des wagons. La commission de gare assure ensuite le transport à la destination définitive, par les premiers trains disponibles. »

« Afin d'éviter les remaniements importants à la station de répartition, les indications utiles sont adressées par le commissaire militaire de cette gare aux commandants des stations têtes d'étapes de guerre.

« Quand il y a possibilité, les directeurs régionaux du service de santé font connaître au commissaire militaire de la station de répartition le détail des places disponibles dans les divers hôpitaux, afin que les trains d'évacuation puissent recevoir une destination directe, ou que les wagons reçoivent des chargements correspondants. »

Les dispositions générales, énoncées dans les articles qui précèdent, sont très explicites et renferment les principales indications à suivre, pour que le service des évacuations ne soit pas entravé par le travail de répartition. Cette organisation réglée par une série de rouages fonctionnant dans les conditions prévues, ne peut que gagner à être connue dans tous ses détails. Il est donc nécessaire de désigner, dès le temps de paix, les centres de répartition des différentes lignes d'étapes, ainsi que les points vers lesquels la dispersion des malades et des blessés peut s'effectuer, suivant les diverses hypothèses d'une campagne. La Société de secours, d'après ce programme, installe des magasins d'approvisionnement et prépare, suivant les conditions, des installations temporaires de 25 à 30 lits, destinées à seconder le service sanitaire de l'armée.

Le personnel appelé à assurer l'exécution du service médical à la station de répartition, doit avoir des instructions bien précises, pour ne pas désorganiser la besogne accomplie dans les hôpitaux d'évacuation.

Une méthode générale doit présider à toutes les mesures qui peuvent être prises; il est donc absolument urgent de donner aux Sociétés de secours une série de règles à suivre concernant le transport des malades et blessés, et de fixer les bases sur lesquelles doit reposer l'appréciation du degré de transportabilité.

SERVICE DE SANTÉ DU TERRITOIRE

Art. 172. — « Après le départ des corps d'armée mobilisés, le service de santé dans chaque région de corps d'armée continue à fonctionner conformément aux prescriptions du règlement sur le service de santé à l'intérieur, et en outre, d'après les dispositions ci-après » :

« Le directeur du service de santé de la région exerce d'une façon générale les attributions déterminées par le règlement sur le service de santé à l'intérieur. »

« En outre, il fait connaître chaque jour, au commissaire de gare de la station de répartition, l'ensemble des places disponibles dans les établissements hospitaliers de la région; il reçoit, dans les conditions déterminées plus haut, à la station point de départ d'étapes, les malades et les blessés provenant de l'armée et en organise la sous-répartition. »

« Il surveille attentivement les opérations médicales du recrutement, le service médical des dépôts des corps de troupes, et l'exécution du service dans les hôpitaux placés sous ses ordres ou sa surveillance; il assiste de ses conseils les médecins chargés de ces différents services. »

« Il peut, avec l'autorisation du général commandant la région, déléguer une partie de ses pouvoirs à des médecins ayant servi dans l'armée active, placés sous ses ordres. »

« Le traitement des hommes évacués est assuré dans les établissements suivants :

1° Les hôpitaux militaires et leurs annexes, les hospices civils;

2° Les hôpitaux d'eaux minérales transformés à cet effet en hôpitaux militaires ordinaires ;

3° Les hôpitaux temporaires qui peuvent être gérés soit directement, soit comme annexes d'un autre hôpital temporaire;

4° Les hôpitaux auxiliaires, c'est-à-dire créés par la Société de secours;

5° Les établissements locaux, prévus sous le nom d'ambulances locales par le décret du 3 juillet 1884 sur le fonctionnement de la Société de secours aux blessés, qui reçoivent des ordres directs des généraux commandant le territoire. »

HOPITAUX TEMPORAIRES

Pour suffire à l'installation des blessés dont une bataille peut encombrer les hôpitaux d'une région, et pour subvenir au traitement des nombreux malades qui peuvent se présenter pendant une campagne longue et pénible, les hôpitaux de l'intérieur offrent un nombre de places bien trop limité.

D'après les statistiques établies depuis 1870, les ressources fournies par les établissements civils s'élèvent à 79,155 lits environ. D'un autre côté, les hôpitaux militaires du territoire contiennent 13,950 lits, ce qui donne en tout 93,105 lits; mais il faut déduire de ce chiffre le nombre des lits réservés aux vieillards et aux malades indigents qui réclament des soins urgents; de sorte qu'on estime à 50,000 les places dont on pourrait disposer immédiatement, en temps de guerre.

C'est réellement bien insuffisant; aussi, pour parer aux événements, on a constitué des approvisionnements d'hôpitaux temporaires de 250, de 100 et de 50 malades.

Ces approvisionnements comprennent le matériel de couchage (couchettes, paillasses, couvertures, draps), les ustensiles de cuisine, les objets d'exploitation, les instruments, pansements et médicaments en proportion avec l'importance de l'hôpital.

Chacun de ces approvisionnements, renfermés dans des caisses et des ballots, se trouve actuellement emmagasiné dans les différents centres où le besoin en est prévu (places fortes ou villes ouvertes) et sera mis en temps opportun à la disposition des médecins désignés pour le service de ces hôpitaux temporaires.

INSTALLATION

On ne peut encore rien avancer quant à l'installation de ces hôpitaux; les uns seront tout naturellement organisés dans les bâtiments qui pourront se prêter à cette destination; d'autres seront établis sous des baraques, parfois même sous des tentes. Les différents systèmes de constructions qui ont déjà été expérimentés en 1870, et ceux qui seront adoptés pour l'installation des hôpitaux de campagne trouveront évidemment à être utilisés; mais on ne sait pas encore suivant quel plan général seront élevées les constructions provisoires les plus importantes, que ce soient des hôpitaux sous-tentes ou des hopitaux à pavillons.

Les documents concernant la construction, l'organisation et l'administration des hôpitaux de ce genre, abondent dans l'histoire médicale et chirurgicale de la guerre de Sécession; après avoir, au début de cette guerre, installé les malades et les blessés dans les monuments publics et dans les habitations particulières, on reconnut bientôt les inconvénients de ce mode d'hospitalisation; c'est alors qu'à défaut de locaux appropriés on eut recours aux hôpitaux sous-tentes et à pavillons, qui depuis ont été employés sur une vaste échelle.

« Les principes qui dominent dans tous les plans donnés par les Américains pour la construction des hôpitaux», dit Legouest, «consistent : 1° à isoler chaque bâtiment, chaque pavillon-baraque, qu'il soit destiné au logement des malades, des médecins, des employés et des gens de service ou aux bureaux, magasins, salles à manger et cuisines, buanderie, corps de garde, écuries, etc.; 2° à relier les divers locaux qui, pour le bien et l'exécution du service, doivent communiquer entre eux par des galeries couvertes d'une toiture sans bas côtés; 3° à espacer les bâtiments de 10 mètres au moins et à les disposer de façon que l'un ne nuise pas à la ventilation de l'autre; 4° enfin à orientier du nord au sud le grand axe des salles de malades, dont les façades sont exposées ainsi à l'est et à l'ouest. »

En général, les baraques sont faites en planches non rabotées, appliquées les unes sur les autres, et elles sont couvertes de toits également en planches et revêtus de papier goudronné; des matériaux plus résistants, fer ou briques, constituent parfois la charpente.

Au point de vue de la construction, le système Tollet à pavillons isolés, à charpente en fer ou en bois, a résolu une amélioration incontestable. On peut reprocher au type Tollet de coûter très cher et d'être assez long à construire, mais ces objections ne sont pas valables lorsqu'il s'agit d'une installation de longue durée, la salubrité étant la condition essentielle.

L'expérience a démontré combien les pavillons séparés étaient favorables pour lutter contre les conditions fâcheuses, créées par l'agglomération des malades et blessés; et en principe, quels que soient le groupement et la répartition des pavillons, il est admis que les baraques trop vastes sont défectueuses et qu'il faut autant que possible ne pas placer plus de 50 malades par pavillon.

La distribution des locaux accessoires et l'installation du chauffage et de la ventilation concernent surtout l'hygiène ; ces questions se trouvent traitées dans les ouvrages spéciaux, et à ce sujet nous renvoyons au mémoire si complet de Rühl[1], à l'article : *Hôpital*, de Sarazin[2] et au *Traité d'hygiène militaire*, de Morache.

Nous nous bornerons donc à étudier l'ensemble de l'approvisionnement de ces divers hôpitaux temporaires, de manière à déterminer l'idée générale d'après laquelle ils ont été formés, et d'abord nous examinerons sommairement ce qui est relatif au fonctionnement de ces établissements sanitaires.

EXÉCUTION ET DIRECTION DU SERVICE

Le service s'y exécutera conformément au règlement qui régit actuellement le service de santé dans les hôpitaux militaires.

On suivra les mêmes règles à l'égard des militaires à faire sortir, à réformer, à retraiter et à envoyer aux eaux ; il faudra, plus qu'en temps ordinaire encore, une grande vigilance de la part des médecins, pour éviter de laisser se prolonger l'hospitalisation des hommes en état de reprendre les armes. Ce sera là une mesure essentielle pour la reconstruction des effectifs.

En effet, si l'on consulte les résultats récents de la guerre turco-russe, on voit combien le chiffre des malades évacués est considérable relativement à l'effectif ; de plus l'exemple de certains hommes qui, pendant la durée d'une campagne, ont pu être hospitalisés à trois reprises différentes, indique suffisamment la nécessité d'une telle surveillance.

Pour la direction générale du service des hôpitaux d'une région, il sera attaché à chaque général commandant en chef à l'intérieur, un médecin-chef territorial du corps d'armée qui aura les mêmes attributions que le directeur du service de santé en temps de paix.

Ce médecin fera des inspections fréquentes pour s'assurer de l'hygiène des établissements hospitaliers ; il surveillera la répartition des malades et des blessés, verra si les blessés sortent en temps opportun, vérifiera les approvisionnements en magasin ; enfin il organisera des réserves d'infirmiers, etc.

---

[1] RUHL : *Uber provisorische Feldspitals Anlangen*, *Wien*, 1872.
[2] SARRAZIN : Art. *Hôpital*; *Dict. de Médecine et de Chirurgie pratiques*, t. 17.

Il aura sous ses ordres les médecins en chef des places fortes de la région, les médecins du service des hôpitaux temporaires et enfin les médecins des dépôts des corps de troupes qui sont chargés du recrutement des hommes.

APPROVISIONNEMENT D'UN HÔPITAL TEMPORAIRE DE 250 LITS

L'approvisionnement d'un hôpital temporaire de 250 lits, pour places fortes ou villes ouvertes du territoire, est emballé dans 24 caisses et 124 ballots; il comprend de plus 250 couchettes de fer, démontées et emballées en vrac.

Dans les 13 premières caisses, dont le modèle type est représenté par la figure 220, sont renfermés les médicaments et le matériel de pharmacie; dans les quatre suivantes, les instruments de chirurgie, les appareils et les pansements; enfin, dans les dernières caisses et dans les ballots sont emballés tous les objets de couchage et en un mot tout le matériel d'exploitation.

Il serait trop long de reproduire la nomenclature de ces différents objets, nous nous contenterons de donner l'énumération des médicaments, des objets de pansement et des instruments de chirurgie, laissant de côté tout ce qui a rapport à l'administration.

Pharmacie.

MÉDICAMENTS POUR L'USAGE INTERNE.

Alcoolé d'opium.	1k000
Extrait d'opium.	1.500
Chlorhydrate de morphine.	0.015
Laudanum.	1.000
Alcoolé de digitale	0.500
Poudre de digitale, n° 2.	0.100
Digitaline.	0.0005
Chloral.	0.250
Bromure de potassium.	0.500
Extrait de belladone.	0.250
Alcoolature d'aconit.	0.500
Sulfate d'atropine.	0.005
Ether sulfurique.	1.000
Chloroforme.	5.000
Alcool.	16.200
Alcoolé de cannelle.	4.500
Poudre de cannelle n° 2.	2.500
Alcoolat de mélisse.	2.500
Mélisse.	5.000
Alcoolat de chochléaria.	1.800
Tartrate de fer et de potasse.	0.500
Thé.	5.000
Tilleul.	5.000
Quassia-amara.	1k000
Essence de menthe.	0.100
Alcoolat de térébenthine.	1.000
Extrait de ratanhia.	1.500
Tannin.	0.250
Extrait de quinquina gris.	1.500
Quinquina gris n° 1.	1.500
Id. gris n° 2.	6.000
Id. jaune n° 2.	6.000
Alcoolé de quinquina gris.	5.000
Sulfate de quinine.	3.000
Pilules de sulfate de quinine.	0.500
Gomme du Sénégal.	75.000
Poudre de gomme.	2.000
Glyzine.	16.000
Azotate de potasse.	1.000
Carbonate de potasse.	1.000
Chlorate de potasse.	1.000
Iodure de potassium.	1.000
Bicarbonate de soude.	0.500
Essence de citron.	0.200
Acide tartrique.	10.000

Aloès.	0k100
Huile de ricin.	1.000
Huile de croton.	0.025
Sulfate de magnésie.	15.000
Calomel.	0.250
Rhubarbe.	0.250
Séné.	0.500
Ipéca.	1.500
Kermès.	0k200
Emétique.	0.050
Bismuth.	4.000
Protoiodure de mercure.	0.150
Bichlorure de mercure.	0.100
Cubèbe	3.000
Copahu.	5.000

MÉDICAMENTS POUR L'USAGE EXTERNE ET SUBSTANCES POUR PANSEMENTS

Amadou.	0k100
Cire.	0.100
Eponges fines.	0.200
Eponge à la ficelle.	0.050
Laminaire.	0.400
Acide acétique.	2.000
— chlorhydrique.	0.500
— azotique.	0.100
— sulfurique.	0.425
Ammoniaque.	1.000
Caustique de Vienne.	0.060
Azotate d'argent fondu.	0 050
— d'argent cristallisé.	0.100
Chlorure de zinc.	0.500
Sulfate de cuivre.	0.100
Emplâtre vésicatoire.	2.000
Poudre de cantharides n° 1.	0.500
Papier épispastique.	200 fles
Semence de moutarde noire.	26k000
Essence de térébenthine.	0.500
Onguent styrax.	0.500
Onguent basilicum	0.500
Iode métallique.	2.250
Pommade mercurielle.	0.000
Chlorhydrate d'ammoniaque.	0k500
Acétate de plomb.	1.000
Alun.	1.500
Perchlorure de fer.	1.000
Sulfate de zinc.	0.500
Alcoolé aromatique.	12.500
Acide phénique cristallisé.	11.000
— phénique liquide.	14.005
Camphre.	4.000
Alcoolé de camphre	1.200
Soufre.	4.000
Amidon.	5.000
Glycérine.	20.000
Cataplasme Lelièvre.	840 fles
Semence de lin.	50.000
Guimauve.	10.000
Huile d'arachides.	10.000
Eau distillée.	5.000
Collodion.	1.000
Percaline	25 b.
Taffetas anglais.	25 b.
Sparadrap de diachylon.	10. m
Emplâtre diachylon.	10k000
Silicate de potasse.	15.000

MATÉRIEL DE PHARMACIE

Mortiers, pilons, compte-gouttes, balances, trébuchet, spatules, bassines, lampes à alcool, etc., etc.

Chirurgie.

OBJETS DE PANSEMENT ET APPAREILS

Grand linge à pansement.	125k000
Petit —	200.000
Bandes roulées.	125 000
Charpie.	150.000
Coton cardé.	100.000
Flanelle pour frictions.	4 m.
Gaze à pansement.	50 —
Taffetas gommé.	25 —
Tissu imperméable.	25 —
Tubes à drainage.	30 —
Coussins à fractures.	75
Coussins matelassés pr gouttières.	24
Attelles palmaires.	15
Attelles en bois pour fractures du bras.	18
Attelles en bois pour fractures de l'avant-bras.	12
Attelles en bois pour fractures de la jambe.	10
Attelles en bois pour fractures de la cuisse.	10
Attelles-équerres.	10
Attelles conjuguées pour fractures du bras.	6
Attelles conjuguées pour fractures de l'avant-bras.	6
Attelles conjuguées pour fractures de la jambe.	10
Gouttières en fil de fer pour le bras et l'avant-bras.	8

Gouttières en fil de fer, pour la jambe	8	Bandages herniaires inguinaux de droite et de gauche, de chaque.	10
Gouttières en fil de fer. pour la cuisse.	8	Bandages herniaires inguinaux doubles.	2
Toile métallique.	15 m.	Bougies en gomme.	32
Cerceaux à fractures.	20	Sondes coniques.	24
Lacs avec boucle.	150	Id. œsophagiennes.	4
Béquilles.	10	Canules.	6
Béquillons.	15	Mandrins en maillechort.	10

INSTRUMENTS

Boîtes d'instruments de chirurgie du nouvel arsenal, complètes :		*Boîtes d'instruments de chirurgie complètes de l'arsenal de* 1859[1] :	
N° 3. Amputations, résections, trépanation.	1	N° 4. Couteaux de rechange.	1
N° 4. Boîte complémentaire de la boîte n° 3.	1	N° 24. Opérations diverses.	1
N° 19. Autopsies.	1	Thermomètres médicaux.	4

Administration.

OBJETS DE COUCHAGE

Couchettes en fer articulées.	250	Enveloppes pour traversins.	275
Couvertures.	500	Id. pour paillasses.	275
Draps.	1.500	Sacs à paille.	275
Enveloppes à matelas.	275	Etc., etc.	

EFFETS ET OBJETS A L'USAGE DES MALADES

Bonnets de coton.	250	Mouchoirs.	750
Caleçons.	500	Chemises de molleton, gilets de flanelle, vareuses en molleton, pantoufles, etc.	
Chemises.	1.250	Ustensiles de toutes sortes.	
Chaussettes.	500		
Cravates.	125		

D'après cette énumération sommaire, on voit que l'approvisionnement des hôpitaux temporaires diffère notablement de celui des établissements de première ligne, et cela s'explique facilement, car l'hôpital temporaire doit disposer de la plupart des ressources d'un hôpital militaire de l'intérieur; la pharmacie n'offre donc rien à noter de spécial, de même que l'approvisionnement de chirurgie. Les instruments de première nécessité sont suffisamment nombreux ; il manque cependant la boîte des instruments pour opérations spéciales.

Le matériel de l'administration est tout à fait complet. Mais comme effets à l'usage des malades, on ne trouve ni capotes ni

[1] Après l'épuisement des boîtes de l'arsenal de 1859, les boîtes n°s 4 et 24 seront remplacées par les boîtes n°s 5 et 6 du nouvel arsenal.

pantalons; ces vêtements seront probablement remplacés par des capotes hors de service, provenant des magasins. Peut-être les malades conserveront-ils leurs propres vêtements d'uniforme.

APPROVISIONNEMENT D'UN HÔPITAL TEMPORAIRE DE 100 LITS

Cet approvisionnement se compose des mêmes substances et objets qu'un hôpital de 250 lits. La proportion des quantités de ces substances n'est pas toujours en raison directe du nombre des lits ; quant au reste, l'étude de cet approvisionnement n'offre rien de spécial.

APPROVISIONNEMENT D'UN HÔPITAL TEMPORAIRE DE 50 LITS

La composition de cet approvisionnement, également destiné autrefois aux ambulances provisoires de gare, remplacées aujourd'hui par les infirmeries de gare, diffère notablement de celle des hôpitaux temporaires plus importants; non seulement les substances qui sont communes à ces derniers approvisionnements ne sont pas exactement en proportion avec le nombre des lits, mais il en est beaucoup qu'on ne voit plus figurer dans l'approvisionnement de l'hôpital de 50 lits.

Il en est même d'autres qui ne figurent pas dans l'approvisionnement des hôpitaux de 250 et de 100 lits, et qui font partie de l'approvisionnement de l'hôpital de 50 lits.

Ces particularités ne paraissent avoir d'autre motif que la nécessité d'approprier ces approvisionnements aux nombreuses indications auxquelles ils doivent répondre, tout en les formant aussi élémentaires que possible.

Pharmacie.

MÉDICAMENTS POUR L'USAGE INTERNE

Alcoolé d'opium.	0k900	Bromure de potassium.	0k250
Extrait d'opium.	0.500	Extrait de belladone.	0.100
Chlorhydrate de morphine.	0.100	Sulfate d'atropine.	0.001
Laudanum.	0.500		
Alcoolé de digitale.	0.100	Ether sulfurique.	0.700
Hydrate de chloral.	0.100	Chloroforme.	0.400

Alcool.	9k000
Alcoolé de cannelle.	2.500
Alcoolat de mélisse.	0.600
Mélisse.	0.500
Alcoolat de cochléaria.	0.250
Thé.	4.000
Tilleul.	5.000
Essence de menthe.	0.050
Alcoolat de térébenthine.	0.200
—	
Extrait de ratanhia.	0.500
Extrait de quinquina gris.	1.000
Quinquina gris n° 1.	0.500
Quinquina gris n° 2.	3.000
Alcoolé de quinquina.	3.000
Sulfate de quinine.	0.300
Pilules de sulfate de quinine.	9.150
—	
Gomme du Sénégal.	30.000
Glyzine.	9.000
Espèces pectorales.	5.000

Azotate de potasse.	0k600
Chlorate de potasse.	0.500
Bicarbonate de soude.	0.500
Essence de citron.	0.100
Acide tartrique.	5.000
—	
Huile de ricin.	0.500
Id. de croton.	0.050
Sulfate de magnésie.	6.000
Magnésie.	0.100
Calomel.	0.100
Rhubarbe.	0.150
Séné.	0.150
Jalap n° 1.	0.060
Kermès.	0.100
Ipéca.	0.500
Émétique.	0.050
—	
Sous-azotate de bismuth.	2.000

MÉDICAMENTS POUR L'USAGE EXTERNE

Amadou.	0k150
Cire.	0.100
Éponges fines.	0.100
Éponge à la ficelle.	0.050
—	
Acide acétique.	0.250
— chlorhydrique.	0.100
— azotique.	0.125
— sulfurique.	0.100
Ammoniaque.	0.500
Caustique de Vienne.	0.050
Azotate d'argent fondu.	0.100
Azotate d'argent cristallisé.	0.030
—	
Sparadrap vésicant (mètres).	3
Papier sinapisé (feuilles).	500
Papier épispastique (feuilles).	100
Essence de térébenthine.	2k000
—	
Alcoolé d'iode.	0.400
Pommade mercurielle.	0.500
—	
Acétate de plomb.	1.800
Protoxyde de plomb.	0.600
Alun.	0.500

Perchlorure de fer.	0k300
Sulfate de zinc.	0.125
—	
Alcoolé aromatique.	0.400
Acide phénique cristallisé.	2.000
— phénique liquide.	5.000
Alcoolé de camphre.	2.500
Camphre.	1.000
—	
Amidon.	2.000
Espèces émollientes.	5.000
Glycérine.	6.000
Cataplasme Lelièvre (feuilles).	600
Semence de lin.	2k000
Huile d'arachides.	1.000
Axonge.	0.500
Eau distillée.	1.000
—	
Collodion.	0.200
Percaline (bandes de 1m10).	10
Taffetas anglais (bandes).	10
Sparadrap diachylon (mètres).	50
Silicate de potasse.	2k000

MATÉRIEL DE PHARMACIE

Mortiers, pilons, compte-gouttes, balances, trébuchet, spatules, bassines, lampes à alcool, etc., etc.

Chirurgie.

INSTRUMENTS, OBJETS DE PANSEMENT ET APPAREILS

Boîte d'instruments de chirurgie de l'arsenal 1859 *complètes :*

N° 1 Avulsion des dents.	1
N° 2 Amputation et trépan (grande boîte).	1
N° 17 Résection des os.	1
N° 22 Autopsies.	1

Seringue de Pravaz (avec 3 aiguilles).	1
Appareil d'Esmarch.	1
Bandes roulées.	6k000
Grand linge.	6.000
Petit linge.	5.000
— fenêtré.	1.000

Charpie.	6k000	Attelles en bois, pour fractures de la jambe.	10
Coton cadré n° 1.	4.000	Attelles en bois, pour fractures de la cuisse.	10
Filasse épurée simple.	5 000	Attelles palmaires.	5
Filasse goudronnée.	15 m.	Cerceaux à fractures, en fil de fer.	10
Flanelle.	2 —	Gouttières en fil de fer :	
Gaze à pansement.	20 —	Pour le bras et l'avant-bras.	8
Taffetas gommé.	10 —	Pour la jambe.	5
Tissu imperméable.	8 m.	Pour la cuisse et la jambe.	4
Coussins à fractures (nombre).	60	Toile métallique.	5 m.
Coussins matelassés, pour gouttières diverses.	17	Irrigateurs Eguisier de 1 litre.	2
Attelles en bois, pour fractures du bras.	15	Lacs.	100
Attelles en bois, pour fractures de l'avant-bras.	10		

Administration

OBJETS DE COUCHAGE ET VÊTEMENTS

Couchettes en fer articulées.	50	Enveloppes pour paillasses.	100
Couvertures de laine grises.	100	Sacs à paille (grands).	100
Draps de lit, en toile.	600	Bonnets de coton, caleçons, chemises, chaussettes, etc.	
Enveloppes à matelas en toile.	50		

Les médicaments qui figurent dans l'approvisionnement de l'hôpital de 100 lits et ne se trouvent pas dans l'approvisionnement de l'hôpital de 50 lits sont les suivants : guimauve, quassia-amara, farine de moutarde noire, laminaire digitée, aloès, camphre, chlorhydrate d'ammoniaque, sulfate de fer, tartrate de fer, digitaline, iode, bichlorure de mercure, protoiodure de mercure, carbonate de potasse, iodure de potassium, soufre sublimé, tannin, chlorure de zinc, alcoolature d'aconit, emplâtre diachylon, emplâtre vésicatoire, onguent basilicum, styrax, poudre de cannelle, poudre de cantharide, poudre de digitale, poudre de gomme, poudre de poivre cubèbe, poudre de quinquina jaune; enfin, parmi les objets de pansement, le catgut.

Mais en échange, il y a dans l'approvisionnement de l'hôpital de 50 lits des médicaments qui ne figurent dans la nomenclature des hôpitaux de 100 et de 150 lits : magnésie bicarbonatée, protoxyde de plomb, espèces pectorales, espèces émollientes, papier sinapisé, sparadrap vésicant.

Les boîtes d'instruments de chirurgie appartiennent toutes à l'arsenal de 1859. Ce sont les boîtes n°s 1, 2, 3, 17, 22; on y a ajouté une seringue de Pravaz et un appareil d'Esmarch.

Ces différences sont peu importantes, il est vrai, mais elles compliquent sérieusement l'étude de ces divers approvisionnements.

APPROVISIONNEMENTS DE RÉSERVE ET RÉAPPROVISIONNEMENT

Pour terminer cet exposé très monotone des approvisionnements de campagne, il nous reste à jeter un coup d'œil sur la nomenclature des approvisionnements de réserve de médicaments et de pansements, et enfin à indiquer comment s'effectue réglementairement le remplacement du matériel des formations sanitaires.

L'approvisionnement de réserve de pansements pour 100 malades est emballé dans une caisse assemblée et ferrée et dans 6 ballots ; il se compose des objets suivants : linge à pansement, 165 kilogr. ; bandes roulées, 65 kil. ; charpie, 75 kil. ; coton cardé, 50 kil. ; flanelle, 2 mètres ; gaze à pansement, 25 m. ; taffetas gommé, 10 m. ; tissu imperméable, 10 m. ; tubes à drainage, 15 m. ; coussins à fractures, 20 ; coussins matelassés pour gouttières, 12.

L'approvisionnement de réserve de médicaments pour 100 malades est renfermé dans des boîtes d'emballage réunies dans 4 caisses assemblées et ferrées ; il comprend les mêmes substances que celles dont se compose l'approvisionnement des hôpitaux temporaires de 250 et de 100 lits, et dont il est inutile de reproduire la nomenclature.

RAVITAILLEMENT DES FORMATIONS SANITAIRES

« Art. 118 [1]. — Les unités collectives du matériel de campagne dont chaque corps de troupe ou chaque formation sanitaire est dotée, comprennent tout le matériel fixé par les nomenclatures détaillées. Ces nomenclatures comportent à la fois du matériel proprement dit et des objets de consommation. »

« Les approvisionnements d'infirmerie régimentaire et ceux d'ambulance se décomposent eux-mêmes en chargements et approvisionnements divers qui constituent des sous-unités collectives. »

« Art. 119. *Dépôts de matériel de remplacement.* — En prévi-

---

[1] Règlement sur le service de santé en campagne.

sion, soit de remplacement, soit de besoins nouveaux, il est constitué à la *station-magasin* de chaque armée un dépôt de matériel du service de santé, comprenant soit des unités ou sous-unités collectives, soit des objets isolés (médicaments, instruments de chirurgie, etc.). Un local spécial est réservé pour les dons provenant de la Société française de secours aux blessés. »

« Le Ministre détermine la fixation de ces dépôts. Au cours des opérations, les fixations sont réglées conformément aux prescriptions du règlement sur le service des étapes. »

« Des dépôts intermédiaires peuvent être établis entre la station-magasin et l'armée, sur les lignes d'étapes, si la nécessité en est reconnue. Le général en chef en détermine l'emplacement et la fixation sur la proposition du directeur du service de santé après avis de l'intendant de l'armée. »

« D'une manière générale, le service de santé est chargé de prévoir les besoins en matériel d'approvisionnement. Le commandement donne les ordres nécessaires pour la constitution de ce matériel aux lieux assignés. »

« Les dispositions de l'alinéa qui précède sont également applicables aux prévisions des besoins du matériel de campement nécessaires aux formations sanitaires. »

« Les comptables des dépôts d'approvisionnement adressent leurs situations tant à l'intendant de l'armée qu'au directeur du service de santé de l'armée. »

« ART. 120. *Comment il est pourvu aux demandes de matériel.* — Les différents moyens par lesquels le matériel est fourni sont les suivants :

Versements faits par des formations sanitaires;
Achats sur place;
Réquisitions;
Expéditions des dépôts d'approvisionnement;
Cessions ou prêts d'autres services;
Achats par marchés;
Dons. »

« Les infirmeries régimentaires se réapprovisionnent par des versements des ambulances et des hôpitaux de campagne, d'après les instructions du directeur du service de santé du corps d'armée. A défaut, elles sont pourvues par achats ou réquisitions, ou, en cas de besoin, par des expéditions des dépôts d'approvisionnement. »

« Les formations sanitaires recomplètent leur matériel au moyen de demandes aux dépôts d'approvisionnement, et s'il y a possibilité, d'achats sur place, d'achats par marché ou de réquisitions. »

« Art. 121. *Achats sur place.* — Les achats sur place s'appliquent aux objets de pansement, aux denrées et objets de consommation, et, s'il y a lieu, aux médicaments simples, ainsi qu'aux divers objets de matériel. »

« Ils sont faits par le comptable, dans les conditions prévues par le règlement sur le service de santé à l'intérieur, et de manière à assurer successivement les besoins ou à recompléter les unités collectives. »

« Le comptable ne procède à l'achat des médicaments et des objets du matériel proprement dit, que sur l'autorisation du médecin-chef mentionnée à la section IV du carnet administratif. »

« Le médecin-chef constate la qualité des médicaments achetés sur place. »

« Art. 122. *Réquisitions.* — Les réquisitions s'appliquent notamment aux denrées et objets de consommation, à la nourriture chez l'habitant, au matériel proprement dit, exceptionnellement aux médicaments. »

« Elles sont exercées dans les conditions de la loi sur les réquisitions et du décret portant règlement d'administration publique. »

« Le droit de requérir est délégué par le général-commandant au médecin-chef de chaque formation sanitaire ; le carnet à souches des prestations requises est tenu distinctement par trimestre ; les reçus sont donnés par le comptable. »

« Les entrées provenant de réquisitions sont inscrites soit au livret mensuel, soit au carnet du matériel ; elles sont justifiées par les souches du carnet de reçus. »

« Les versements, les achats sur place ou les réquisitions sont prescrits par le directeur du service de santé du corps d'armée. »

« Autant que possible, le gros matériel requis en vue de l'installation d'un service momentané doit être demandé comme fourniture temporaire à restituer en fin de service. Il en est dressé une estimation contradictoire entre le requérant et le représentant de l'autorité locale pour servir à l'appréciation des moins-values, s'il y a lieu; cette estimation est mentionnée sur le reçu des prestations requises. »

« Art. 123. *Expédition par les dépôts d'approvisionnement.* — Les demandes de matériel à expédier des dépôts d'approvisionnement sont établies en double expédition dans la forme prévue par le règlement sur le service de santé à l'intérieur; elles sont adressées au directeur du service de santé du corps d'armée, qui les fait parvenir à celui de l'armée. »

« Ce dernier approuve la demande et transmet l'une des expéditions au directeur des étapes qui assure l'envoi du matériel, conformément au règlement sur le service des étapes. La deuxième expédition est renvoyée à l'établissement demandeur pour avis; le directeur du service de santé y mentionne, lorsqu'il est nécessaire, le matériel qui, ne pouvant être expédié des dépôts, devra être acheté ou requis sur les lieux ou dont l'expédition aura lieu ultérieurement. »

« Lorsqu'il y a urgence, le directeur du service de santé du corps d'armée ou le médecin-chef du service des étapes, adresse directement ses demandes au directeur des étapes; il en est de même lorsqu'une demande est la conséquence d'ordres de service émanant du quartier général de l'armée.

« En toutes circonstances, l'intendant de l'armée, chargé de recompléter l'approvisionnement des dépôts, est informé des expéditions ordonnées par le directeur des étapes sur la demande des autorités médicales. »

« Les dispositions du présent article sont également applicables au matériel du service du campement dont les formations sanitaires peuvent être dotées. »

« Art. 124. *Cessions du service des subsistances.* — Les cessions du service des subsistances militaires sont faites au fur et à mesure des besoins, sur des bons signés par le comptable et extrait du carnet à souche des bons délivrés, tenu distinctement par trimestre. »

« Les bons sont récapitulés mensuellement par le comptable des subsistances, dans des factures de livraison, dont l'une justifie l'entrée au livret mensuel des objets de consommation. »

« Art. 125. *Prêts.* — Le matériel livré à une formation sanitaire à titre de prêt, soit par d'autres services, soit par des Sociétés de secours, soit par des particuliers, est reçu par le comptable comme matériel prêté; inscription en est faite au carnet du matériel. »

« ART. 126. *Achats par marchés.* — Lorsque la permanence d'un service le permet, il peut être pourvu à la fourniture des objets de consommations dans les conditions analogues à celles du service de l'intérieur, par voie de marchés de gré à gré. »

« Les marchés sont passés par le sous-intendant militaire. »

« Les livraisons journalières sont constatées par les récépissés provisoires extraits du carnet à souches des bons délivrés, et par l'inscription journalière au livret mensuel. Elles sont récapitulées dans les factures du fournisseur. »

« ART. 127. *Dons, prises sur l'ennemi.* — Les objets de consommation ou le matériel provenant soit de dons des Sociétés de secours ou des particuliers, soit de prises sur l'ennemi attribuées au service de santé par l'ordre du commandement, sont pris en charge par le comptable, après que ces objets ont été vérifiés et acceptés dans les conditions stipulées à l'article 171. »

« Ils figurent en entrée, soit au livret mensuel soit au carnet du matériel, sous le titre auquel ils se rapportent ou sous une désignation spéciale, s'il y a lieu. »

« Les entrées de cette nature sont justifiées distinctement pour les objets de consommation et pour le matériel. »

« Les spécialités pharmaceutiques et les remèdes secrets ne sont pas acceptés. »

« ART. 171. *Contrôle et transmission des dons.* — A la station point de départ d'étapes, les dons recueillis par la Société des secours aux blessés et destinés à l'armée sont, autant que possible, centralisés par les soins du délégué régional. Ce délégué soumet au commandant de la gare l'état des envois, à titre de contrôle, et afin d'éviter, s'il y a lieu, les transports inutiles. »

« La lettre de voiture qui accompagne chaque colis porte l'indication du contenu, du point de départ et de la destination; ces indications sont reproduites sur chaque caisse. »

« Ces envois sont dirigés sur les stations-magasins et placés dans le magasin réservé aux approvisionnements du service de santé. Un délégué spécial de la Société chargé de la surveillance et de la comptabilité de ces objets, peut être adjoint au commandant de la station. »

« Ces dons reçoivent leur destination définitive d'après les indications du directeur du service de santé de l'armée. »

CONSERVATION DES APPROVISIONNEMENTS DU SERVICE DE CAMPAGNE

Les mesures à prendre pour la conservation du matériel de campagne sont indiquées dans une notice spéciale qui est annexée à la nomenclature des approvisionnements du service de santé. Ces instructions donnent les moyens d'entretenir en bon état les médicaments, les instruments de chirurgie, les objets en caoutchouc, les matières de pansement, les objets et effets en toile et en coton, les couvertures et effets de laine, les objets et ustensiles en métal, les objets en cuir, etc.; en outre, une indication spéciale concerne les médicaments, denrées et objets à renouveler après une durée déterminée, et à placer dans des conditions particulières pour leur conservation.

Ces recommandations très importantes doivent être très soigneusement observées; des visites trimestrielles assurent l'exécution des mesures prescrites.

Ici se termine l'exposé sommaire du service de l'arrière; les nombreuses questions relatives à l'organisation générale de ce service offrent un intérêt si important qu'il eût été très utile d'y consacrer des développements plus étendus; l'évacuation et la répartition des malades et des blessés méritaient en particulier une étude beaucoup plus complète, mais nous nous en tenons à cette courte analyse qui suffit à démontrer les difficultés du problème à résoudre, lorsqu'il s'agit d'assurer le service de santé des armées considérables qui peuvent entrer en ligne à un moment donné.

A consulter : *Règlement ministériel* du 21 août 1884, *sur l'organisation et le fonctionnement du service des étapes aux armées.* (Baudoin, 1884.) — *Règlement général du 1er juillet 1874, modifié par décret* du 29 octobre 1884, *pour les transports militaires de chemins de fer.* (Baudoin. 1884.) — Riant : *Le matériel de la Société française de secours à l'exposition* de 1878. — Piqué : *Du transport des blessés en wagon. (Revue d'hygiène,* 1881.) — Gross : *Du transport des malades et des blessés sur les voies ferrées. (Revue militaire de médecine et de chirurgie,* 1882.) — Le Fort : *Chirurgie militaire et sociétés de secours,* 1873. — Morache : *Hygiène militaire.* — Redard : *Transport par chemins de fer des blessés et malades militaires.* (Doin, 1885.) — Fischer : *Kriegs-chirurgie* (Stuttgard, 1884.) — *Kriegs-Sanitäts-Ordung,* von 10 janvier 1878. — Gurlt : *Planches des archives du matériel des ambulances.* (Berlin, 1868). — Billroth et Mundy : *Du transport des blessés et malades en campagne.* (Vienne 1874.) — Legouest : *Hôpitaux temporaires.* (*Chirurgie d'armée,* page 782.)

LIVRE IV

DU SERVICE DE SANTÉ DANS LES SIÈGES

CONSIDÉRATIONS GÉNÉRALES

La guerre de siège est la partie spéciale de la guerre qui comprend l'attaque et la défense des forteresses. Comme toute espèce de guerre, elle donne lieu à une série d'opérations plus ou moins longues, et peut entraîner de nombreuses victimes, soit à la suite de combats souvent très meurtriers, soit par le fait des maladies et surtout des épidémies qui, dans les conditions spéciales où se trouvent les troupes en présence, ont une grande tendance à se développer. Elle réclame donc une organisation des secours aussi complète que la guerre en rase campagne.

Le règlement, avec juste raison, a préparé l'exécution régulière du service de santé dans l'attaque et dans la défense des places fortes.

Pour bien comprendre l'organisation du service de santé, relative aux sièges, il est important d'avoir des notions générales sur le système de défense et d'attaque des forteresses ; une notice de ce règlement renvoie à ce sujet aux titres XVI et XVII du *Règlement sur les armées en campagne*. Nous allons essayer d'en résumer les principaux articles, en donnant un aperçu général des opérations d'un siège.

On appelle habituellement places fortes, les camps retranchés avec une ville, au centre, entourée d'une enceinte et d'une ou deux lignes de défense, formées de plusieurs forts en communication avec la place.

Il faut encore distinguer les petites places fortes à simple enceinte et les forts isolés ou forts d'arrêt.

Ces dernières forteresses sont ordinairement placées sur une grande ligne dont elles défendent l'accès, tels sont, par exemple, les forts avancés construits au delà de Nancy (Manonvillers, Pont-Saint-Vincent, etc.).

OPÉRATIONS D'UN SIÈGE

ATTAQUE DES PLACES

La guerre de siège comprend l'attaque et la défense des forteresses.

Pour s'emparer d'une forteresse on peut l'attaquer régulièrement, c'est-à-dire en faire le siège ou employer des procédés moins réguliers qui sont : la surprise, l'attaque de vive force, le bombardement et le blocus.

Le siège régulier d'une forteresse est caractérisé par l'emploi des travaux d'approche, qui se développent méthodiquement sous l'appui de l'artillerie et conduisent l'assaillant à couvert jusqu'à la fortification.

Les opérations d'un siège embrassent deux périodes : l'une de préparation, l'autre d'exécution.

La première période comprend les opérations préliminaires : investissement, reconnaissance de la place, établissement des parcs d'artillerie, construction des batteries de première position.

La deuxième période, précédée de l'ouverture du feu, comprend les travaux de siège proprement dits, savoir :

Exécution des cheminements, construction des batteries de deuxième position, continuation des approches, assaut.

OPÉRATIONS PRÉLIMINAIRES

L'investissement consiste à entourer la place et à envelopper simultanément toutes les positions de la défense, en débouchant par des routes différentes ; c'est à ce moment que la place assiégée peut agir le plus énergiquement contre l'assiégeant, en faisant intervenir les troupes de la défense mobile dont nous verrons plus loin le rôle.

L'investissement des forts isolés et des petites places est assez rapidement réalisable, parce que les troupes de la garnison sont souvent peu nombreuses relativement à l'effectif de l'armée assiégeante, et surtout parce que l'étendue de terrain à envelopper n'exige pas une aussi grande quantité de troupes. Par contre, autour des places fortes importantes, l'investissement est souvent très long et très difficile, surtout lorsque la garnison est assez nombreuse pour pouvoir disposer du tiers de son effectif à la défense mobile. L'assaillant est donc obligé, dans ce cas, d'opérer l'investissement par des efforts successifs qui donnent lieu à de véritables combats.

Lorsque l'assaillant est parvenu à s'emparer des positions sur lesquelles doit se développer la ligne d'investissement, il s'y fortifie et prend toutes les dispositions nécessaires pour repousser les sorties.

Pour faciliter la résistance de cette ligne, la zone d'investissement est divisée en secteurs qui sont alors gardés par des troupes spéciales à chacun d'eux; ces troupes sont déployées en troupes de

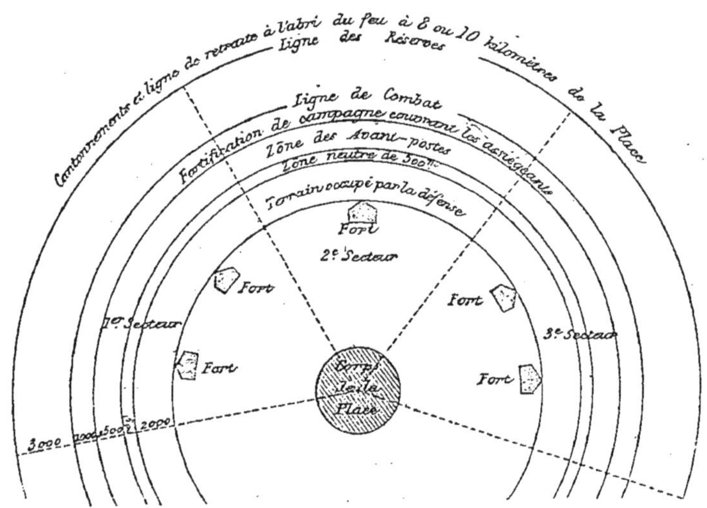

FIG. 237. — Schéma représentant la disposition générale des troupes de siège autour d'une place entourée d'une ligne de forts.

première ligne et de réserve, et elles alternent pour le service de première ligne; enfin, il y a des réserves générales postées à proximité des secteurs les plus menacés (fig. 237).

Dans chaque secteur, le gros des troupes de première ligne est établi hors de la portée efficace de l'artillerie des ouvrages les plus avancés; ces troupes se couvrent à l'aide d'une ligne d'avant-postes et, en arrière, elles sont gardées contre les attaques imprévues d'une armée de secours, par les travaux de circonvallation et par un service d'exploration, qui est assuré par les régiments de cavalerie. L'artillerie du corps d'investissement est disposée de manière à enfiler les routes de la place et à repousser les sorties.

Après l'arrivée du corps d'investissement, les commandants de l'artillerie et du génie font la reconnaissance de la place, ils examinent les opérations à entreprendre et soumettent leurs propositions au général commandant le siège, qui arrête le point ou les points d'attaque.

Aussitôt que la zone d'attaque est déterminée, les divers services de siège, l'état-major, le service d'artillerie, du génie, les services administratifs, etc., sont installés dans cette zone en dehors de l'action de l'artillerie de la place.

TRAVAUX DE SIÈGE PROPREMENT DITS

On commence alors les travaux de siège sur ces points appelés attaques, qui sont ordinairement choisis en regard des côtés les plus faibles et les plus accessibles de la place. Ces travaux de siège sont précédés de la construction des batteries de première position et de l'ouverture du feu. Le tir de ces batteries a pour but de permettre aux troupes assaillantes de gagner du terrain et d'établir, pour se couvrir, des cheminements et des tranchées.

La tranchée qui sert de base à ces cheminements s'appelle la première parallèle, à cause de sa direction par rapport à la ligne de défense (fig. 238). C'est une véritable place d'armes qui se relie avec les positions en arrière, les parcs d'artillerie et les dépôts de tranchée. Ce premier résultat étant obtenu, les batteries de deuxième position sont établies immédiatement après cette première parallèle, et sous sa protection; elles ont pour objet de réduire au silence les pièces de la défense ayant action sur les attaques.

Sous l'appui des batteries de siège, les travaux d'approche, protégés de distance en distance par de nouvelles parallèles ou places d'armes, sont poursuivis jusqu'à la crête des glacis, au bord des fossés.

Les cheminements s'exécutent surtout de nuit, pour éviter le feu des assiégés. L'exécution de ces travaux peut être dérangée par des sorties de l'assiégé ou par des travaux de mine. Les mesures

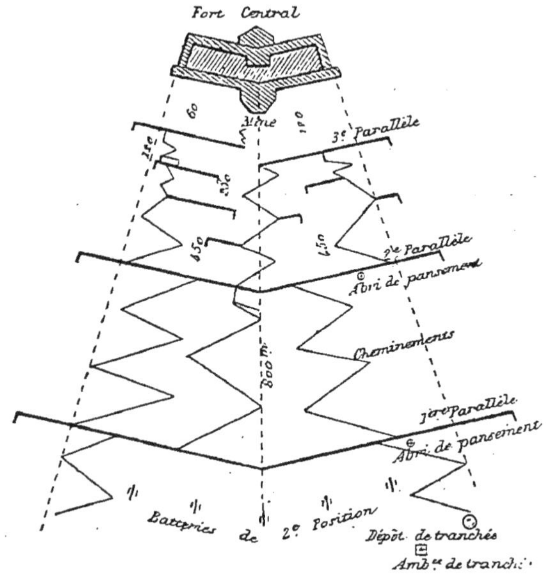

FIG. 238. — Attaque d'un fort central.

de protection sont assurées avec les troupes de garde; un système de contre-mine cherche à détruire les galeries de l'assiégé.

Lorsque les batteries de siège ont suffisamment désorganisé les ouvrages attaqués, et ouvert une brèche suffisante pour le succès de l'assaut, cet assaut est donné.

En somme, on peut dire que le siège d'une place forte à forts détachés est une des plus longues et des plus difficiles opérations de guerre; il exige au moins trois ou quatre mois, un déplacement de matériel considérable et un développement énorme de troupes. Il est donc difficile d'entreprendre deux sièges d'une telle importance dans une même campagne.

COMPOSITION D'UNE ARMÉE DE SIÈGE

Pour entreprendre tous les travaux et toutes les opérations d'un siège, une armée ou un corps de siège est chargé de l'exécution des attaques.

Ce corps se compose de troupes ordinaires d'infanterie et de troupes techniques, artillerie et génie.

Le général commandant le corps de siège a le rang et les pouvoirs d'un commandant de corps d'armée opérant seul.

ORGANISATION DU SERVICE DE TRANCHÉE

Avec les opérations du siège proprement dit, commence, pour les états-majors et les troupes, un service spécial qui porte le nom de service de tranchée.

Il est commandé chaque jour et pour chacune des attaques un général de tranchée; ce général a le commandement des troupes de garde et des détachements de travailleurs; il dispose les gardes pour repousser les sorties et protéger les travaux, et il surveille le service du major de tranchée.

Le major de tranchée est un officier supérieur qui, sur la désignation du général commandant le siège, assure en permanence pendant toute la durée du siège, auprès de chaque attaque, le mécanisme régulier du service de tranchée, et principalement la distribution des troupes de travail et de garde entre les divers services; il a en outre dans ses attributions, la police, la propreté et l'entretien des cheminements; il dirige l'installation et le service des ambulances de tranchée et des abris de pansement, et assure l'évacuation des blessés.

Les troupes d'infanterie campées, bivouaquées ou cantonnées dans la zone des différents secteurs, sont chargées d'assurer à tour de rôle le service de tranchée.

Ce service se compose de la garde de tranchée et du travail de tranchée. La garde de tranchée se monte par vingt-quatre heures et par régiment; la durée du travail de tranchée est de douze heures. Pour éviter la fatigue extrême des troupes, on relève les hommes au bout d'un certain temps de séjour sur les attaques, et on les envoie se refaire sur des points où la sécurité est absolue.

Ainsi, au bout de six à neuf jours de service à proximité des attaques, les troupes de première ligne changent de cantonnements avec les troupes de deuxième ligne qui viennent les remplacer.

Les troupes de service sur le terrain des attaques sont, par suite, exposées aux atteintes de l'artillerie de la défense pendant la durée de leur séjour. Mais, tandis que les gardes de tranchée et les travailleurs sont incessamment sous le feu de la forteresse, le reste de ces troupes est protégé autant que possible : les piquets, au moyen de baraques blindées du côté des attaques ; les hommes au repos, au moyen d'abris enterrés, construits de toutes pièces.

En cas de sortie, des dispositions sont prévues pour que les travailleurs réunis aux troupes de garde soient prêts à repousser l'ennemi.

Le service des troupes techniques, artillerie et génie, est réglé dans des conditions spéciales. L'artillerie est aujourd'hui l'élément prépondérant d'un siège ; le nombre considérable des pièces qui entrent en jeu dans le siège d'une grande place à forts détachés, fait, aujourd'hui, de la mise en place du matériel et de l'approvisionnement des pièces une des plus grandes difficultés de l'opération.

Quant à l'exécution des travaux d'approche, elle tend de plus en plus à se simplifier.

Dans chaque attaque, les batteries d'artillerie sont placées sous la direction d'un officier supérieur qui prend le titre de commandant d'artillerie de tranchée.

Pour l'exécution des travaux d'approche, il est commandé, chaque jour et dans chaque attaque, un officier du génie qui prend le titre de chef d'attaque.

SERVICE DE SANTÉ DANS L'ATTAQUE DES PLACES

Pour assurer les premiers secours, à la tranchée et pendant les opérations préliminaires d'un siège, le service de santé est organisé comme il suit, par le règlement :

« Lorsqu'un corps de siège est formé avec des divisions, brigades, régiments ou bataillons détachés, les formations sanitaires nécessaires lui sont affectées ; des médecins sont spécialement désignés pour remplir auprès du commandant du corps de siège les fonctions de directeur du service de santé, ou pour compléter le personnel d'exécution. »

SERVICE DE SANTÉ PENDANT LA PÉRIODE DES OPÉRATIONS PRÉLIMINAIRES ET DE L'INVESTISSEMENT

« Pendant la période destinée à assurer l'investissement, le service de santé est exécuté, comme pendant les opérations actives. »

« Lorsque la zone occupée par le corps d'investissement a été déterminée et divisée en secteurs par le commandement, le service de santé est réglé ainsi qu'il suit, en tenant compte des dispositions générales du règlement sur le service des armées en campagne (art. 247). »

« Les troupes de première ligne installent, en cas de besoin, des postes de secours ; une infirmerie régimentaire est installée pour chaque corps, hors des vues et de la portée des canons de la place, dans les cantonnements affectés aux réserves. »

« Les ambulances s'installent en arrière et à proximité des cantonnements de l'unité de commandement qu'elles desservent ; elles assurent les évacuations journalières et concourent, s'il y a lieu, aux évacuations à grande distance.

« Des hôpitaux de campagne, en nombre fixé par le commandement, sont établis à proximité et toujours en dehors des cantonnements affectés aux réserves de secteur et aux réserves générales. Quelques-uns d'entre eux peuvent être affectés aux hommes atteints de maladies épidémiques ou contagieuses. »

« Un ou plusieurs hôpitaux d'évacuation sont placés en tête des lignes d'évacuation. Toutes les fois que le commandement le juge nécessaire, il prélève sur les formations attribuées aux troupes de siège, le nombre d'hôpitaux de campagne nécessaire pour assurer le service dans les commandements d'étapes organisés sur la ligne d'évacuation. »

« Tant que l'attaque n'est pas commencée, le service de santé fonctionne dans les conditions prévues par le présent article. »

. . . .

EXÉCUTION DU SERVICE DE SANTÉ PENDANT LES ATTAQUES

. . . .

« Lorsque le commandant du siège a arrêté le projet d'attaque, le médecin-directeur lui soumet les propositions concernant le fonctionnement spécial du service de santé dans les zones d'attaque. »

« Pendant les attaques, le service de santé est réglé de la manière suivante : »

« Les médecins des corps de troupes marchent avec le corps ou la fraction de corps auquel ils sont attachés; ils desservent les *abris de pansement* prévus par le règlement sur le service des armées en campagne. Le directeur du service de santé du corps de siège prend les dispositions nécessaires pour que le personnel médical du service régimentaire soit toujours au complet. »

« A cet effet, il opère, s'il y a lieu, des prélèvements sur le personnel des ambulances et des hôpitaux de campagne. »

« Un médecin désigné par le directeur du service de santé est adjoint à chaque major de tranchée, pour remplir en permanence, dans chacune des zones d'attaque, les fonctions de *médecin de tranchée*. Ce médecin peut être relevé aux dates fixées par le commandement. Ses fonctions consistent à seconder le major de tranchée dans l'installation des abris de pansement et des ambulances de tranchée et dans l'organisation de l'évacuation des blessés. »

« Chaque jour, et pour chacune des attaques, un médecin (du grade de médecin principal ou de médecin-major de 1re classe) remplit, auprès du général de tranchée, les fonctions de *médecin-chef de tranchée*. Ce médecin est commandé suivant un roulement établi par le directeur du service de santé. »

« Il centralise et dirige, d'après les ordres du général de tranchée et les instructions du médecin directeur, le service de santé des corps de troupes concourant à l'attaque. Il surveille, au point de vue technique, le service du médecin de tranchée, et reçoit ses rapports. »

« Les *abris de pansement* fonctionnent comme les postes de secours, leur emplacement est déterminé par le major de tranchée. »

« Des *ambulances de tranchée* sont installées par les ordres du major de tranchée; elles sont habituellement placées à proximité des dépôts de tranchée. Elles sont masquées aux vues de la place par le terrain ou par des épaulements, et placées autant que possible sous des abris blindés. »

« Les abris de pansement et les ambulances de tranchée ne sont pas signalés par le fanion de la Convention de Genève; leurs emplacements sont notifiés aux troupes, au moment où elles prennent le service. Les directions à suivre pour y arriver sont jalonnées et reconnues à l'avance par les brancardiers. »

En résumé, pendant l'attaque d'une place forte, le service de santé des troupes assiégeantes fonctionne, au début, dans des conditions analogues à celui d'une armée opérant en rase campagne, et bientôt, les conditions de stabilité en rendent encore plus facile l'exécution.

Ce que ce service offre de spécial a été très clairement exposé par le règlement, et nous ne voulons rien y ajouter, bien que certains points méritent encore quelques développements : ainsi, relèvement des blessés, transport des blessés dans les cheminements et dans les tranchées, installation des abris de pansement et des ambulances de tranchée, etc....

DÉFENSE DES PLACES

DE L'ÉTAT DE SIÈGE

Pour que la forteresse soit en état de résister aux efforts de l'assiégeant, il faut que toutes les ressources qu'elle présente puissent concourir à sa défense. Par suite, l'autorité militaire doit avoir les pouvoirs les plus étendus, afin de diriger en vue du salut de la place, le fonctionnement de tous les services civils et militaires; cette concentration des pouvoirs dans les mains de l'autorité militaire ne saurait constituer qu'une mesure temporaire, légitimée par les circonstances.

Le règlement sur le service des places détermine donc, en dehors de l'état de paix, deux états particuliers : l'état de guerre et l'état de siège. Dès le temps de paix, on prépare les moyens de défense. Cette étude de la défense des places comporte quatre divisions principales : la défense proprement dite, les approvisionnements, le service de santé, les intérêts civils.

L'état de guerre a pour effet de donner à la police militaire plus d'action et de force que pendant l'état de paix.

Enfin, l'état de siège donne à l'autorité militaire un pouvoir absolu, qui est exercé par le gouverneur ou le commandant supérieur de la place, désigné dès le temps de paix.

Lorsque l'état de siège est déclaré, l'autorité du gouverneur s'étend jusque sur l'administration intérieure des corps de troupes et des divers services. En conséquence, les commandants des troupes, les commandants de l'artillerie et du génie, les chefs des services administratifs et du service de santé sont tenus de prendre toutes les dispositions que le gouverneur ou commandant juge à propos de prescrire dans l'intérêt de la défense.

Pendant toute la durée de l'état de siège, les autorités civiles de toute sorte sont subordonnées au gouverneur ou commandant qui exerce ou fait exercer en son nom tous les pouvoirs relatifs au maintien de l'ordre, à la police, aux approvisionnements et à l'hygiène.

ORGANISATION DES MOYENS D'ACTION DE LA DÉFENSE

Les principaux moyens d'action de la défense sont l'armement et la garnison.

L'armement comprend l'artillerie de défense et les batteries mobiles dont la destination est d'accompagner, dans leurs opérations actives, les troupes de la garnison.

L'effectif de la garnison est calculé d'après l'étendue et le nombre des ouvrages de la fortification, et d'après l'importance que peuvent prendre autour de la place les opérations actives.

La garnison de la forteresse est composée de troupes de l'armée active et de troupes de l'armée territoriale; elle comprend les troupes chargées de l'occupation du terrain fortifié, ou garnison de sûreté, et le corps mobile ou troupes de la défense mobile, dont le rôle est de tenir la campagne dans un rayon plus ou moins étendu. La réunion de ces deux éléments constitue la garnison de défense.

Au début des opérations, toutes les troupes disponibles forment le corps mobile pour empêcher l'investissement de la place.

Après l'investissement, sur une garnison de 32,000 hommes, par exemple on prend au maximum 15,000 hommes pour le corps mobile.

La garnison de défense d'une place importante, avec forts détachés, se compose : de l'état-major du gouverneur ; des personnels de l'artillerie, du génie, des services administratifs et du service de santé ; de troupes de toutes armes, de corps provisoires, formés par le gouverneur avec les hommes des services auxiliaires et les ressources fournies par la population civile.

Avec ces éléments, et en s'inspirant du plan de défense établi à l'avance, le gouverneur forme : 1° les garnisons particulières de chacun des forts et ouvrages permanents ou provisoires de première ligne, ainsi que celle du corps de la place ; 2° les troupes des secteurs, chargées dans chaque secteur, du périmètre défensif, de la surveillance et de la garde des intervalles entre les ouvrages de première ligne ; 3° la réserve générale.

Dans les petites places à simple enceinte, sans ouvrage détaché, la garnison et les services sont constitués d'après les mêmes principes, mais sur une moindre échelle que dans les places importantes avec forts détachés ; les divers corps de la garnison alternent dans le service de garde des remparts et celui de la réserve générale.

Dans les forts isolés, la garnison est de 500 à 800 hommes environ ; elle forme un groupe unique dans la main du commandant.

Dans chacune des places du territoire national, à partir de la déclaration de l'état de guerre, la commission chargée en temps de paix de préparer et de réviser le plan de mobilisation et de défense de la place, prend le nom de conseil de défense ; ce conseil se compose du gouverneur président, des commandants de l'artillerie et du génie, de deux officiers les plus élevés en grade des troupes de la garnison ; devant ce conseil peuvent être entendus, à titre consultatif, les chefs des services administratifs et du service de santé.

PRÉPARATIFS DE LA DÉFENSE

Dans toutes les places ou forts isolés du territoire national, un plan de mobilisation et de défense est préparé à l'avance et périodiquement révisé.

Les préparatifs de la défense comprennent l'organisation complémentaire de la fortification (travaux de protection, etc.), l'organisation du service des vivres (approvisionnement, rationnement, etc.), enfin l'organisation des services accessoires, service des transports, et en particulier, transport des blessés, service de santé (désignation des locaux destinés aux ambulances), service de salubrité comprenant l'observation des mesures hygiéniques. enterrement des morts, etc., et en dernier lieu service de l'ordre.

CONDUITE DE LA DÉFENSE

En règle générale, la défense d'une place assiégée est aussi longtemps que possible extérieure et active.

Pour la défense des places avec forts détachés, au début des opérations, le gouverneur porte au dehors sa réserve générale, renforcée en partie des troupes des secteurs. Les troupes sont pourvues de tous les moyens d'action nécessaires pour lutter en rase campagne. Elles s'établissent sur les positions les plus favorables pour contenir les avant-gardes ennemies et entraver l'investissement.

Si l'ennemi devient trop nombreux, les forces mobiles cèdent du terrain en combattant, sans se laisser couper de la place. A mesure qu'elles se rapprochent des forts, elles trouvent un puissant soutien dans l'artillerie des ouvrages de première ligne.

La lutte se prolonge jusqu'à ce que l'assiégeant ait assis solidement ses lignes d'investissement.

A partir de ce moment, le gouverneur replie ses troupes sur la ligne de défense appuyée sur les forts.

Cette ligne forme la base de nouvelles opérations offensives, si l'ennemi se borne à bloquer la place; elle devient le champ de bataille principal de la défense, s'il entame un siège en règle.

Les commandants des forts et des ouvrages détachés défendent ces forts, comme de petites places se prêtant un mutuel appui.

Lorsque dans la lutte établie entre les batteries ennemies et les pièces de la défense, l'artillerie de l'assiégeant prend le dessus, la lutte est reportée sur la ligne des forts; c'est la deuxième phase, pendant laquelle le gouverneur peut faire l'usage le plus utile de ses troupes et de ses munitions. Après la chute des forts de première ligne, le gouverneur reporte ses forces mobiles sur les positions qu'il a fait organiser en deuxième ligne; il défend cette deuxième ligne comme la première; enfin, rejeté de position en position, jusqu'au corps de la place, il résiste encore dans l'enceinte et dans les forts restés intacts, défendant pied à pied la position et combattant jusqu'à la dernière extrémité.

Dans la défense des places à simple enceinte, même si la garnison est strictement suffisante pour la défense de l'enceinte, cette garnison agit encore à l'extérieur, pour contrarier l'établissement des batteries de bombardement. Les pièces de la place répondent au feu des batteries de bombardement jusqu'à écrasement complet. Dans ces places, la construction d'abris et de blindages, une bonne organisation du service d'incendie et l'éloignement des bouches inutiles doivent permettre à la garnison et à la population de supporter l'épreuve du bombardement, sans se laisser détourner de leur devoir.

Dans les forts isolés, le caractère de la défense extérieure est, pour ainsi dire, d'ordre passif, car la garnison ne saurait entreprendre d'opérations extérieures pour harceler l'ennemi au loin. Le bombardement est impuissant dans les forts isolés dont les garnisons et approvisionnements sont généralement sous casemates. Un siège en règle peut seul les réduire, car l'approvisionnement est complet pour six mois au minimum, et l'eau est fournie par des puits artésiens ou des citernes alimentées par des sources artificielles; système qui consiste à recueillir sur une couche d'argile la pluie tombée sur la fortification.

En résumé, il y a deux parties dans la défense des places fortes : les opérations extérieures et la défense du noyau central de la forteresse ou du corps de la place.

Dans la défense des places avec forts détachés, la défense extérieure a pris la plus grande importance. Le mode de défense actuel, en multipliant les actions extérieures, a fait dévier le terme sortie de son acception primitive, car les tentatives des corps mobiles ayant lieu presque chaque jour, les sorties sont de tous les instants.

En laissant aux opérations extérieures le nom de sorties, on voit qu'au début d'un siège, les opérations de la défense mobile se font parfois avec un effectif considérable et à des distances très grandes de la fortification, tandis que, plus tard, les sorties se localisent dans le secteur d'attaque, et enfin sont très courtes dans la dernière période du siège, n'ayant d'autre but que de contrarier l'exécution des travaux d'approche; elles s'effectuent alors avec un effectif très faible.

En dehors de l'enceinte, le gouverneur peut encore retarder la marche, disputer pied à pied le terrain, et retarder la marche de l'assiégeant par un dispositif de mines.

Telles sont les opérations principales le plus souvent très meurtrières, qui nécessitent une organisation spéciale des secours en dehors de la place, tandis qu'en deuxième ordre, se présentent les mesures à prendre dans l'intérieur des murs de la forteresse, pour secourir les blessés en cas de bombardement et d'assaut, et enfin, pour compléter cet ensemble des secours extérieurs et intérieurs, les dispositions qui doivent assurer l'hospitalisation sur place des malades et des blessés.

C'est là ce que le règlement sur le service de santé en campagne a voulu prévoir et déterminer dans les articles suivants.

SERVICE DE SANTÉ DANS LA DÉFENSE DES PLACES

ORGANISATION

« Art. 152. — Dans les places fortes, les forts isolés investis ou assiégés, le service de santé est réglé d'une façon générale, conformément aux prescriptions du règlement sur le service de santé à l'intérieur. Toutefois, les circonstances et les particularités de la guerre de siège imposent certaines dérogations énumérées dans les articles ci-après. »

« Art. 153. — Chaque place forte, ou fort détaché qui en dépend, ou chaque fort isolé comprend un ou plusieurs établissements sédentaires dont l'importance est calculée d'après le chiffre des malades et blessés à prévoir. »

« Ces établissements sont :

1° Les infirmeries de fort, destinées à recevoir et à soigner sur place, dans le fort même, les malades et blessés des corps de troupes ;

2° Les hôpitaux temporaires (de 50 à 250 lits), organisés avec l'aide des ressources locales. En outre, des hôpitaux auxiliaires peuvent être organisés par la Société française de secours aux blessés, conformément au décret du 3 juillet 1884. »

« Les places fortes importantes sont dotées, pour les besoins de la défense active, d'un nombre variable d'ambulances. »

MÉDECIN-CHEF DE LA PLACE

« Art. 154. — Le médecin-chef de la place dirige l'ensemble du service sanitaire des établissements et des troupes de la défense active. »

« Il remplit, auprès du gouverneur de la place, les fonctions d'un directeur du service de santé de corps d'armée, dont il possède les attributions. »

« Dès le temps de paix, le médecin-chef de la place ou, à son défaut, un médecin militaire de l'armée active désigné par le commandant du territoire, est appelé à participer aux travaux de la commission chargée de préparer et de réviser le plan de mobilisation de la défense. Il soumet des propositions concernant : »

« L'organisation du service de santé pour le moment de la mise en état de défense de la place, le personnel et le matériel nécessaires, l'emplacement et l'installation des infirmeries de fort, des hôpitaux temporaires et des hôpitaux auxiliaires ; les mesures hygiéniques à prendre en vue de l'accumulation d'un grand nombre d'hommes dans un espace relativement restreint, surtout en ce qui concerne le logement des troupes, les hôpitaux, les cimetières. »

« Pendant la mise en état de défense, il surveille, conformément aux instructions du gouverneur ou du commandant de la place, l'exécution des mesures prévues et adoptées. »

« Il s'assure que les approvisionnements du service de santé sont en bon état, et au complet réglementaire. Il fait connaître au gouverneur les besoins auxquels il n'a pas été donné satisfaction. »

« Il provoque, avant l'investissement, l'évacuation de tous les hommes incapables de faire de longtemps un service actif. »

« Il assigne aux officiers du corps de santé le rôle qui revient à chacun d'eux, et leur fait connaître les difficultés de chaque poste; il insiste sur les nécessités d'une surveillance incessante au point de vue hygiénique; il s'assure par des visites fréquentes que ses ordres à cet égard sont ponctuellement exécutés. Il reconnaît les points désignés pour l'installation des abris de pansement. Il provoque les ordres nécessaires pour l'extension ou le développement des hôpitaux. »

« Lorsque l'étendue du rayon de la place fait prévoir la nécessité d'organiser un service d'évacuation, il provoque les ordres nécessaires. »

« En cas de siège, le médecin-chef de la place est appelé à assister le conseil de défense, à titre consultatif. »

« Il entretient des relations constantes avec les médecins de la localité et, s'il y a lieu, avec les autorités civiles, afin de pouvoir provoquer les mesures à prendre pour maintenir le bon état sanitaire de la population. »

« Il veille à ce que les services nécessaires soient préparés sur le front d'attaque, à ce que les blessés soient transportés régulièrement dans les hôpitaux; il remédie à l'encombrement des hôpitaux et des casernes par tous les moyens mis à sa disposition. »

« Il soutient par ses conseils et par son exemple ses subordonnés et les malades; il évite toute parole qui pourrait jeter le découragement autour de lui. Il ne doit la vérité entière et absolue qu'au gouverneur ou commandant de la place. »

« En cas de reddition, il soumet des propositions afin que la Convention de Genève soit strictement appliquée au personnel et au matériel sanitaires, ainsi qu'aux militaires traités dans les hôpitaux. »

EXÉCUTION DU SERVICE DE SANTÉ

« Art. 155. — Dans les infirmeries de fort, le service se fait, autant que possible, conformément aux prescriptions du règlement sur le service de santé à l'intérieur. »

« Pendant la période de défense active, les corps de troupes engagés installent des postes de secours. »

« Les blessés sont évacués directement des postes de secours sur les hôpitaux de la place. Une ambulance accompagne toujours les troupes de la défense active, et fonctionne, le cas échéant, comme l'ambulance divisionnaire. »

« Lorsque le siège est commencé, le médecin-chef provoque l'installation à proximité du front d'attaque, de postes de secours permanents desservis à tour de rôle par le médecin et les infirmiers des corps de troupes; en cas de besoin, par le personnel attaché aux hôpitaux. »

« Dans les hôpitaux, l'exécution du service est réglée comme en temps de paix, sauf pour l'admission, qui a lieu conformément aux articles 43 et 44 du présent règlement. »

« En cas d'insuffisance du personnel, le médecin-chef de la place provoque l'emploi aux hôpitaux du personnel régimentaire momentanément disponible, et la réquisition des médecins et pharmaciens de la localité, ainsi que des corvées d'habitants. »

« L'inhumation des décédés doit être l'objet des précautions spéciales énumérées à la notice n° 5 du règlement. »

Nous croyons nécessaire de revenir sur certaines parties du service de santé relatives à la défense des places, sur les ambulances des troupes de la défense mobile, en particulier, et sur l'organisation des infirmeries de fort.

AMBULANCE N° 2 POUR LES TROUPES DE LA DÉFENSE MOBILE

Les places fortes importantes sont dotées, dit le règlement, d'un nombre variable d'ambulances, pour le besoin de la défense active, mais rien ne précise la composition de ces ambulances.

Si nous nous en rapportons à la nomenclature qui détermine l'approvisionnement de ce genre d'ambulance n° 2, nous pouvons supposer que le personnel se rapprochera de celui d'une ambulance de brigade de cavalerie, et que chaque ambulance correspondra généralement à des troupes d'un effectif de 2,000 hommes environ; du reste cette organisation doit varier avec les conditions de la défense.

Pour plusieurs raisons, le rôle de cette ambulance sera d'une importance beaucoup moindre que celui d'une ambulance de corps d'armée; d'abord, elle n'a pas à répondre à des besoins aussi étendus; de plus, les troupes qu'elle accompagne restant toujours appuyées sur les lignes de défense de la place, et conservant leur ligne de retraite, il y a communication facile avec les établissements hospitaliers de cette place et, par conséquent, on a toutes les facilités pour l'évacuation des blessés, pour le réapprovisionnement et pour l'adjonction d'une autre ambulance, si les circonstances l'exigent.

Nous n'avons pas à énumérer de nouveau les substances et les objets qui composent l'approvisionnement, nous renvoyons à cet égard au chapitre des ambulances de corps d'armée. Nous nous bornerons à rappeler que cette formation dispose de trois voitures à quatre roues et de trois voitures à deux roues pour le transport des blessés, puis de deux fourgons chargés de l'approvisionnement des vivres et des bagages.

Le fonctionnement de cette ambulance n'offre rien de particulier, si ce n'est qu'elle doit assurer sa mobilité par une évacuation rapide des blessés sur la place, et se tenir toujours prête à se replier sur les lignes de défense, lorsque les troupes qu'elle accompagne sont obligées de battre en retraite.

INFIRMERIE DE FORT

Dans chaque fort détaché ou isolé, tout est prévu pour le service de santé ; une infirmerie installée dans un bâtiment spécial du fort ou dans un local isolé des casemates, comprend : une salle de visite, plusieurs chambres pour les blessés et pour les malades, une salle d'isolement, un magasin, des lieux d'aisances et des locaux accessoires.

Cette infirmerie doit fonctionner comme un petit hôpital lorsque l'investissement du fort est complet; en conséquence, elle a été dotée d'un approvisionnement spécial qui comprend : trois caisses de pharmacie, trois caisses de chirurgie, trois caisses d'administration et deux brancards. Cet approvisionnement est calculé pour une garnison de 500 hommes.

Les substances et les principaux objets qui entrent dans sa composition sont les suivants :

Pharmacie.

MÉDICAMENTS D'USAGE INTERNE

Alcoolé d'opium.	$0^{k}250$
Extrait d'opium.	0.025
Chlorhydrate de morphine.	0.001
Sulfate d'atropine.	0.001
Chloral.	0.125
—	
Ether sulfurique.	0.350
Chloroforme.	1.500
—	
Alcool.	1.800
Alcoolé de cannelle.	0.500
Alcoolat de mélisse.	$0^{k}500$
Mélisse.	0.500
Alcoolat de cochléaria.	0.500
Thé.	1.000
Tilleul.	4.000
Espèces pectorales.	4.000
Essence de menthe.	0.020
Extrait de ratanhia.	0.200
Alcoolé de quinquina.	5.100
Extrait de quinquina gris.	0.250
Pilules de sulfate de quinine.	0.050

Gomme du Sénégal.	25k000	Huile de ricin.	0k500
Glyzine.	3.000	Sulfate de magnésie.	10.000
		Rhubarbe.	0.100
Chlorate de potasse.	1.000	Calomel.	0.100
Azotate de potasse.	0.500	Ipéca.	0.250
Carbonate de potasse.	0.100	Kermès.	0.100
Essence de citron.	0.100	Emétique.	0.020
Suc de citron.	2.000	Bismuth.	2.000
Acide tartrique.	1.000	Cubèbe.	1.000

MÉDICAMENTS D'USAGE EXTERNE ET POUR PANSEMENTS

Amadou.	0k050	Sulfate de zinc.	0k125
Cire.	0.050		
Eponges fines.	0.040	Acide phénique cristallisé.	1.500
Laminaire.	0.100	Camphre.	0.250
		Alcoolé de camphre.	1.800
Acide acétique.	0.125		
Ammoniaque.	0.250	Soufre.	0.200
Caustique de Vienne.	0.030		
Azotate d'argent fondu.	0.015		
— — cristallisé.	0.010	Amidon.	1.000
Sulfate de cuivre.	0.100	Glycérine.	5.000
		Cataplasme Lelièvre.	420 fles
Papier sinapisé.	100 fes	Guimauve.	4.000
Sparadrap vésicant.	2 m.	Huile d'arachides.	2.000
Papier épispastique.	50 fes	Axonge.	0.800
		Eau distillée.	0.500
Alcoolé d'iode.	0.100		
Pommade mercurielle.	0.500	Collodion.	0.100
		Percaline (bandes de 1m, 10c).	2 b.
Acétate de plomb.	2 000	Taffetas anglais (b. de 1m. 05c).	2 —
Alun.	1.000	Sparadrap de diachylon.	30 m.
Perchlorure de fer.	0.300	Silicate de potasse.	5k000

MATÉRIEL DE PHARMACIE

Mortiers, pilons, compte-gouttes, balance Roberval, trébuchet, spatules, lampes à alcool, etc...

Chirurgie.

OBJETS DE PANSEMENTS ET APPAREILS

Bandes roulées.	40k000	Attelles conjuguées en fil de fer:	
Grand linge.	30.000	— Pr l'avant-bras.	6
Petit linge.	41.000	— Pr le bras.	6
Charpie.	15.000	— Pr la jambe.	6
Coton cardé.	15.000	Gouttières en fil de fer :	
Gaze à pansement.	25.000	Pour le bras, et l'avant-bras.	4
Taffetas gommé.	10 m.	Pour la jambe.	4
Tissu imperméable.	5 m.	Pour la cuisse.	4
Coussins à fractures.	45	Cerceaux à fractures, en fil de fer.	4
— matelassés pour gouttières.	12	Lacs en treillis à boucle.	40
Attelles en bois, palmaires.	6	Bandages herniaires inguinaux, simples, de droite.	2
— Pr l'avant-bras.	10		
— Pr le bras.	15	Bandages herniaires inguinaux, simples, de gauche.	2
— Pr la jambe.	10	Bandes de carton.	10
— Pr la cuisse.	10	Plâtre à mouler.	20k000

INSTRUMENTS DE CHIRURGIE ET OBJETS ACCESSOIRES

Boîte de l'arsenal 1859 :		Sondes coniques.	12
		Sondes œsophagiennes.	2
N° 3. Amputations, résections, trépan.	1	Canules.	2
		Mandrins en maillechort.	6
		Tubes à drainage.	15 m.
Seringue de Pravaz.	1	Seringues à piston, ventouses en verre, irrigateur Eguisier, etc...	
Bougies de gomme.	6		

Administration.

MATÉRIEL DU SERVICE GÉNÉRAL

Bouilloires en cuivre, cylindre-calorifère pour bains, baignoire de bras, baignoire de corps, baignoire de pieds, seaux d'aisance etc...

Brancards (2); fiches de diagnostics (250); brassards, etc.

DENRÉES

Chocolat, conserves de bouillon, conserves de julienne, conserves de lait concentré, conserves de légumes.

Cet approvisionnement est, on le voit, suffisamment complet et présente toutes les ressources nécessaires au traitement des maladies communes; il paraît même mieux pourvu en médicaments qu'en objets de pansement; les instruments de chirurgie y sont réduits au strict nécessaire.

On semble donc avoir été guidé dans le choix de cet approvisionnement par la perspective d'un long siège, entraînant plus de maladies que de blessures. Au nombre des maladies le plus à redouter dans ces conditions particulières d'encombrement et de méphitisme, figurent la diarrhée, la dyssenterie, le scorbut et le typhus, et on conçoit que le traitement de ces affections ait été largement assuré.

L'exécution du service courant dans cette infirmerie doit être réglée comme le service hospitalier; le régime des malades et des blessés doit être préparé tout spécialement; leur traitement est assuré par les médecins de la garnison du fort, aidés de plusieurs infirmiers; l'un de ceux-ci sera exercé à préparer les potions et les tisanes prescrites.

Tout homme blessé pendant la défense de la forteresse est immédiatement porté à l'infirmerie, où il reçoit les soins nécessaires, jusqu'à ce qu'il puisse être évacué sur la place, à moins d'un investissement complet du fort qui empêcherait toute communication avec l'extérieur.

Chaque matin, les médecins passent la visite des malades et des blessés en traitement à l'infirmerie, et ils examinent les hommes présentés comme malades par les batteries et les compagnies de la garnison.

AMBULANCES DE SECTEUR

HÔPITAUX TEMPORAIRES ET AUXILIAIRES DES PLACES FORTES

Dans l'intérieur d'une place forte, le service des secours doit être organisé en vue d'un bombardement probable et suivant l'étendue des atteintes que la place peut subir.

La ville étant divisée en secteurs pour la défense, dans chacun de ces secteurs le service des secours est assuré par un hôpital central, ayant au voisinage de la fortification des annexes représentées par les ambulances et par les abris de pansement installés dans les batteries ou les ouvrages qui font partie du secteur.

Les ambulances de secteur sont établies à proximité des bastions les plus exposés; les abris de pansement dans les ouvrages avancés de la fortification, occupés par l'artillerie de la défense.

Ces ambulances et ces abris sont organisés de manière à assurer, nuit et jour, des secours aux hommes atteints sur les fortifications ou dans les points rapprochés du rempart.

Après avoir été pansés, les blessés sont évacués sur l'hôpital du secteur correspondant; pour ce transport, il sera très avantageux de mettre à profit les brancards à roues qui, peu utilisables dans les ambulances de campagne, sont d'un emploi très favorable dans l'intérieur des villes assiégées.

Ces brancards, qui peuvent être conduits par un seul homme, sont moins encombrants que les voitures de transport et plus faciles à mettre en marche que les voitures attelées; leur principal inconvénient, dans ce cas, est la difficulté de placer sur l'essieu, le brancard chargé; mais deux hommes peuvent, si les roues ne sont pas trop élevées, exécuter sans aucune peine la manœuvre nécessaire.

Parmi les modèles qui ont été expérimentés dans les guerres récentes, et dont les spécimens sont représentés dans les traités de chirurgie d'armée, nous rappelons comme brancards français : le brancard-lit à ressort de Gauvin, le brancard de Le Fort, de Beaufort, et, comme modèles étrangers : les brancards de Neudorfer, de Pirogoff, qui permettent de transporter deux blessés dos à dos; le brancard anglais, les brancards de Neuss, de Mundy et enfin le brancard de Gablenz, qui paraissent d'une grande simplicité et sont, au besoin, susceptibles d'être convertis en traîneaux.

La voiture à bras et la voiture d'ambulance présentées récemment à l'exposition d'hygiène urbaine par les groupes réunis des ouvriers en voitures, sont appelées à rendre de grands services dans l'enceinte des villes assiégées.

Ces voitures, destinées à relever sur la voie publique les victimes des accidents, abritent des couchettes-brancards analogues au brancard-lit de Gauvin; munies de galets et suspendues sur ressorts en C, elles sont confortables, solides, faciles à mener et à charger.

Toutes les voitures suspendues que l'on peut trouver sur place peuvent encore être appropriées au transport des blessés, lorsqu'il y a prise d'armes importante et tentative de sortie.

L'organisation du service dans les hôpitaux temporaires et auxiliaires de la place ne diffère pas du service hospitalier ordinaire. Ces hôpitaux sont toujours prêts à recevoir les blessés et à les soigner, un service médical permanent y étant installé.

Nous avons eu l'occasion d'étudier l'approvisionnement des hôpitaux temporaires et nous n'avons pas à y revenir; nous passerons de même sous silence toutes les dispositions générales concernant l'installation hygiénique des malades dans ces hôpitaux.

Le service de santé trouvera dans les places assiégées toutes les ressources voulues pour construire des hôpitaux à pavillons soit avec les matériaux ordinaires, soit avec des éléments spéciaux de blindage et suivant les dispositions nécessaires en cas de bombardement. La difficulté sera de lutter contre les causes multiples de méphitisme et d'infection; on y répondra en faisant observer rigoureusement les mesures prophylactiques.

LIVRE V

SERVICE DE SANTÉ DANS LES COLONNES EXPÉDITIONNAIRES

ET DANS LES GUERRES DE MONTAGNE

CHAPITRE PREMIER

SERVICE DE SANTÉ DES COLONNES EXPÉDITIONNAIRES D'ALGÉRIE

CONSIDÉRATIONS GÉNÉRALES

La guerre en Algérie a son caractère propre; elle s'y présente sous deux aspects différents, suivant que le terrain des opérations est compris dans la partie montagneuse ou dans la région saharienne.

Dans la montagne, la guerre bien aussi pénible offre peut-être moins d'originalité; mais, dans le Sud, elle est parsemée de difficultés d'un genre tout particulier. Ici, en effet, pas de centre de population, pas de productions, pas de ressources; et, si l'ennemi est moins à craindre en raison de son manque d'organisation, il trouve dans le climat auquel il est fait, et dans les vastes espaces qu'il est accoutumé à parcourir, des auxiliaires puissants qui déciment nos colonnes. Dans ces déserts sans fin, couve toujours un foyer d'insurrection à étouffer de temps à autre.

Ces conditions nécessitent une organisation tout à fait spéciale; comme première conséquence, une colonne expéditionnaire doit emporter avec elle tout ce dont elle a besoin; ensuite, l'absence de routes dans les régions du Sud rend impossible l'accès des voitures et exige l'emploi des moyens de transport en usage chez les indigènes, c'est-à-dire des mulets et surtout des chameaux; enfin, le climat réclame que l'on se prémunisse bien plus contre la menace continue des maladies, que contre les atteintes de l'ennemi.

L'armement des Arabes est encore ce qu'il était au moment de la conquête; les armes régulières sont le sabre, le pistolet, le fusil à silex. Les armes les plus communes sont le fusil de chasse de modèle européen, le couteau ou la flissa, le bâton ou la matraque.

La tactique des Arabes consiste à faire le vide devant nos colonnes, à les entraîner le plus loin possible de nos centres de ravitaillement et à les épuiser en poursuites dans les régions sans eau.

Lorsqu'ils attaquent une colonne, c'est au moment où ils voient la possibilité d'y mettre le désordre, afin de disperser les animaux du convoi et de s'en emparer; d'autres fois, ils cherchent à la diviser pour se jeter ensuite sur les groupes isolés.

Ils évitent le combat en masse, connaissant la supériorité de notre armement; leur objectif est de harceler l'arrière-garde et les flancs des colonnes et de surprendre les camps, la nuit.

DISPOSITIONS GÉNÉRALES CONCERNANT L'ORGANISATION DES COLONNES

En conséquence, les colonnes sont organisées de manière à être suffisamment approvisionnées de munitions, d'eau, de vivres, etc., tout en restant assez mobiles. Leur formation en marche ou au bivouac est réglée de manière à les laisser aussi compactes que possible.

L'habillement rationnel et une bonne alimentation assurent en grande partie la validité des troupes; l'hygiène fait le reste. Comme mesures les plus élémentaires, pendant la nuit, l'homme doit conserver une ceinture autour du corps, il ne gardera pas sur lui de vêtements mouillés; il se couchera, si c'est possible, dans un lit d'herbes sèches; pendant le jour, il évitera le contact immédiat des rayons du soleil sur la tête et il boira le moins possible, surtout en marche.

La mobilisation, pour les opérations en Algérie, consiste dans la constitution d'un certain nombre de colonnes, au moyen d'éléments fournis par le 19e corps, et d'envois exceptionnels de bataillons et d'escadrons de France.

Une colonne, quelle que soit sa force, est un véritable corps d'armée, comprenant des troupes de toutes armes, ayant ses services auxiliaires constitués, tous ses rouages organisés de façon à se suffire pendant un temps plus ou moins long, et à agir soit d'après des ordres précis du commandant territorial, soit d'après des instructions générales laissant à son chef une large part d'initiative.

Composition d'une colonne. — Une colonne de force moyenne se compose des éléments suivants : l'état-major, deux bataillons d'infanterie, deux escadrons de cavalerie, un demi escadron de spahis, une section d'artillerie de montagne, un détachement du génie, un détachement du train, un détachement d'ouvriers d'administration, une section d'ambulance légère (ambulance n° 3).

Cette ambulance comprend généralement comme personnel : deux médecins, un officier d'administration, quinze infirmiers dont deux de visite.

Le matériel de cette ambulance compte seize cantines médicales, deux tonnelets, huit brancards, des ballots de couvertures, une caisse d'outils et cinq grandes tentes. Ce matériel est porté par huit mulets.

L'approvisionnement supplémentaire comporte huit cantines et divers ballots.

Les mulets de cacolets et de litières sont au nombre de vingt-deux, plus deux haut-le-pied. Quatre mulets sont, en outre, destinés à porter les cantines médicales des corps.

ORDRE DE MARCHE D'UNE COLONNE.

Dès qu'une colonne s'éloigne du Tell, elle doit se considérer comme entourée d'ennemis, et se tenir prête à lui faire face de quelque côté et à quelque moment qu'il se présente.

La formation qui se prête le mieux à cette disposition est le quadrilatère.

Les quatre côtés sont formés par la cavalerie et l'infanterie; dans l'intérieur marchent l'ambulance, la colonne de munitions et le convoi, ainsi que l'indique la figure 239.

Trois côtés sont gardés par l'infanterie, le quatrième par la cavalerie.

La colonne est précédée d'éclaireurs formés par le goum, ou cavaliers indigènes qui marchent à 10 ou 15 kilomètres en avant, et couvrent les flancs et l'arrière de la colonne par petits groupes, faisant ainsi un véritable service d'exploration.

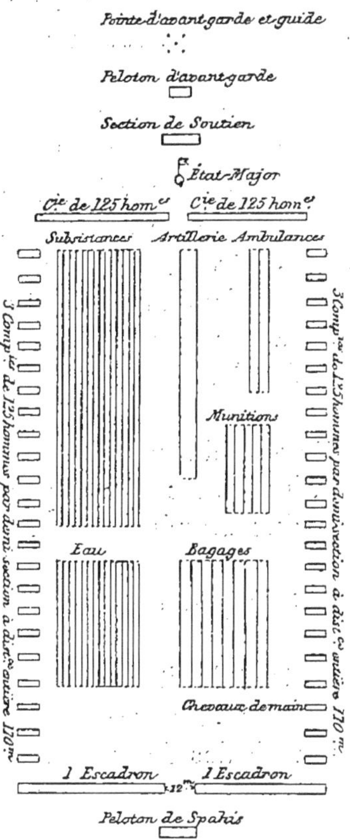

FIG. 239. — Disposition d'une colonne en marche.

Immédiatement en avant des compagnies qui forment le front de la colonne marche une avant-garde de cavalerie.

En cas d'attaque, le convoi se masse, et si la cavalerie doit s'éloigner, elle est remplacée par des fractions d'infanterie, prises sur les faces latérales; la colonne reste ainsi en carré fermé. D'autres dispositions peuvent encore être adoptées, mais ne doivent pas nous occuper, puisqu'elles reposent sur le même principe : ne pas séparer les impédimenta des combattants.

La colonne règle sa vitesse sur celle du convoi, et la longueur des marches est déterminée par la distance qui sépare les points d'eau; car, sans eau, pas de bivouac possible, à moins d'en transporter une très grande quantité.

BIVOUAC

Il n'est jamais question de cantonnement en Algérie; même dans les centres de population, les colonnes sont toujours bivouaquées sous la tente-abri; l'ambulance est abritée sous les grandes tentes à muraille.

On forme ordinairement le bivouac près d'un puits, d'une source ou d'un redir, c'est-à-dire d'une flaque d'eau.

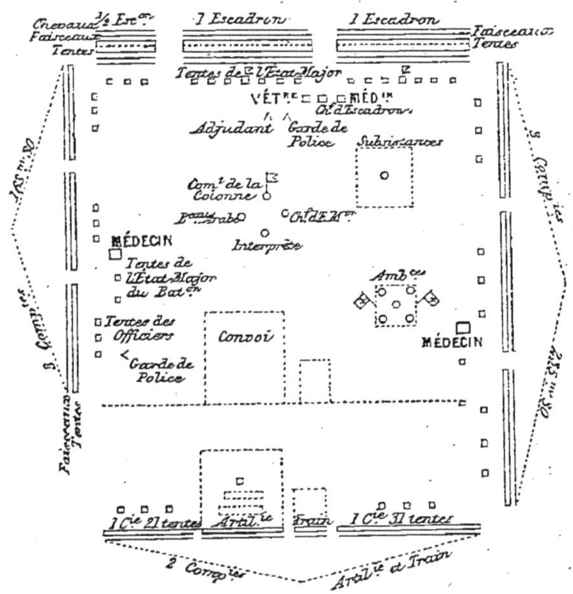

FIG. 240. — Bivouac d'une colonne expéditionnaire en Algérie.

La disposition des troupes au bivouac est à peu près la même qu'en marche, c'est-à-dire représente un quadrilatère occupé sur trois côtés par l'infanterie, et sur le quatrième par la cavalerie (fig. 240). Les convoyeurs et leurs animaux sont enfermés dans le carré; le camp est gardé à l'aide de vedettes.

DISPOSITIONS EN CAS D'ATTAQUE

Les Arabes attaquent rarement un bivouac pendant le jour; dans ce cas exceptionnel, il suffit de défendre les faces du carré, soit par les feux de l'infanterie, soit par les charges de cavalerie; la nuit, on n'a qu'à se défendre à la baïonnette.

Lorsqu'une colonne est attaquée pendant la marche, elle prend ses dispositions de défense et s'arrête. Les animaux sont entravés, après avoir été réunis dans le centre du carré, et tout se passe comme pour repousser une attaque au bivouac.

DISPOSITIONS POUR LES OPÉRATIONS OFFENSIVES

Il est rare qu'une colonne opère seule dans le Sud; elle fait le plus souvent partie d'un système d'opérations qui consiste à marcher sur les tribus soulevées, à l'aide d'une colonne principale appuyée sur deux colonnes de flanc; la colonne principale devant s'acharner à la poursuite des dissidents. Dans cette hypothèse, lorsque cette colonne est suffisamment rapprochée des parages où l'on peut rencontrer l'ennemi, elle établit dans une position bien choisie ses bagages et son convoi, de façon à les faire garder par le plus petit nombre d'hommes possible, environ le quart de son effectif. Cette garde, placée sous le commandement d'un officier, est composée d'une fraction constituée de quelques cavaliers indigènes, d'hommes malingres ou fatigués, d'ouvriers, etc. Tous les bagages, les sacs des hommes et les approvisionnements de réserve sont empilés en ordre, de façon à former une redoute dans laquelle sont placés les malades, la réserve des munitions, et les tonnelets d'eau.

Tout le reste de la colonne devient ainsi libre de ses mouvements, et c'est alors seulement que l'on peut entreprendre des opérations offensives avec chance de réussite. La cavalerie allégée est poussée en avant; elle est suivie de près par l'infanterie et l'artillerie; les hommes et les chevaux sont munis de vivres et d'orge pour quatre ou cinq jours. Dans ces sorties, on réduit les impédimenta à la plus simple expression, on emmène une partie de l'ambulance, c'est-à-dire une paire de cantines à pansement, douze à quinze mulets de cacolets, puis des mulets ou des chameaux portant des tonnelets d'eau, de l'eau-de-vie, les vivres des officiers et leurs tentes-abris, enfin des cartouches de réserve.

Pour prolonger les marches, on emploie tous les mulets disponibles du convoi, et on les fait monter par les hommes alternativement. Les points d'eau ne sont plus les bivouacs obligatoires; on s'y arrête seulement pour désaltérer hommes et chevaux, et renouveler le contenu des récipients.

Une colonne légère ainsi organisée peut marcher pendant six ou sept jours, à raison de 50 ou 55 kilomètres par jour, ce qui suffit pour atteindre les douars en migration, et les razzier s'ils n'ont pas une avance très considérable.

La razzia effectuée, le goum en ramène le produit; la colonne opère sa marche en retraite et rejoint sa réserve.

SERVICE DE SANTÉ DES COLONNES EXPÉDITIONNAIRES

Après avoir présenté l'exposé sommaire des dispositions relatives à l'organisation des colonnes, et après avoir donné un aperçu de la marche ordinaire des opérations en Algérie, nous pouvons étudier les mesures habituellement prises pour assurer le service de santé de ces colonnes, et d'abord nous devons énumérer les différentes ressources mises à la disposition des médecins qui accompagnent les troupes qui opèrent.

Ce sont, en première ligne, les cantines médicales régimentaires qui sont portées par des mulets de bât, à la suite de chaque bataillon, et dont nous connaissons le chargement.

Viennent ensuite l'approvisionnement d'une ambulance n° 3 et l'approvisionnement supplémentaire destiné à une colonne de 1,000 à 2,500 hommes.

APPROVISIONNEMENT D'AMBULANCE N° 3

L'approvisionnement de l'ambulance n° 3 est semblable à celui de l'ambulance n° 2; il comprend deux cantines de pharmacie, huit cantines de chirurgie, six cantines d'administration, deux ballots de 20 couvertures chacun, deux ballots pour huit brancards, et deux tonneaux de trente litres, l'un de vin, l'autre d'eau.

APPROVISIONNEMENT SUPPLÉMENTAIRE D'AMBULANCE N° 3 POUR COLONNE OPÉRANT EN ALGÉRIE

L'approvisionnement supplémentaire d'ambulance n° 3, pour colonne opérant en Algérie, est composé de médicaments, de réactifs et d'objets d'administration disposés comme il suit :

Pharmacie.

CANTINE DE PHARMACIE N° 2 A

TIROIR SUPÉRIEUR

Acide acétique concentré à 9°5.	0k125
Azotate d'argent cristallisé.	0.010
Sous-azotate de bismuth.	1.200
Acétate de plomb cristallisé.	0.350
Silicate de potasse à 30 à 35°.	2.600
Alcoolé de quinquina jaune.	0.450
Collodion.	0.080
Extrait d'opium purifié (pilules de 5 centigr.)	0.110
Extrait de quinquina jaune (alcoolique).	0.800
Extrait de ratanhia.	0k450
Glyzine (glycyrrizine ammoniacale de Roussin).	2.000
Poudre de rhubarbe exotique.	0.050
Flacon en verre blanc, ouverture ordinaire, non bouché de 25 centil.	1
Flacon en verre blanc, ouverture ordinaire, non bouché de 12 centil.	1
Flacon en verre blanc, large ouverture, non bouché de 25 centil.	1

TIROIR INFÉRIEUR

Sulfate de magnésie.	6k000
Une boîte n°4 (pilules de sulfate de quinine à 1 décigr. dans 40 étuis cylindriques en fer blanc).	0.400
Fioles à médecine en verre blanc ou jaune de 125 mill.	10
Id. de 60 mill.	10
Pots de pharmacie, dits canons, en faïence, non couverts, de 25 cent.	4

CANTINE DE PHARMACIE N° 2 B

TIROIR SUPÉRIEUR

Acide phénique cristallisé.	2k000
Sulfate de quinine :	
En paquets de 1 gr.	0.100
9 boîtes pour sulfate de quinine, de 100 gr.	0.900
Alcool à 90° centésimaux.	3k600
Alcoolé de camphre concentré.	0.900
Eau distillée.	1.000
Flacons en verre blanc, ouverture ordinaire, non bouchés, de 50 centil.	2

TIROIR INFÉRIEUR

Azotate d'argent cristallisé (solution au 1/5.)	0k010
Permanganate de potasse cristallisé.	0.125
Papier sinapisé.	100fs
Poudre d'ipécacuanha (en paquets de 1 gr.)	0k100
Sparadrap de diachylon gommé.	6m
Ballon à tubulure, non bouché de 25 centil.	1
Matras d'essayeur (de 60 à 100 gr.)	1
Tiges à agiter.	6
Tubes à essai (droits), fermés d'un bout.	6
Acide azotique pur.	0k125
Azotate de baryte (solution au 1/5).	0.125
Oxalate d'ammoniaque (solution au 1/20.)	0k125
Acide sulfurique pur.	0.125
Solution titrée de savon pour l'hydrotimètre.	0.250
Flacon jaugé pr l'hydrotimètre.	1
Hydrotimètre	1
Papier à réactif assorti (boîte).	1
Pipette graduée, de 10 centimètres cubes.	1
Thermomètre à mercure, divisé sur verre et calibré de 30 à 160°.	1
Flacons en verre blanc, ouverture ordinaire, non bouchés, de 25 centil.	3
Flacons en verre blanc, bouchés à l'émeri, de 12 centil.	2

Administration.

Le matériel complémentaire d'administration se compose de six cantines, de cinq ballots et de quatre tonneaux de 30 litres, deux pour le vin, deux pour l'eau.

Dans les cantines, on trouve parmi les conserves, des objets de consommation ou à l'usage des malades, deux thermomètres médicaux, deux ventouses, un appareil à glace du système Toselli, et une provision de 20 kilogr. d'azotate d'ammoniaque, pour l'entretien de cet appareil.

Les ballots renferment trente couvertures de laine, trente chemises de coton et vingt bâches destinées à protéger de l'humidité du sol les malades couchés sous la tente.

En résumé, les ressources dont dispose une colonne expéditionnaire d'Algérie consistent surtout en médicaments et en matériel d'administration. A côté des médicaments figurent, à titre de réactifs, plusieurs substances, acide azotique, azotate de baryte, oxalate d'ammoniaque, permanganate de potasse, etc., dont l'emploi n'a pas été suffisamment spécifié par la nomenclature; une note explicative serait d'autant plus nécessaire qu'il n'y a pas toujours un pharmacien attaché à l'ambulance. Quel est, par exemple, l'usage du thermomètre gradué de 30 à 160°?

L'emploi des divers réactifs est exposé dans le formulaire des hôpitaux militaires, qui indique la méthode à suivre pour l'examen des eaux et les procédés destinés à les rendre potables. A cet effet, les nouveaux filtres adoptés dans l'armée anglaise seraient avec grand avantage introduits dans l'approvisionnement des colonnes expéditionnaires d'Algérie.

EXÉCUTION DU SERVICE DE SANTÉ

Le service de santé dans une colonne est assuré par les médecins des corps de troupes et par les médecins de l'ambulance; parfois l'ambulance n'aura pas de personnel médical spécial, alors la direction du service de santé de la colonne appartiendra au médecin de régiment, le plus ancien ou le plus élevé en grade.

SERVICE DES CORPS DE TROUPES

Les médecins des bataillons sont assistés de leurs infirmiers, et disposent, en cas de besoin, du nombre réglementaire de brancardiers; les sacs d'ambulance et les cantines régimentaires leur permettent, comme en temps ordinaire, de traiter les hommes éclopés ou légèrement indisposés. Un certain nombre de brancards complètent ce matériel.

Pendant la marche, les médecins de troupe restent derrière leur bataillon; ils n'ont qu'à diriger sur l'ambulance les hommes hors d'état de suivre, et à donner les premiers soins, en cas d'insolation ou de malaise subit.

Au bivouac, la visite est passée tous les soirs avant la nuit; les hommes désignés pour l'ambulance, à moins d'urgence, y sont envoyés le lendemain matin. L'ambulance et le convoi sont prévenus, le soir même, du nombre d'hommes et de sacs à recevoir au moment du départ.

Ces hommes doivent, au réveil, se hâter de préparer leur sac afin de ne pas arriver trop tard aux cacolets; ils sont conduits à l'ambulance ou au convoi, à la sonnerie du boute-charge, par les soins de l'adjudant de semaine ou du vaguemestre, qui, à cet effet, les réunit à la garde de police du bataillon.

Le médecin du bataillon doit, à cette sonnerie, se rendre au poste de police, afin d'examiner les hommes désignés et ceux qui au réveil se seraient fait porter malades. Cette visite rapide lui permet de constater avant le départ l'état des indisposés ou éclopés et de diriger vers l'ambulance ceux dont la situation se serait aggravée depuis la veille.

Un officier du train, faisant fonction de vaguemestre-général, est habituellement chargé du rassemblement et de la marche du convoi; il surveille le placement des sacs sur les mulets, et s'occupe de l'installation des éclopés sur les cacolets.

En cas d'attaque de la colonne, les médecins des bataillons doivent se joindre aux médecins de l'ambulance, pour former une seule place de pansement où seront apportés par les brancardiers régimentaires les hommes blessés pendant le combat.

FONCTIONNEMENT DE L'AMBULANCE

En marche, le rôle de l'ambulance consiste à assurer le transport des malades et blessés et à recueillir les hommes qui ne sont pas en état de suivre la colonne, qu'ils soient pris d'un violent accès de fièvre, ou frappés d'insolation.

Pour ne pas arrêter la marche, les médecins doivent conserver sous la main les médicaments et les objets de première nécessité (eau, linge à pansement, médicaments stimulants, sinapismes, etc.). Ils peuvent ainsi sans avoir besoin de recourir aux cantines porter secours aux hommes qu'il est urgent de soigner, pour ainsi dire tout en marchant.

Après avoir reçu les soins nécessaires, ces malades ou blessés seront chargés sur cacolets ou sur litières, suivant leur état. Comme ils ne peuvent pas être évacués chaque jour en arrière, l'ambulance est obligée de les emmener, en attendant l'organisation d'un convoi de ravitaillement; les médecins auront donc, pendant la marche et surtout au moment des haltes, à surveiller la situation des malades et blessés transportés et à les traiter comme en station.

Au bivouac, l'ambulance se place conformément aux dispositions précédemment établies. Dès l'arrivée, les médecins veillent à l'installation des malades sous les tentes; ils passent ensuite la visite, ordonnent et font tout ce qui est possible pour soulager malades et blessés.

Le médecin-chef de l'ambulance, habituellement consulté sur la qualité de l'eau du puits ou du redir près duquel s'installe le bivouac, doit rapidement se prononcer sur l'opportunité des mesures à prendre, pour purifier l'eau, ou pour en prohiber l'usage, s'il reconnaît qu'elle soit par trop mauvaise ou qu'elle ait été empoisonnée par les indigènes.

Il lui est donc nécessaire d'avoir une connaissance exacte des procédés hydrotimétriques et des réactions qui décèlent l'impureté de l'eau et enfin des moyens propres à rendre l'eau potable.

A cet effet, il saura employer : 1° la solution de permanganate de potasse pour reconnaître la présence de matières organiques; 2° la solution d'oxalate d'ammoniaque pour apprécier la quantité des sels de chaux; 3° l'azotate de baryte, pour essayer la solution alcoolique de savon destinée à l'essai hydrotimétrique; mais nous n'avons pas à insister sur ces principes élémentaires d'hygiène et de chimie.

Pendant le combat, l'ambulance groupée au centre des troupes qui forment le carré, se trouve tout à fait à proximité des lignes des combattants et peut ainsi assurer aux blessés les secours les plus prompts. Lorsque la colonne prend la formation de combat, l'ambulance se prépare à entrer en action; les dispositions sont prises suivant l'importance de la lutte : on sort les objets de pansement et les instruments de chirurgie qui se trouvent réunis dans les cantines 1 et 2 de chirurgie, on décharge également quelques tonnelets d'eau et on ouvre les deux cantines de pharmacie qui renferment l'acide phénique et les substances nécessaires aux pansements. On dispose tout ce qui convient à l'installation des blessés et on organise ce qui peut servir aux opérations et à l'application des pansements et des appareils.

Les blessés sont déposés sur des couvertures ou des bâches établies sur le sol; on les place autant que possible à l'abri des projectiles, soit dans un pli de terrain, soit derrière des cantines ou des bagages qui forment rempart.

Les médecins, aidés des infirmiers, procèdent alors comme dans une ambulance divisionnaire; ils examinent les blessés, appliquent les pansements et les appareils, font les opérations urgentes, en un mot mettent les blessés dans les meilleures conditions de transport, afin qu'ils puissent être emmenés à la suite de la colonne ou évacués en arrière, au cas où un convoi de ravitaillement serait organisé le jour même ou le lendemain du combat.

En somme, le fonctionnement de la place de pansement n'offre ici rien de spécial, les secours sont faciles à organiser en raison du nombre habituellement très limité des blessés et de la situation de l'ambulance au centre des combattants. Les conditions très primitives d'installation sont les seules particularités à noter.

ÉVACUATION DES MALADES ET BLESSÉS

En Europe, les armées établissent sur les lignes stratégiques qui les relient à leur base d'opérations, un service d'étapes qui permet le va-et-vient des convois de ravitaillement, des isolés et des malades.

Mais, en Algérie, il n'est pas possible d'agir de la sorte; le manque de sécurité des voies de communication et le peu de troupes dont on dispose y mettent obstacle. Il est donc indispensable pour accompagner chaque convoi de constituer de petits détachements, capables de se faire respecter.

D'ordinaire, on organise deux détachements, l'un partant du centre de ravitaillement, l'autre de la colonne; ces deux détachements marchent à la rencontre l'un de l'autre. Lorsqu'un convoi de ravitaillement doit partir, on l'annonce par la voie de l'ordre; l'ambulance organise l'évacuation des malades, en conséquence, et établit préalablement la demande des substances qui lui sont nécessaires pour le réapprovisionnement; ces substances ne lui parviendront qu'au convoi suivant.

La conduite du convoi de ravitaillement est confiée à un officier, qui a sous ses ordres une escorte composée de deux ou trois sections d'infanterie et d'un détachement de cavalerie; un médecin peut être désigné pour accompagner les malades évacués.

Considérations générales
sur les moyens de transport utilisables dans le Sud

L'organisation des moyens de transport pour les malades et blessés à évacuer en arrière, ou à transporter à la suite des troupes en marche, constitue une des principales difficultés du service de santé des colonnes expéditionnaires.

L'absence de routes carrossables dans le Sud algérien rend impossible l'emploi des voitures d'ambulance, de plus l'étendue des distances à parcourir ne permet pas le transport à dos d'homme, et cependant ce mode offre de si grands avantages que l'armée anglaise dans les Indes le préfère à tout autre.

Dans l'Inde anglaise, nous apprend Longmore, les malades et les blessés sont transportés en dhoolie (fig. 241), brancard couvert du genre palanquin, et il existe un service organisé de dhoolies et de porteurs, sous les ordres de l'administration médicale militaire.

Les dhoolies employés en temps de paix pour transporter les

malades de la caserne à l'hôpital, servent à ramasser, derrière les corps de troupes en marche, les hommes qui tombent malades ou

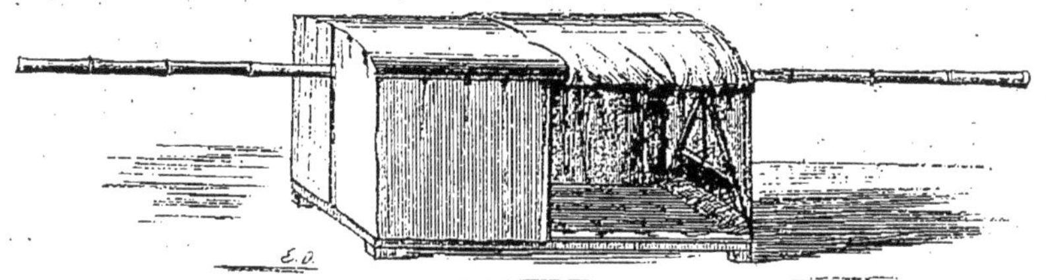

FIG. 241. — Dhoolie du Bengale, avec bambou.
(Le rideau relevé laisse voir le matelas et le traversin de la couchette.)

ne peuvent suivre la colonne; ils sont encore utilisés au relèvement des blessés sur le champ de bataille.

Un certain nombre de dhoulies est alloué à chaque régiment européen; il y a un dhoolie par 20 hommes, le nombre moyen des malades en marche étant calculé à 5 p. 100 de l'effectif. Dans les colonnes expéditionnaires on estime la proportion des malades à 10 p. 100 de l'effectif et alors on alloue à chaque régiment 10 dhoolies par compagnie. Il faut six porteurs par dhoolie, de sorte que l'on compte 600 porteurs par 1,000 hommes de troupe.

Ces porteurs subissent une instruction spéciale, pour que la marche s'effectue sans imprimer ni balancement ni secousses au dhoolie. Six porteurs bien exercés portent cet appareil assez lourd (61 kilos) sans trop de fatigue, pendant 6 heures, à raison de 4 kilomètres par heure. Ce résultat ne peut être obtenu que par un véritable entraînement.

On a fait des dhoolies plus légers, en bambous, qui peuvent

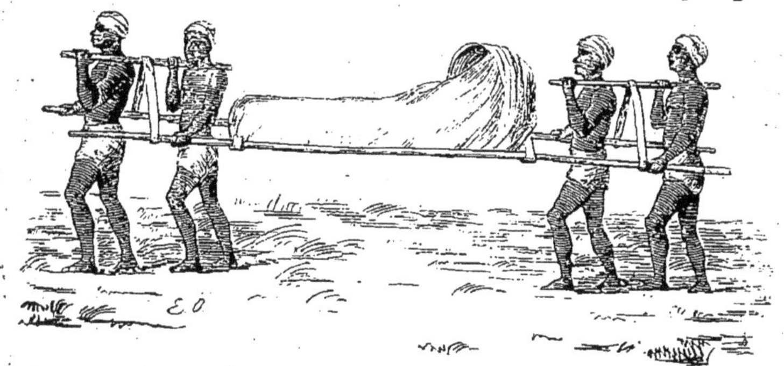

FIG. 242. — Dhoolie de montagne, du docteur Porter.

rendre, comme nous le verrons plus loin, de très bons services en pays accidenté, au Tonkin, par exemple. De ce nombre nous pouvons citer le dhoolie de montagne du docteur Porter (fig. 242).

On a plusieurs fois proposé d'employer ces appareils en Europe, mais on a reconnu qu'il serait impossible de recruter des porteurs remplissant les conditions de ceux de l'Inde, et les différents projets furent abandonnés. Il est regrettable qu'on ne puisse pas utiliser ce mode de transport en Algérie, car il est beaucoup plus doux et plus agréable que les litières à dos de mulet; il abrite parfaitement du soleil, permet de traiter les blessures les plus graves et constitue une couchette excellente.

A défaut du transport à dos d'homme et du transport par les voitures d'ambulance on se trouve donc obligé, dans le Sud, de recourir aux divers systèmes de cacolets et de litières que l'on peut adapter au bât d'une bête de somme, mulet ou chameau.

Le cacolet français est le meilleur de ces engins, mais il ne peut servir qu'aux blessés et malades à transporter assis. Les différents modèles de cacolets représentés dans les ouvrages qui traitent du transport ne sont que des modifications du cacolet français.

Le transport en litière devient nécessaire pour les malades et blessés qui ne peuvent se tenir assis, tels sont par exemple les blessés qui sont atteints de fractures des membres inférieurs.

Les nombreux inconvénients de ces appareils ont été unanimement reconnus. Le mouvement imprimé aux litières par l'animal marchant même au pas, devient intolérable pour les blessés, et les malades n'y trouvent qu'un bien-être relatif. Ce sont donc des appareils de nécessité employés à défaut d'autre moyen de transport.

On peut encore citer les paniers en forme de berceau que D.-J. Larrey fit confectionner pour l'expédition de Syrie, paniers destinés à recevoir les blessés et portés par des chameaux. De même furent employées, en 1845, par Legouest : les bennes en sparterie, moyen qui fut bientôt abandonné, l'allure spéciale de ces animaux rendant encore plus pénible le transport.

Le chargement à dos de chameau a cependant rendu de réels services, en raison de la célérité et de l'économie du transport; avec les chameaux on a pu transporter de nombreux malades et parcourir de 50 à 60 kilomètres en une nuit. Parmi les systèmes appropriés à ce moyen de locomotion, nous signalerons les appareils décrits par Longmore sous le nom de kujawah, sorte de cadre dont le fond est garni d'un filet de cordes entrelacées et que l'on fixe au bât de l'animal à l'aide des anneaux en fer disposés sur le côté. Des dhoolies transformés en litières à chameau ont été éga-

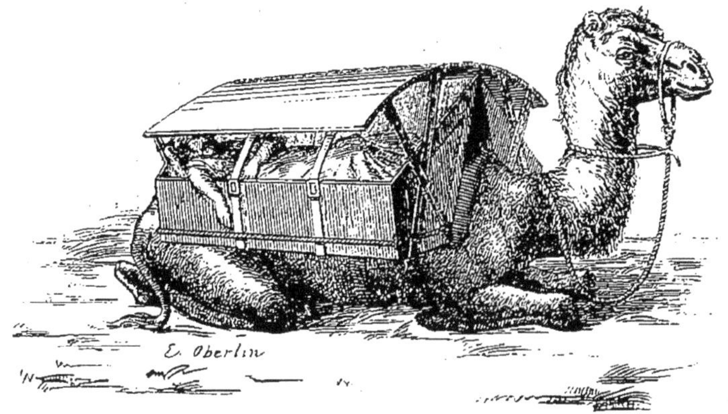

FIG. 243. — Dhoolie formant litière, pour transport à dos de chameau.

lement recommandés dans les Indes, à la suite de colonnes expéditionnaires (fig. 243).

En résumé dans les parties de l'Algérie dépourvues de routes, les cacolets et les litières sont encore les moyens les plus avantageux, pour assurer le transport des blessés et organiser les convois d'évacuation.

A consulter : LONGMORE : *A treatise on the transport of sick and wounded troops.* — VILLOT : *Instruction pratique sur le service des colonnes en Algérie* (Dumaine, 1876). — D'HINCOURT : *Une colonne expéditionnaire dans le Sud algérien* (Baudoin, 1883).

CHAPITRE II

SERVICE DE SANTÉ DES COLONNES EXPÉDITIONNAIRES DU TONKIN

CONSIDÉRATIONS GÉNÉRALES

L'histoire médicale de l'expédition du Tonkin est à peine ébauchée, les statistiques ne sont même pas publiées ; ce que nous pouvons savoir de l'organisation du service de santé est donc bien incomplet. Aussi nous est-il bien difficile de donner un aperçu exact des mesures qui seront prises à l'avenir pour assurer le service sanitaire des colonnes appelées à réprimer les insurrections dans l'Extrême-Orient. Nous nous bornerons à une analyse rapide des conditions dans lesquelles ont fonctionné les ambulances attachées au corps expéditionnaire du Tonkin, et, pour cet exposé, nous ne pouvons mieux faire que d'utiliser les notes de M. Challan de Belval et les précieux renseignements fournis par le mémoire de M. Nimier [1].

La guerre du Tonkin, considérée comme une simple répression exercée contre l'invasion de Pavillons-Noirs, prit tout à coup l'importance d'une véritable guerre, l'intervention des troupes régulières chinoises ayant donné un caractère tout à fait sérieux aux événements militaires qui se produisirent dans les derniers temps de cette campagne.

L'armement des réguliers chinois consistait en armes à feu de fabrication anglaise ou américaine, se chargeant par la culasse et ayant une assez bonne portée pour atteindre nos lignes à 600 mètres.

---

[1] NIMIER : *Des conditions et des modes de l'intervention chirurgicale pendant l'expédition du Tonkin.*

Les Chinois et les Pavillons-Noirs étaient encore munis de lances, de baïonnettes, de grands sabres ou coupe-cou dont les blessures furent peu nombreuses dans les combats réguliers. Outre ces armes portatives, les Chinois avaient des fusils de rempart se chargeant par la culasse ou par la bouche; comme artillerie, ils disposaient de canons, la plupart vieux modèles, et de quelques pièces de montagne, du système Krupp, dont les effets meurtriers furent du reste très rares, car ils ne savaient pas les utiliser.

La tactique des Chinois fut de se défendre derrière des abris constitués par des parapets précédés de barricades de bambous, dont les tiges parfois remplies de poudre faisaient explosion; ces palissades complétées par des pieux implantés obliquement dans le sol, au milieu des hautes herbes, gênaient considérablement la marche des colonnes, déjà entravée par les obstacles naturels.

Les incidents de cette expédition furent si variés et si nombreux qu'il serait trop long d'indiquer la marche générale des opérations qui furent entreprises. Les régions distinctes du Tonkin, la nature différente du sol dans le Delta et dans la partie montagneuse, imposèrent, suivant les circonstances, une tactique spéciale; il y eut même des phases pendant lesquelles certaines colonnes durent se tenir sur la défensive et soutenir de sérieuses attaques offrant toutes les péripéties d'un siège régulier.

Dans le Delta, l'absence de routes carrossables donne une grande importance à la navigation, qui est le meilleur et le plus rapide moyen de locomotion.

Les routes sont des digues plus ou moins élevées, parfois très étroites, qui séparent les rizières et qui protègent le pays contre les grandes crues du fleuve. Sur les grandes digues de 3 à 4 mètres de large, l'infanterie peut à peine marcher par quatre, il en résulte que les marches s'exécutent très lentement. Le seul dispositif de marche consiste à suivre la digue à la queue-leu-leu ou en file indienne, en se protégeant avec des flanqueurs et des éclaireurs. Souvent il faut franchir des ruisseaux ou des arroyos, alors on passe à gué ou on traverse à l'aide des embarcations usuelles, telles que radeaux, jonques ou sampans.

Les moyens de transport font absolument défaut, tous les transports sont faits à dos d'homme : bagages, vivres, munitions, blessés sont portés par les coolies ou mercenaires qu'il faut savoir grouper et maintenir en bon ordre.

Tous les villages du Delta, entourés d'une forte digue plantée de bambous, constituent de véritables centres fortifiés, se protégeant contre les agressions des pirates. Ces villages sont des réunions de paillottes ou cases construites en bambou et en torchis, recouvertes en feuilles de palmier, dans lesquelles se groupe une population plus ou moins nombreuse, et au milieu desquelles se distinguent quelques habitations plus importantes et des pagodes construites en briques. Comme il n'y a pas de village sans pagode, ces constructions, précédées d'une cour ou d'un hangar couvert, constituent un emplacement très avantageux pour les ambulances.

Les troupes expéditionnaires n'ayant pas la tente-abri trouvent assez de villages pour se cantonner; elles ne bivouaquent à la belle étoile qu'à proximité de l'ennemi. Comme moyens de couchage, il faut se contenter de simples nattes.

Le vêtement et l'équipement des troupes expéditionnaires n'ont subi que quelques modifications en rapport avec les conditions climatériques; le casque colonial est d'uniforme.

Dans le Delta seulement, l'alimentation peut tirer parti des ressources locales. Dans la montagne, où l'on ne trouve aucun moyen de subsistance, les ravitaillements doivent suivre les colonnes.

DISPOSITIF DE MARCHE ET DE COMBAT

En marche, les reconnaissances de cavalerie sont impraticables; les reconnaissances se font à l'aide d'éclaireurs indigènes ou de tirailleurs cochinchinois qui marchent en avant-garde d'exploration sur la digue principale ou sur les digues parallèles, à 2 ou 300 mètres en avant des colonnes. Ces éclaireurs se déploient en tirailleurs dans les rizières, pour découvrir les embuscades. La sécurité de la colonne est encore assurée par des flanqueurs indigènes qui fouillent les jungles de cannes à sucre ou les haies de bambous.

Les troupes groupées au cantonnement se protègent à l'aide de grand'gardes qui bivouaquent et de sentinelles qui surveillent les faces du village occupé.

Le dispositif de combat varie suivant la nature du terrain et l'importance de la position à enlever. Les troupes, disposées par groupes plus ou moins fortement constitués, se déploient pour l'attaque en ligne de tirailleurs, ou se forment en colonne pour l'assaut.

Les tirailleurs déployés dans les rizières ont parfois de l'eau jusqu'à la ceinture, ils s'avancent en profitant autant que possible, comme abri, des petites digues successives disposées parallèlement au front d'attaque. Les troupes de première ligne sont, dans certaines affaires, embarquées sur des canots, des jonques ou des canonnières qui leur facilitent l'accès de la position à prendre.

L'artillerie rend les plus grands services dans tous ces combats, soit pour ébranler le moral de l'ennemi, soit pour démolir les palissades, ouvrir des brèches et préparer l'assaut.

DIFFICULTÉS DU SERVICE DE SANTÉ

Il résulta de ces dispositions de grandes difficultés pour le relèvement des blessés : d'abord, il ne fut pas toujours facile de retrouver les hommes atteints et de les recueillir, ensuite on ne parvint qu'avec beaucoup de peine à organiser les transports.

Pour ces transports, il fallut tout improviser, et ce fut un des principaux soucis du service de santé de première ligne; on ne pouvait compter ni sur les voitures, ni sur les cacolets, car les mulets étaient à peine suffisants pour les besoins de l'artillerie, et, dans ces conditions, le nombre réglementaire des brancards eut dû être quintuplé. Nous verrons plus loin comment ce problème fut résolu.

Enfin, considération plus importante encore, le fonctionnement des ambulances fut rendu très pénible par le nombre considérable des malades à recueillir et à soigner avec des ressources tout à fait insuffisantes, vu la difficulté du transport des approvisionnements.

Les troupes en marche, mal protégées contre les intempéries, à peine abritées sous les gourbis, n'ayant d'autre couchage que le lit de camp, exposées à toutes les influences nocives de ce pays humide et tout à fait insalubre, sans cesse épuisées par des marches très fatigantes, souvent mal nourries, furent ainsi très accessibles aux maladies épidémiques. Les ambulances furent donc encombrées d'un nombre d'indisponibles qui dépassa de beaucoup les prévisions.

En résumé, « les conditions particulières créées par le climat, la nature des obstacles à vaincre, l'absence ou l'état rudimentaire des moyens de communication, la manière de combattre de l'ennemi ont imprimé aux mesures sanitaires un caractère tout à fait spécial[1] ».

ORGANISATION DU SERVICE DE SANTÉ

PERSONNEL ET MATÉRIEL. — FONCTIONNEMENT DES AMBULANCES

Le service de santé du corps expéditionnaire du Tonkin, d'abord assuré par les médecins de marine, fut, à partir du mois de février 1884, en grande partie confié aux médecins de l'armée de terre. Le service fut alors organisé en constituant deux services distincts : 1° le service hospitalier laissé jusqu'en mai 1885 aux mains des médecins de marine ; 2° le service des corps de troupes et des ambulances relevant uniquement du service de santé militaire, à l'exception de l'infanterie et de l'artillerie de marine.

SERVICE DE SANTÉ DES CORPS DE TROUPES

Le régiment de marche, habituellement composé de trois bataillons absolument indépendants les uns des autres, s'administrant isolément et ne relevant qu'au point de vue militaire du lieutenant-colonel qui les commandait, avait comme personnel de santé, trois médecins du grade de médecin-major ou d'aide-major, assistés du nombre réglementaire d'infirmiers et de brancardiers.

Chacun de ces médecins avec ce personnel subalterne et les coolies porteurs de brancards, assurait en station et en marche le service de son bataillon et disposait d'un sac d'ambulance et d'une paire de cantines médicales. Pendant les périodes de stationnement, les infirmeries de corps fonctionnaient régulièrement et formaient le premier échelon, d'où les indisponibles étaient envoyés à l'ambulance ou à l'hôpital voisin. Généralement, dans les cantonnements on réservait à l'infirmerie quelques cases ou une pagode que l'on aménageait de façon à y disposer des lits de camp, voire même des couchettes en fer avec fourniture complète et moustiquaire.

Dans la citadelle d'Hanoï et à Haï-Phong les infirmeries étaient

---

[1] NIMIER : Mémoire cité.

suffisamment pourvues, il en fut rapidement de même dans toutes les garnisons du Delta. Mais quand les colonnes allèrent s'établir dans le haut pays, alors il fallut souvent se construire des abris et l'industrie de chacun put se donner librement carrière.

En marche, tout homme mis dans l'impossibilité de suivre était envoyé à l'ambulance; ayant eu soin d'éliminer avant le départ tous les malingres alors appelés à constituer les sections de forteresse, le médecin de bataillon évitait ainsi d'être débordé par le nombre des indisponibles.

Pendant l'action, ou bien un poste de secours était établi à une certaine distance de la ligne de combat du bataillon, ou bien les blessés étaient pansés sur place et ultérieurement dirigés vers l'ambulance. Le relèvement des blessés était le plus souvent confié aux coolies; car, en raison du nombre trop restreint des combattants à opposer aux effectifs chinois, les brancardiers régimentaires devaient combattre, sans pouvoir s'occuper des blessés et des malades.

Dans certaines affaires où les troupes n'eurent pas à changer de position, il y eut fusion entre les postes de secours et l'ambulance.

SERVICE DES AMBULANCES

Les ambulances furent organisées suivant l'importance des colonnes qu'elles durent accompagner. Pour une brigade comprenant un régiment de tirailleurs tonkinois et deux régiments de marche à trois bataillons, l'ambulance de la brigade avait comme personnel :

1 médecin-major de 1re classe;
1 médecin-major de 2e classe;
2 ou 3 médecins aides-majors;
1 pharmacien-major ou aide-major;
2 officiers d'administration;
1 aumônier;
36 infirmiers parmi lesquels 9 infirmiers de visite et 27 infirmiers d'exploitation.

Le matériel de cette ambulance de brigade se composait d'un approvisionnement d'ambulance n° 3, comprenant 8 cantines de chirurgie, 3 cantines de pharmacie, 12 cantines d'administration, plus l'approvisionnement supplémentaire propre au Tonkin.

La composition de cet approvisionnement spécial différait donc quelque peu de l'approvisionnement d'une ambulance de colonne expéditionnaire en Algérie ; une certaine quantité de gaze phéniquée de Lister se trouvait comprise dans le matériel de pansement renfermé dans les cantines de chirurgie. Tout ce matériel était porté à dos d'homme, de sorte que l'ambulance, pendant la marche, occupait une longue file ordinairement suivie du convoi de la colonne [1].

« Les coolies, groupés 2 à 2 ou 4 à 4, portaient les uns un paquet de brancards, les autres un paquet de couvertures, d'autres une cantine ; en tête marchaient les coolies porteurs de malades. Les officiers de l'ambulance marchant, les uns, en avant près des malades, réglaient autant que possible la marche ; les autres, à l'arrière-garde, veillaient soigneusement à ce que personne ne restât en arrière. Les infirmiers étaient répartis sur les différents points de la colonne pour compléter la surveillance des coolies. Pendant la marche, l'ambulance devait assurer le transport des malades jusqu'à ce qu'elle eût trouvé l'occasion de les évacuer. »

« Arrivée au cantonnement, l'ambulance s'établissait de règle dans une pagode ou dans les cases les plus vastes qui constituaient pour la nuit un gîte tout préparé. Dans le haut pays, où la population devient tout à fait clairsemée, il fallut improviser des abris. On faisait construire chaque soir par les coolies des sortes de gourbis en bonnet de police, recouverts de hautes herbes et de bambous, sous lesquels on abritait les blessés et les malades du soleil et de la pluie. Les médecins de l'ambulance se mettaient ainsi à même de recueillir les malades, de traiter les moins gravement atteints, et d'évacuer les autres sur l'hôpital parfois très éloigné. »

« Parfois la composition de l'ambulance était des plus sommaires, un médecin et quelques infirmiers en constituaient le personnel ; le matériel était contenu dans trois ou quatre cantines emportées au départ de la colonne. Peu à peu, toutefois, quand le séjour des troupes se prolongeait, l'organisation des locaux s'améliorait et le matériel se complétait ; certaines de ces ambulances prirent une importance très grande, comme hôpitaux de première ligne (Phu-Lang-Thuong, Chû), et quelques-unes (Nam-Dinh, Hong-Hoa), en 1885, devinrent de véritables hôpitaux en constructions du système Tollet. »

---

[1] NIMIER : Mémoire cité et notes communiquées.

« Pendant l'action, l'ambulance recevait les blessés; d'ordinaire, elle se sectionnait; un médecin avec un infirmier de visite et quelques infirmiers d'exploitation, se portait en avant et allait s'installer immédiatement derrière les pièces d'artillerie dont il devait suivre les mouvements; sa place était connue de tous. Cette ambulance de combat servait d'échelon entre les corps et la réserve d'ambulance. L'absence de bouches à feu chez les Chinois permettait ces dispositions. A cette ambulance d'avant-garde les brancardiers régimentaires apportaient leurs blessés, et ils en repartaient aussitôt. De là, les blessés étaient transportés au point où se trouvait le gros de l'ambulance, et d'où ils ne devaient plus être déplacés que pour être évacués. »

« Ce dispositif ne fut pas toujours suivi exactement; il arriva parfois que l'ambulance d'avant-garde, en raison des circonstances de la lutte, opéra pour son propre compte et, une fois l'affaire terminée, rejoignit le gros avec ses blessés. »

« Enfin, l'ambulance se chargeait encore de faire enlever les patients trop nombreux aux postes de secours pour être apportés par les coolies de bataillon. »

DES ÉVACUATIONS

ÉVACUATION A DOS D'HOMME

« Du champ de bataille à l'ambulance, de celle-ci au point d'embarquement, les blessés se rendaient à pied ou étaient transportés sur des brancards. Un petit nombre de fois seulement on put se servir de quelques cacolets, ou on fit monter les patients sur les mulets de l'artillerie. Le transport s'effectuait le plus souvent à dos de coolies, mais avec de grandes difficultés, pour les raisons suivantes : l'Annamite est généralement petit (la taille de 1m,60 est exceptionnelle), il est peu vigoureux; pour quatre coolies, c'était un gros poids qu'un seul blessé, même débarrassé dans la mesure du possible de ses armes et de son fourniment. On laissa d'abord porter à la mode du pays (au Tonkin, tous les fardeaux sont enlevés par deux ou plusieurs coolies : ils sont suspendus par une corde à un bambou, dont les extrémités reposent sur les épaules des porteurs) ; deux coolies se plaçaient aux pieds, deux à la tête du patient, et passaient obliquement leur bambou dans une anse de corde fixée aux poignées du brancard; d'une main, ils maintenaient le bambou sur leur épaule, de l'autre, ils empêchaient les oscillations de leur fardeau ».

« Les cadres de la marine se prêtaient mieux peut-être à ce mode de transport : ils étaient formés d'un châssis rigide de forme rectangulaire, sur lequel était étendue une toile solide, et les parois, également en toile, transformaient le tout en une sorte de boîte sans couvercle d'où le malade se trouvait moins exposé à tomber que du brancard. De forts anneaux de fer, fixés l'un au pied, l'autre à la tête du cadre, permettaient aux porteurs de passer leur bambou. »

« Plus tard les coolies se mirent à porter les brancards directement sur l'épaule, ils ne possédaient pas dans les membres supérieurs assez de vigueur pour tenir la poignée à la main. D'ailleurs, il fallut, après diverses affaires (Bac-Lé), s'ingénier pour construire des brancards improvisés : deux bambous placés parallèlement et maintenus écartés par deux traverses constituaient le meilleur soutien pour les toiles de tente. En donnant à ces brancards plus de largeur qu'aux brancards réglementaires, on favorisait les mouvements des porteurs et le blessé se trouvait plus à l'aise. En général, bien que levés de force, les coolies de l'ambulance rendaient de bons services. Le Tonkinois se plie à tout quand il se sent tenu par une main ferme, dure parfois. Nourrir les coolies, les empêcher de fuir, les obliger à marcher malgré la fatigue, était une rude besogne pour le personnel chargé du transport des malades et des blessés. On put néanmoins faire transporter les blessés à dos d'hommes, en deux jours, de Lang-Son à Chu. »

ÉVACUATION PAR EAU

« Au Tonkin, le système des évacuations par eau fut appliqué sur une vaste échelle; on se rendra compte de la fréquence de leur emploi quand on saura que les malades d'Hong-Hoa et de Sontay descendaient à Hanoï par le fleuve, que de cette dernière place on dirigeait par eau sur Haï-Phong les convalescents partant pour la France. D'autre part, les malades de Thaï-Nguyen et de Chu venaient en bateau à Thi-Cau, d'où les évacuations partaient pour

Haï-Phong. La morbidité du corps expéditionnaire est assez connue pour que l'importance de ce mouvement de malades n'échappe à personne. Au point de vue chirurgical, en particulier, on utilisa beaucoup les transports par eau. Les principales évacuations ramenèrent dans les hôpitaux : les blessés de la prise de Sontay, la plupart des blessés des différentes affaires qui, depuis Bac-Lé, aboutirent à la prise de Lang-Son, enfin les blessés des colonnes sur la rivière Claire ».

« Le magnifique réseau fluvial qui sillonne le Delta fournissait des routes toutes naturelles, et d'autant plus aisées à suivre que nos troupes, remontant vers le haut pays, les jonques d'évacuations, conduites à la rame et à la perche, avaient pour elles le courant. Bien que celui-ci fût parfois rapide et que les fonds mobiles rendissent la navigation assez hasardeuse, il ne survint néanmoins aucun accident, et la durée des voyages atteignit exceptionnellement 4 et 5 jours. Beaucoup moindre était-elle quand l'une des canonnières ou des chaloupes à vapeur de la flottille pouvait donner la remorque aux convois ou se charger des patients eux-mêmes ».

« A Sontay, les médecins de la marine reçurent un certain nombre des blessés directement dans un vapeur assez grand, qui les ramena en quelques heures à Hanoï; de même à Lam, M. Nimier put installer son ambulance à bord d'une canonnière ancrée à la rive sur laquelle on se battait : le commandant avait eu l'heureuse idée de se munir de matelas, si bien que tout blessé arrivant de la ligne de feu était immédiatement pansé, couché, et n'avait plus à subir de déplacements. Partis au matin, les blessés arrivèrent à midi à l'hôpital de Thi-Cau, en réalité moins de 24 heures après le combat; mais ce fut la minorité des blessés qui trouva ainsi passage sur les bateaux à vapeur ».

« Les jonques constituaient le moyen de transport par eau de beaucoup le plus employé. On avait en effet recours aux jonques des convois qui ravitaillaient les colonnes, arrivaient chargées et descendaient à vide. Mais il faut bien reconnaître que si, faute d'un nombre suffisant de ces bateaux, le commandement ne put en affecter quelques-uns spécialement au service des blessés, cependant leur installation dans les autres était parfois un peu précaire ».

« Il existe sur les fleuves et arroyos du Tonkin deux sortes de bateaux : les uns, appelés sampans, ressemblent assez à de grandes corbeilles de forme ovalaire, à fond légèrement convexe, véritable segment d'ovoïde en bambou natté. Une claie, également en bambou, les recouvre dans une grande partie de la longueur. Le sampan étant d'ordinaire trop petit pour servir au transport des blessés, on utilisait les jonques qui, elles-mêmes, variaient beaucoup de grandeur : les plus petites pouvaient recevoir deux blessés couchés côte à côte dans le sens de la longueur du bateau ; les plus grandes en portaient 25 et plus. La jonque est en planches avec une carcasse de poutrelles dont les unes sont destinées à soutenir un pont sans bastingage sur lequel se tiennent les rameurs, l'arrière étant disposé pour recevoir la barre du gouvernail et servir de logis à la famille du propriétaire; un foyer primitif permet d'y allumer du feu; le reste du navire, ce que l'on peut appeler la cale, manque de fond uni ; il fallait en improviser un avec des planches et de l'herbe pour y coucher les blessés perpendiculairement à l'axe du bateau. Par exception seulement, on pouvait laisser partir le brancard sur lequel avait été apporté le blessé. »

« Comme aménagement intérieur des jonques, il faut citer celui qui permit à M. le médecin principal Challan d'installer son ambulance sur le Song-Cau après la prise de Bac-Ninh, et celui que M. le Dr Romanewsky de la marine, adopta sur la rivière Claire pour son infirmerie du poste de Phu-Duan. En faisant surélever le toit des jonques, M. Challan leur donna de l'air et de la lumière, et, de plus la circulation y devint ainsi possible sans nécessité de se tenir courbé en deux. A Phu-Duan, les jonques de l'infirmerie présentaient deux rangées de lits en bambou sur toute la longueur des parois et séparées l'une de l'autre par une allée centrale. »

SERVICE D'ÉVACUATION

« Quant au service des évacuations, il était confié, suivant les cas, à un médecin détaché provisoirement d'un corps ou de l'ambulance, et souvent l'on se contentait pour cette mission d'un infirmier de visite. Quelquefois même les convalescents, faute de personnel, durent être abandonnés à eux-mêmes ; le moins malade ou le plus gradé recevait les instructions. Lorsqu'il s'agissait d'un convoi de blessés, surtout s'il devait rester plusieurs jours en route, un médecin le dirigeait, et généralement il revoyait les pansements, plutôt qu'il ne les refaisait, une fois dans la journée ».

« On comprend combien était difficile le rôle du médecin auprès de malheureux malades plus ou moins cahotés sur un brancard ou mal couchés au fond d'une jonque ».

HOSPITALISATION DES MALADES ET DES BLESSÉS

Des hôpitaux furent installés dès le début de l'expédition à Haï-Phong et à Hanoï, dans les bâtiments qui avaient jusque-là servi à des casernes d'infanterie de marine.

Dans la première place, c'étaient deux constructions sans étage, à rez-de-chaussée surélevé, et entourées de vérandahs. A Hanoï, l'hôpital occupait les étages d'un bâtiment assez vaste.

Non seulement l'espace fit rapidement défaut après l'arrivée du corps expéditionnaire (février 1884), mais de plus, ces deux hôpitaux encombrés de malades et de blessés (affaires du 15 mai, 15 août, 1er septembre, prise de Sontay), furent infectés par la pourriture d'hôpital, la septicémie et l'infection purulente.

Sur l'avis de M. Driout, médecin-chef des ambulances, le commandement fit entreprendre l'aménagement en hôpital, des vastes magasins à riz de la citadelle d'Hanoï. L'on conserva la charpente et la toiture de ces deux vastes halles, qui mesuraient de 150 à 200 mètres de long sur 14 à 15 de large; avec cette carcasse et quelques annexes, on disposa un local qui put recevoir les blessés de Bac-Lé (juin 1885), et dont les 330 lits réglementaires furent ensuite constamment occupés; parfois même on dut dépasser de beaucoup cette fixation.

En juin 1885, M. Driout obtint encore que l'on construisit en dehors de l'enceinte de l'hôpital, une annexe pour les affections épidémiques, et quelques mois plus tard le service des cholériques y était installé.

Outre les deux hôpitaux principaux de Haï-Phong et d'Hanoï, ceux de Nam-Dinh et d'Hong-Hoa, les ambulances de Sontay, Phu-Lang-Thuong et Chu, il existait encore deux autres hôpitaux à Haï-Dzuong et à Thi-Cau. Ceux-ci se trouvaient situés sur les routes de Lang-Son à Hanoï et à Haï-Phong, aussi les évacuations parties de Chu, de Phu-Lang-Thuong s'y arrêtaient-elles jusqu'à ce que les hôpitaux de l'arrière, dégorgés par les évacuations sur France, pussent à leur tour recevoir les évacuations de ces hôpitaux de deuxième ligne.

Enfin, à quelques heures de bateau d'Haï-Phong, on créa un sanitorium près du bord de la mer, à Quan-Yen. En réalité, ce fut là surtout une annexe où l'hôpital d'Haï-Phong envoyait les convalescents désignés pour être rapatriés.

Nous n'avons pas à reprendre l'étude des faits soit au point de vue de l'intervention chirurgicale, soit concernant les mesures hygiéniques qui furent prises pour arrêter la marche du choléra et pour faciliter le rapatriement des hommes épuisés par les maladies endémiques contractées au Tonkin, ces questions appartenant à l'histoire médicale et chirurgicale de la campagne dont les documents sont encore en préparation.

Nous renvoyons à la lecture du mémoire si intéressant de notre colègue M. Nimier, pour tout ce qui est relatif aux pansements à l'ambulance et aux opérations chirurgicales pratiquées sur le champ de bataille ou dans les établissements sanitaires de première ligne.

A consulter : — CHALLAN DE BELVAL : *Au Tonkin* (Delahaye, 1886). — NIMIER : *Des conditions et des modes de l'intervention chirurgicale pendant l'expédition du Tonkin.* (*Archives de médecine et de pharmacie militaire*, 1886). - *La guerre au Tonkin* (*Journal des sciences militaires*, 1885).

CHAPITRE III

SERVICE DE SANTÉ DANS LA GUERRE DE MONTAGNE

CONSIDÉRATIONS GÉNÉRALES

Le règlement sur le service de santé en campagne a laissé de côté cette question, comme il a déjà passé sous silence l'organisation du service de santé dans les colonnes expéditionnaires de l'Algérie et des autres colonies. Cependant, parmi les formations sanitaires prévues par la nomenclature des approvisionnements de campagne, on voit figurer l'ambulance n° 3, pour colonne opérant dans la montagne. Aussi croyons-nous utile de reprendre ce sujet qui du reste est le complément de ce qui a été dit à propos de l'Algérie.

Nous n'avons parlé que des colonnes opérant dans le Sud, car on ne peut plus guère entrevoir la possibilité d'une intervention sérieuse dans la Kabylie, qui, plus rapprochée du littoral, présente aujourd'hui des voies de communication et des centres aussi importants qu'en France.

En Algérie, dans la montagne, les difficultés du terrain nécessitent un tout autre ordre de marche que dans le Sud. Que l'on suive des crêtes ou des vallées, que l'on passe d'un sommet à l'autre en traversant une vallée, le chemin à suivre est d'ordinaire très étroit et, dès lors, la colonne ne peut plus adopter la formation en carré ; elle se déploie comme toute troupe en marche sur une route, et se garde par des groupes qui la précèdent, la flanquent et a suivent.

Pour agir avec sécurité, ces colonnes doivent être beaucoup plus fortes que les colonnes opérant dans la plaine, elles comptent parfois plus de 4,000 hommes, et alors leur approvisionnement est proportionnel à leur effectif.

Quelle que soit la force de la colonne, on adopte un ordre de route type, dont on ne s'écarte que si les circonstances l'exigent. Ainsi, les troupes sont disposées de la manière suivante :

1° Avant-garde d'infanterie suivie d'un détachement du génie ;

2° Gros de la colonne formé du convoi et des compagnies échelonnées.

3° Arrière-garde d'infanterie, pour la protection éventuelle de ce convoi, pourvue d'un certain nombre de mulets de cacolets.

Les services qui composent le convoi, se placent dans l'ordre suivant : artillerie, ambulance, administration, bagages des officiers, chevaux de main et mulets haut le pied.

Plus la colonne est forte, plus le convoi est considérable, plus la marche est lente.

Les troupes déployées pour flanquer le convoi sont obligées de traverser des terrains coupés et broussailleux, qui les épuisent vite et font beaucoup d'éclopPés.

Au Tonkin, dans la partie montagneuse, des dispositions analogues sont prises.

En Europe, il y a lieu de considérer autrement la colonne opérant dans la montagne. Les exemples de guerre de cette nature sont exceptionnels en France ; la défense des Vosges en 1870 a été faible ; les montagnes du Forey et de l'Auvergne, n'ayant pas été envahies, n'ont servi de base à aucune opération stratégique ; la guerre récente de Bosnie peut seule nous instruire sur les mesures à prendre dans l'avenir.

La guerre de montagne comprend l'attaque et la défense d'un pays de montagnes ; par divers côtés, elle touche à la guerre de siège. En effet, certains pays de montagnes s'avancent en forme de bastions semblables à de grandes forteresses ; et leur avantage n'est pas seulement de défendre les points stratégiques qu'ils dominent, mais encore d'abriter les forces qui, à un moment donné, pourront inquiéter l'ennemi par des sorties destinées à le prendre de flanc pendant sa marche, et l'obligeront à détacher des troupes pour faire le siège des positions occupées. Dans ces conditions, un corps de 6,000 à 8,000 hommes opérant dans un pays de montagnes sous les ordres d'un chef vigoureux, libre de prendre l'offensive, rendra plus de services que s'il avait été attaché à la principale armée d'opération.

Dans d'autres cas, un pays de montagnes peut être l'appui de l'aile d'une armée et bien que cette armée ne puisse pas se servir de ces régions montagneuses pour exécuter des mouvements, elle sera obligée d'occuper et de surveiller les massifs voisins qui peuvent ainsi devenir le théâtre d'opérations secondaires.

Une bataille décisive se livre donc rarement dans les montagnes; on n'opère généralement dans ces régions qu'avec des forces limitées; on emploie principalement des troupes d'infanterie, surtout des chasseurs à pied.

Les troupes à pied sont seules capables de satisfaire aux conditions spéciales de combat dans la montagne; cependant il faut encore des cavaliers pour le service de correspondance et d'exploration; la cavalerie étant souvent très utile pour attaquer à l'improviste les flancs d'une colonne. Les troupes de défense seront soutenues par de l'artillerie de montagne, les canons, les affûts et les munitions étant transportés à dos de mulet, comme dans le sud de l'Algérie. Enfin, ces troupes seront accompagnées des services auxiliaires, ambulances et administration.

OPÉRATIONS EN PAYS DE MONTAGNES

Les considérations qui précèdent nous permettront d'exposer rapidement les opérations relatives à la défense et à l'attaque d'un pays de montagnes.

Les opérations pour la défense consistent à s'y fortifier à l'avance, à garder les passages, à établir des centres de ravitaillement et des voies de communication servant de lignes principales d'opérations.

Les troupes sur la défensive sont formées sur deux lignes dont la 2e sert de réserve; c'est sur cette dernière ligne que s'établissent les postes de secours, tandis que les ambulances s'installent dans les positions principales, et les hôpitaux de campagne dans les centres de ravitaillement.

Dans l'attaque d'un pays de montagnes, l'armée assaillante rencontre de sérieux obstacles, mais elle arrive à les surmonter au moyen d'un plan qui consiste à tourner, à l'aide de plusieurs colonnes, la ligne d'opérations et à s'en emparer par des attaques successives et combinées.

ORGANISATION DU SERVICE DE SANTÉ

Chaque colonne est accompagnée des médecins de troupe et d'une ambulance, et comme les lignes de retraite sont toujours gardées, cette ambulance peut évacuer malades et blessés, à l'aide des convois de ravitaillement qui vont des colonnes vers les magasins de première ligne établis à une journée de marche, et de ce point, vers la deuxième ligne de magasins établie à trois ou quatre journées de marche de la précédente. Dans ces points de ravitaillement, seront probablement établis les hôpitaux de campagne qui recevront les blessés et les dirigeront ensuite sur l'hôpital d'évacuation.

Le rôle des médecins de bataillon et des médecins d'ambulance n'offre rien de particulier à noter, mais il est un point du service de secours qui demande une étude spéciale : c'est le mode de transport des blessés dans la montagne.

Les sentiers très étroits, très escarpés, ou bordés de précipices, ne laissent pas passage aux mulets chargés de cacolets ou de litières ; de plus, le mulet fortement chargé n'a pas le pied assez sûr et risque de tomber et d'entraîner le blessé dans sa chute. Enfin l'inclinaison du sol, tantôt dans un sens, tantôt dans l'autre, nécessite à chaque montée et à chaque descente le transbordement des litières. Le transport avec le brancard est donc parfois la seule ressource ; mais le transport à bras d'hommes est fatigant et exige de nombreux relais.

A l'étranger, on a imaginé de nombreux appareils pour le transport à dos d'homme, et, parmi les plus avantageux, nous pouvons citer la sellette de Fischer de Heidelberg, le siège portatif de montagne de Mühlvenzh, la sellette de Port, la chaise à bretelles des chevaliers de Malte, enfin les nombreux systèmes employés pour le transport des touristes dans les montagnes de la Suisse et du Tyrol.

Il serait trop long d'étudier en détail ces appareils plus ou moins compliqués et d'exposer tous les moyens improvisés pour transporter les blessés soit à dos d'âne, de mulet ou de cheval, soit à l'aide de glissoires et de traîneaux ; tous ces moyens ont été l'objet d'une étude très complète dans le traité des Ambulances de Longmore et dans le manuel d'improvisation de Port, et nous renvoyons à ces ouvrages.

A consulter : — KUHN : Traduction Weil. *La guerre de montagnes* (Dumaine, 1880) ; — LONGMORE : *A Treatise on the transport of Sick and Wounded Troops ;* — J. PORT : *Taschenbuch der Feldarztlichen Improvisationstechnik,* 1884.

APPENDICE

CONVENTION DE GENÈVE

Mettre en temps de guerre sous la protection de la neutralité, les militaires blessés et les personnes qui leur donnent des soins, tel est le but fondamental de la Convention qui fut signée le 22 août 1864, par les plénipotentiaires des gouvernements pour l'amélioration du sort des militaires blessés dans les armées en campagne.

Les clauses primitives de cette loi humanitaire furent ensuite l'objet de vives discussions qui s'élevèvent dans le sein des conférences internationales, et aboutirent en 1868 à la rédaction d'articles additionnels qui, n'ayant pas été ratifiés par la totalité des intéressés, n'ont pas acquis force de loi; de sorte que la Convention de Genève, examinée de nouveau en 1874, lors de la conférence internationale convoquée à Bruxelles, repose actuellement sur les stipulations suivantes qui n'ont pas encore été transformées en loi positive, et sont toujours à l'état de projet.

« Article premier. — Les ambulances et les hopitaux militaires seront reconnus neutres, et, comme tels, protégés et respectés par les belligérants, aussi longtemps qu'il s'y trouvera des malades ou des blessés. »

« La neutralité cesserait, si ces ambulances ou ces hôpitaux étaient gardés par une force militaire. »

« Art. 2. — Le personnel des hôpitaux et des ambulances comprenant l'intendance, les services de santé, d'administration, de transport des blessés ainsi que les aumôniers, participera au bénéfice de la neutralité lorsqu'il fonctionnera et tant qu'il restera des blessés à relever ou à secourir. »

« Art. 3. — Les personnes désignées par l'article précédent pourront, même après l'occupation par l'ennemi, continuer à remplir leurs fonctions dans l'hôpital ou l'ambulance qu'elles desservent ou se retirer pour rejoindre le corps auquel elles appartiennent. »

« Dans ces circonstances, lorsque ces personnes cesseront leurs fonctions, elles seront remises aux avant-postes ennemis par les soins de l'armée occupante. »

« Art. 4. — Le matériel des hôpitaux militaires demeurant soumis aux lois de la guerre, les personnes attachées à ces hôpitaux ne pourront, en se retirant, emporter que les objets qui sont leur propriété particulière. »

« Dans les mêmes circonstances, au contraire, l'ambulance conservera son matériel. »

« Art. 5. — Les habitants du pays qui porteront secours aux blessés seront respectés et demeureront libres. »

« Les généraux des puissances belligérantes auront pour mission de prévenir les habitants de l'appel fait à leur humanité et de la neutralité qui en sera la conséquence.

« Tout blessé recueilli et soigné dans une maison y servira de sauvegarde. L'habitant qui aura recueilli chez lui des blessés sera dispensé du logement des troupes ainsi que d'une partie des contributions de guerre qui seraient imposées. »

« Art. 6. — Les militaires blessés ou malades seront recueillis et soignés, à quelque nation qu'ils appartiennent. »

« Les commandants en chef auront la faculté de remettre immédiatement aux avant-postes ennemis les militaires blessés pendant le combat, lorsque les circonstances le permettront, et du consentement des deux partis.

« Seront renvoyés dans leur pays ceux qui, après guérison, seront reconnus incapables de servir. »

« Les autres pourront être également renvoyés, à la condition de ne pas reprendre les armes pendant la durée de la guerre. »

« Les évacuations, avec le personnel qui les dirige, seront couvertes par une neutralité absolue. »

« Art. 7. — Un drapeau distinctif et uniforme sera adopté par les hôpitaux, les ambulances et les évacuations. »

« Il devra être, en toute circonstance, accompagné du drapeau national. »

« Un brassard sera également admis pour le personnel neutralisé ; mais la délivrance en sera laissée à l'autorité militaire. »

« Le drapeau et le brassard porteront : croix rouge sur fond blanc. »

« Art. 8. — Les détails d'exécution de la présente Convention seront réglés par les commandants en chef des armées belligérantes, d'après les instructions de leurs gouvernements respectifs et conformément aux principes généraux énoncés dans cette Convention. »

Art. 9. — Les Hautes Puissances contractantes sont convenues de communiquer la présente Convention aux gouvernements qui n'ont pu envoyer des plénipotentiaires à la conférence internationale de Genève, en les invitant à y accéder. Le protocole est, à cet effet, laissé ouvert.

ARTICLES ADDITIONNELS

(20 octobre 1868.)

« Article premier. — Le personnel désigné dans l'article 2 de la Convention continuera après l'occupation par l'ennemi, à donner, dans la mesure des besoins, ses soins aux malades et aux blessés de l'ambulance ou de l'hôpital qu'il dessert. »

« Lorsqu'il demandera à se retirer, le commandant des troupes occupantes fixera le moment de ce départ, qu'il ne pourra toutefois différer que pour une courte durée, en cas de nécessités militaires. »

« Art. 2. — Des dispositions devront être prises par les puissances belligérantes pour assurer au personnel neutralisé, tombé entre les mains de l'armée ennemie, la jouissance intégrale de son traitement.

« Art. 3. — Dans les conditions prévues par les articles 1 et 4 de la Convention, la dénomination d'ambulance s'applique aux hôpitaux de campagne et autres établissements temporaires qui suivent les troupes sur les champs de bataille pour y recevoir des malades et des blessés. »

« Art. 4. — Conformément à l'esprit de l'article 5 de la Convention et aux réserves mentionnées au protocole de 1864, il est expliqué que, pour la répartition des charges relatives au logement des troupes et aux contributions de guerre, il ne sera tenu compte que dans la mesure de l'équité du zèle charitable déployé par les habitants. »

« Art. 5. — Par extension de l'article 6 de la Convention, il est stipulé que, sous la réserve des officiers dont la possession importerait au sort des armes, et dans les limites fixées par le deuxième paragraphe de cet article, les blessés tombés entre les mains de l'ennemi, lors même qu'ils ne seraient pas reconnus incapables de servir, devront être renvoyés dans leur pays après leur guérison, ou plus tôt, si faire se peut, à la condition toutefois de ne pas reprendre les armes pendant la durée de la guerre. »

Les derniers articles additionnels concernent la marine.

CONSIDÉRATIONS GÉNÉRALES

L'application des dispositions ci-dessus énoncées offre les plus grandes difficultés, en raison des interprétations multiples auxquelles donne lieu la Convention, même révisée.

Les malentendus et les nombreux abus qui ont été la conséquence de l'ambiguïté de ces clauses, enlèvent une certaine valeur au traité.

Les conditions prévues par les articles conventionnels ont été scrupuleusement analysées par M. Le Fort, qui a fait très clairement ressortir les points litigieux et parfaitement démontré la nécessité de revenir à une entente diplomatique.

Nous ne pouvons pas suivre cet éminent chirurgien dans tous les détails de la discussion qu'il soutient avec des arguments absolument pratiques, nous ne voulons que signaler les points principaux sur lesquels porte la confusion.

Les premiers articles reconnaissent la neutralité des ambulances et des hôpitaux militaires lorsqu'il s'y trouve des malades et des blessés, et sous certaines restrictions relatives à la présence de troupes armées dans l'emplacement occupé. Ils accordent également la neutralité au personnel desservant ces établissements, lorsqu'il fonctionnera et tant qu'il restera des blessés à secourir.

Ce personnel qui d'abord était reconnu libre d'abandonner ses fonctions et de rejoindre l'armée amie, lorsque l'ambulance tombait entre les mains de l'adversaire, se trouve, en vertu de l'article additionnel n° 1, obligé de continuer ses soins aux blessés de l'ambulance ou de l'hôpital, jusqu'au moment fixé par le commandant des troupes occupantes. Ce personnel en se retirant emporte ses bagages et emmène le matériel de l'ambulance dont il assurait le service.

L'article additionnel n° 4 désigne les établissements auxquels s'applique la dénomination d'ambulance, il range sous ce nom les formations sanitaires organisées pour suivre les troupes sur le champ de bataille, de sorte que la rétrocession du matériel est assurée aux ambulances, aux hôpitaux de campagne et d'évacuation.

Le matériel des hôpitaux fixes restant soumis aux lois de la guerre, passe aux mains de l'armée occupante.

Ces différentes réserves concernant le personnel et le matériel sanitaires sont parfaitement justifiées surtout au point de vue des nécessités militaires, mais elles laissent persister le même doute sur la protection qui doit être accordée aux ambulances installées au milieu des troupes qui combattent.

Elles ouvrent la plus grande latitude aux appréciations du commandement, de sorte que la résolution prise peut tomber d'elle-même et de fait par la volonté d'une nation opposée à l'exécution stricte des clauses.

Les articles suivants ont plus particulièrement en vue le sort des blessés; ils cherchent à leur assurer l'assistance volontaire en accordant un bénéfice exagéré à l'habitant qui les recueille. Cette exception a donné lieu à de nombreuses méprises que l'article additionnel n° 5 s'est efforcé d'éviter.

Les dispositions qui concernent la neutralisation des malades et des blessés sont tout à fait incomplètes et ne peuvent leur garantir la sécurité nécessaire. Il eût fallu préciser davantage les lésions qui mettent les blessés dans des conditions à ne pas pouvoir reprendre du service, et ne pas laisser à la volonté des soldats recueillis la faculté de déclarer qu'ils renoncent à reprendre les armes pendant la durée de la guerre.

L'article 7 est relatif au signe distinctif de la neutralité; les nombreux abus qui ont été la conséquence d'une réglementation insuffisante ont enlevé à cet insigne son caractère sérieux et, malgré les prescriptions du règlement sur le service de santé en campagne, il est bien difficile d'admettre que les médecins militaires reviendront volontiers sur l'opinion peu favorable, qu'ils conservent encore aujourd'hui à l'égard du brassard. Il faut une juridiction punissant rigoureusement le port illégal de cet insigne, et les mesures de répression doivent être acceptées d'un commun accord dans les armées belligérantes. La nécessité de maintenir l'inviolabilité du droit international impose à chaque gouvernement la création d'une loi formelle, pour réprimer l'emploi abusif de la croix rouge, et il faut une sanction pénale comme celle qui existe quant au port illégal de la décoration et des insignes officiels.

Pour signaler la neutralité du personnel sanitaire les prescriptions du règlement sur le service de santé en campagne sont les suivantes :

« Art. 24. — Conformément aux dispositions de la Convention de Genève, le personnel des formations sanitaires (qui comprend médecins et pharmaciens militaires, auxiliaires et requis, aumôniers, infirmiers, détachements du train : éléments tirés du cadre actif, de la réserve ou de l'armée territoriale), ainsi que le personnel sanitaire des corps de troupes (qui comprend médecins, infirmiers, conducteurs des voitures médicales, des mulets et des voitures pour le transport des blessés), à l'exception des brancardiers régimentaires, portent le brassard international qui indique la neutralité. »

« Le brassard devant toujours rester visible, est porté en même temps sur le dolman ou la veste et sur la capote ou le manteau. »

« Les brassards estampillés, dès le temps de paix, du cachet du directeur de service de santé du corps d'armée font partie du matériel du service de santé et sont distribués au moment de la mobilisation : au personnel des corps de troupes par le médecin-chef du service du corps ; au personnel de chaque formation sanitaire par le médecin chef de cette formation. »

« Chaque formation sanitaire possède une réserve de brassards, déterminée par la nomenclature et destinée à remplacer les pertes qui pourraient se produire. »

« Les personnels de la Société française de secours aux blessés ou des autres sociétés s'y rattachant, présentent leurs brassards à l'estampille du directeur du service de santé de la région. »

« Afin d'éviter les abus, les brassards reçoivent un numéro de série au moment de l'estampillage, conformément aux ordres du Ministre. »

En résumé, la Convention de Genève, à laquelle a adhéré la presque généralité des Etats de l'Europe, a réalisé comme institution humanitaire un important progrès, mais, au point de vue pratique, elle n'est pas en rapport avec les conditions qui se présentent sur le champ de bataille au milieu des troupes combattantes. Il en résulte que les détails d'exécution seront toujours réglés par les commandants en chef des armées belligérantes d'après les instructions de leurs gouvernements respectifs.

DES SOCIÉTÉS DE SECOURS ET DE L'ASSISTANCE VOLONTAIRE

Le principal avantage de la Convention de Genève est d'avoir préparé, à l'instigation de M. H. Dunant, la fondation de comités nationaux, organisés pour le soulagement des malades et des blessés, sur le champ de bataille, dans les ambulances et dans les hôpitaux.

Ces Sociétés de secours, bientôt formées dans tous les pays d'Europe, arrêtèrent dans des conférences internationales les bases d'une organisation générale et reconnurent, au début, la nécessité de créer un comité international, avec Genève pour résidence.

Après s'être inspirées des conseils de ce comité destiné à servir de lien entre tous les comités indépendants les uns des autres, les Sociétés de secours ont depuis quelques années manifesté une tendance de plus en plus marquée à se nationaliser, de sorte qu'actuellement chaque pays règle à sa guise l'assistance volontaire. La dénomination uniforme de Sociétés de la Croix-Rouge, définitivement adoptée pour les Sociétés issues du congrès de 1864, restera comme dernier indice de l'association des comités nationaux.

Ce n'est pas ici le lieu de reprendre l'historique de l'Œuvre de la Croix-Rouge et de voir quel but élevé elle veut atteindre ; il nous suffira de signaler les espérances fondées sur l'aide considérable que peuvent apporter au service de santé officiel les Sociétés de secours bien organisées. Pour se convaincre de la participation importante qui est réservée en particulier à la Société française de la Croix-Rouge, on n'a qu'à parcourir le règlement sur le service de santé en campagne et on reconnaîtra sans peine que cette assistance occupe une place bien déterminée et qu'elle est appelée à jouer un grand rôle dans l'exécution des services de l'arrière.

Mais s'il y a des avantages incontestables à tirer parti de cette noble institution, il existe encore une certaine incertitude sur la manière dont elle remplira sa mission; l'inquiétude tient surtout à l'appréhension du désordre qui pourrait résulter d'une tendance fâcheuse à l'indépendance, de la part des organes d'exécution.

Connaissant les abus de tous genres auxquels a donné lieu, pendant la campagne de 1870, l'extension des services privés, on comprend quelle importance il faut attacher à l'observation des dispositions qui règlent la participation des Sociétés civiles à l'assistance des malades et des blessés de l'armée.

Ces inconvénients ont été très ardemment signalés par M. Le Fort dont l'impartialité ne peut être mise en doute; en outre, ils ont été constatés partout où la direction officielle a fait défaut. D'autre part, l'opinion générale qui est ressortie de la discussion soulevée à la conférence de 1878, a été très clairement exprimée par M. Longmore :

« 1° Le médecin en chef d'une armée en campagne étant responsable devant le commandement et devant le pays de tout ce qui est relatif aux intérêts des malades et des blessés de l'armée, il est absolument nécessaire que tout le personnel constituant le service médical sur les champs de bataille et dans les hôpitaux, sans en excepter le personnel des Sociétés de secours soit entièrement soumis à l'autorité des médecins en chef de l'armée. »

« 2° Le principal rôle des Sociétés de secours consiste à créer des approvisionnements de toute nature pour subvenir aux besoins de la chirurgie militaire. »

3° Les Sociétés de secours ne doivent être employées et ne peuvent l'être utilement que dans les hôpitaux fixes..., etc. »

C'est sur le principe de ces propositions fondamentales, que se trouvent rédigées les dispositions qui régissent aujourd'hui le fonctionnement général de la Société française de secours aux blessés, règlement dont voici le texte :

DÉCRET DU 3 JUILLET 1884 PORTANT RÈGLEMENT POUR LE FONCTIONNEMENT GÉNÉRAL DE LA SOCIÉTÉ DE SECOURS AUX BLESSÉS MILITAIRES

« Article premier. — La Société française de secours aux blessés des armées de terre et de mer est autorisée à seconder, en temps de guerre, le service de santé militaire, et à faire parvenir aux malades et blessés les dons qu'elle reçoit de la générosité publique. »

« Pour l'accomplissement de cette mission, elle est placée sous l'autorité du commandement et des directeurs du service de santé. »

« Les conditions de son fonctionnement sont déterminées par le présent règlement et par le règlement sur le service de santé. »

« Art. 2. — L'intervention de ladite Société consiste, en temps de guerre : 1° à créer dans les places de guerre et les localités qui lui sont désignées par le Ministre de la guerre, ou les généraux commandant le territoire, suivant le cas, des hôpitaux destinés à recevoir des blessés et des malades appartenant aux armées ; 2° à prêter son concours au service de l'arrière en ce qui concerne les trains d'évacuation, les infirmeries de gare et les hôpitaux auxiliaires du théâtre de la guerre. Ce concours ne peut être étendu ni au service de première ligne, ni aux hôpitaux d'évacuation, dont demeure exclusivement chargé le service de santé militaire. »

« En temps de paix, la Société adresse, tous les six mois, au Ministre de la guerre, un rapport destiné à lui faire connaître les moyens dont elle dispose en personnel et en matériel. »

« Art. 3. — Toutes les associations, qui pourraient se former dans le même but et qui ne seraient pas reconnues comme établissements d'utilité publique devront être rattachées à la Société de secours et seront, dès lors, assujetties aux dispositions du présent règlement. »

« Ces dispositions ne s'appliquent pas aux ambulances locales dont l'action ne s'étend pas hors de la commune où sont établies lesdites ambulances, qui demeurent d'ailleurs sous la surveillance des généraux commandant le territoire. »

« Art. 4. — Nul ne peut être employé par la Société de secours s'il n'est Français ou naturalisé Français, et s'il n'est dégagé de toutes les obligations imposées par la loi du 27 juillet 1872 sur le recrutement de l'armée et par la loi du 3 brumaire an IV sur l'inscription maritime. »

« Néanmoins, les hommes appartenant à la réserve de l'armée territoriale peuvent, exceptionnellement, sur des autorisations nominatives données par le Ministre de la guerre, être admis à faire partie du personnel employé par cette Société. Les demandes d'autorisation concernant les hommes de cette dernière catégorie seront adressées dès le temps de paix au Ministre ; les autorisations accordées par le Ministre seront valables, même en cas d'appel de la classe à laquelle ils appartiennent. »

« Sont recrutés : les médecins traitants, parmi les docteurs en médecine; les médecins aides, parmi les docteurs en médecine ou les officiers de santé; les pharmaciens, parmi les pharmaciens diplômés. »

« Art. 5. — La Société est représentée :

« A l'intérieur :

1° « Auprès du Ministre de la guerre et du Ministre de la marine et des colonies, par le président de la Société. »

2° « Dans chaque région de corps d'armée où elle a des centres d'action, par un délégué régional nommé par le conseil supérieur de la Société, agréé par le Ministre de la guerre et accrédité par lui auprès du général commandant le corps d'armée. »

« Dans les 10e, 11e, 15e et 18e corps d'armée, les délégués régionaux sont également accrédités auprès des vice-amiraux commandant en chef, préfets maritimes. »

« Aux armées :

« Dans chaque armée ou corps d'armée opérant isolément, par un délégué d'armée nommé par le conseil supérieur, agréé et commissionné par le Ministre de la guerre. »

« Lorsque la Société est appelée à coopérer au service des évacuations, elle est représentée par des délégués spéciaux, dont les nominations sont faites, au fur et à mesure des besoins, par le délégué d'armée, sauf l'agrément de l'autorité militaire. »

« Art. 6. — Le personnel d'exécution, médecins, pharmaciens, comptables (etc.), est exclusivement choisi par la Société, sous les réserves déjà indiquées à l'art. 4 et sous la condition pour les médecins d'avoir été agréés par le Ministre de la guerre. Au début et préalablement au fonctionnement du service, les différents délégués régionaux et autres adressent aux autorités militaires un contrôle nominatif du personnel employé sous leurs ordres. Ils font connaître, au cours du service, les mutations qui se produisent. »

« Art. 7. — Le personnel de la Société de secours, lorsqu'il est employé aux armées, est soumis aux lois et règlements militaires. Il est justiciable des tribunaux militaires par application des articles 62 et 75 du Code de justice militaire. »

« Art. 8. — Le président de la Société de secours est l'intermédiaire entre le Ministre de la guerre et la Société. »

« C'est à lui que sont adressées toutes les communications officielles ayant pour objet l'organisation générale du service de la Société. »

« Dès le temps de paix, le Ministre de la guerre lui fait connaître les parties du service à l'exécution desquelles la Société doit participer en cas de mobilisation. »

« Au cours des opérations, il lui fournit toutes les indications utiles à son fonctionnement. »

« Art. 9. — Les délégués régionaux ne correspondent pas avec le Ministre; ils s'adressent, par l'intermédiaire des directeurs du service de santé, aux généraux commandant les régions de corps d'armée et, s'il y a lieu, aux vice-amiraux commandant en chef, préfets maritimes, pour toutes les affaires où l'intervention de l'autorité militaire ou maritime peut être nécessaire. Ils fournissent périodiquement un rapport sur le fonctionnement du service dans leur circonscription. »

« Art. 10. — Les délégués aux armées ne prennent aucune mesure, de quelque nature qu'elle soit, sans avoir préalablement obtenu l'assentiment des chefs militaires; ils se conforment à tout ordre concernant le service que ces chefs leur adressent soit directement, soit par l'intermédiaire des directeurs du service de santé. »

« La correspondance adressée par les délégués au général commandant passe par l'intermédiaire des directeurs du service de santé. »

« Art. 11. — Aux armées, le personnel de la Société porte un uniforme déterminé par le Ministre de la guerre sur les propositions de ladite Société. »

« Le même personnel est autorisé à porter le brassard institué en vertu de l'article 7 de la Convention de Genève, en date du 22 août 1864, dans les conditions déterminées par les règlements de ladite Société. »

« Les brassards sont exclusivement délivrés par le directeur du service de santé de la région et revêtus de son cachet et du numéro de série de la région, sur la production du contrôle nominatif du personnel indiqué à l'article 6. »

« Il est délivré en même temps une carte nominative qui porte le même numéro que le brassard et qui est signée par le délégué régional et par le directeur du service de santé. Tout porteur de brassard doit être constamment muni de cette carte. »

« ART. 12. — A l'intérieur et aux armées, aucun établissement hospitalier ne peut être créé par la Société de secours, sans une entente préalable avec l'autorité militaire au sujet de l'importance à donner à l'établissement et du choix de son emplacement. »

« La fermeture d'un établissement reste soumise à la même formalité d'entente préalable. Aux armées, la clôture ne peut être prononcée que par le Ministre ou par les généraux commandant en chef. »

« ART. 13. — La Société de secours se procure, pour chaque établissement qu'elle crée, le matériel nécessaire à l'exécution du service. »

« Toutefois, si l'organisation d'un établissement reconnu indispensable ne peut être effectuée faute de certaines ressources en matériel, l'administration de la guerre peut mettre exceptionnellement à la disposition de la Société, à titre de prêt, tout ou partie de ce matériel. »

« Dans ce cas, la Société demeure responsable du matériel prêté dont il est dressé contradictoirement un inventaire évaluatif en triple expédition. »

« L'une de ces expéditions reste entre les mains du délégué régional; la seconde est déposée dans les archives de l'administration militaire locale et la troisième est adressée au Ministre de la guerre. »

« ART. 14. — Dans les localités où la Société de secours crée des établissements hospitaliers, elle est tenue de fournir, avec ses propres ressources, les denrées et objets de consommation nécessaires au traitement des malades. »

« Par exception, si la Société desservait des établissements dans une place investie où les ressources lui feraient défaut, l'administration militaire pourrait lui fournir les denrées et objets de consommation reconnus nécessaires. »

« Ces fournitures, délivrées sur bons régulièrement établis et visés par le sous-intendant militaire, seraient effectuées contre remboursement par la Société dans la limite de ses ressources financières. »

« ART. 15. — L'autorité militaire détermine les catégories de blessés et de malades dont le traitement peut avoir lieu dans les établissements desservis par la Société. »

« Art. 16. — Les conditions de traitement des malades admis dans les établissements desservis par la Société de secours, en ce qui concerne le régime alimentaire, les prescriptions et le fonctionnement du service intérieur, doivent autant que possible se rapprocher des règles fixées par le règlement sur le service de santé. »

« Le soin de régler cette partie du service appartient au délégué régional ou à ses représentants. »

« Néanmoins, tous les établissements créés par la Société de secours, demeurent placés, au point de vue du contrôle et de la discipline, sous la surveillance de l'autorité militaire ; au point de vue de l'hygiène et de l'exécution du service, sous celle du directeur du service de santé de la région, ou de son délégué. »

« Les obligations et les attributions des employés comptables des établissements desservis par la Société sont, en ce qui concerne les décès, les mêmes que celles des comptables des ambulances et des hôpitaux militaires. »

« Art. 17. — La Société de secours reçoit de l'administration de la guerre, par journée de malade traité dans ses établissements, à titre de part contributive de l'Etat, une indemnité fixe de 1 franc. »

« Cette indemnité n'est pas due pour les journées de sortie par guérison. »

« La Société reste chargée de faire procéder, à ses frais, à l'inhumation des militaires décédés dans ses établissements, ainsi qu'à la célébration du service mortuaire. »

« La même indemnité journalière de 1 franc est accordée à la Société, pour tout militaire évacué dans un train sanitaire permanent organisé par elle. »

« Art. 18. — Les délégations des Sociétés de secours étrangères ne pourront être admises à fonctionner concurremment avec la Société française, que sur une autorisation formelle du Ministre de la guerre, et avec la réserve de se placer sous la direction de cette société. »

« Art. 19. — Les règlements et instructions ministérielles sur le service de santé, pourvoiront à la complète exécution des dispositions contenues dans le présent décret. »

« Art. 20. — Les dispositions du présent décret sont, en tenant compte de la spécialité du service maritime, applicables dans les ports militaires, dans les colonies, ainsi que dans les pays étrangers, pendant les expéditions maritimes. »

« Art. 21. — Sont abrogées toutes les dispositions des décrets et règlements contraires au présent décret. »

« Art. 22. — Le Ministre de la guerre et le Ministre de la marine et des colonies sont chargés, chacun en ce qui le concerne, de l'exécution du présent décret. »

CONSIDÉRATIONS GÉNÉRALES SUR LE RÔLE DES SOCIÉTÉS DE SECOURS

Les dispositions principales, qui sont énoncées dans les articles précédents, renferment tout un programme pour l'organisation des Sociétés de secours ; elles définissent très exactement leur subordination au service de santé militaire, règlent hiérarchiquement les rapports des comités avec l'autorité militaire, appliquent à leurs agents les lois et règlements militaires et délimitent très nettement le terrain sur lequel l'assistance privée peut s'exercer.

Sur ces données, la Société de la Croix-Rouge peut se préparer à un concours très efficace, à la condition de diriger ses efforts vers les points où son intervention est réclamée. L'attention des comités doit se concentrer sur l'organisation d'un personnel hospitalier et la création de ressources appropriées, comme matériel et approvisionnement.

Personnel médical. — Le service des hôpitaux militaires doit être confié à des praticiens connaissant parfaitement la chirurgie et ayant une grande expérience médicale, car c'est dans les hôpitaux de l'arrière qu'il s'agira de répondre aux indications les plus complexes, de pratiquer la plupart des grandes opérations chirurgicales, en un mot, de traiter méthodiquement les malades et blessés que les médecius de l'avant n'auront fait, pour ainsi dire, qu'entrevoir ; et s'il est une objection sérieuse que l'on puisse opposer à l'organisation actuelle du service de santé en campagne, c'est précisément d'avoir placé à l'avant la plupart des médecins militaires dont l'éducation technique et l'expérience resteront souvent ainsi sans profit.

La coopération des Sociétés de secours aux évacuations exige encore des connaissances spéciales de la part des médecins civils auxquels sera confiée l'exécution des services qui s'y rattachent.

C'est donc à la Société de secours, après avoir recruté les médecins disponibles, de distinguer leurs aptitudes et de leur donner un rang et un emploi.

Infirmiers. — Le recrutement du personnel subalterne est très difficile, ce qu'il faut surtout c'est un corps parfaitement organisé d'infirmiers volontaires instruits, avec infirmiers panseurs et infirmiers d'exploitation; ces derniers surtout sont indispensables et doivent être recrutés parmi les hommes les plus dévoués et désintéressés, car le nombre des personnes qui, pour se rendre utiles, cherchent à intervenir dans les soins médicaux et chirurgicaux, est plutôt un embarras pour les médecins traitants. Aujourd'hui, surtout avec la méthode de Lister et les pansements rares, le chirurgien doit ouvrir lui-même les pansements et les renouveler, non seulement pour obtenir une antisepsie rigoureuse, mais encore pour observer l'état des plaies et agir en conséquence.

Ce sont donc des aides personnels qui lui sont nécessaires; et en dehors de la visite médicale, la besogne la plus importante consistera à entretenir la propreté des salles et locaux accessoires, à procurer aux blessés et aux malades un couchage agréable, à assurer l'administration des soins et les distributions alimentaires, en un mot à faire tout ce que concerne le service courant de l'exploitation. Il suffit alors dans chaque service d'imposer à cette assistance une surveillance bien exercée, surveillance à confier à des personnes dévouées qui auront de plus une grande autorité sur le personnel subalterne, et prêteront une soumission absolue aux ordres du médecin traitant.

Enfin, à cette organisation du service hospitalier sédentaire doit s'ajouter la formation d'un personnel d'escorte et de secours pour les transports des malades et des blessés, soit par les convois d'évacuation, soit par les trains sanitaires.

L'éducation des brancardiers auxiliaires qui a été entreprise dans certains centres, ne trouve plus qu'une application très limitée puisque l'assistance volontaire n'a plus place sur le champ de bataille; cette instruction sera surtout dirigée vers les manœuvres de transbordement des blessés, d'embarquement, etc.; la connaissance des premiers secours n'est réellement utile qu'aux brancardiers volontaires organisés dans les places fortes.

Matériel de secours. — Quels que soient les approvisionnements du service de santé militaire, les ressources prévues seront toujours insuffisantes et au-dessous des besoins, aussi la formation d'un matériel auxiliaire est-elle de première nécessité, et c'est là que le concours de la Société de secours est très précieux.

Comme matériel de seeours on comprend :

1° Les moyens de transport; brancards, cacolets, litières, voitures de transport pour blessés, appareils de suspension pour l'installation des brancards dans les voitures auxiliaires et dans les trains sanitaires improvisés, appareils de transformation pour l'organisation des trains sanitaires auxiliaires permanents et des ambulances flottantes, etc. ;

2° Le matériel d'exploitation du service hospitalier; objets de couchage, linge, vêtements, ustensiles, etc. ;

3° Les constructions provisoires, tentes, baraques mobiles, etc. ;

4° Le matériel médico-chirurgical, instruments de chirurgie, matériel de pansement et appareils, matériel de pharmacie, etc. ;

5° Produits pharmaceutiques et denrées de toutes sortes, approvisionnés au dernier moment, etc.

La Société de secours, qui affecte chaque année une partie de ses revenns à l'acquisition du matériel d'ambulance, dispose déjà d'une importante réserve répartie dans 43 dépôts, dont les principaux sont situés : le dépôt central à Boulogne-sur-Seine; les autres à Argentan, Bar-le-Duc, Besançon, Blois, Bourges, Brest, Clermont-Ferrand, Dijon, Grenoble, Hazebrouck, au Havre, à Laon, Lille, Lunéville, Lyon, au Mans, à Marseille, Montpellier, Moulins, Nancy, Nîmes, Orléans, Rennes, Saint-Etienne, Sedan, Toulouse, villes où résident des comités.

Voici, par catégories d'objets, la liste de ce matériel :

Moyens de transport

Objets	Détail	Total
Brancards (modèles officiels modifiés).	3,054	3,099
Brancards à roues.	34	
— à panneaux mobiles.	11	
— couverts.		65
Cacolets litières.		22
Appareils de transformation pour transport de blessés.		1,434

Objets	Détail	Total
Voitures d'ambulance :		
à 4 roues.	81	133
à 2 roues.	14	
Fourgons se transformant en voitures d'ambulance.	28	
Voitures diverses. — Fourgons à matériel. — Omnibus.	10	
Wagons-modèles.		8

Matériel médico-chirurgical

Objets	Détail	Total
Ustensiles de pharmacie.		336
Boîtes de chirurgie.		226
Trousses de médecins.	155	283
— d'infirmiers.	128	
Tables à opérations.		20
Pharmacies portatives.		62

Objets	Détail	Total
Boîtes à pansement. — Cantines garnies.		88
Sacs d'ambulance.	72	214
Sacoches d'ambulance.	142	
Gouttières et attelles.		10,178

Lits, literie, linge

Lits.	1,005 pièces	Draps. — Taies. — Couvertures.	9,966 pièces
Toiles façonnées. — Matelas. — Traversins. — Oreillers.	7,578 pièces	Linge de service.	3,952 —
		— à pansement.	3,384 —
		— de corps.	2,303 —

Matériel divers

Tentes.	52	Ustensiles de cuisine.	1,187 pièces
Harnais.	68 paires	Voitures-cuisines. — Cuisines mobiles.	11
Matériel de salles.	1,053 pièces		

Tout ce matériel est bien insuffisant pour répondre à l'organisation des services qui seront réservés à la Société de secours, mais jusqu'alors cette Société n'a eu d'autre but que de réunir dans les dépôts des types de son matériel, qui serviront de modèles pour la construction à entreprendre en cas de mobilisation. Ces éléments ainsi répartis sont de plus destinés à l'instruction du personnel en formation.

La Société de secours peut, au moyen de souscriptions publiques et de dons en nature, réunir des ressources considérables qui lui permettront de compléter petit à petit les éléments du matériel auxiliaire. Mais, pour mener à bonne fin cette formation, il faut d'abord étudier les modèles types les plus avantageux, choisir un type uniforme pour chaque objet, et autant que possible se rapprocher des modèles officiels du service de santé militaire, lorsque ces modèles réunissent les conditions favorables. A ce sujet, le musée fondé par M. le comte Serrurier, l'un des membres actifs de la Société française de secours aux blessés et les travaux du comité d'étude, sont de la plus grande importance.

Le matériel ne s'improvise pas, la Société doit se montrer prévoyante et se tenir à la hauteur de sa tâche; il faut qu'elle s'organise au plus vite, pour se conformer aux exigences du règlement qu'elle a accepté. Actuellement il ne peut plus être question d'ambulances volontaires, les moyens de transport créés par la Société serviront au personnel chargé d'organiser les convois d'évacuation.

La Société doit surtout préparer l'installation des infirmeries de gare, des hôpitaux auxiliaires et des hôpitaux temporaires dans les places de guerre et les localités qui lui sont désignées par le Ministre.

En dehors des secours matériels, la Société de la Croix-Rouge cherche encore à améliorer le sort des blessés par des distributions de toute nature et en s'inquiétant de l'assistance morale; elle sert d'intermédiaire entre la famille et les blessés, facilite la correspondance, organise des bureaux de renseignements, et enfin elle procure aux malades des moyens qui contribuent puissamment à hâter leur guérison ou à préparer leur convalescence.

ORGANISATION GÉNÉRALE DE LA SOCIÉTÉ DE SECOURS AUX BLESSÉS

Nous n'avons pas l'intention de traiter de l'organisation générale des diverses Sociétés françaises de secours et de chercher quel sera le rôle de chacune d'elles en temps de guerre. Cette question touche de trop loin à notre sujet, nous nous contenterons de rappeler que l'organisation de la Société principale comprend le conseil central, les délégués régionaux, les comités départementaux, les comités de dames et les sous-comités.

Le conseil central, qui siège à Paris a la direction supérieure de la Société, nomme les délégués régionaux. les fait agréer du Ministre et accréditer auprès des généraux commandant les corps d'armée, ou des vice-amiraux commandant en chef les arrondissements maritimes.

Le délégué régional représente le conseil auprès des comités des départements de la région, il surveille et active le fonctionnement des divers services que le rôle de la Société, en temps de guerre, lui fait un devoir de préparer dès le temps de paix.

Les comités départementaux de leur côté prêtent leur concours au délégué régional pour l'organisation du personnel et du matériel.

Les comités de Dames, qu'il ne faut pas confondre avec l'association des Dames de France, s'occupent de la constitution des dépôts de lingerie, secondent la propagande charitable et assistent les malades et les blessés en temps de guerre.

L'union solide et intime de toutes les Sociétés d'un pays, étant nécessaire à l'efficacité de leur action pendant la paix, on comprend pourquoi le règlement accorde au comité central de la Croix-Rouge la haute direction de tous les travaux de l'assistance volontaire. Cependant, il existe en France plusieurs Sociétés de secours qui, bien que revêtues du signe de la Convention de Genève, n'ont pas pour unique objet le soulagement des blessés militaires, et sont en outre destinées à venir en aide aux victimes des calamités publiques ou d'accidents particuliers. Il faut donc qu'une publicité officielle fasse bien ressortir le but réel de chacune de ces associations, pour que les personnes charitables connaissent le caractère de l'Œuvre à laquelle elles adressent leur offrande.

RENSEIGNEMENTS GÉNÉRAUX

Après avoir exposé l'ensemble du service de santé en campagne, nous croyons à propos de donner quelques indications sur certaines dispositions personnelles que le médecin militaire doit prendre pour se préparer au départ et parer à certaines des vicissitudes du métier militaire en guerre.

Dès le temps de paix, tout médecin militaire a une destination déterminée pour le jour de la mobilisation. Les médecins des hôpitaux ont reçu préalablement une commission ministérielle qui leur enjoint de se rendre, dans un délai déterminé (un, deux ou trois jours), dans une ville qui est le lieu de concentration du corps d'armée ou de la division avec laquelle ils doivent marcher; la plupart des médecins de régiment restant attachés au service qu'ils assuraient en temps de paix ne reçoivent pas de commission.

Lorsque paraît le décret de mobilisation, le médecin muni de cette commission peut se présenter à l'intendance pour se faire délivrer l'ordre de mouvement rapide et les bons de chemin de fer nécessaires pour assurer son transport, ainsi que celui de son ordonnance et de son cheval. Si, exceptionnellement, il ne peut se procurer des bons de chemin de fer, il sera tenu de payer ce transport. Il est remboursé de cette avance à l'arrivée à destination; à ce moment, il reçoit également l'indemnité d'entrée en campagne proportionnelle à son grade.

Dès son arrivée au point désigné, il se met en rapport avec son chef direct, pour prendre communication des ordres relatifs au service ultérieur.

Le médecin, d'après son grade, a droit au transport d'une ou de deux cantines du modèle réglementaire ; il ne doit pas attendre au dernier jour pour faire cette acquisition.

En principe, tout médecin militaire est monté; il a, pour soigner son cheval et pour entretenir ses effets, un soldat comme ordonnance.

Le cheval est fourni par la remonte, soit à titre gratuit, soit à titre onéreux, suivant le grade; le choix d'un cheval n'est pas chose facile. Le médecin doit surtout rechercher un cheval tranquille, suffisamment dressé, et en état de faire un bon service; il doit choisir, comme ordonnance, un homme dévoué, propre et soigneux; l'absence de punitions en est une garantie. Les médecins qui, n'étant pas pourvus d'un cheval et d'une ordonnance en temps de paix, attendront le jour de la mobilisation pour se les procurer, n'auront pas grand choix et devront se contenter le plus souvent d'une monture médiocre et d'un serviteur passable.

Le harnachement du cheval se compose : 1° d'une bride d'ordonnance avec licol en cuir fauve; 2° d'une selle anglaise avec sangle de cuir ou de ficelle, et mieux en corde de boyau. Sur le pommeau de cette selle est fixée une paire de sacoches en cuir souple, et derrière le troussequin, un bissac; comme tapis de selle on met une large couverture pliée qui, à un moment donné, sera très utile si l'on bivouaque.

La tenue de campagne comprend : dolman, képi, culotte et bottes, enfin capote et pèlerine.

Le dolman doit être large; la culotte solide et bien basanée, les bottes bien résistantes et assez larges pour permettre la marche et résister à la pluie; comme armement, le médecin porte l'épée à fourreau d'acier et le revolver réglementaire.

La giberne étant supprimée, la trousse se place dans la sacoche gauche de la selle, mais il est préférable de la renfermer dans une sacoche de voyage portée en bandoulière. Cette sacoche sera très utile pour contenir les valeurs, les menus objets, la trousse, parfois même, une ou deux bandes et quelques objets de pansement.

Dans les sacoches de la selle, on peut mettre une paire de pantoufles, des chaussettes et un caleçon; sur ces sacoches est roulée la capote; dans les bissacs, on aura une chemise de flanelle, deux serviettes, des objets de toilette, enfin quelques provisions, chocolat, sucre, eau-de-vie et biscuit, (etc.). Ces ressources en linge et en vivres seront d'une grande utilité dans les circonstances difficiles, lorsque les équipages régimentaires resteront éloignés pendant plusieurs jours.

Dans la cantine qui est transportée par une des voitures régimentaires de l'état-major, le médecin conserve une tenue complète : dolman, pantalon, képi, bottines; et comme linge : deux chemises de toile, une chemise de flanelle, six paires de chaussettes, quatre caleçons, un gilet de chasse; la pèlerine pourra difficilement trouver place à côté de ces vêtements; il sera donc nécessaire de la rouler avec la capote sur les sacoches; indépendamment de ces objets, le médecin emporte quelques livres; il serre aussi dans ses sacoches une carte de la région à parcourir. Cette carte est ordinairement donnée, dès le départ, à tous les officiers du corps d'armée; en conséquence, le médecin sera pourvu d'une petite boussole et d'un curvimètre dont nous verrons plus loin l'emploi.

Pour subvenir à ces dépenses, le médecin touche une indemnité d'entrée en campagne et il reçoit une solde spéciale; enfin comme tout autre officier, il a droit pour sa subsistance, à un certain nombre de rations qui comprennent la viande, le pain, le sel, le sucre, le café, le vin et l'eau-de-vie.

Pour toucher ces rations, il établit des bons tous les quatre jours, et son ordonnance ou le chef de popotte touche en échange de ces bons les rations fournies par le service des subsistances.

Les officiers du régiment vivent en popotte par escadron ou par bataillon; les médecins mangent avec les officiers de l'état-major. On appelle chef de popotte l'officier qui est chargé de diriger le cuisinier et de régler les différentes dépenses; le médecin doit éviter ces fonctions de chef de popotte qui conviennent beaucoup mieux aux officiers payeurs.

Tout le corps des officiers d'une ambulance ou d'une formation sanitaire doit se réunir à une table commune sous la présidence naturelle du médecin-chef, et c'est à l'officier comptable qu'appartiennent les devoirs de chef de popotte.

En route, un fourrier de l'état-major communique les ordres aux médecins du régiment et il leur indique en arrivant au cantonnement le logement qu'ils doivent occuper.

Dans les ambulances, un caporal infirmier remplit ces fonctions de fourrier auprès des médecins.

Le médecin militaire, en campagne, doit se maintenir bien portant et bien dispos; il doit toujours être prêt à exécuter les ordres qui lui sont donnés; en matière de service, il doit faire preuve d'une abnégation complète; il ne doit jamais discuter ou critiquer les ordres qu'il reçoit, mais appliquer ses forces et son zèle au bon fonctionnement du service qui lui est confié; en cela, il n'a qu'à suivre les saines traditions de la médecine militaire.

Tous les médecins de l'armée sont responsables, chacun en ce qui le concerne, du service de santé.

NOTIONS

POUR LA

LECTURE DES CARTES TOPOGRAPHIQUES

Si la connaissance d'une carte topographique importe moins au médecin militaire qu'à l'officier chargé d'une reconnaissance et de la représentation du terrain qu'il a pu explorer, nous croyons indispensable au médecin de savoir utiliser une carte pour y trouver certains renseignements nécessaires à l'exécution de son service.

En effet, une carte lui est utile : 1° pour retrouver son régiment en campagne ; 2° pour choisir l'emplacement du poste de secours ; 3° pour diriger les brancardiers, soit vers l'ambulance, soit vers la ligne des tirailleurs ; 4° pour indiquer aux infirmiers les points importants, tels que villages, cours d'eau, etc., où ils peuvent s'approvisionner des objets nécessaires aux malades ; 5° enfin, pour suivre les opérations stratégiques, et en comprendre l'ensemble.

Tout ordre de mouvement nécessite l'emploi d'une carte qui donne les distances, la direction des routes, le nom des villages, de plus, indique les obstacles, tels que cours d'eau, bois, marais, enfin marque la situation des différents abris, murs, habitations, tranchées, etc.

Pour nous faire mieux comprendre, nous sommes obligé de rappeler quelques définitions.

ÉCHELLES ET MESURE DES DISTANCES

La carte est la reproduction en petit de la projection d'un terrain sur un plan horizontal qui prolongerait la surface de la mer.

La réduction de cette image est établie d'après une relation constante qui s'appelle l'échelle; ainsi, à l'échelle de 1/80000e, le mètre sur la carte représente 80,000 mètres de terrain; pour l'échelle au 1/20000e, le mètre représente 20,000 mètres de terrain; l'échelle permet donc immédiatement d'obtenir la distance entre deux points.

Pour mesurer cette distance, on établit une échelle graphique, et on se sert du compas ou du curvimètre, dont nous indiquerons tout à l'heure l'emploi.

Les échelles employées le plus généralement sont l'échelle 1/80000e, adoptée pour les travaux de la carte de France relevée par l'état-major; puis l'échelle au 1/20000e, usitée pour les levés de champ de bataille et pour les reconnaissances, (fig. 244).

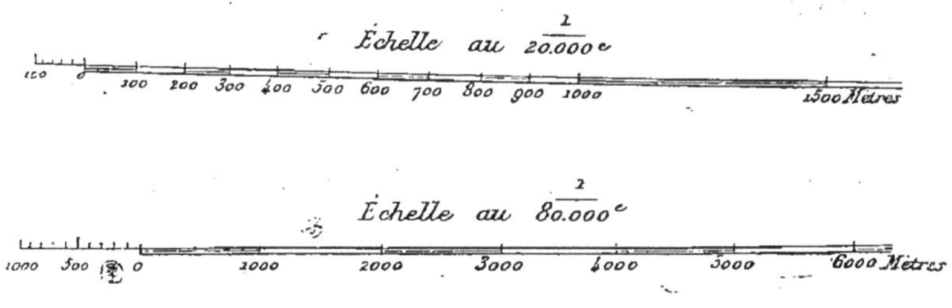

FIG. 244. — Echelles de cartes au 20000e et au 80000e.

Connaissant l'échelle numérique d'une carte, au 1/80000e par exemple, pour savoir combien un centimètre de la carte représente de mètres de terrain, il suffit de séparer par une virgule les deux derniers chiffres du dénominateur 800,00. Pour trouver à combien de millimètres de la carte correspondra 1 kilomètre de terrain, on divise 1,000,000 (nombre de millimètres compris dans un kilomètre par 80,000, dénominateur de l'échelle.

On trouve ainsi que, sur une carte établie à l'échelle de 1/80000e, le kilomètre est représenté par 1 centimètre 1/4; et sur une carte au 1/20000e, le kilomètre vaut 5 centimètres.

Les plans topographiques indiquent les lignes et les obstacles avec d'autant plus de détails que leur échelle est plus grande.

Si l'échelle graphique n'est pas tracée au bas d'une carte, on comprend que l'échelle numérique suffit pour permettre de construire sur le papier cette échelle graphique. La première division de l'échelle est cotée 0; puis, chacune des divisions est cotée par kilomètre, une des divisions partagée en dix parties égales indique l'hectomètre.

Pour mesurer avec le compas la distance entre deux points, on prend, avec le compas, ou avec le double centimètre, la distance qui sépare les deux points sur la carte, et on porte cette longueur sur l'échelle graphique, pour voir ce qu'elle vaut en kilomètres et en mètres.

Le compas ne prend que les distances en ligne directe entre deux points. Le curvimètre a pour avantage de suivre toutes les courbes et de donner la longueur d'un trajet suivant une ligne sinueuse. Il y a deux espèces de curvimètres : le curvimètre à roue simple et le curvimètre à cadran; le curvimètre simple (fig. 245), est un instrument composé d'une roue dentée formant écrou mobile sur un pas de vis régulier, disposé transversalement à l'extrémité du manche.

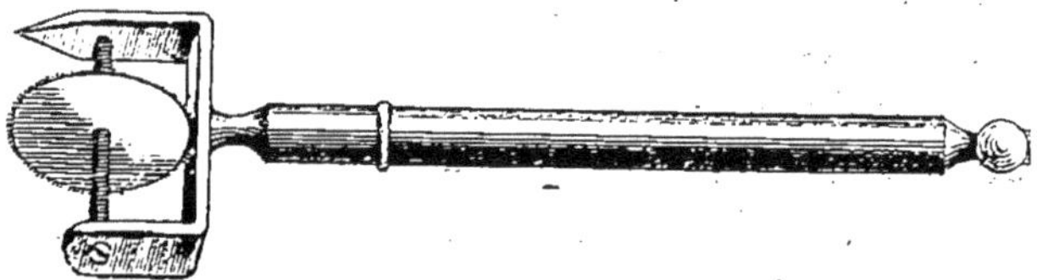

FIG. 245. — Curvimètre à roue simple.

Pour évaluer une longueur, on place d'abord la roue au point initial de l'écrou, puis on pose la roulette sur le point origine de la ligne à mesurer, et on la promène sur cette ligne jusqu'au point d'arrivée en suivant toutes ses sinuosités. On reporte ensuite la roue sur l'échelle et on la lui fait parcourir, en la faisant rouler en sens inverse, jusqu'au moment où la roue se trouve arrêtée par l'extrémité initiale du pas de vis. C'est au point précis de l'échelle où cet arrêt se produit que se trouve fixée la distance recherchée.

Nous n'insisterons pas davantage sur ces indications, qui, pour la plupart, sont connues de tout bachelier; rappelons toutefois, en terminant, que la carte n'étant que la représentation d'une projection, la distance entre deux points situés sur un terrain accidenté n'est donnée que par la distance horizontale qui sépare ces points, distance qu'il ne faut pas confondre avec celle qu'on obtiendrait sur le terrain lui-même.

Pour corriger cette erreur, et tenir compte des pentes du terrain, on force d'environ un tiers la distance mesurée sur la carte, lorsqu'il s'agit de deux points éloignés l'un de l'autre et situés sur un terrain fortement accidenté.

Il ne suffit pas de savoir rechercher une distance à l'aide d'une carte, il faut encore pouvoir lire une carte, c'est-à-dire distinguer les différents objets qu'elle représente, et surtout la configuration du terrain; ces deux parties distinctes dans la rédaction d'un plan topographique constituent la planimétrie et le nivellement.

La planimétrie a pour objet de représenter sur la carte tous les objets qui sont à la surface du sol, cours d'eau, villes, villages, bois, routes, etc. Le nivellement indique les pentes, l'altitude et la cote des points, à l'aide des courbes de niveau, ou avec des hachures dont nous verrons plus loin la valeur.

PLANIMÉTRIE

En planimétrie, on a adopté pour la représentation des lignes et des divers accidents naturels ou artificiels du terrain, les signes conventionnels suivants :

Cours d'eau (fig. 246). Rivière. — Deux traits indiquant les sinuosités des rives, et plus ou moins écartés selon la largeur de la rivière, des lignes noires parallèles aux rives forment une teinte dégradée; vers le milieu, le cours de la rivière est indiqué par une flèche.

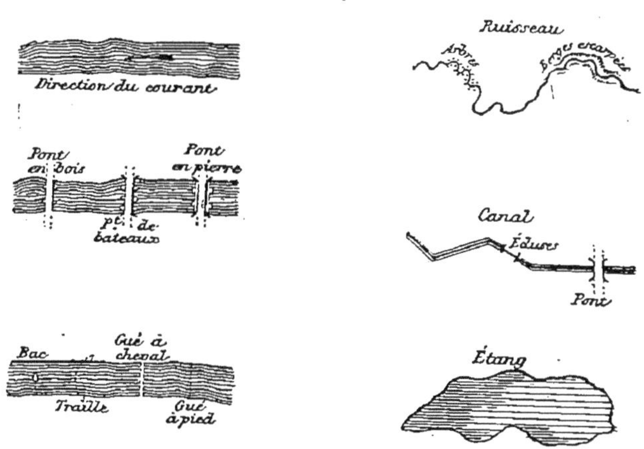

FIG. 246. — Signes conventionnels de cours d'eau.

Ruisseau. — Trait noir et sinueux mince à la source et allant en grossissant jusqu'à l'embouchure.

Canal. — Un trait noir en ligne droite ou en portions de ligne droite, et de chaque côté un petit trait noir.

Etang. — Trait noir indiquant le contour et hachures horizontales plus serrées sur les bords qu'au milieu.

Voies de communication (fig. 247). — Route nationale. — Deux doubles traits simples parallèles, plus ou moins écartés l'un de l'autre.

Route départementale : deux traits simples parallèles.

Chemin vicinal : un trait plein, l'autre en éléments de trait.

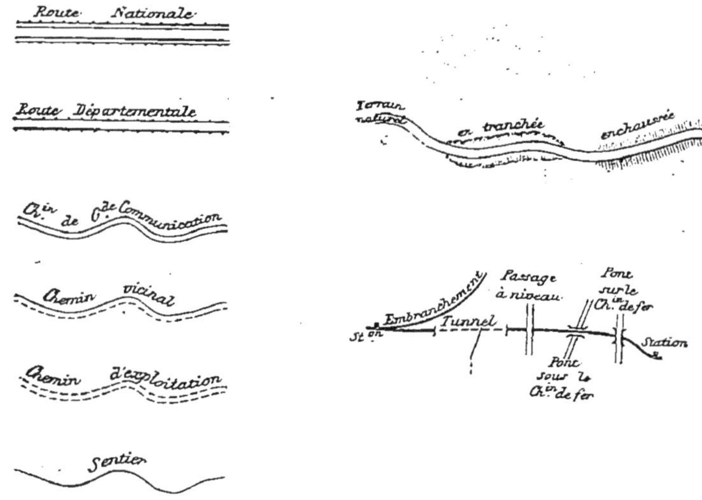

FIG. 247. — Signes conventionnels de routes et chemins de fer.

Chemin d'exploitation. — Deux lignes en éléments de trait.

Sentier. — Un seul trait plein.

Les arbres qui bordent les routes et les chemins sont représentés par des points noirs placés en dehors et contre les traits qui figurent la route.

Les chaussées ou remblais sur lesquels passent les routes sont représentés par de petites hachures s'amincissant à partir de la route; les tranchées qu'elles traversent, par des hachures dont la pointe est tournée vers la route.

Chemin de fer (fig. 247). — Un seul trait plein et large dans les cartes à petite échelle, deux traits pleins parallèles réunis par des petits traits transversaux dans des cartes à grande échelle.

Obstacles (fig. 248). — Carrières. — Trait noir indiquant le contour avec hachures allant en s'amincissant du bord vers l'intérieur.

Tertre. — Petites hachures allant en s'amincissant du contour vers l'intérieur.

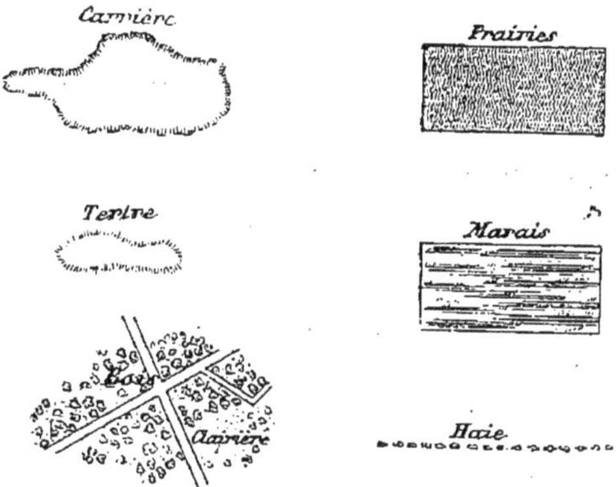

FIG. 248. — Signes conventionnels pour carrière, tertre, bois, etc.

Bois. — Un feuillé formant nappe sur l'étendue du bois.

Haie. — Un petit feuillé en ligne droite.

Prairies. — Un pointillé.

Marais. — Hachures horizontales et pointillé.

Constructions. — Ville (fig. 249). — Les pâtés de maisons en hachures noires; les édifices publics, en noir foncé.

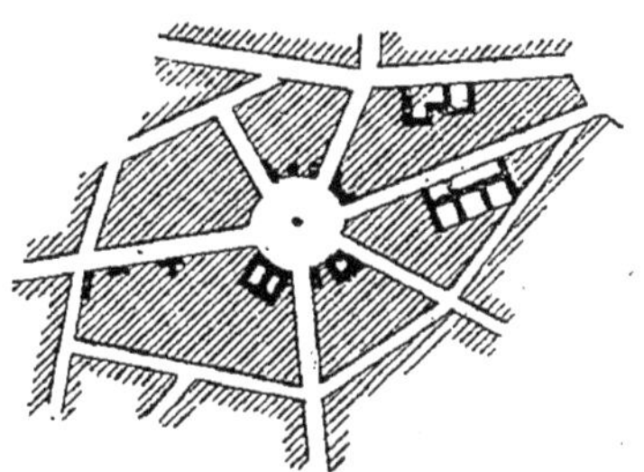

FIG. 249. — Pâtés de maisons d'une ville.

Village (fig. 252). — Maisons, en noir plein.

Maisons isolées — Comme les maisons de village.

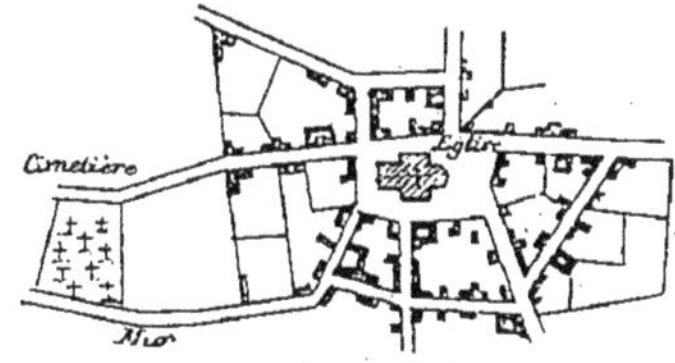

FIG. 250. — Village.

Mur — Un trait noir.

Pont. — Deux doubles traits perpendiculaires à la rivière.

La carte représentée par la figure 251 donne l'ensemble des

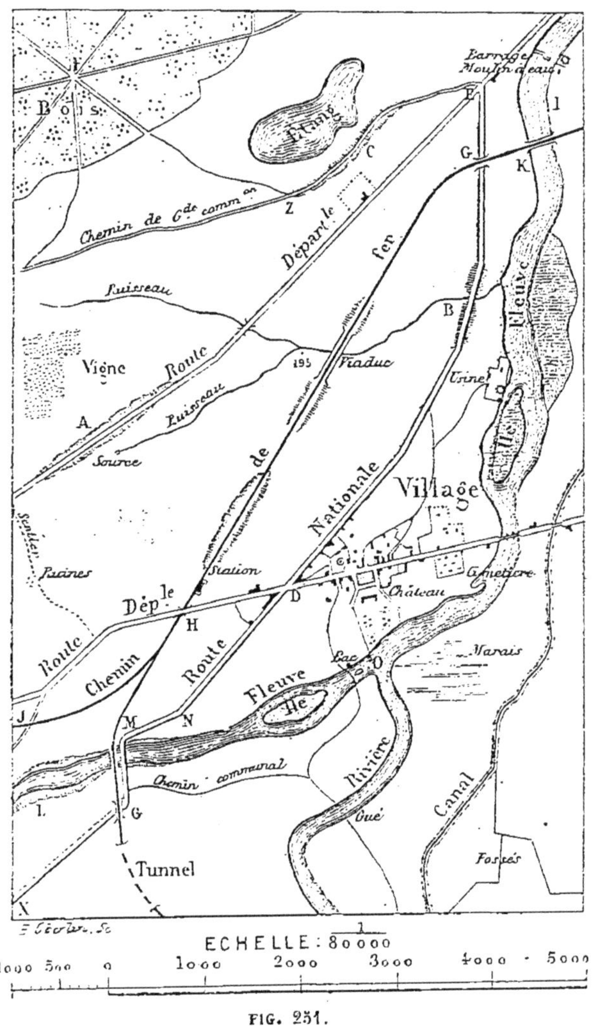

FIG. 251.

signes conventionnels utilisés pour la figuration du terrain en planimétrie.

NIVELLEMENT

Le nivellement a pour objet, avons-nous dit, de représenter sur le plan topographique le relief et les formes du terrain ; il donne la cote ou altitude d'un point, c'est-à-dire sa hauteur au-dessus du niveau de la mer.

Pour éviter d'écrire sur le plan topographique une multitude de chiffres indiquant ces cotes, ce qui rendrait la lecture de la carte excessivement difficile, on a adopté deux procédés : les courbes de niveau et les hachures; le premier procédé, très simple, consiste à tracer sur le plan des lignes passant par des points de même cote, ce qui est en quelque sorte la section, du terrain par un plan horizontal (fig. 252). La ligne de section, qui s'appelle courbe de niveau, indique toutes les sinuosités que présente le terrain à ce niveau; tous les points de cette ligne étant à la même hauteur au-dessus du niveau de la mer, il suffit d'écrire sur le plan la cote de l'un d'eux.

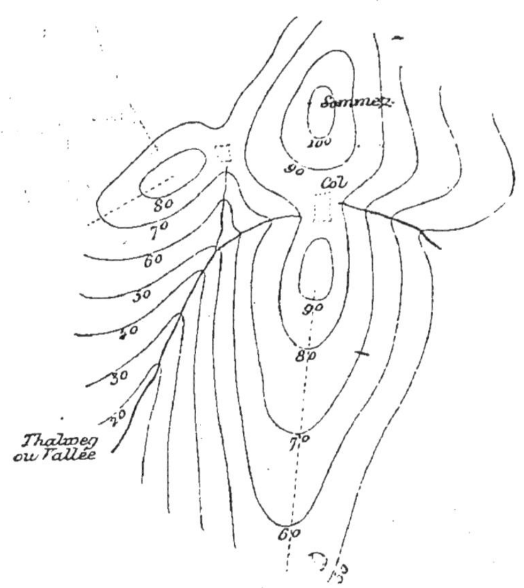

FIG. 252. — Terrain représenté en courbes.

Sur le plan, on représente par des lignes analogues les points du terrain situés à une différence de niveau de 10 mètres; on obtient ainsi une série de courbes horizontales dont l'ensemble donne l'idée des formes du terrain et de son relief. La carte est alors plus facile à lire et permet de mieux apprécier à première vue la valeur relative des pentes, puisque les courbes ont entre elles une même différence de niveau. Cette distance verticale constante qui sépare les courbes de niveau s'appelle l'équidistance des courbes. Cette équidistance, réduite à l'échelle du plan, s'appelle l'équidistance graphique; l'équidistance graphique est constante. Il en résulte que sur des cartes d'échelle différente des courbes également écartées représentent des pentes égales.

Ainsi, l'écartement des courbes permet d'apprécier la rapidité des pentes; leur tracé donne également avec exactitude les formes du terrain.

On appelle sommet, le terrain compris dans la courbe la plus élevée; on appelle col, une portion de terrain comprise entre deux sommets. Les cours d'eau prennent généralement leur source à un col. Dans les pays de hautes montagnes, les cols, étant les points les moins élevés, sont ordinairement les points de passage des routes.

On appelle ligne de faîte ou de partage des eaux, celle de toutes les lignes partant d'un point culminant qui a le moins de pente, de telle sorte que les eaux pluviales qui tombent sur la surface du terrain, se séparent sur cette ligne pour couler à droite et à gauche.

Ces lignes ont une très grande valeur stratégique parce qu'elles sont des lignes de défilement, lorsqu'elles sont à peu près parallèles à la position de l'ennemi :

Les pentes situées de chaque côté des lignes de faîte s'appellent des versants.

On appelle thalweg (mot allemand qui signifie chemin de la vallée) la ligne de réunion des eaux, c'est-à-dire l'intersection de deux versants opposés.

Les hachures représentent d'une manière plus évidente que les courbes de niveau, le relief et la forme du terrain par les teintes plus ou moins fortes des hachures suivant la pente (fig. 253).

La hachure est une ligne de plus grande pente tracée entre deux courbes; elle marque la direction que suivrait une goutte d'eau en descendant d'un point d'une courbe vers la courbe inférieure, si la surface du terrain était parfaitement unie; la hachure est normale aux deux courbes qu'elle relie, c'est-à-dire qu'elle fait un angle droit avec une tangente à ces courbes au point où elle les rencontre; pratiquement, la hachure est la ligne la plus courte que l'on puisse mener d'un point d'une courbe à la courbe inférieure; la longueur des hachures varie donc avec l'écartement des courbes, et comme les pentes sont d'autant plus raides que les courbes sont plus rapprochées, deux hachures également longues indiquent des pentes également raides, et de deux hachures inégales, la plus courte indique la pente la plus raide.

On est convenu, en principe, d'espacer les hachures du quart de leur longueur et de grossir leurs traits à mesure que la pente se raidit; de cette sorte, sur une carte ou sur des cartes d'échelle différente, plus les teintes produites par l'ensemble des hachures

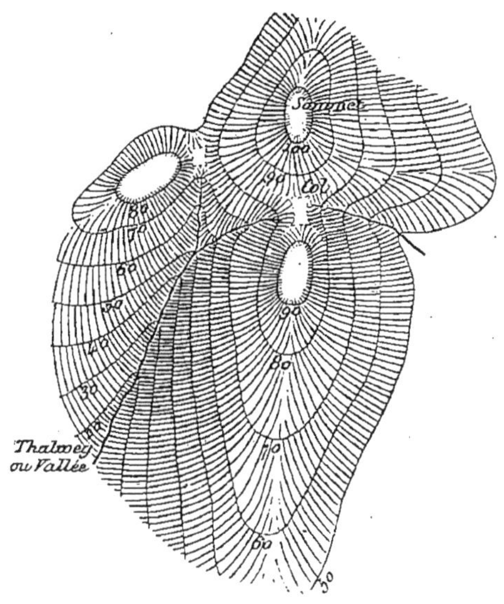

FIG. 253. — Terrain représenté en hachures.

sont noires et intenses, plus la pente du terrain est raide; plus ces teintes sont pâles, plus la pente est douce.

L'emploi des hachures présente donc sur celui des courbes cet avantage notable de faire apprécier, au premier coup d'œil, la raideur des pentes.

ORIENTATION

Les indications qui précèdent permettent au médecin : 1° de trouver une distance; 2° de connaître la disposition d'un terrain; 3° de distinguer les différentes objets qui sont à sa surface. Mais il ne suffit pas de savoir lire une carte, il lui faut encore pouvoir s'en servir et pour cela savoir s'orienter.

A cet effet, il se sert de la boussole; à défaut de cet instrument, il peut recourir à ses connaissances en cosmographie, pour trouver la direction de l'est à l'ouest, soit le jour en observant le soleil, soit la nuit en fixant l'étoile polaire.

L'orientation sur le terrain ayant été obtenue, toutes les fois que l'on veut faire usage d'une carte, on doit commencer par l'orienter, c'est-à-dire la placer de telle sorte que toutes les lignes soient exactement parallèles aux lignes du terrain qu'elle représente. Quand une carte est orientée, tous les chemins que l'on rencontre à droite ou à gauche de la direction suivie sont indiqués sur la carte à droite ou à gauche de cette direction.

Toutes les fois que l'on ne trouve pas sur une carte une flèche indiquant des conditions particulières d'orientation, les petits côtés du rectangle formé par la carte ont la direction sud-nord, le nord vrai étant en haut et le sud au bas de la feuille; les grands côtés de la carte ont la direction est-ouest; l'est à droite, et l'ouest à gauche.

Cela posé, pour orienter une carte au moyen de la boussole, on place la boussole sur la carte, de manière que la ligne sud-nord du limbe de la boussole soit parallèle à l'un des côtés latéraux de la carte, ou à la flèche sud-nord, si la carte a une orientation particulière; puis, on tourne la feuille de la carte, sans changer la bous sole de place, jusqu'à ce que la pointe bleue vienne se placer à gauche de la ligne sud-nord du limbe. Dans cette position, la carte est orientée; toutes les lignes qu'elle contient sont parallèles à celles du terrain.

INDICATIONS COMPLÉMENTAIRES

Nous terminerons ce chapitre par quelques explications sur certains termes usités dans le langage militaire et sur les moyens employés pour compléter les renseignements fournis par les cartes.

On appelle base d'opérations, une surface de terrain d'où partent tous les approvisionnements et les ressources de toute nature destinées aux troupes. Cette base d'opérations est généralement couverte contre les attaques de l'ennemi, soit par des places fortes ou des camps retranchés, soit par un obstacle naturel tel qu'un cours d'eau.

Les voies de communication, suivies par les diverses colonnes d'une armée, sont des lignes d'opération ; celles qui leur sont transversales sont des lignes de communication ; les unes et les autres peuvent être des lignes d'approvisionnement.

Les cours d'eau, les canaux, routes, chemins et voies ferrées constituent des lignes d'opération, de communication et d'approvisionnement, et c'est toujours d'après les voies de communication sur le terrain que se combinent les mouvements de la troupe.

L'ensemble d'un terrain se définit d'après son aspect sur la carte : quand les communications sont nombreuses, le terrain est dit ouvert; si les mouvements du terrain sont insignifiants, le terrain est dit plat ou légèrement ondulé; si les mouvements du terrain s'accentuent, on dira que le pays est accidenté; lorsque le sol est coupé par des ruisseaux, par des haies, on dit le terrain difficile ou impraticable.

Les termes, lignes de défense, points d'appui, se définissent par eux-mêmes; un point d'appui est dit défensif lorsqu'il favorise uniquement la résistance sur place, et offensif lorsqu'il facilite le mouvement en avant.

Les cartes topographiques, même les plus détaillées, ne sauraient donner tous les renseignements utiles au chef d'une troupe; de plus les cartes dont on dispose peuvent être incomplètes. De là résulte la nécessité de reconnaître le terrain sur lequel les troupes doivent agir et les localités qu'elles sont appelées à traverser, à occuper ou à défendre.

On complète donc les cartes par des reconnaissances. Les officiers chargés de leur exécution tracent une esquisse du terrain exploré et décrivent dans un rapport tout ce que la carte ne peut exprimer.

Ces renseignements concernent l'état des voies de communication, l'aspect du terrain, les ressources locales, etc.; ils servent chaque jour à établir l'ordre de mouvement.

Ce sont là des mesures qui n'intéressent qu'indirectement le fonctionnement du service de santé, et cependant il y a des circonstances qui mettent le médecin dans la nécessité d'aller reconnaître lui-même l'emplacement d'un poste de secours ou d'une ambulance et de s'assurer de l'état des voies de communication, afin de pouvoir indiquer à son chef de service l'itinéraire à suivre et si ces voies sont praticables aux voitures d'ambulance.

En établissant le journal des marches et des opérations, le médecin-chef de service doit marquer à l'encre rouge, sur la carte, les emplacements occupés par les groupes qu'il dirige, afin de régler en ce qui les concerne l'évacuation des convois d'évacuation et le fonctionnement du service sanitaire, et provoquer de la part du commandement les ordres nécessaires. Bref, les notions de topographie sont indispensables au médecin militaire quel que soit son emploi.

Nous complèterons enfin cette analyse sommaire par l'énumération des signes conventionnels adoptés, pour figurer la position des troupes sur une carte ou sur un croquis.

A consulter : *Indication pour la lecture des cartes topographiques* (Baudoin, 1884). — Demery : *Cours pratique de topographie* (Baudoin, 1883). — Rouby : *Instruction élementaire sur la topographie* (Dumaine, 1878).

SIGNES CONVENTIONNELS POUR UNE CARTE AU 80,000^{e}

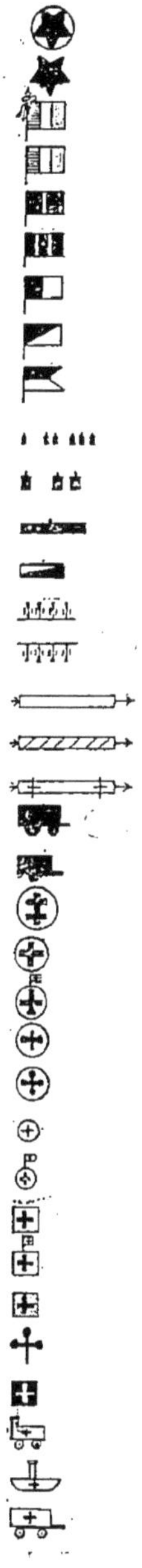

1. Quartier général d'armée.... .. ..
2. Quartier général de corps d'armée.. ....
3. Etat-major général d'armée...........................
4. Etat-major général de corps d'armée..................
5. Etat-major de la 1re division d'infant. d'un corps d'armée.
6. Etat-major de la 2e division d'infant. d'un corps d'armée.
7. Etat-major de brigade d'infanterie. ....
8. Etat-major de division de cavalerie..................
9. Etat-major de brigade de cavalerie...................
10. Compagnies d'infanterie en ligne déployée ....
11. Bataillons d'infanterie en colonne double...............
12. Bataillons d'infanterie déployés en ligne...............
13. Régiment de cavalerie en bataille.....................
14. Batteries d'artillerie en position ....
15. Batteries d'artillerie en réserve ....
16. Colonne d'infanterie en marche........................
17. Colonne de cavalerie en marche......... ....
18. Colonne d'artillerie en marche.........................
19. Convoi administr. du quartier général d'un corps d'armée.
20. Convoi administratif d'une division d'infanterie..........
21. Ambulance du quartier général.........................
22. Ambulance d'une division d'infanterie...... ....
23. Place principale de pansement d'une ambulance division^{re}.
24. Ambulance de brigade de cavalerie................ .. ..
25. Ambulance de division de cavalerie......... ....
26. Infirmerie régimentaire, ou poste de secours ....
27. Poste de secours en action............................
28. Hôpital de campagne.............. ....
29. Hôpital de campagne en action.........................
30. Hôpital auxiliaire ....
31. Dépôt de convalescents................................
32. Hôpital d'évacuation........................... ...
33. Train sanitaire...
34. Convoi d'évacuation par eau ....
35. Convoi d'évacuation par routes.......... ....

TABLE DES MATIÈRES

INTRODUCTION

NOTIONS PRÉLIMINAIRES

LIVRE PREMIER

DISPOSITIONS DIVERSES DU SERVICE RÉGIMENTAIRE A L'INTÉRIEUR EN RAPPORT AVEC L'ORGANISATION DU SERVICE DE SANTÉ EN CAMPAGNE

CHAPITRE PREMIER

CHAPITRE II

CHAPITRE III

CHAPITRE IV

CHAPITRE V

LIVRE II

SERVICE DE SANTÉ EN CAMPAGNE. — SERVICE DE L'AVANT

CHAPITRE PREMIER

CHAPITRE II

CHAPITRE III

LIVRE III

SERVICE DE SANTÉ EN CAMPAGNE — SERVICE DE L'ARRIÈRE

CHAPITRE PREMIER

CHAPITRE II

LIVRE IV

DU SERVICE DE SANTÉ DANS LES SIÈGES.

LIVRE V

DU SERVICE DE SANTÉ DANS LES COLONNES EXPÉDITIONNAIRES ET DANS LES GUERRES DE MONTAGNE

CHAPITRE PREMIER

CHAPITRE II

CHAPITRE III

APPENDICE

EVREUX, IMPRIMERIE DE CHARLES HÉRISSEY.

A LA MÊME LIBRAIRIE

Traité de pathologie externe, par A. Poulet, professeur agrégé au Val-de-Grâce, lauréat de l'Académie de médecine. membre correspondant de la Société de chirurgie, et H. Bousquet, professeur agrégé au Val-de-Grâce, lauréat de la Société de chirurgie 3 vol. grand in-8 formant 3,114 pages avec 716 figures dans le texte. Prix : broché 50 fr
Relié en maroquin............... 57 fr. 50

Traité des corps étrangers en chirurgie, par le Dr A. Poulet. — Voies naturelles : *Tubes digestifs; voies respiratoires; organes génito-urinaires de l'homme et de la femme; conduit auditif; fosses nasales; canaux glandulaires.* 1 vol. in-8 de 800 pages avec 100 figures dans le texte................ 14 fr.

Manuel pratique de médecine militaire, par le Dr Audet, médecin-major à l'Ecole spéciale militaire de Saint-Cyr. 1 vol. de 300 pages avec planches hors texte. Prix........ 5 fr.

Guide du médecin et du pharmacien de réserve de l'armée territoriale et du médecin auxiliaire, par A. Petit, médecin aide-major de première classe, attaché à la direction du service de santé de 16e corps d'armée. 1 vol. avec figures et planches en couleur. Prix........................ 5 fr.

Manuel complet des maladies des voies urinaires et des organes génitaux, par le Dr Gérard Delfau, ancien interne des hôpitaux de Paris. 1 fort vol. in-8 de 900 pages, avec 150 figures dans le texte......... 11 fr.

Manuel pratique et complet des maladies vénériennes, par A. Rizat. 1 vol. in-18 cartonné de 600 pages, avec 24 planches en couleurs, dessinées et coloriées d'après nature, représentant les différentes affections chez l'homme et chez la femme...... 11 fr.

Traité pratique des maladies des organes sexuels, par Langlebert, ancien interne des hôpitaux de Paris. 1 vol in-8 jésus, cart. diamant de 600 pages avec figures dans le texte. 1885.............................. 7 fr.

Manuel clinique de l'anayse des urines, par P. Yvon, pharmacien de 1re classe, ancien interne des hôpitaux de Paris. 2e édition augmentée. 1 vol. in-8 de 300 pages avec 50 figures dans le texte et 4 planches hors texte.............................. 6 fr.

Traité pratique de gynécologie et des maladies des femmes, par L. de Sinéty. 2e édition, revue, corrigée et augmentée de près de 200 pages. 1 beau vol. in-8 de 1000 pages avec 181 figures dans le texte........ 15 fr.

Leçons cliniques sur les Maladies des Femmes. Thérapeutique générale et applications de l'Electricité à ces maladies, par A. Tripier. *Lésions de nutrition de l'utérus; lésions de situation et de forme; thérapeutique électrique; tumeurs fibreuses; médications intra-utérines; hystéropathies locales; hémorrhagies; hystéries; états diathésiques; arthritisme; l'électricité en obstétrique; ovariotomie.* 1 vol. in-8 de 600 pages avec figures dans le texte........ .... 10 fr.

Obstétrique et gynécologie. Recherches cliniques et expérimentales, par le Dr P. Budin, professeur agrégé à la Faculté de médecine, accoucheur à la Charité. etc. 1 vol. grand in-8 de 730 pages avec 105 figures dans le texte et 31 planches hors texte....... 15 fr.

Mécanisme de l'accouchement normal et pathologique. Insertions vicieuses du placenta, déchirures du périnée, etc., etc., par Mathews Duncan, président de la Société obstétricale d'Edimbourg. Traduit par le Dr P. Budin, poofesseur agrégé d'accouchement à la Faculté de médecine de Paris. 1 vol. in-8 de 520 pages avec figures dans le texte.............................. 12 fr.
Cartonné.............................. 13 fr.

Traité des maladies des ovaires, suivi d'une *Etude sur quelques progrès récents de la chirurgie abdominale et pelvienne* (Enlèvement des annexes de l'utérus. Cholécystomie. Hépatotomie, etc.), par Lawson Tait, président de la Société de gynécologie de Londres, chirurgien de l'hôpital des femmes de Birmingham, etc., traduit de l'anglais avec l'autorisation de l'auteur, par le Dr Adolphe Olivier, ancien interne des hôpitaux et de la Maternité de Paris, membre de la Société obstétricale et gynécologique de Paris, etc., précédé d'une préface de M. O. Terrillon, professeur agrégé à la Faculté de médecine de Paris, chirurgien des hôpitaux. 1 beau vol. grand in-8 de 500 pages, avec 58 figures dans le texte. 12 fr.

Traité des déviations utérines, par B.-S. Schultze, professeur de gynécologie à l'Université d'Iéna, traduit de l'allemand et annoté par le Dr F.-J. Herrgott, professeur de clinique obstétricale à la Faculté de médecine de Nancy. 1 vol in-8 de 470 pages avec 120 figures dans le texte .... 10 fr.

Traité théorique et pratique de l'art des accouchements, par W.-S. Playfair, professeur d'obstétrique et de gynécologie à King's College, président de la Société obstétricale de Londres. Traduit et annoté sur la 2e édition anglaise, par le Dr Vermeil. 1 beau vol. grand in-8 de 900 pages avec 200 figures dans le texte........................ 15 fr.

Manuel d'accouchement et de pathologie puerpérale, par A. Corre. 1 vol. in-8 de 650 pages avec 80 figures dans le texte et 4 planches en couleur hors texte. Broché. 5 fr.
Cartonnage diamant, tranches rouges. 6 fr.

EVREUX, IMPRIMERIE DE CHARLES HÉRISSEY.

www.ingramcontent.com/pod-product-compliance
Ingram Content Group UK Ltd.
Pitfield, Milton Keynes, MK11 3LW, UK
UKHW022318190726
13856UKWH00001B/74